CB068252

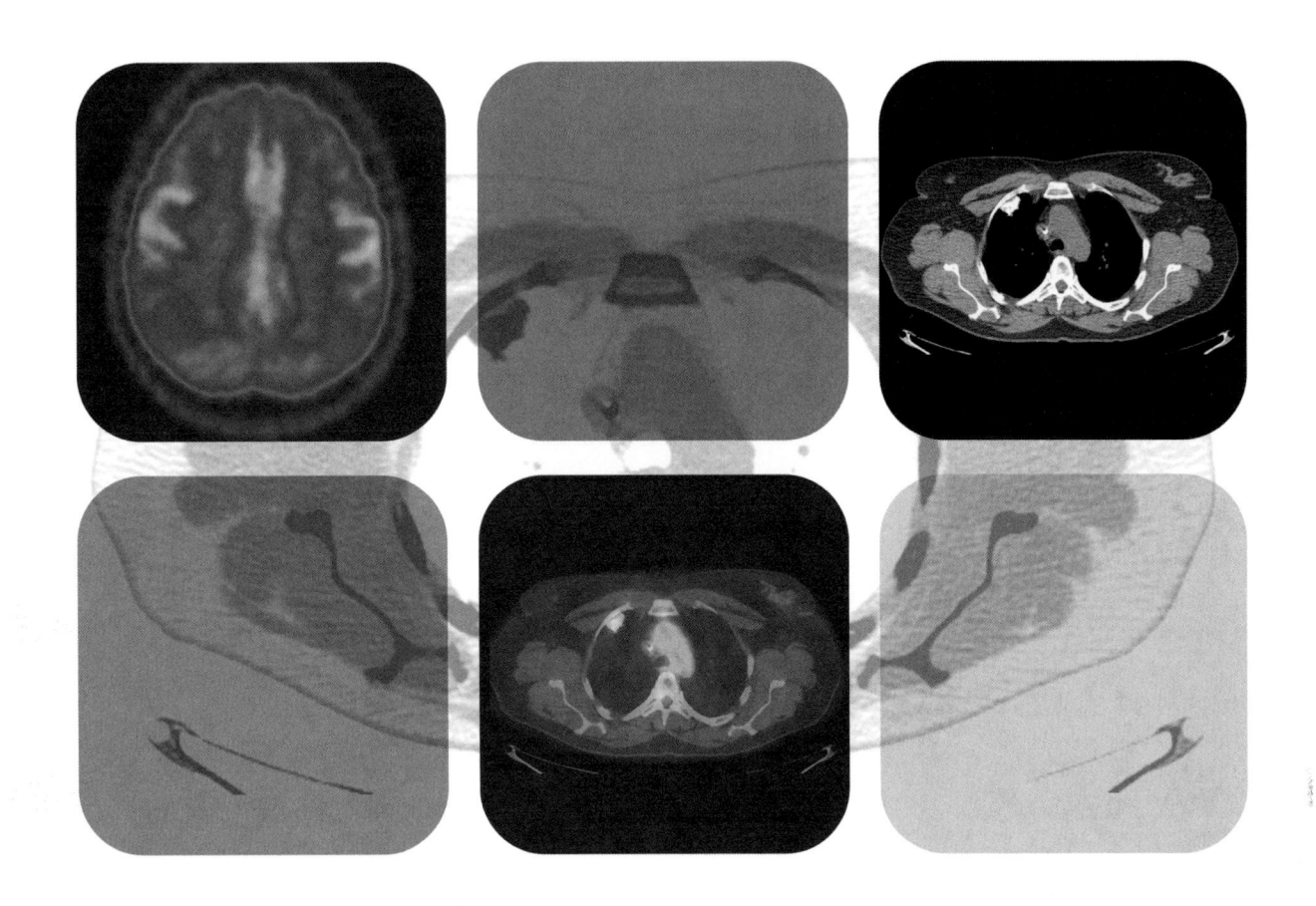

PET e PET/TC

PET E PET/TC
Guia Prático Clínico

Segunda Edição

Eugene C. Lin, MD
Clinical Assistant Professor of Radiology
Department of Radiology
University of Washington
Virginia Mason Medical Center
Seattle, Washington

Abass Alavi, MD, MD(Hon), PhD(Hon)
Professor of Radiology and Neurology
Director of Research Education
Department of Radiology
Hospital of the University of Pennsylvania
Philadelphia, Pennsylvania

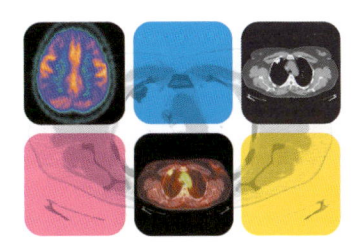

Tradução
Berdj A. Meguerian
Especialização em Medicina Nuclear pelo Colégio Brasileiro de Radiologia
Doutorado em Medicina Nuclear pela Universidade Federal do Rio de Janeiro
Coordenador do Serviço de Medicina Nuclear da Rede Labs D'or

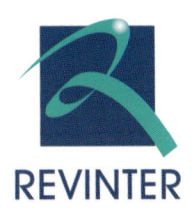

REVINTER

PET e PET/TC – Guia Prático Clínico, Segunda Edição
Copyright © 2011 by Livraria e Editora Revinter Ltda.

ISBN 978-85-372-0386-6

Todos os direitos reservados.
É expressamente proibida a reprodução
deste livro, no seu todo ou em parte,
por quaisquer meios, sem o consentimento
por escrito da Editora.

Tradução:
BERDJ A. MEGUERIAN
Especialização em Medicina Nuclear pelo Colégio Brasileiro de Radiologia
Doutorado em Medicina Nuclear pela Universidade Federal do Rio de Janeiro
Coordenador do Serviço de Medicina Nuclear da Rede Labs D'or

Nota: A medicina é uma ciência em constante evolução. À medida que novas pesquisas e experiências ampliam os nossos conhecimentos, são necessárias mudanças no tratamento clínico e medicamentoso. Os autores e o editor fizeram verificações junto a fontes que se acredita sejam confiáveis, em seus esforços para proporcionar informações acuradas e, em geral, de acordo com os padrões aceitos no momento da publicação. No entanto, em vista da possibilidade de erro humano ou mudanças nas ciências médicas, nem os autores e o editor nem qualquer outra parte envolvida na preparação ou na publicação deste livro garantem que as instruções aqui contidas são, em todos os aspectos, precisas ou completas, e rejeitam toda a responsabilidade por qualquer erro ou omissão ou pelos resultados obtidos com o uso das prescrições aqui expressas. Incentivamos os leitores a confirmar as nossas indicações com outras fontes. Por exemplo e em particular, recomendamos que verifiquem as bulas em cada medicamento que planejam administrar para terem a certeza de que as informações contidas nesta obra são precisas e de que não tenham sido feitas mudanças na dose recomendada ou nas contraindicações à administração. Esta recomendação é de particular importância em conjunto com medicações novas ou usadas com pouca frequência.

Título original:
PET and PET/CT – A Clinical Guide, Second Edition
Copyright © by Thieme Medical Publishers, Inc.

Livraria e Editora REVINTER Ltda.
Rua do Matoso, 170 – Tijuca
20270-135 – Rio de Janeiro – RJ
Tel.: (21) 2563-9700 – Fax: (21) 2563-9701
livraria@revinter.com.br – www.revinter.com.br

Gostaria de agradecer aos meus colegas do Virginia Mason Medical Center, por terem propiciado um ambiente que me permitiu escrever este livro, e aos Drs. Marie Lee e Paul Sicuro, pela ajuda que me deram para obter muitas das imagens. Meus pais incutiram em mim o amor pelo aprendizado, sendo que a minha atuação com os residentes e os membros do Centro Médico *(fellows)*, ao longo da minha carreira, inspiraram-me a vontade de buscar, continuamente, novos conhecimentos.

Eugene C. Lin

Desejo dedicar este livro à minha mãe Fatemeh e à minha esposa Jane, pelos sacrifícios que ambas fizeram para tornar minha vida a mais gratificante possível: não posso agradecê-las à altura do enorme encorajamento que me propiciaram ao longo da minha jornada.

Abass Alavi

Prefácio

Desde a publicação da primeira edição do *PET e PET/TC – Guia Prático Clínico*, o PET e o PET/TC vêm sendo cada vez mais empregados como técnicas de imagem eficazes na conduta de pacientes portadores de câncer, doenças neurológicas e distúrbios cardiovasculares. Técnicas de imagens tais como a TC, que até mais recentemente eram referidas como modalidades de imagem "convencionais", vêm sendo substituídas pelo PET/TC, como uma técnica alternativa e essencial.

O objetivo da primeira edição era propiciar uma visão geral, tanto prática quanto provida de rigor científico, das aplicações clínicas do FDG PET e PET/TC, a fim de propiciar informações essenciais sobre o PET aos médicos e estagiários envolvidos com as disciplinas relativas às técnicas de imagem médica, assim como retratar a extensão da literatura científica referente. A segunda edição foi atualizada para informar sobre os avanços que ocorreram desde a publicação da primeira edição. Um elevado número de imagens recentes, obtidas pelo PET/TC, foi acrescido. Foram acrescidos, também, novos capítulos abordando a biologia do FDG, as aplicações pediátricas do PET/TC, assim como seu emprego em radioterapia e nas doenças inflamatórias e infecciosas. Esperamos que esta nova edição continue servindo como uma fonte de referência preciosa, tanto para os estagiários quanto para os médicos que estão intensamente envolvidos no uso desta poderosa técnica durante sua prática diária.

Eugene C. Lin, MD
Abass Alavi, MD

Colaboradores

Abass Alavi, MD, MD(Hon), PhD(Hon)
Professor of Radiology and Neurology
Director of Research Education
Department of Radiology
Hospital of the University of Pennsylvania
Philadelphia, Pennsylvania

Adam M. Alessio, PhD
Research Assistant
Department of Radiology
University of Washington
Seattle, Washington

Luis Araujo, MD
Department of Radiology
Hospital of the University of Pennsylvania
Philadelphia, Pennsylvania

Sandip Basu, MBBS(Hons), DRM, DNB, MNAMS
Head, Nuclear Medicine Academic Programme
Department of Radiation Medicine Centre
Bombay, India

Elias Botvinick, MD
Professor of Medicine and Radiology
Department of Cardiology
University of California, San Francisco
San Francisco, California

Edgar Cheng, MD
Progressive Physician Associates
Easton, Pennsylvania

Alison Coates
Department of Nuclear Medicine, Research, and PET/CT
Scottsdale Medical Imaging Ltd.
Scottsdale, Arizona

Janet Eary, MD
Department of Radiology
University of Washington,
Seattle, Washington

Paul E. Kinahan, PhD
Associate Professor of Radiology, Bioengineering, and Electrical Engineering
Director of PET/CT Physics
Department of Radiology
University of Washington
Seattle, Washington

Ronald L. Korn, MD, PhD
Director of Research and Molecular Imaging
Department of Radiology
Scottsdale Medical Imaging Ltd.
Scottsdale, Arizona

Marie E. Lee, MD
Section Chief, Nuclear Medicine
Department of Radiology
Virginia Mason Medical Center
Seattle, Washington

Eugene C. Lin, MD
Clinical Assistant Professor of Radiology
Department of Radiology
University of Washington
Virginia Mason Medical Center
Seattle, Washington

Neale S. Mason, PhD
Research Assistant Professor of Radiology
Department of Radiology
University of Pittsburgh
Pittsburgh, Pennsylvania

M. Beth McCarville, MD
Associate Member
Division of Diagnostic Imaging
Department of Radiological Sciences
St. Jude Children's Research Hospital
Memphis, Tennessee

Carolyn Meltzer, MD
Professor and Chair
Department of Radiology
Emory University Hospital
Atlanta, Georgia

John Millstine, MD
Director of Clinical Nuclear Medicine
Department of Radiology and Nuclear Medicine
Scottsdale Medical Imaging Ltd.
Scottsdale, Arizona

Ruth E. Schmitz, PhD
Senior Fellow, Department of Radiology
University of Washington
Seattle, Washington

Guobin Song, MD, PhD
Department of Radiation Oncology
Virginia Mason Medical Center
Seattle, Washington

Sinisa Stanic, MD
Resident, Department of Radiation Oncology
University of California Davis
Sacramento, California

Amol Takalkar, MD
Assistant Professor of Clinical Radiology
Department of Radiology
Louisiana State University
Associate Medical Director
PET Imaging Center
Biomedical Research Foundation of Northwest Louisiana
Shreveport, Louisiana

Sumário

I. Ciência Básica 1

    Capítulo 1 Física dos PET/TC *Scanners* 3
        Ruth E. Schmitz, Adam M. Alessio e Paul E. Kinahan

    Capítulo 2 Bases Radioquímicas e Biológicas do Fluorodesoxiglicose 15
        Neale S. Mason e Eugene C. Lin

    Capítulo 3 O Papel do Metabolismo da Glicose e do FDG na Interpretação de Estudos com PET. 22
        Ronald L. Korn, Alison Coates e John Millstine

II. Bases Clínicas 31

    Capítulo 4 Preparação do Paciente 33
        Eugene C. Lin e Abass Alavi

    Capítulo 5 Índice Padronizado de Captação 38
        Eugene C. Lin, Abass Alavi e Paul E. Kinahan

    Capítulo 6 Variantes Normais e Achados Benignos 42
        Eugene C. Lin e Abass Alavi

    Capítulo 7 Interpretação dos Estudos com FDG PET 78
        Eugene C. Lin e Abass Alavi

    Capítulo 8 A Importância do PET/TC 88
        Eugene C. Lin, Paul E. Kinahan e Abass Alavi

    Capítulo 9 Níveis de Evidência para Indicações Clínicas de FDG PET 99
        Eugene C. Lin

III. Aplicações em Oncologia 101

    Capítulo 10 PET em Oncologia por Região Anatômica 103
        Eugene C. Lin e Abass Alavi

    Capítulo 11 Resposta Terapêutica 118
        Eugene C. Lin e Abass Alavi

    Capítulo 12 Neoplasias Cerebrais 122
        Eugene C. Lin e Abass Alavi

Capítulo 13 Câncer de Cabeça e Pescoço 128
Eugene C. Lin e Abass Alavi

Capítulo 14 Câncer da Tireoide 137
Eugene C. Lin e Abass Alavi

Capítulo 15 Neoplasias Torácicas 143
Eugene C. Lin e Abass Alavi

Capítulo 16 Câncer de Mama 157
Eugene C. Lin, Marie E. Lee e Abass Alavi

Capítulo 17 Tumores Estromais Gástricos, Esofágicos e Gastrointestinais 166
Eugene C. Lin e Abass Alavi

Capítulo 18 Linfomas 175
Eugene C. Lin e Abass Alavi

Capítulo 19 Melanoma 184
Eugene C. Lin e Abass Alavi

Capítulo 20 Tumores Hepatobiliares 188
Eugene C. Lin e Abass Alavi

Capítulo 21 Câncer Pancreático 193
Eugene C. Lin e Abass Alavi

Capítulo 22 Tumores Ginecológicos 199
Eugene C. Lin e Abass Alavi

Capítulo 23 Tumores de Origem Urológica 207
Eugene C. Lin e Abass Alavi

Capítulo 24 Câncer de Cólon 215
Eugene C. Lin e Abass Alavi

Capítulo 25 Tumores do Sistema Musculoesquelético 223
Eugene C. Lin e Abass Alavi

IV. Aplicações Não Oncológicas 231

Capítulo 26 PET/TC em Pediatria 233
M. Beth McCarville

Capítulo 27 PET e PET/TC no Planejamento de Radioterapia 241
Sandip Basu, Guobin Song, Abass Alavi e Eugene C. Lin

Capítulo 28 O FDG PET na Avaliação de Infecção e Inflamação 247
Sandip Basu, Abass Alavi e Eugene C. Lin

Capítulo 29 Aplicações em Neurologia 259
Eugene C. Lin e Abass Alavi

Capítulo 30 PET e PET/TC em Cardíaco 265
Amol Takalkar, Eugene C. Lin, Elias Botvinick, Adam M. Alessio e Luis Araujo

Índice Remissivo 277

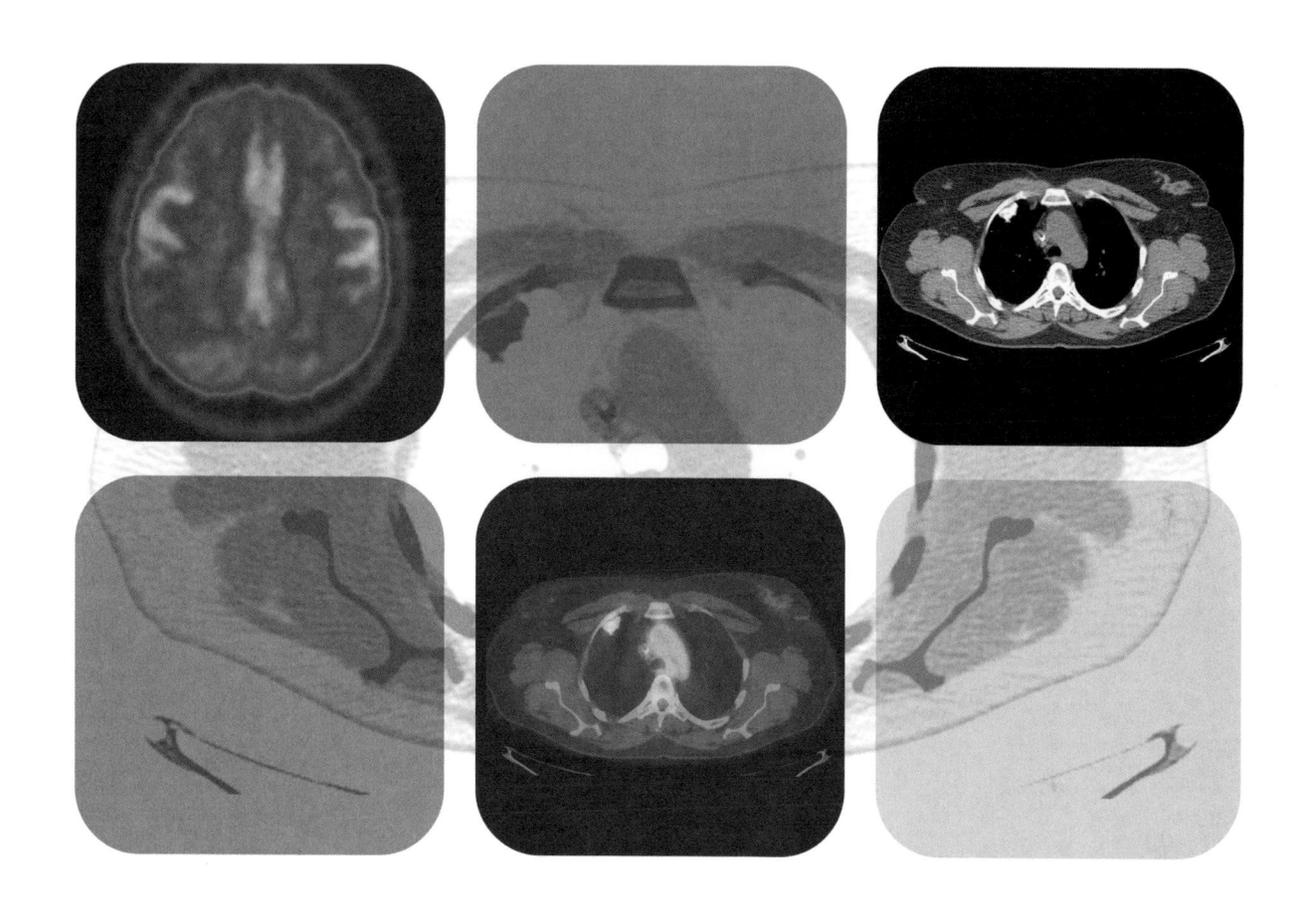

PET e PET/TC

I
Ciência Básica

1
Física dos PET/TC *Scanners*

Ruth E. Schmitz, Adam M. Alessio e Paul E. Kinahan

■ O que Torna o PET Útil?

A tomografia por emissão de pósitrons (PET) oferece várias vantagens inigualáveis quando comparada com as outras modalidades de imagem. O PET avalia os 2 fótons de aniquilação, que se deslocam em sentidos opostos, originados pela emissão de um pósitron por uma molécula-traçador marcada por um radionuclídeo; escolhida para caracterizar especificamente uma função bioquímica no organismo (**Fig. 1.1**). Consequentemente, o PET fornece imagens moleculares de funções biológicas em vez de anatômicas. A detecção de ambos os fótons, oriundos da aniquilação em coincidência, propicia elevada sensibilidade em comparação com a tomografia por emissão de fóton único e possui colimação própria e correção de atenuação exata ou através de um *scan* (mapeamento) de transmissão ou através de dados obtidos por um tomógrafo computadorizado (TC), que permite obter das imagens geradas pelo PET informações exatas tanto qualitativas quanto quantitativas. Apenas diminutas quantidades da substância precisam ser injetadas (princípio do radiotraçador) em razão da elevada sensibilidade do PET. Além do mais, os emissores de pósitron (^{11}C, ^{13}N, ^{15}O etc.) possuem vida relativamente curta, o que permite ótimo uso dos fótons que geram imagens, enquanto mantêm baixa a dose de irradiação sofrida pela paciente. Além disso, muitos desses isótopos podem ser incorporados em substratos biológicos (glicose, H_2O, NH_3, CO_2, O_2 etc.) e fármacos, sem modificar suas atividades biológicas.

As imagens geradas pelo PET quando comparadas com as da TC e as da ressonância magnética (RM) parecem menos nítidas ou com maior ruído, pelo número relativamente limitado de fótons que podem ser recolhidos durante o processo de geração de imagem. Além do mais, a resolução do detector é baixa e decorre da física que rege seu desempenho. Os tomógrafos computadorizados (*scanners*: mapeadores de varredura; escaneadores) radiológicos apresentam boa resolução para pontos < 1 mm de diâmetro, enquanto os PET *scanners* não podem apresentar resolução segura para fontes pontuais < 4 a 5 mm; na melhor das hipóteses, somente a partir dessas medidas, sendo que na prática sua resolução fica mais próxima de áreas de 10 mm de diâmetro. Todavia isso não prejudica sua elevada sensibilidade para detectar concentrações focais dos traçadores ou sua utilidade para a quantificação exata de imagens funcionais.

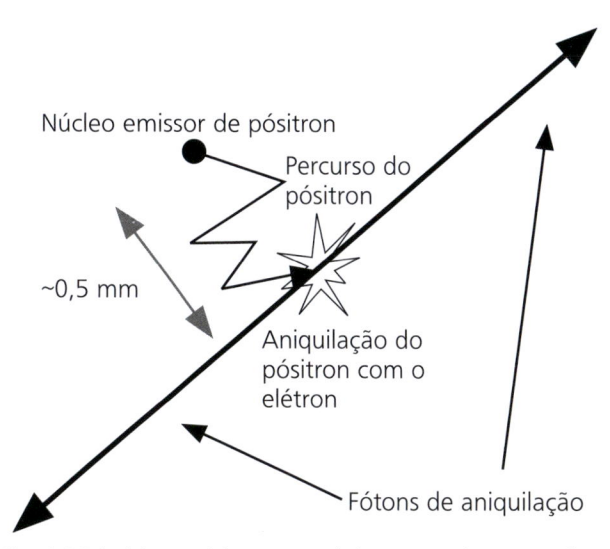

Fig. 1.1 Princípio geral de geração de imagens pela tomografia por emissão de pósitron: decaimento do radionuclídeo, emissão do pósitron (β^+), espalhamento múltiplo no tecido, aniquilação com o elétron e produção de 2 fótons de 511 keV cada, em sentidos opostos. (Não considerar escalas.)

Nesse capítulo introduzimos a física para a geração de imagens pelo PET. Vários livros-textos disponibilizam análise mais profunda e são mencionados nas Referências 1-3.

■ Decaimento Radioativo

Princípios Gerais

Isótopos radioativos são átomos em cujo centro se encontram seus núcleos, em condições instáveis, num estado de excesso de energia. Os núcleos são arranjos de prótons e nêutrons densamente compilados que, ao sofrerem decaimento, modificam sua composição e suas propriedades, alcançando um estado menos energético e mais estável.

O processo de decaimento segue uma lei exponencial: o número de decaimentos por segundo sempre é proporcional ao número de núcleos restantes não decaídos. O mesmo vale também ao que diz respeito à taxa de decaimento, também denominada de atividade, determinada pela meia-vida do radionuclídeo em questão: tempo necessário para que a metade dos núcleos originais leva para decair. O radionuclídeo mais comum em uso no PET é o flúor 18 (^{18}F), que possui meia-vida de 109 minutos. Após determinado intervalo de tempo t, a atividade que sobra $A(t)$ é proporcional à atividade inicial $A(0)$ e descreve uma fórmula exponencial que inclui a meia-vida, τ, do radionuclídeo:

$$A(t) = A(0)e^{-t(\ln 2/\tau)}$$

As taxas de radioatividade (ou atividade) são medidas em unidades becquerel (1 Bq = 1 decaimento/s) pelo sistema de unidades (SI) ou pela grandeza tradicional curie (1 Ci = 3.7×10^{10} decaimento/s). A escala de grandeza comumente empregada na clínica é 1 mCi = 37 MBq.

Emissão e Aniquilação do Pósitron

No decaimento β^+ (pósitron) (**Fig. 1.1**), o nuclídeo transforma um dos seus prótons *(p)* centrais num nêutron *(n)* e emite um pósitron (β^+), especificamente um elétron, com carga positiva e um neutrino *(ν)*: $p \rightarrow n + \beta^+ + \nu$. O alcance médio do pósitron na matéria depende da sua energia e das características do material, tais como a densidade e o número atômico. Para o [flúor 18] fluorodesoxiglicose ($[^{18}F]$ FDG), o alcance do pósitron é um tanto curto: caracteristicamente < 1 mm.

No final do seu percurso, o pósitron, sendo antimatéria dos elétrons, aniquilará um elétron atômico (*i. e.*, recombinará com um elétron). No processo de aniquilação, os elétrons e os pósitrons transformam suas massas em energia e produzem um par de fótons de aniquilação com energia de 511 keV, que se desloca em sentidos opostos. A energia de 511 keV dos fótons *(E)* encontra-se na famosa equação de Einstein: $E = mc^2$, onde m é a massa do elétron ou pósitron (um valor muito pequeno), e c representa a velocidade da luz (um valor muito grande, elevado ao quadrado). Essa radiação oriunda da aniquilação é o que o PET detecta e que é empregado para gerar imagens que reproduzem a concentração do traçador no organismo.

Interação de Fótons com a Matéria

No tecido humano, a principal interação do fóton é o *espalhamento Compton*. O fóton interage com um elétron e o ejeta da sua camada atômica, a seguir sofre perda de energia, concomitante à mudança de direção, caracteristicamente para fora do campo do detector, tornando-se dessa forma indisponível para a geração de imagem.

O espalhamento Compton e outros tipos de interações levam à atenuação dos fótons de aniquilação. O número de fótons observado em linha reta, do ponto onde foram produzidos, diminui exponencialmente à medida que aumenta a distância do trajeto percorrido no material atravessado. A espessura de tecido mole para reduzir a intensidade de um feixe à metade é ~ 7 cm, ao contrário dos 3 a 4 cm necessários para os raios X. Assim, para um tecido de ~ 14 cm de espessura, o fluxo de fótons de aniquilação de 511 keV se reduzirá a 1/4 da sua intensidade original e ao atravessar o abdome, o fluxo de fóton pode sofrer redução para 1/50 da sua intensidade inicial. Por isso, a atenuação frequentemente é o principal fator que influencia a qualidade de imagem do PET, especialmente em pacientes de corpo avantajado.

■ Aquisição de Dados

Detecção de Fótons e Detectores de Cintilação

O principal objetivo na detecção de fótons é medir a energia total depositada por eles quando atravessam o detector. Para se obter sensibilidade e exatidão máximas, toda a energia dos fótons deve ser depositada no detector, porém na prática nem sempre isso é possível.

Atualmente, na maioria dos PET *scanners*, empregam-se detectores de cintilação como elementos de detecção. Os detectores acoplam cristais de cintilação inorgânicos que emitem luz visível ou luz quase ultravioleta, após interação com um fóton incidente de elevada energia (511 keV), disponibilizando-a aos fotodetectores que detectam e quantificam os fótons cintilantes.

Nos cristais de cintilação, o fóton de aniquilação incidente (nominalmente com energia de 511.000 eV) interage e cria dezenas de milhares de fótons com comprimento de onda visível (cada um provido com ~ 1 eV de energia), num clarão ou "cintilação" de duração muito curta. O número de fótons de cintilação produzido no cristal é proporcional à energia depositada pelo fóton de aniquilação.

A cintilação que permite a detecção de fótons pelo PET pode ser analisada com base sobre 4 das suas propriedades características:

O *poder de frenamento* é o inverso da distância média percorrida pelos fótons antes que depositem sua energia no cristal. Essa distância depende da densidade e do número atômico (Z) próprio do material atravessado. Um percurso curto é vantajoso, pois vai propiciar maior número de interações com os fótons de 511 keV de energia e melhor eficiência para detectá-los num cristal de medidas fixas.

A *constante de decaimento* descreve a duração do clarão da cintilação no cristal. Constantes de decaimento de curta duração são preferidas por permitirem elevadas taxas de contagens dos fótons e menores taxas de contagens do ruído.

Boa energia de resolução – uma pequena razão de variação de energia com relação à energia total – significa que existem apenas pequenas flutuações na medição da mesma. Isto permite distingui-la dos fótons que sofreram espalhamento Compton (e perderam energia) antes de serem analisados. A resolução energética depende do rendimento de luz e da resolução intrínseca do cristal.

O *rendimento de luz*, como o nome indica, representa o número de cintilações provocado pelos fótons produzidos por cada fóton incidente. De novo, esse número deve ser tão elevado quanto possível, permitindo melhores resoluções espacial e energética.

Os tipos mais comuns de cristais de cintilação empregados no PET estão apresentados na **Tabela 1.1**. Outras substâncias estão sendo avaliadas (p. ex., brometo de lantanídeo [LaBr]). Os fabricantes divergem quanto à escolha do material: atualmente, o BGO (germanato de bismuto) é preferido pela General Electric (GE Healthcare, Chalfont St. Giles, UK), o LSO (oxiortossilicato de lutécio) pela Siemens (Berlim/Munich, Germany), e GSO (ortossilicato de gadolínio) pela Philips (Philips Medical Systems, Andover, MA). Os PET *scanners*, providos do dispositivo tempo de voo *(time-of-flight-TOF-PET)*, empregam o cristal de cintilação LYSO (ortossilicato de lutécio ítrio) que possui propriedades muito semelhantes ao LSO.

Os fotodetectores mais comumente empregados no PET são tubos fotomultiplicadores (FMs: PMTs). Os FMs são tubos a vácuo providos de um fotocatodo que produz elétrons originados de fótons de luz que o atingem, que são acelerados e amplificados. A corrente elétrica resultante é proporcional ao número inicial de fótons cintilantes, portanto, à energia depositada no cristal de cintilação pelos fótons detectados pelo PET.

Segmentando os cristais de cintilação em blocos, empregando vários FMs pequenos ou explorando a propriedade dos FMs posição – sensíveis, pode-se determinar o local onde foi detectado o fóton. Atualmente a configuração mais comumente usada é o *detector em bloco* (**Fig. 1.2**). Nesse conjunto, pequenos cristais de cintilação individuais, cuja face que fica de frente para o paciente mede alguns milímetros, são fir-

Tabela 1.1 Cristais de Cintilação Usados nos PET *Scanners*

Material	Custo	Emissão de Luz*	Densidade Efetiva[†]	Tempo de Decaimento[‡]	Comentários
NaI (Tl)	Barato (relativamente)	Intensidade maior	Menor	Longo	Higroscópico, não é mais usado em PET
BGO	Dispendioso	Menor intensidade	Maior	Longo	Laborioso
LSO (ou LYSO)	Mais dispendioso	Intensa	Elevado	Muito curto	Patenteado por CTI/Siemens
GSO	Mais dispendioso	Muito intensa		Muito curto	

*Determina energia e resolução espacial.
[†]Determina a sensibilidade do *scanner*.
[‡]Determina o tempo morto e a taxa de coincidências randômicas.
BGO, germanato de bismuto; GSO, ortossilicato de gadolínio; LSO, oxiortossilicato de lutécio, LYSO, ortossilicato de lutécio ítrio; NaI, iodeto de sódio dopado com tálio; PET, tomografia por emissão de pósitron.

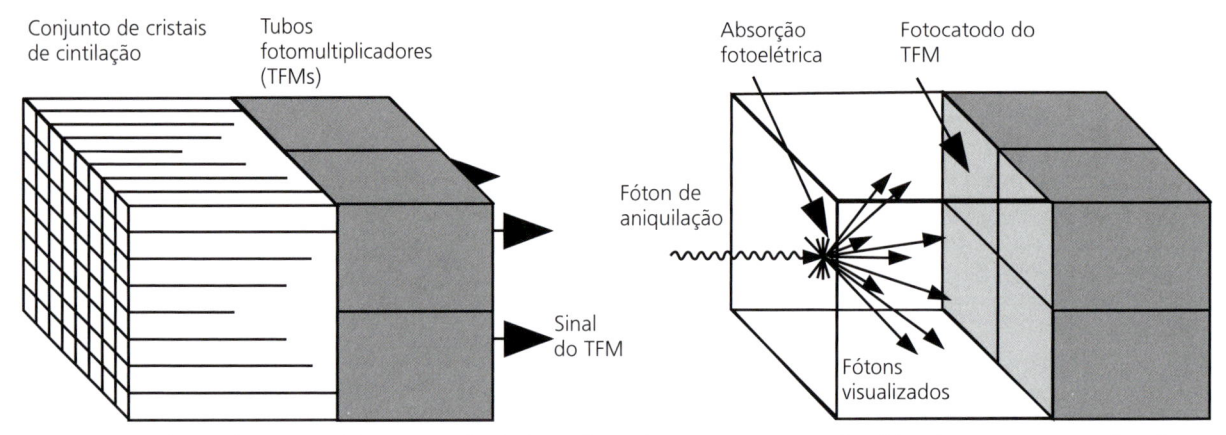

Fig. 1.2 Esquema de um detector em bloco, com cristais de cintilação finamente segmentados, lidos claramente por 4 tubos de fotomultiplicadores.

memente empilhados em blocos e, especificamente, acoplados a 4 ou mais pequenos tubos fotomultiplicadores. Para definir a posição de interação do fóton de aniquilação, através do sinal de cintilação espalhado pela cintilação do fóton, comparam-se as emissões relativas originadas pelos sinais dos FMs. Dessa forma, pelo cálculo da localização, define-se o cristal para o qual se destina o fóton.

Esse método permite obter uma resolução espacial (no detector) de alguns milímetros nesta circunstância através da área da seção transversa do cristal.

Constrói-se um PET *scanner* completo como um conjunto cilíndrico formado por blocos de detectores, reunidos numa configuração anelar, com profundidade de vários blocos. O volume sensível que pode ser ocupado pelo paciente, localizado dentro do detector cilíndrico, denomina-se campo de visão (*field of view* – FOV) que, nos *scanners* destinados aos seres humanos especificamente, possui diâmetro de 70 cm e comprimento axial de 16 a 18 cm (**Fig. 1.3**).

Eventos Provocados pela Coincidência de Fótons

Com a aniquilação do pósitron, esperamos observar 2 fótons quase ao mesmo tempo (em coincidência) no anel de detectores. O evento de aniquilação: o radiotraçador será localizado, então, em algum trecho da linha que une os 2 pontos de detecção dos fótons, como se apresenta à esquerda da **Figura 1.3**. O conhecimento da direção do fóton é uma grande vantagem sobre a tomografia por emissão de fóton único (*single photon emission computed tomography* – SPECT), na qual é preciso recorrer a colimadores para restringir possíveis trajetos de fótons de dirigirem-se aos detectores, à custa de enorme perda de sensibilidade.

Vários fatores impedem que a detecção de fótons ocorra exatamente ao mesmo tempo: a aniquilação pode ocorrer mais próximo à superfície de um dos detectores com relação ao outro, acarretando ligeira demora, embora mensurável, de um dos fótons, sabendo que os fótons se deslocam na velocidade da luz, isto é, 1 m por 3,3 nanossegundos. O fator mais importante para os desencontros temporais é o limite da velocidade de resolução, cuja indeterminação decorre do tempo de decaimento da cintilação no cristal e do tempo necessário para o processamento dos sinais do FM. Esses efeitos

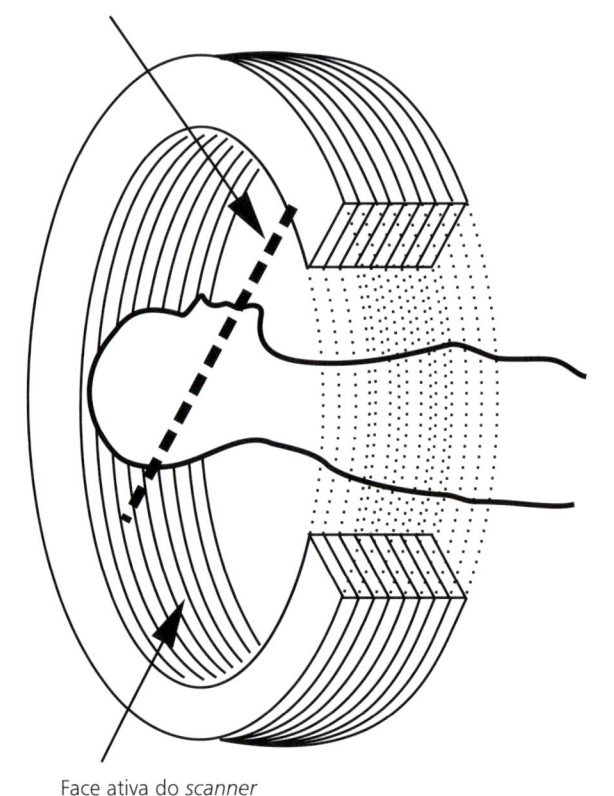

Fig. 1.3 Esquema de *scanner* de tomógrafo por emissão de pósitron, com eventual linha de resposta.

levam ao emprego de janelas de coincidência cuja duração é da ordem de 6 a 10 nanossegundos.

Caso 2 fótons sejam detectados nas janelas de coincidência recíprocas, consideram-nos oriundos da mesma aniquilação, sendo atribuído um evento à linha de resposta (*line of response* – LOR) que une os 2 pontos de detecção no volume sensitivo para a geração de imagens (**Fig. 1.4**).

Na geração de imagens pelo sistema TOF-PET, emprega-se a diferença relativa de tempo (Δt) na detecção dos 2 fótons de aniquilação, para definir a localização mais provável *(d)* do evento de aniquilação ao longo da LOR (**Fig. 1.4**), em que *c* é a velocidade da luz. A geração de imagens pelo sistema TOF-PET foi investigada anteriormente, mas nunca foi adotada. O desenvolvimento recente de cristais de cintilação adequados para o sistema TOF-PET (p. ex., LYSO), associado aos avanços no limite da velocidade de resolução e velocidade de estabilidade temporal da eletrônica dos detectores, ressurgiu o interesse nos TOF-PET *scanners*, sendo introduzidos modelos comerciais. Todavia a vantagem do sistema TOF-PET ainda precisa ser avaliada nos próximos anos.

Os eventos de coincidência detectados *(denominados coincidência)* podem ser classificados em verdadeiras coincidências e eventos de ruído de fundo (**Fig. 1.5**). Esses últimos são distinguidos ou em coincidências acidentais (ou aleatórios), em que os 2 fótons não se originaram do mesmo evento de aniquilação, ou então como coincidências que embora se originem da mesma aniquilação, a verdadeira posição de aniquilação não se encontra na linha que une as 2 localizações dos fótons, pelo fato de que 1 dos fóton sofreu espalhamento Compton no paciente e, portanto, sofreu desvio da direção (coincidências espalhadas).

Sinogramas

No *scanner*, os eventos de coincidência são observados e identificados ao longo das suas LORs, que ficam entre duplas de dispositivos de detecção (**Fig. 1.5A**). Para organizar esses dados não processados enquanto são adquiridos, as LORs são armazenadas de tal forma que todas as LORs que atravessam um mesmo ponto localizado no paciente traçam uma curva sinusoide no histograma dos dados não processados: daí o termo sinograma para os dados apresentados na forma não processada. A configuração de sinogramas é uma etapa intermediária importante para o processo de aquisição de dados para o PET, uma vez que correções necessárias são frequentemente aplicadas nesta fase.

Correções

O processo de aquisição de dados pelo PET não é um procedimento perfeito. As interações que ocorrem no paciente atenuam os fótons emitidos, os elementos responsáveis pela detecção variam quanto à sua eficiência de detecção, e coincidências randômicas e espalhadas são registradas junto aos eventos de coincidência ver-

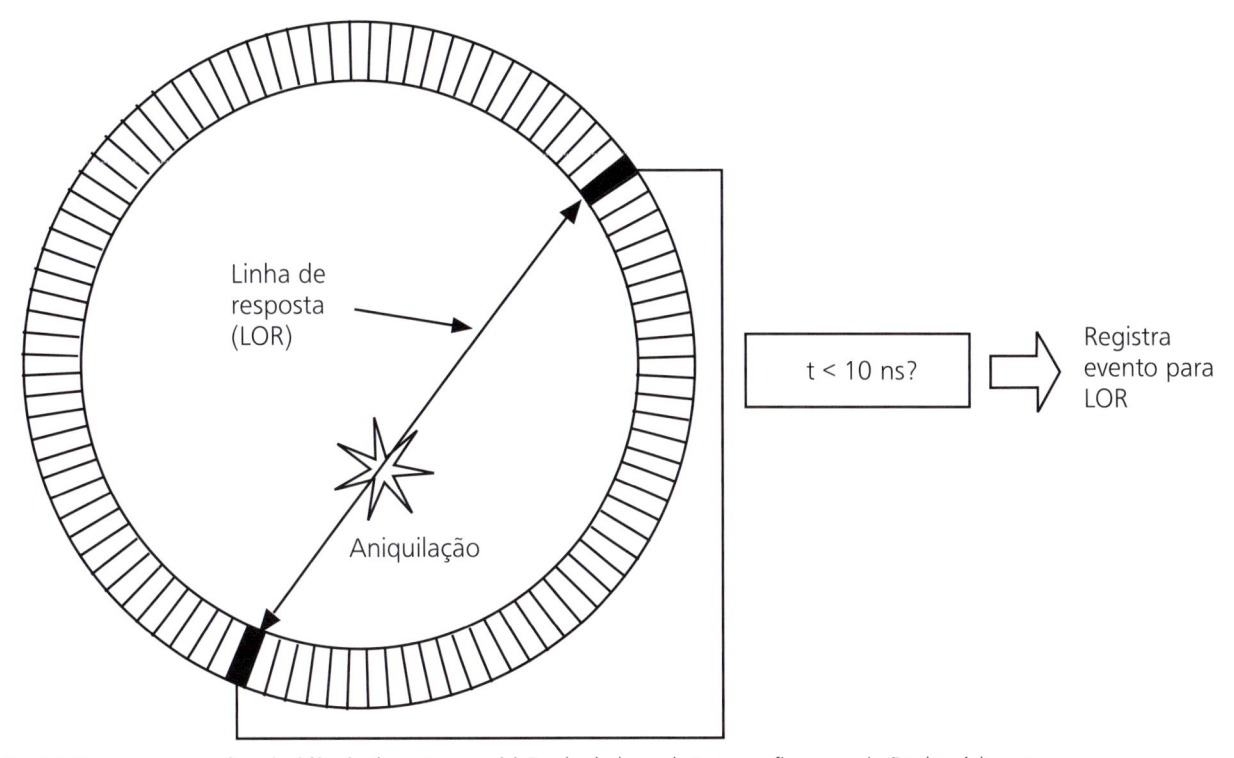

Fig. 1.4 Processamento da coincidência durante a aquisição de dados pela tomografia por emissão de pósitrons.

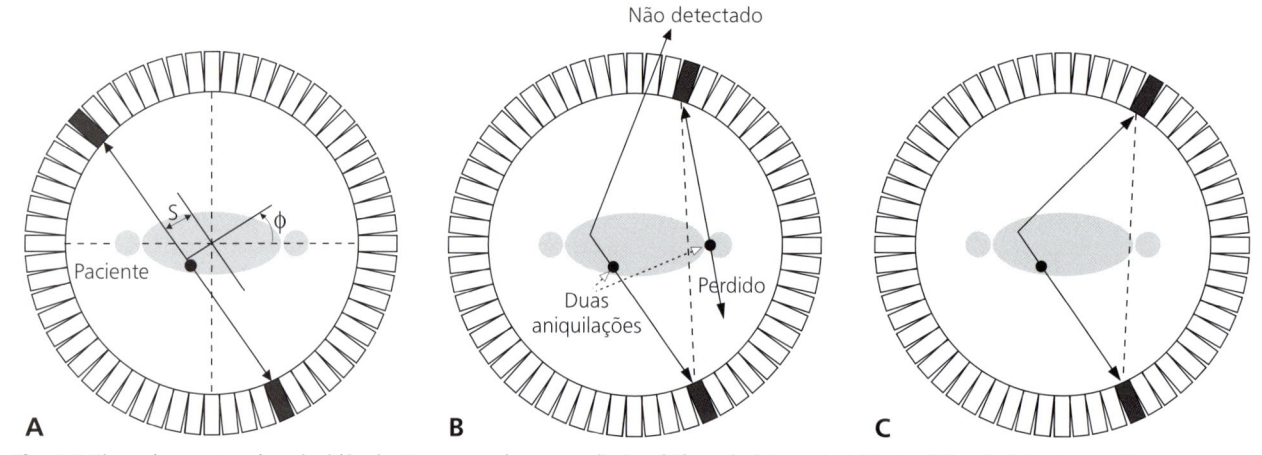

Fig. 1.5 Tipos de eventos de coincidência. Da esquerda para a direita: **(A)** verdadeira coincidência, **(B)** coincidência randômica (acidental) e **(C)** coincidência espalhada. Nos 2 últimos tipos, o evento de aniquilação (círculo negro) não se encontra sobre a linha de resposta aparentemente unindo os 2 fótons detectados.

dadeiros. Esses fatores precisam ser corrigidos para que se obtenham, através dos exames de PET, imagens de utilidade clínica e informações quantificadas de forma exata.

O procedimento mais importante para as correções chama-se *correção de atenuação (attenuation correction – AC)*: os fótons que durante sua trajetória, a partir do local da aniquilação até os detectores, encontram maior número de camadas de matéria ou mais densa, têm maior possibilidade de serem absorvidos ou espalhados (*i. e., atenuados*) do que os fótons que se deslocam em regiões menos densas do corpo humano. Caso as imagens sejam reconstruídas a partir de sinogramas, sem a aplicação da AC, termina-se levando áreas menos densas, como os pulmões, a se apresentarem mais escuras (emitindo mais fótons) que o tecido mais denso circunjacente, como o mediastino (**Fig. 1.6**). Certamente esse é um artefato que decorre do fato de o tecido pulmonar possuir atenuação menor e não porque apresenta maior captação do traçador. Isso não só prejudica a aparência da imagem, mas leva também a erros graves na quantificação da captação do traçador. Para aplicar a correção de atenuação é preciso definir os índices de atenuação para o corpo inteiro do paciente, para todas as LORs. Nos PET *scanners* individualizados (sem estarem acoplados à TC), consegue-se a correção de atenuação através do *mapeamento por transmissão*, em que uma fonte externa de pósitron gira em torno do paciente e determina-se a atenuação dos fótons transmitidos. Nos *scanners* PET/TC, as imagens obtidas pela TC são as empregadas para definir a correção de atenuação.

Aquisições Bidimensional *vs.* Tridimensional

No plano axial, os PET *scanners* consistem em vários anéis formados por elementos de detecção, que podem ou não ser separados por configurações anelares finas ou septos formados por um material que absorve fótons, especificamente o tungstênio, possibilitando a colimação. A colimação permite que todos os dados sejam adquiridos em cortes bidimensionais, entre os septos. Portanto, esse tipo de aquisição é denominado 2D, mesmo que a pilha de imagens reconstruídas forneça informações tridimensionais (3D) no que diz respeito ao acúmulo do traçador no corpo interior do paciente. Quando um *scanner* é operado sem colimação (*i. e.*, sem possuir septos), as coincidências que se originam em todos os ângulos axiais, localizados no campo de visão FOV, serão aceitas, transformando a forma de aquisição num protocolo completo tipo 3D. O armazenamento de dados assim como a correção e a reconstrução de imagens são considerados mais complexos no modo de aquisição 3D completo. Os PET *scanners* atualmente em uso, ou operam no modo 2D unicamente e ou no modo 3D unicamente, ou então operam no modo 2D/3D se forem providos de septos retráteis.

A **Figura 1.7** mostra o efeito que a colimação tem sobre a aquisição de contagens de coincidência: os septos sempre impedem um grande número de verdadeiras coincidências de jamais atingirem a superfície do detector, diminuindo dessa forma a sensibilidade. Por outro lado, eles reduzem também as coincidências espalhadas e randômicas, melhorando, assim, o contraste. Nesse contexto, as contagens fortuitas, que são parcialmente originadas fora da região localizada entre as superfícies de detecção (verdadeiro FOV), apresentam importância especial, uma vez que sem colimação o *scanner* é sensível à atividade que provém de uma extensa área fora do verdadeiro FOV. Discute-se ainda a decisão de recorrer à aquisição tipo modo 2D ou 3D completo, pois se pondera que a redução das contagens

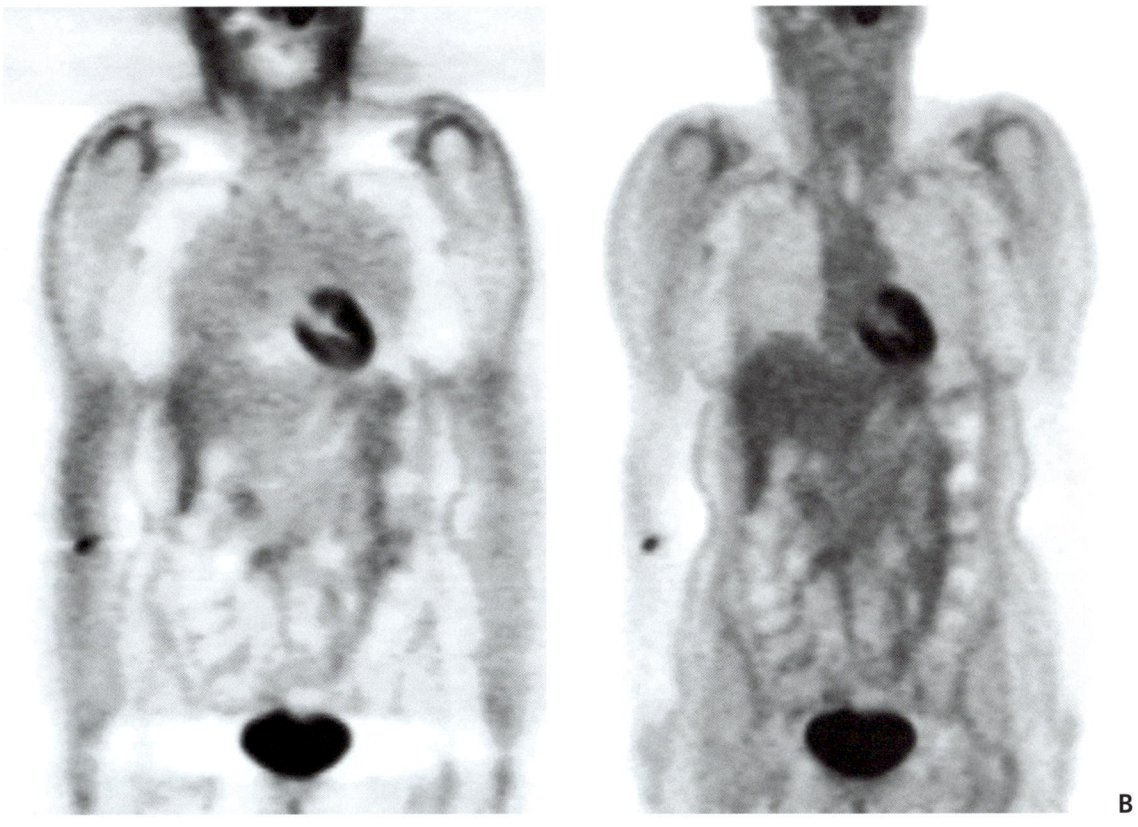

Fig. 1.6 Imagem do corpo inteiro gerada por tomografia por emissão de pósitron **(A)** com e **(B)** sem correção de atenuação. Os artefatos decorrentes da não aplicação da correção de atenuação incluem os pulmões e a pele, revelando maior captação do traçador do que os músculos. Nessas imagens, as regiões mais escuras representam maior acúmulo do traçador, mediante a aplicação da escala de cores comum inverso-cinza.

da atividade de fundo termina levando à perda de sensibilidade. O imageamento do cérebro – tipicamente apresentando pequena concentração de atividade fora do verdadeiro FOV – é uma indicação clara para a geração de imagens tipo 3D, provido de elevada sensibilidade, ao passo que o imageamento do corpo inteiro – geralmente com atividade muito maior cercando o verdadeiro FOV – não mostra uma vantagem clara e geralmente é obtido pelo modo 2D pelos *scanners* providos da modalidade 2D/3D.

■ Reconstrução de Imagem

Após a aquisição dos dados para o PET através de sinogramas e suas correções para a atenuação e outros efeitos, como descrito anteriormente, a próxima etapa na sequência de processamento do PET é reconstruir uma estimativa da distribuição *in vivo* do traçador. Esse processo de *reconstrução de imagem* é a etapa matematicamente mais complexa, sendo bem descrito em outros textos.[1-3] Destacamos aqui a diferença entre os 2 métodos mais comuns: retroprojeção filtrada *(fil-tered backprojection –* FBP) e OSEM *(ordered-subsets expectation maximization):* uma abordagem iterativa mais recente que permite um modo mais exato do processo de aquisição pelo PET. A **Figura 1.8** mostra uma visão comparativa de imagens utilizando a FBP e a OSEM, reconstruídas a partir do sinograma de um mesmo paciente.

A **FBP** é bem entendida e consolidada (ela também é empregada na TC), mas não considera o ruído.

A modelagem do ruído no conjunto de dados gera uma quantidade muito maior de grupos de equações complicadas que só podem ser resolvidas de forma iterativa, por exemplo, com o algoritmo de maximização de expectativa *(expectation maximization – EM)*. Esse processo é muito lento para as necessidades clínicas, mas com o advento das técnicas de aceleração dos algoritmos ordenados em conjuntos de aceleração da maximização de expectativa *(ordered subsets aceleration of the expectation maximization)* doravante denominado OSEM e processadores mais velozes, os métodos iterativos são cada vez mais adotados. Em muitos centros que possuem o PET, agora a OSEM é o método de reconstrução de escolha.

Scan por emissão tipo 2D

• Sensibilidade menor, mais simples para reconstruir

Scan por emissão tipo 3D integral

• Sensibilidade maior, mais difícil para reconstruir

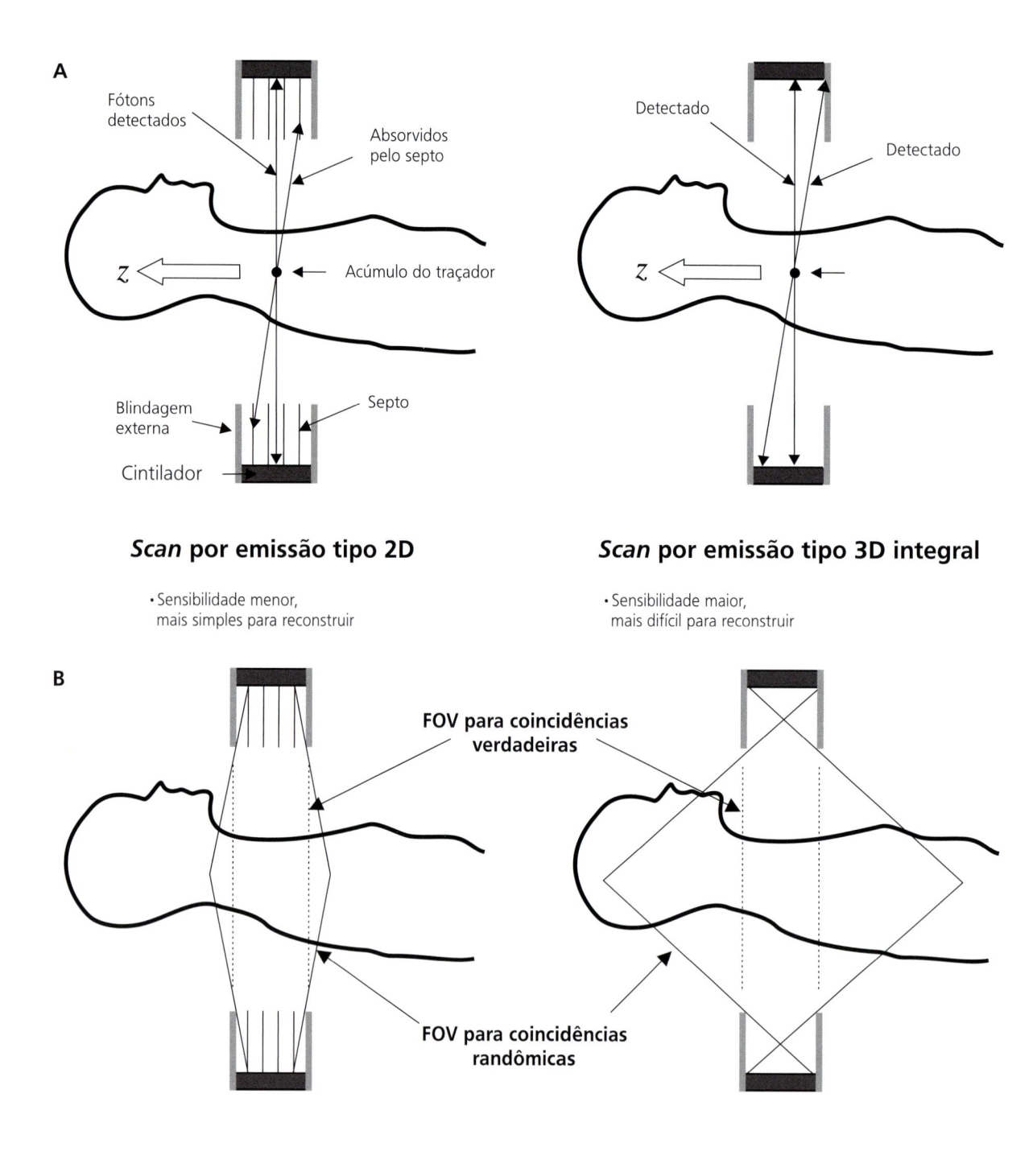

Scan por emissão tipo 2D

Scan por emissão tipo 3D integral

Fig. 1.7 Efeito dos protocolos de aquisição bidimensional e tridimensional sobre as contagens de coincidências verdadeiras e de fundo. FOV, campo de visão.

Ruído/Contrapartida da Resolução e Qualidade de Imagem

Se as imagens se apresentarem com elevado ruído após a reconstrução, podem ser suavizadas *(smoothed)* numa etapa posterior, para facilitar a análise visual, sobretudo para localizar anomalias. Todavia, como a suavização se obtém por meio da média dos valores de conjuntos de *pixels* vizinhos na imagem, ocorre perda de resolução, e, dessa forma, pequenas estruturas podem não ser mais distinguidas (**Figs. 1.9** e **1.10**). A definição do melhor resultado da relação ruído/resolução é tarefa do observador-dependente, e importante para definir uma região ideal no espaço ruído/resolução. No presente momento

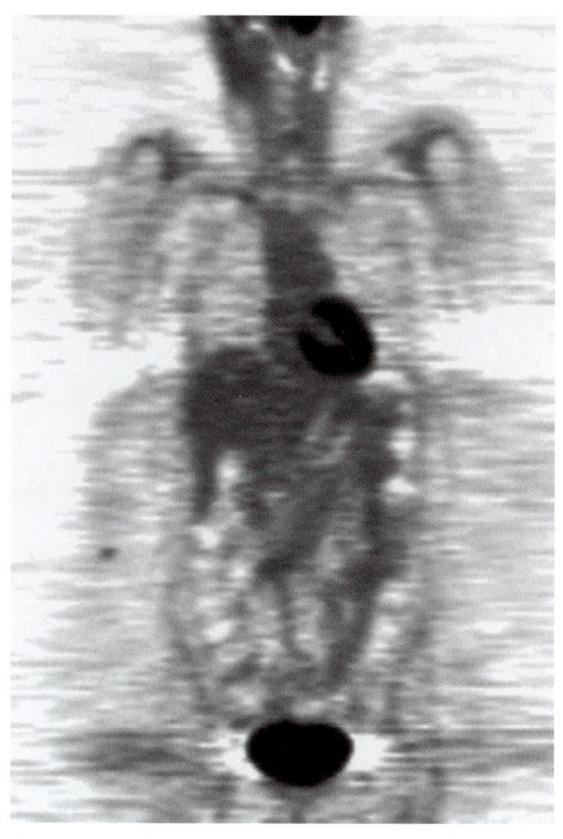

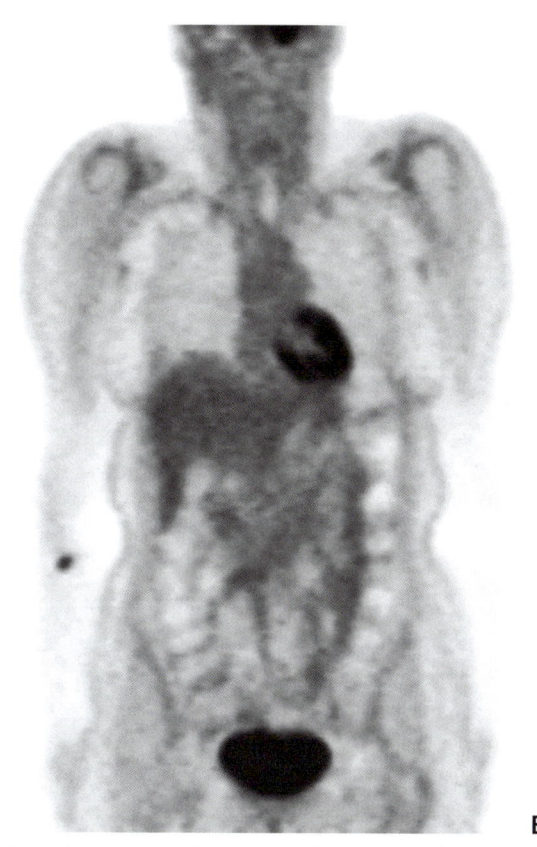

Fig. 1.8 Comparação de imagens geradas por tomografia por emissão de pósitron, na incidência coronal, reconstruídas por meio das técnicas **(A)** retroprojeção filtrada (FBP) e **(B)** OSEM *(ordered-subsets expectation maximization)*. A imagem originada da técnica FBP revela artefatos em raias e parece apresentar mais ruído em toda a sua extensão do que a imagem tratada pela técnica OSEM.

não existem diretrizes para contornar essa contrapartida de desencontros recíprocos.

■ Componentes e Funções do PET/TC *Scanner*

O principal objetivo da associação dos sistemas TC e PET num único *scanner* é a localização e a identificação anatômica precisa das regiões que captam o radiotraçador empregado nas imagens geradas pelo PET. Embora seja possível usar o registro de imagens nítidas para associar imagens do corpo inteiro adquiridas pelo PET e TC separadamente, permanecem os desafios para a implementação e a validação prática de métodos com base em programas de computador *(softwares)*. Em anos recentes, o advento dos sistemas combinados PET/TC afastou quase completamente do mercado os *scanners* PET dedicados em razão da facilidade e da

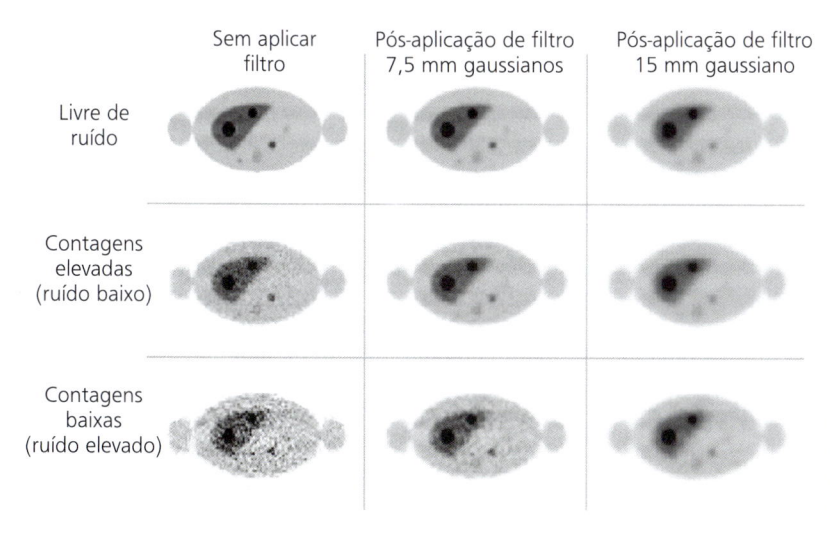

Fig. 1.9 Imagens que receberam aplicação da OSEM mostrando as contrapartidas recíprocas entre ruído (eleva-se em sentido inferior) e alisamento (eleva-se para a direita).

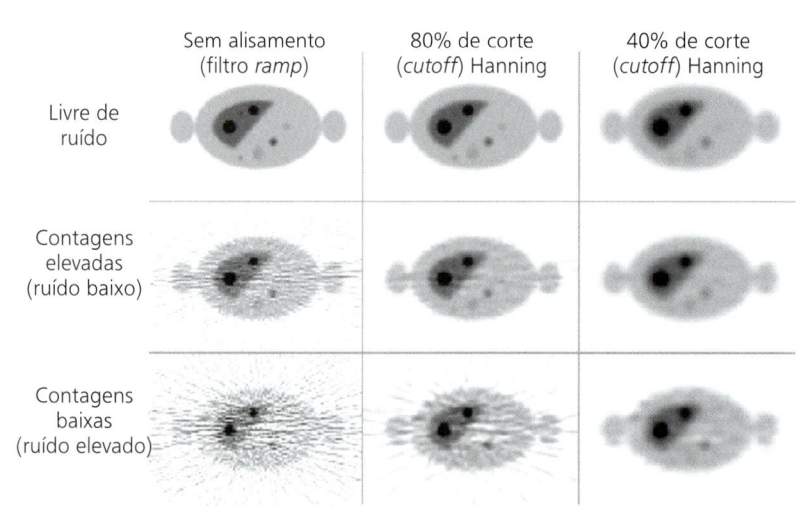

Fig. 1.10 Imagens tratadas pela técnica de retroprojeção filtrada revelando as contrapartidas recíprocas entre ruído (eleva-se em sentido inferior) e alisamento (eleva-se para a direita).

conveniência de obter imagens registradas concomitantemente, obtidas pelo PET e pela TC, para a aplicação em oncologia, radioterapia oncológica e cardiologia.

Nesta seção apresentamos uma revisão breve desta nova tecnologia, sendo que para obter maiores detalhes recomendamos ao leitor o texto de Alessio et al.[4]

Componentes Básicos

Os sistemas PET/TC são combinações do PET e da TC, individualizadas num mesmo *gantry*, compartilhando a maca do paciente, que deve estar alinhada com a máxima de acurácia. A maca do paciente é um componente importante e significativo, pois não podem existir desvios da movimentação da maca durante a obtenção de imagens pelo PET e pela TC. A **Figura 1.11** mostra um esquema do *scanner* PET/TC.

O protocolo típico de PET/TC inicia-se com uma varredura exploratória *(scout)* da TC para definir a área do mapeamento, seguida pela aplicação da TC helicoidal e, finalmente, pela geração de imagens pelo PET *scan*. Toda a sequência de aquisição é especificamente controlada pelo console de comando da TC. No entanto, cada subsistema possui seu próprio sistema de aquisição, com 3 ou mais bancos de dados integrados (aparatos: TC, PET e PET/TC), tornando o

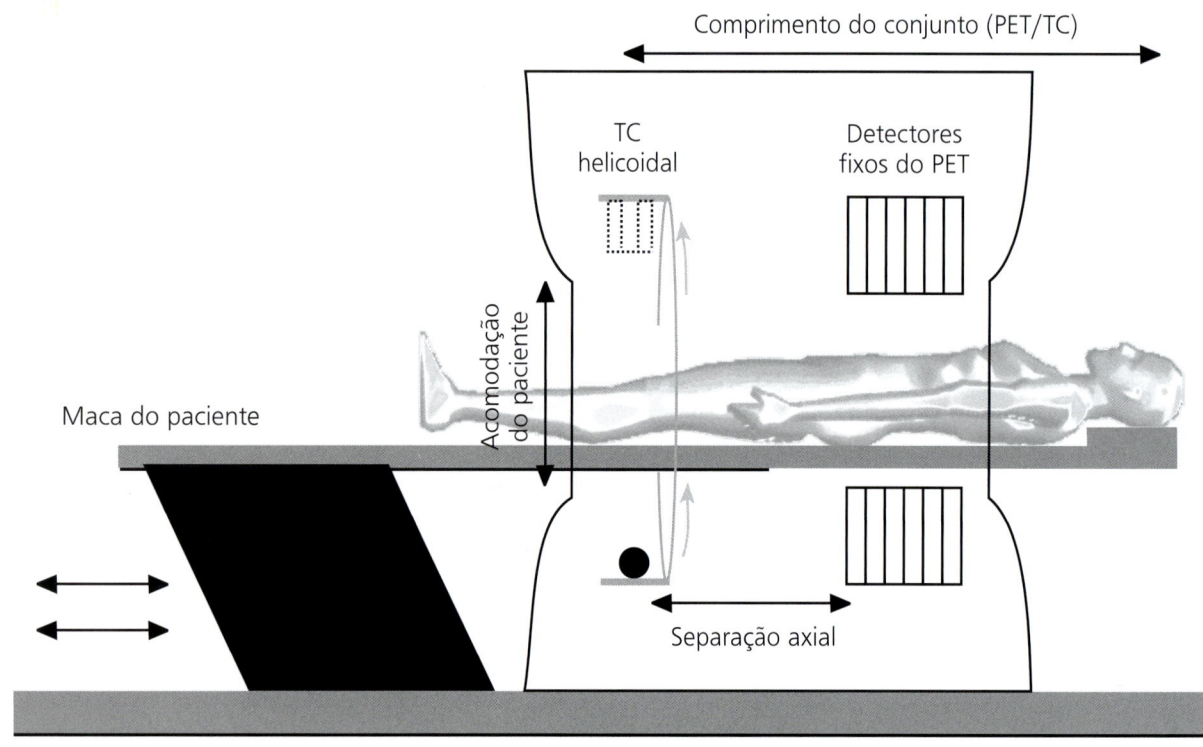

Fig. 1.11 Ilustração dos principais componentes de um tomógrafo por emissão de pósitron/tomagrafia computadorizada (PET/TC) *scanner*.

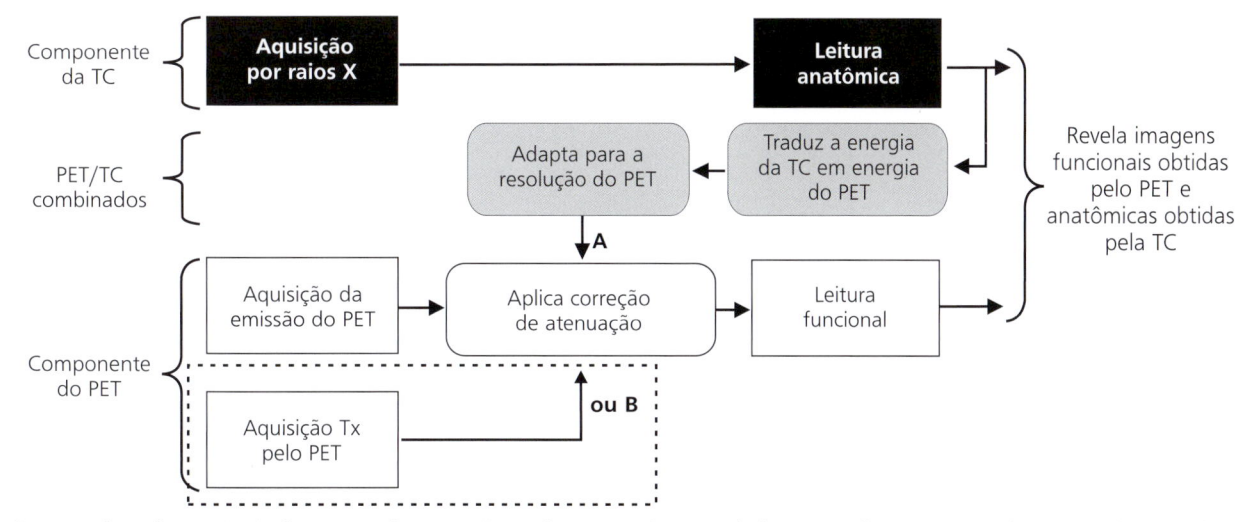

Fig. 1.12 Fluxo da sequência de eventos de um conjunto de *scanner* (escaneador): tomografia por emissão de pósitron/tomógrafo computadorizado (PET/TC).

processo um tanto complicado nas gerações atuais de *scanners*.

Destaca-se no esquema da **Figura 1.12** o fluxograma de aquisição combinada PET/TC. A TC radiológica propicia imagens anatômicas que, após sofrerem processamento, podem servir também para a correção de atenuação das imagens obtidas pelo PET; o programa *(software)* do sistema PET/TC pode mostrar ambas as imagens (PET e TC) lado a lado ou sobrepostas (fusionadas). Deve-se observar que não existem imagens "fusionadas" de PET/TC – as imagens do PET e da TC sempre permanecem como apresentações individuais. A sua apresentação associada é um processo de sobreposição mais do que a elaboração de um novo tipo de imagem.

Correção de Atenuação com base na TC

O emprego das imagens da TC para a correção de atenuação dos dados emitidos pelo PET é uma importante sinergia dos *scanners* PET/TC. Todos os fabricantes de *scanners* PET/TC incorporam nos seus sistemas algoritmos de correção de atenuação com base na TC radiológica (CT *based attenuation correction* – CTAC) e no caso dos *scanners* PET/TC mais recentes, esta é a única opção oferecida. A correção de atenuação com base na TC oferece a significativa vantagem de menor estatística de ruído para os dados da TC, permitindo adquiri-los em curto intervalo de tempo quando comparado com o tempo para adquirir imagens geradas pelo PET tipo transmissão. É possível também obter mapas de transmissão pela TC, após a adminis-

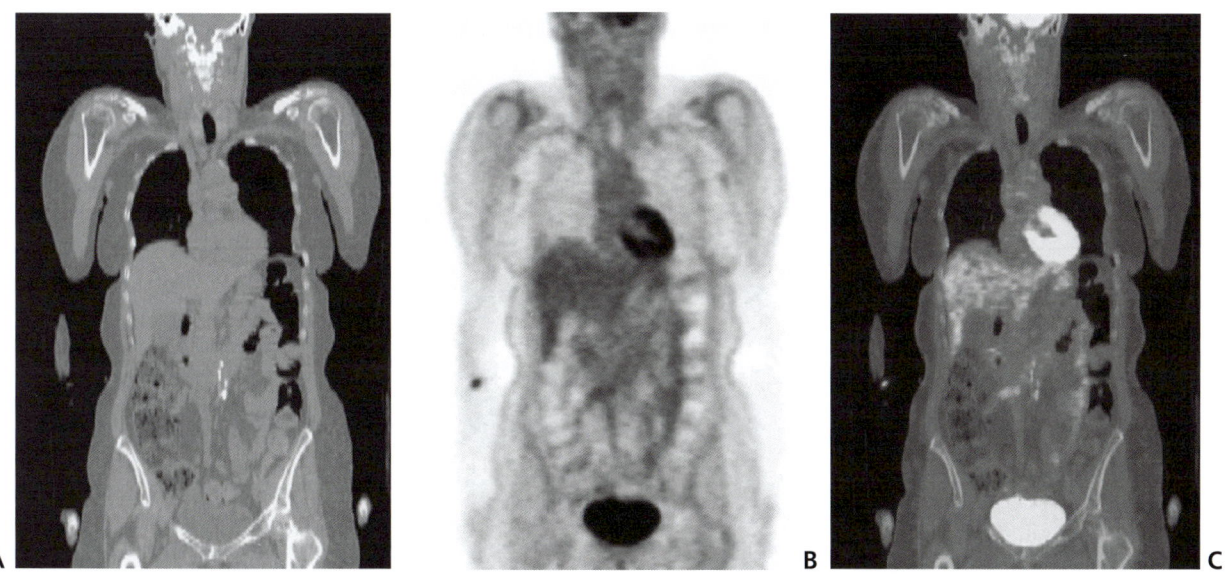

Fig. 1.13 Imagens obtidas pela tomografia por emissão de pósitron/tomografia computadorizada (PET/TC) *scanner*: **(A)** imagem anatômica revelada pela TC, **(B)** imagem funcional revelada pelo PET e **(C)** imagem sobreposta de um *scan* do corpo inteiro.

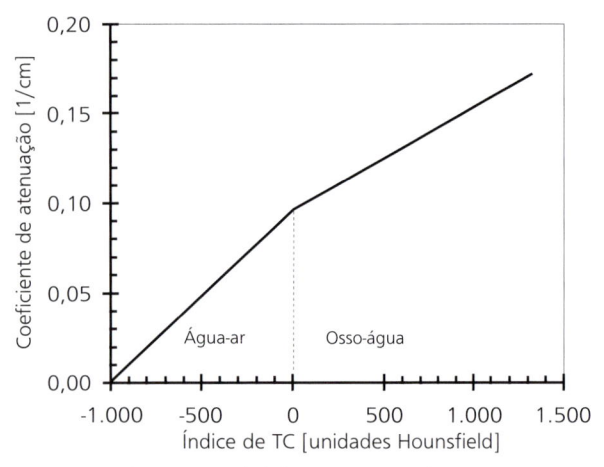

Fig. 1.14 Gráfico em escala bilinear empregado para converter índices de imagens de tomografia computadorizada (TC) em coeficientes de atenuação de tomografia por emissão de pósitron.

tração do radiotraçador do PET, outorgando a capacidade de recolher imagens naturais de transmissão pós-injeção. Isso encurta o tempo de permanência do paciente na maca do equipamento e aproveita melhor o tempo de mapeamento.

Para que a TC possa ser empregada na correção de atenuação, seus dados devem ser transformados numa estimativa de coeficientes de atenuação de 511 keV. Num gráfico bilinear,[4] estima-se o mapa de atenuação em 511 keV mediante o emprego de escalas diferentes para estruturas ósseas e não ósseas, com base nos índices próprios das imagens obtidas pela TC (**Fig. 1.14**).

Todavia, não existe uma transformação exclusivamente direta das energias da TC (~ 30 até 140 keV) para 511 keV, pela possibilidade de variações independentes na densidade e no número atômico Z permitir que duas substâncias com números atômicos diferentes possuam índices de TC semelhantes e coeficientes de atenuação diferentes para 511 keV. Inversamente, é possível que duas substâncias distintas possuidoras do mesmo índice de correção de atenuação para 511 keV forneçam índices diferentes de TC, sendo que os erros nas imagens obtidas pela aplicação dos coeficientes de atenuação da TC (CTAC) vão causar erros nas imagens do PET relativas às mesmas regiões. Esta situação ocorre na presença de produtos de contraste radiológicos ou então quando existem artefatos metálicos ou com elevada densidade, nas imagens da TC. Introduzem-se também erros nas imagens do PET, quando ocorrem desencontros na posição do paciente nos estudos com PET e TC, como, por exemplo, consequente ao movimento respiratório. Assim, apesar de a correção de atenuação com base na TC puder melhorar significativamente a qualidade das imagens do PET, podem surgir artefatos em razão da presença de produtos de contraste, implantes metálicos ou pela elevada densidade e pelo movimento respiratório.

Referências

1. Cherry SR, Sorensen JA, Phelps ME. Physics in Nuclear Medicine. Orlando, FL: Grune & Stratton; 2003
2. Valk PE, Bailey DE, Townsend DW, Maisey MN. Positron Emission Tomography: Basic Science and Clinical Practice. London: Springer-Verlag; 2003
3. Wernick MN, Aarsvold JN. Emission Tomography. San Diego, CA: Elsevier Academic Press; 2004
4. Alessio AM, Kinahan PE, Cheng PM, Vesselle H, Karp JS. PET/CT scanner instrumentation, challenges, and solutions. Radiol Clin North Am 2004;42(6):1017-1032

2

Bases Radioquímicas e Biológicas do Fluorodesoxiglicose

Neale S. Mason e Eugene C. Lin

O [flúor 18]fluorodesoxiglicose ([18F]FDG), sem dúvida, é o radiotraçador mais comumente empregado na tomografia por emissão de pósitron (PET) e tem demonstrado sua utilidade em várias aplicações, incluindo a neurociência, a cardiologia e a oncologia.[1-4] Uma breve revisão da evolução histórica do [18F]FDG será apresentada nesse texto, porém discussões mais detalhadas podem ser encontradas em outras publicações mais recentes.[5,6] Geralmente existem várias considerações de ordem química, inerentes à produção de radiotraçadores do PET. O impacto das meias-vidas curtas dos radionuclídeos no processo de síntese é uma das principais preocupações. Por necessidade de ordem prática, a radiossíntese das substâncias utilizadas no PET é programada de tal forma que introduz-se o radionuclídeo o mais próximo possível da fase final da síntese. Embora fique clara a vantagem da incorporação do radionuclídeo na etapa final do método de síntese, às vezes isso não é exequível (como no caso da produção do [18F]FDG). Na maioria das vezes, o radiofármaco destinado à injeção deve ser isolado da mistura proveniente da reação bruta, recorrendo a uma variedade de métodos, incluindo o método de extração em fase sólida e o método de cromatografia líquida de alto desempenho (*high-performance liquid chromatography* – HPLC) ou algum tipo de combinação dos 2 métodos.

O projeto do 2-flúor-2-desoxi-D-glicose foi com base sobre a utilidade do [14C]-2-DG, um derivado da glicose, em que um átomo de hidrogênio substitui o grupo ^{2}C hidroxila (**Fig. 2.1**).

A 2-DG (e por extensão o FDG) e a glicose são muito semelhantes em muitas formas. Ambos os compostos são retirados do plasma, via transporte passivo, sendo que ambos servem como substratos para a fosforilação pela enzima hexoquinase. Todavia, a enzima seguinte na via metabólica desses açúcares, a fosfo-hexose isomerase, exige a presença de um grupo hidroxila

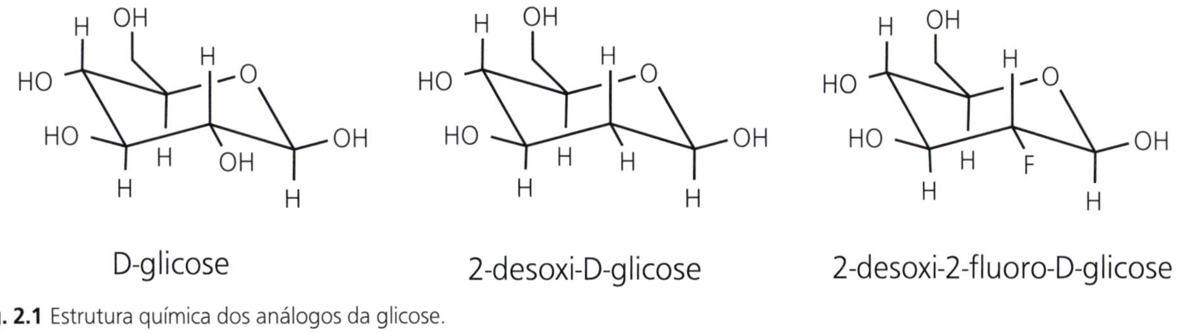

Fig. 2.1 Estrutura química dos análogos da glicose.

ligado ao ^{2}C. Consequentemente a 2-DG e, de forma semelhante, o FDG são retidos na célula sob a forma de seus respectivos derivados 6-fosfato que não servem como substratos tanto para a fosfo-hexose isomerase como para a glicose-6-fosfato desidrogenase. Essa retenção metabólica torna o [^{18}F]FDG útil para a geração de imagens e será discutida adiante numa breve seção, relativa a constantes de velocidade e farmacocinéticas. A demonstração de que a 2-DG, na sua forma não marcada, era um substrato razoável para a hexoquinase, e que o potencial das posições alternativas de substituição (*i. e.,* ^{3}F e ^{4}F-desoxi-D-glicose, respectivamente) possuía afinidade significativamente mais fraca para a hexoquinase, consubstanciou ainda mais a escolha da FDG como um razoável modelo de composto para a elaboração de um agente para a geração de imagens *in vivo*.

■ Síntese do [^{18}F]FDG

Método Inicial da Síntese do [^{18}F]FDG

A primeira radiossíntese do [^{18}F]FDG ocorreu em 1976, consequente à colaboração, por um longo tempo, entre os investigadores do *National Institutes of Health* da Universidade de Pensilvânia e o *Brookhaven National Laboratory*.[6] A primeira radiossíntese do [^{18}F]FDG obteve-se graças à disponibilidade [^{18}F] F$_2$, obtida via bombardeio de deutério de um alvo de níquel carregado com neon 20[^{20}N (d,α)^{18}F], demonstrando que a colisão de um deutério acelerado (d) com o nuclídeo estável neon 20 pode produzir uma partícula α (α) e o radionuclídeo flúor 18]. A reação [^{18}F]F$_2$ com uma D-glical (3,4,6-tri-O-acetil-D-glical) protegida produziu uma mistura de isômeros de manose e de glicose, separáveis mediante métodos preparativos de cromatografia gasosa. A hidrólise ácida do derivado da glicose produziu [^{18}F]FDG em quantidades suficientes para estudos em humanos (**Fig. 2.2**).[9]

Método Posterior da Síntese de [^{18}F]FDG

Via Método Eletrofílico

Uma variedade de abordagens diferentes foi pesquisada para otimizar uma via eletrofílica para o [^{18}F]FDG.[10-12] O uso do [^{18}F] acetil-hiopofluorito ([^{18}F] CH$_3$CO$_2$F) tornou-se um dos métodos de escolha. Todavia, foi demonstrado que eventualmente o uso de [^{18}F] acetil-hiopofluorito produzia diferentes quantidades do indesejável isômero (2-desoxi-2 [^{18}F] fluoro-D-manose), dependendo das condições da reação.[13]

Uma das desvantagens do método eletrofílico (ou pelo método [^{18}F]F$_2$ ou pelo ([^{18}F] CH$_3$CO$_2$F) é que apenas metade do marcador fica disponível para ser incorporado à molécula-alvo. Outra desvantagem é o uso do gás flúor carreador na produção, que leva à redução da atividade específica. Uma 3ª desvantagem, sobretudo à luz do uso cada vez maior do [^{18}F]FDG foi a limitação na produção do flúor-18 originado da reação de ^{20}Ne(d,α)^{18}F. Nesta reação, a seção transversal das energias para partículas na faixa de 10 a 18 MeV fica entre ~ 60 e 90 mCi/μA, que é significativamente menor comparada com a seção transversal correspondente para a reação de ^{18}O(p,n) [^{18}F] (150 a 260 mCi/μA).[14] O interesse em uma marcação radioativa via nucleofílica para se obter [^{18}F] FDG aumentou, acompanhando o desenvolvimento de alvos de água [^{18}O], capazes de produzir [^{18}F] fluoreto em alta concentração e com ele-

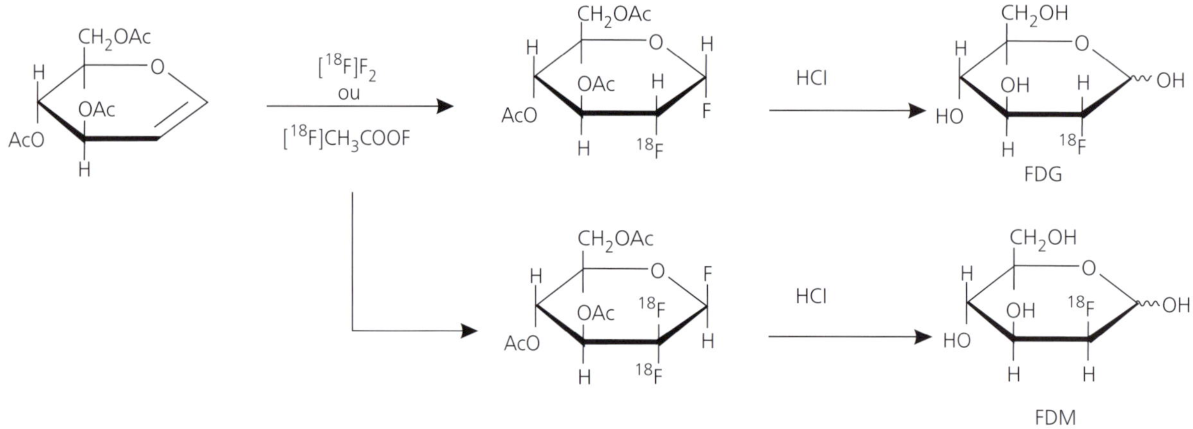

Fig. 2.2 Esquema de radiossíntese eletrofílica do [flúor 18]fluorodesoxiglicose ([^{18}F]FDG).

vada atividade específica. O método mais comum para produzir [18F] fluoreto nucleofílico é através da reação de $^{18}O(p,n)[^{18}F]$(indicando a colisão de um próton acelerado (p) com o nuclídeo estável oxigênio-18, para produzir um nêutron (n) e o radionuclídeo flúor-18). A substância-alvo oxigênio 18, na maioria das vezes, consiste em água enriquecida com [18O].[15,16] A irradiação da água enriquecida [18O] é capaz de produzir quantidades de múltiplos curies (> 70 GBq) de [18F] flúor com elevada atividade específica, num período de irradiação relativamente curto, dependendo da cara dos volumes-alvo e da geometria de feixe. Além disso, agora dispõe-se de métodos para a separação e a recuperação do material-alvo enriquecido do [18F].[17-19]

Via Método Nucleofílico de Elevado Rendimento

O potencial para a obtenção de maior rendimento de [18F] flúor levou a esforços significativos visando ao desenvolvimento de uma via por método nucleofílico confiável, de elevado rendimento para obter o [18F]FDG. Na maioria das vezes, o [18F]FDG sintetiza-se recorrendo a uma adaptação do método Julich (**Fig. 2.3**).[20] Na aplicação original deste método, adiciona-se [18F]flúor na forma aquosa a uma solução composta de Kryptofix 2.2.2 (Merck-Schuhardt OHG, Hohenbrunn, Alemanha) e carbonato de potássio diluído em acetonitrila aquosa. A água residual é removida realizando a distilação azeotrópica, usando acetronitrila anidro, e um jato de um gás inerte, como o nitrogênio ou o argônio. Acrescenta-se ao [18F]flúor ressecado uma pequena quantidade do precursor: (~ 10 a 20 mg de 1,3,4,6-tetra-Oacetil-2-O-trifluorometanosulfonil – β-D-manopiranose), dissolvido em acetonitrilo anidro. A mistura da reação é aquecida por vários minutos até que ocorra refluxo. Emprega-se etil éter para transferir a solução da reação após resfriar, através de um cartucho de Sep-Pak sílica (Waters Corporation, Milford, MA) para um 2º recipiente próprio para reações. Esta purificação preliminar remove o [18F]flúor e o Kryptofix 2.2.2 que não sofreram reação. Removem-se os solventes, e é acrescido ácido hidroclórico aquoso ao produto intermediário: 2-desoxi-2[18F]flúor-1,3,4,6- tetra-O-acetil-β-D-glucopiranose. A solução ácida aquosa é aquecida até que ocorra refluxo, por um curto período de tempo, e a seguir purificada mediante a passagem através de uma resina que retarda a ionização, seguida por uma Sep- -Pak de alumina-N e Sep – Pak de C-18. Várias alíquotas de água são usadas subsequentemente para transferir todo o material produzido que se encontra no recipiente de hidrólise, por meio de colunas de purificação. Esta metodologia leva à presença de D-manose, D-glicose e 2–cloro-2-desoxi-D-glicose, que se encontram na forma de impurezas químicas, na radiossíntese do FDG.[21]

Este esquema de reação tem sido empregado como base de um sintetizador automático,[22] controlado por computador, para a produção de rotina de 18F [FDG] (CTI, Knoxville, TN, atualmente parte da Siemens). Foi relatado que modificações desta metodologia conduziram ao desenvolvimento de sínteses tipo "recipiente único" para a produção do [18F]FDG. Essas modificações incluem a substituição do carbonato de tetraetilamônio por Kryptofix 2.2.2/carbonato de potássio, como agente de transferência de fase e a subsequente eliminação do passo de purificação pela Sep-Pak de sílica. Por causa dessas modificações, a hidrólise ácida era realizada no mesmo recipiente de reação.[23] Foi relatado que uma modificação "recipiente único" semelhante reteve o Kryptofix 2.2.2 na forma de reagente de transferência de fase. Esse método eliminou também o passo de purificação intermediária com o Sep-Pak de sílica, assim como acrescentou uma resina trocadora de cátion à coluna de purificação (para remover o Krytofix 2.2.2 indesejado), como também acresceu um Sep-Pak de alumina N para evitar a liberação do íon flúor.[24]

As preocupações quanto à toxicidade associada ao Kryptofix 2.2.2 (LD_{50} de 35 mg/kg em ratos) têm levado ao emprego de outros agentes de transferência de fase, como o hidróxido de tetrabutilamônia ou bicarbonato de tetrabutilamônia. Essas modificações foram incorporadas no sintetizador comercialmente disponível, produzido pelo Nuclear Interface. O módulo de síntese do Nuclear Interface é flexível no que diz respeito à possibilidade de empregar tanto o bicarbonato de tetrabutilamônia, como o Krytofix 2.2.2, como o reagente de transferência de fase. Além disso, o módulo pode realizar a hidrólise do mediador radiomarcado, 2-desoxi-2[18F]flúor-1,3,4,6-tetra-O-acetil-β-D-glu-

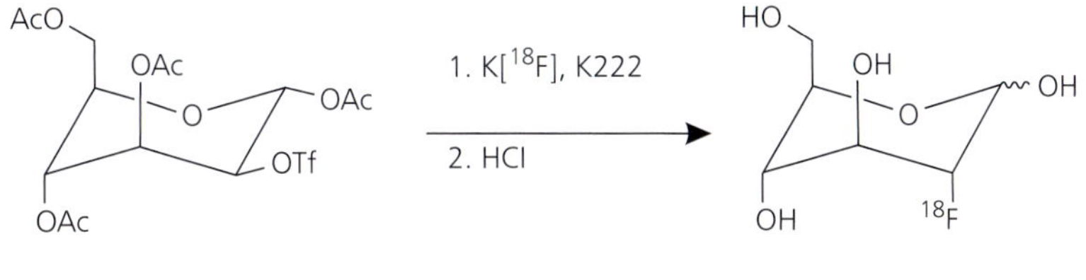

Fig. 2.3 Esquema de radiossíntese nucleofílica do [flúor 18]fluorodesoxiglicose ([18F]FDG).

copiranose, tanto sob condições ácidas como de base. Existem outras diferentes variações desse esquema de radiomarcação. Uma das variações consiste no emprego de material de resina quaternário 4 *aminopiridium* imobilizado, para o isolamento do [^{18}F] flúor à incorporação subsequente no mediador [^{18}F]-radiomarcado. Neste processo a solução de [^{18}F] flúor atravessa a coluna de resina, onde [^{18}F]-flúor fica preso, e o total ^{18}O água enriquecida é recuperado a jusante. O [^{18}F] resina-ligado é ressecado fazendo passar acetonitrilo anidro através da coluna de resina, enquanto a mesma está sendo aquecida. A seguir, passa-se uma solução do precursor no acetonitrilo anidro sobre a coluna de resina aquecida tanto mediante uma passagem única vagarosa, quanto em um fluxo alternativo através da coluna de resina. A solução que contém o mediador radiomarcado é transferida, então, para um recipiente de hidrólise, onde o acetonitrilo é removido. Seguindo a hidrólise ácida, o [^{18}F]FDG é purificado numa forma análoga ao método original descrito anteriormente.[25] Esta metodologia definiu a base de uma unidade de síntese comercialmente disponível (PET-trace FDG MicroLab, GE, Medical Systems, Uppsala, Suécia). Essa unidade usa um sistema de cassete descartável para a coluna de reação, assim como para transferência e o acréscimo de linhas que facilitam a montagem da unidade.

Uma técnica de hidrólise básica, apoiada em fase sólida, tem sido implementada no sintetizador de FDG e comercialmente oferecido por Coincidence Technologies, Inc. (atualmente parte da GE Healthcare, Chalfont, Sr. Giles, Reino Unido). As condições de hidrólise básica permitem um período de reação mais rápida quando comparadas com as condições-padrão de hidrólise ácida, sem evidências de epimerização sob as condições empregadas (2 minutos em temperatura ambiente). Com a aplicação deste sistema, foram produzidos em torno de 7 Ci de FDG em uma única fase de produção.

Controle de Qualidade da Síntese

A produção de [^{18}F]FDG não só exige a geração do radionuclídeo ([^{18}F]flúor) e a produção radiossintética, mas também a elaboração de medidas de controle de qualidade que asseguram que o produto final é adequado para o uso em seres humanos. Existem vários critérios que devem ser satisfeitos para que um radiofármaco seja considerado para o emprego em seres humanos. Os critérios da rotina do controle de qualidade e a liberação de radiofármacos para uso em PET incluem testes para investigar a pureza radioquímica, a pureza química, a pureza estereoquímica, a identificação do radionuclídeo, a contaminação pelo solvente orgânico residual, o pH, a esterilidade e apirogenicidade do produto final. A farmacopeia dos Estados Unidos (USP – United States Pharmacopeia) no Capítulo 823, Radiofármacos para Compostos a serem empregados na Tomografia por Emissão de Pósitron, propicia uma apresentação mais detalhada dessas colocações.[27] Além disso, atualmente existem várias monografias da USP, versando sobre radiotraçadores individuais de [18F]FDG para o PET.

Apesar de a maioria dos parâmetros de controle de qualidade, já mencionados, ser aplicada de forma relativamente direta no controle de qualidade de rotina do [^{18}F]FDG, alguns deles merecem maior elaboração. Uma dessas elaborações é a determinação dos solventes orgânicos voláteis. Os 2 principais solventes em questão são a acetonitrila e o etanol, com limites de liberação de 0,04 e 0,5% por volume, respectivamente. Dentro do contexto USP, não existem critérios definidos para os testes por múltiplos lotes de testes para solventes residuais voláteis, isto é, a determinação dos níveis desses solventes deve ser realizada como parte dos critérios de liberação para cada lote individual isolado de [^{18}F]FDG produzido. Além disso existem 2 problemas de pureza química que dizem respeito ao método-padrão nucleofílico de radiossíntese que emprega processo ácido de hidrólise. O 1º desses é a determinação do Kyptofix 2.2.2 residual no produto final preparado do [^{18}F]FDG. A literatura menciona um método através de um teste que define uma mancha colorida para a detecção desta impureza no limite de detecção especificada pela USP.[28] Deve-se notar que torna-se possível a obtenção de um resultado falso-positivo com esse teste e que se deve recorrer à confirmação mediante o teste com cromatografia de camada fina (método da USP) para identificar a impureza suspeita. Além disso, a quantidade de 2-cloro-2-desoxi-D-glicose presente no produto final deve ser definida (limite da USP de 1 mg de 2-cloro-2-desoxi-D-glicose por volume total da formulação do produto final.) O capítulo 823 da USP e a monografia "Injeção de fluorodesoxiglicose F-18" são os parâmetros regulares de rotina para definir a produção do [^{18}F] FDG até que o *Food and Drug Administration* libere as diretrizes correntes definitivas que dizem respeito às boas práticas na produção, conforme as disposições do setor 121 do Ato Modernizador de 1997 da *Food and Drug Administration*.

■ Bases Biológicas do Emprego de FDG na Obtenção de Imagens

A utilidade do emprego do [^{18}F]FDG para a obtenção *in vivo* de imagens baseia-se tanto na farmacodinâmica do traçador biodistribuição, quanto na facilidade relativa (no presente momento) da produção e da entrega do [^{18}F]FDG ao usuário final. O modelo geral para o [^{18}F]FDG é o modelo de compartimento duplo-tecidual com base sobre o trabalho de Sokoloff *et al.* que empregam [^{14}C]DG[29] e posteriormente adotado para uso com [^{18}F]FDG. Discussões mais detalhadas sobre a modelação do [^{18}F]FDG podem ser encontradas em várias outras publicações, porém, apresenta-se a seguir uma descrição breve do assunto.[30,31] O modelo se compõe de 3 compartimentos: $C_p(t)$, concentração do plasma arterial, $C_f(t)$, FDG não metabolizado ou livre e $C_m(t)$ FDG metabolizado, retido como FDG-6-fosfato (**Fig. 2.4**).

K_1 representa a taxa constante de transporte do plasma arterial para o compartimento tecidual. A taxa constante K_2 define-se como a taxa constante de transporte do compartimento tecidual livre para o plasma arterial. A taxa constante K_3 representa a taxa de fosforilação, que é uma medida da atividade da hexoquinase. A taxa constante k_4 representa a de desfosforilação, e k_5 é a taxa constante da continuação do metabolismo. Geralmente, tanto a taxa constante K_4 quanto a K_5 são ignoradas no caso do [^{18}F]FDG, uma vez que o ritmo de desfosforilação é muito lenta quando comparada com a fosforilação, e não é possível prosseguir com o metabolismo da glicose-6-fosfato desidrogenase pela falta do grupo hidroxila no ^{2}C.

Por definição, o ritmo de metabolismo da glicose é a taxa líquida da conversão de glicose em glicose-6-fosfato. Todavia, em um estudo com o PET, não se medem as taxas constantes para a glicose, mas sim para [^{18}F]FDG e através do emprego de um "constante englobado" que representa o quociente das taxas metabólicas do FDG e da glicose, torna-se possível, então, calcular a taxa metabólica da glicose em termos absolutos (μmol/min/100 g).

A cinética do FDG permite inclusive uma abordagem mais simples que no final das constas se baseia no trabalho sobre autorradiografia de Sokoloff *et al.*, empregando [^{14}C]DG.[29] Essa abordagem baseia-se na presunção que o [^{18}F]FDG fica retido no tecido após a sua fosforilação. A fração de radioatividade retida aumenta de forma contínua ao longo do estudo, enquanto o clareamento do tecido dos componentes livres é relativamente rápido. Consequentemente uma imagem estática única obtida aos 40 a 60 minutos pós-injeção reflete, numa aproximação estreita, a taxa relativa de metabolismo da glicose.

A fosforilação pela hexoquinase, que corresponde à constante de taxa K_3, é a fase taxa-limitante do metabolismo do FGD, e a manifestação exagerada da hexoquinase pode ser considerada, em grande parte, a responsável pelo intenso sinal observado em certas lesões. Todavia, a etiologia do sinal observada nas imagens com FDG obtidas pelo PET é multifatorial. A atividade do FDG numa lesão pode largamente ser dependente do aumento do fluxo sanguíneo nos casos em que a perfusão está diminuída. A densidade celular da lesão tem também papel importante como fator da intensidade do sinal observado. Tão logo o FDG alcance uma lesão, deve ser transportado através da membrana celular. Existem múltiplos facilitadores de transporte de glicose de mamíferos (GLUT). O transportador de glicose (GLUT) mais importante para o FDG é o GLUT1, que se manifesta em quase todos os tipos de células. A exagerada presença do transportador GLUT1 é o principal responsável para o sinal intenso do FDG, observado em muitas lesões, e pode ser independente da atividade do hexoquinase. Um outro transportador importante para a obtenção de imagens com FDG obtidas pelo PET é o transportador GLUT4, que é insulina sensível e encontra-se no miocárdio e no músculo esquelético. Sendo, assim, a insu-

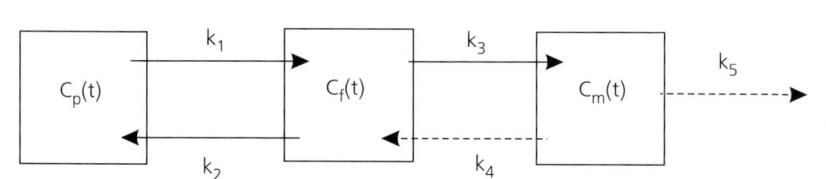

Fig. 2.4 Representação esquemática do modelo de compartimento duplo-tecidual do [flúor 18]fluordesoxiglicose ([^{18}F]FDG). Para uma descrição mais detalhada do C_P, C_F, C_M e K_{1-5}, ver o texto.

lina elevará a captação do FDG no miocárdio e no músculo esquelético, acarretando implicações importantes no preparo do paciente para os estudos com o FDG PET e na obtenção de imagens do coração com o FDG (ver Capítulo 4). De modo geral, a etiologia de um ponto quente observado nos estudos clínicos com o FDG PET é o resultado de uma interação complexa de múltiplos fatores, e os interpretadores devem ficar cautelosos ao atribuir a captação a um mecanismo fisiológico ou molecular único.

■ Resumo

O desenvolvimento de alvos de água enriquecida com [^{18}O] que apresentam alto rendimento para a produção do [^{18}F] flúor, as capacidades das gerações recentes de cíclotrons para realizar a irradiação de alvos duplos, utilizando relativamente altas intensidades de correntes em alvos e a disponibilidade de módulos automáticos de síntese para a produção do [^{18}F]FDG, possibilitam agora a produção do [^{18}F]FDG em atividades de multicuries numa única operação de produção. Esta capacidade de produção aumentou significativamente o emprego do [^{18}F]FDG e levou à introdução de facilidades de produção dedicadas à síntese e à distribuição do FDG para o usuário final, cuja única aplicação é a geração de imagens.

Referências

1. Antonini A, Kazumata K, Feigin A *et al.* Differential diagnosis of parkinsonism with 1^{78}Flfluorodeoxyglucose and PET. Mov Disord 1998;13(2):268-274
2. Bar-Shalom R, Valdivia AY, Blaufox MD. PET imaging in oncology. Semin Nucl Med 2000;30(3):150-185
3. Fazekas F, Payer F. F-18 fluorodeoxyglucose positron emission tomography in neurology. Wien Med Wochenschr 2002;152(11-12):293-297
4. Saab G, Dekemp RA, Ukkonen H, Ruddy TD, Germano G, Beanlands RS. Gated fluorine 18 fluorodeoxyglucose positron emission tomography: determination of global and regional left ventricular function and myocardial tissue characterization. J Nucl Cardiol 2003;10(3):297-303
5. Beuthien-Baumann B, Hamacher K, Oberdorfer F, Steinbach J. Preparation of fluorine-18 labelled sugars and derivatives and their application as tracer for positron-emission-tomography. Carbohydr Res 2000; 327(1-2):107-118
6. Fowler JS, Ido T. Initial and subsequent approach for the synthesis of 18FDG. Semin Nucl Med 2002;32(1):6-12
7. Bessell EM, Courtenay VD, Foster AB, Jones M, Westwood JH. Some in vivo and in vitro antitumour effects of the deoxyfluoro-o-glucopyranoses. Eur J Cancer 1973;9(7):463-470
8. Machado de Domenech EE, Sols A. Specificity of hexokinases towards some uncommon substrates and inhibitors. FEBS Lett 1980;119(1):174-176
9. Ido T, Wan CN, Fowler JS, Wolf AP. Fluorination with F_2: a convenient synthesis of 2-deoxy-2-fluoro-D-glucose. J Org Chem 1977;42:2341-2342
10. Adams MJ. A rapid, stereoselective, high yielding synthesis of 2-deoxy-2-fluoro-D-hexopyranoses: reaction of glycals with acetyl hypofluorite. J Chem Soc Chem Commun 1982;13:730-732
11. Ehrenkaufer RE, Potocki JF, Jewett DM. Simple synthesis of F-18-labeled 2-fluoro-2-deoxy-D-glucose: concise communication. J Nucl Med 1984;25(3):333-337
12. Sood S, Firnau G, Garnett ES. Radiofluorination with xenon difluoride: a new high yield synthesis of 1^{18}F]2-fluoro-2-deoxy-D-glucose. Int J Appl Radiat Isot 1983;34(4):743-745
13. Bida GT, Satyamurthy N, Barrio JR. The synthesis of 2-[F-18]fluoro-2-deoxy-D-glucose using glycals: a reexamination. J Nucl Med 1984;25(12):13271334
14. Ruth TJ, Wolf AP. Absolute cross sections for the production of ^{18}F via the ^{18}0(p,n)^{18}F reaction. Radiochim. Acta 1979;26:21-24
15. Kilbourn MR, Hood JT, Welch MJ. A simple ^{18}0 water target for ^{18}F production. Int J Appl Radiat Isot 1984;35(7):599-602
16. Wieland B, Hendry G, Schmidt D, Bida G, Ruth T. Efficient small-volume ^{18}0-water targets for producing ^{18}F-fluoride with low energy protons. J Labelled Comp Radiopharm 1986;23:1205-1207
17. Jewett DM, Toorongian SA, Mulholland GK, Watkins GL, Kilbourn MR. Multiphase extraction: rapid phase-transfer of [^{18}F]fluoride ion for nucleophilic radiolabeling reactions. Int J Rad Appl Instrum [A] 1988;39(11):1109-1111
18. Schlyer DJ, Bastos M, Wolf AP. A quantitative separation of fluorine-18 fluoride from oxygen-18 water. J Nucl Med 1987;28:764
19. Schlyer DJ, Bastos M, Alexoff D, Wolf A. Separation of [^{18}F]fluoride from [^{18}0]water using anion exchange resin. Int J Rad Appl Instrum [A] 1990;41: 531-533
20. Hamacher K, Coenen HH, Stocklin G. Efficient stereo-specific synthesis of no-carrier-added 2-[^{18}F]-fluoro2-deoxy-D-glucose using aminopolyether supported nucleophilic substitution. J Nucl Med 1986;27(2): 235-238
21. Alexoff DL, Casati R, Fowler JS *et al.* Ion chromatographic analysis of high specific activity 18FDG preparations and detection of the chemical impurity 2-deoxy-2-chloro-D-glucose. Int J Rad Appl Instrum [A] 1992;43(11):1313-1322
22. Padgett HC, Schmidt DG, LuxenA, Bida GT, Satyamurthy N, Barrio JR. Computer-controlled radiochemical synthesis: a chemistry process control unit for the automated production of radiochemicals. Int J Rad Appl Instrum [A] 1989;40(5):433-445
23. Mock BH, Vavrek MT, Mulholland GK. Back-to-back "one-pot" [^{18}F]FDG syntheses in a single SiemensCT1 chemistry process control unit. Nucl Med Biol 1996;23(4):497-501
24. Padgett HC, Wilson D, Clanton J, Wolf AP. Paper presented at: *RDS Users Meeting* (Abstr.); 1998

25. Toorongian SA, Mulholland GK, Jewett DM, Bachelor MA, Kilbourn MR. Routine production of 2-deoxy-2-[^{18}F]fluoro-D-glucose by direct nucleophilic exchange on a quaternary 4-aminopyridinium resin. Int J Rad Appl Instrum B 1990;17(3):273-279
26. Lemaire C, Damhaut PH, Lauricella B et al. Fast]^{18}F]FDG synthesis by alkaline hydrolysis on a low polarity solid phase support. J Labelled Comp Radiopharm 2002;45:435-447
27. The United States Pharmacopeial Convention. Radio-pharmaceuticals for positron emission tomography–compounding. In: United States Pharmacopeia 20/National Formulary 25. Rockville, MD: The United States Pharmacopeial Convention, Inc.:2002:2068-2071
28. Mock BH, Winkle W, Vavrek MT. A color spot test for the detection of Kryptofix 2.2.2 in [^{18}F]FDG preparations. Nucl Med Biol 1997;24(2):193-195
29. Sokoloff L, Reivich M, Kennedy C et al. The [^{4}C]deoxyglucose method for the measurement of local cerebral glucose utilization: theory, procedure, and normal values in the conscious and anesthetized albino rat. J Neurochem 1977;28(5):897-916
30. Phelps ME, Huang SC, Hoffman EJ, Selin C, Sokoloff L, Kuhl DE. Tomographic measurement of local cerebral glucose metabolic rate in humans with (F-18)2-fluoro-2-deoxy-D-glucose: validation of method. Ann Neurol 1979;6(5):371-388
31. Reivich M, Kuhl D, Wolf A et al. The [^{18}F]fluorodeoxyglucose method for the measurement of local cerebral glucose utilization in man. Circ Res 1979; 44(1):127-137

3

O Papel do Metabolismo da Glicose e do FDG na Interpretação de Estudos com PET

Ronald L. Korn, Alison Coates e John Millstine

Peça à maioria dos médicos para recordar as vias enzimáticas do metabolismo da glicose e provavelmente você ocasionará lembranças das aulas de bioquímica da época escolar pré-médica ou médica, quando o comentário comum era: " Metabolismo da glicose? Para que preciso saber essa coisa? Nunca mais vou usar esta informação."

Felizmente, alguns estudantes de ciência e de medicina tiveram a perspicácia para perceber que mesmo fatos mais prosaicos e obscuros poderiam algum dia ser úteis. Assim é a história do metabolismo da glicose e sua relação com o [flúor-18] fluorodesoxiglicose ([^{18}F]FDG), responsável pela geração de imagens pela tomografia por emissão de pósitron (PET). Em 1924, Otto Warburg, famoso bioquímico alemão, fez uma importante observação que mudaria para sempre a forma da nossa compreensão do papel da glicose na biologia do câncer. Em um artigo publicado no *Journal Biochemische Zeitschrift*,[1] ele e seus colegas comentaram que células cancerosas consomem mais glicose e produzem ácido láctico em maior quantidade que células normais (em repouso). Essa observação direta, posteriormente denominada efeito Warberg em sua homenagem, era perceptível mesmo sob condições aeróbicas. Pelo seu trabalho pioneiro, Warberg foi agraciado com o Prêmio Nobel de Medicina, sendo considerado uma das figuras centrais na geração de imagens pela tomografia por emissão de pósitron (PET).

Uma molécula de glicose metabolizada na presença de quantidades de oxigênio suficientes pode levar à produção de 36 moléculas de adenosina trifosfato (ATP), tendo CO_2 e H_2O como subprodutos (conhecido por ácido tricarboxílico ou ciclo do TCA). No entanto, em condições de hipóxia e em muitos tipos de células de câncer, o metabolismo da glicose forma apenas 2 ATPs, produzindo ácido láctico como subproduto. Essas observações originaram várias teorias sobre a sobrevivência e a tenacidade do câncer, mesmo sob condições menos favoráveis para tal.[2-8] No entanto é a via simplificada do metabolismo da glicose através da via glicolítica que mais propriamente tem sido responsável, nas últimas décadas, pela expansão do uso do FDG PET na geração de imagens.

Embora o conhecimento detalhado do papel do metabolismo da glicose, no contexto das modificações críticas que ocorrem para transformar uma célula normal em uma maligna, está além dos objetivos deste capítulo, enfocaremos de forma breve a biologia da geração de imagem pelo FDG dentro do contexto que o médico precisa saber para a interpretação diária dos estudos pelo FDG PET. Tentaremos prover conhecimentos básicos para as modificações que ocorrem em nível molecular que respondem pela elevação do metabolismo de glicose nas células cancerosas e por outras condições inflamatórias benignas. Espera-se que este capítulo sirva de ponto de partida para nossos leitores para que pesquisem mais profundamente a complexa biologia da glicose e do metabolismo do FDG e comecem a avaliar o principal papel do metabolismo da glicose como uma sonda molecular na geração de imagens em oncologia. Além do mais, esse capítulo vai enfocar quase exclusivamente a biologia da obtenção de imagens em oncologia pelo FDG, mas não vai tratar das alterações biológicas que ocorrem em doenças cardíacas ou neurológicas. Finalmente, esperamos que este capítulo ajude a responder o velho questionamento "porque é preciso conhecer essa coisa".

■ Análise Química da Glicose/FDG desde a Injeção até a Penetração na Célula

A importância do metabolismo da glicose nas doenças malignas tem propiciado os fundamentos para o conhecimento da biologia do câncer. Uma vantagem decisiva da geração de imagens em oncologia pelo FDG é que ele se comporta de muitas maneiras igual à glicose. Por exemplo, o metabolismo da glicose na maioria dos órgãos, como o cérebro, o coração e as estruturas viscerais, está intimamente relacionado com o fluxo sanguíneo. Em certas doenças malignas, como o câncer de mama,[9] existe o desacoplamento do ciclo fluxo-metabolismo com o subsequente aumento do metabolismo da glicose, comparado com o tecido normal que o cerca. Essa elevada taxa de metabolismo da glicose parece que é um mecanismo vital para alimentar as várias alterações biológicas que têm transformado a célula hospedeira em uma célula maligna.

Sanjiv Gambhir, no seu capítulo sobre o desenvolvimento da análise quantitativa em PET,[10] leva seus leitores a pretenderem ser uma molécula de FDG e a seguir lhes pede que pensem sobre todas as diferentes direções que podem prosseguir uma vez injetados no organismo. Se acompanharmos esse pensamento de jogo experimental, iniciaremos nossa jornada a partir da seringa prosseguindo para dentro da corrente sanguínea (plasma). Uma vez no sangue, ou abandonaremos o espaço plasmático para penetrar no interstício ou continuaremos viajando no sangue até os rins, onde seremos excretados por causa do nosso átomo ^{18}F, presente na posição 2-carbono da molécula de desoxiglicose. Se não formos excretados pelos rins, seremos transportados para dentro da célula e, então, prosseguiremos nossa jornada pela via de reação química. Uma vez dentro da célula, a maioria de nós sofrerá fosforilação e ficará quimicamente presa na via glicolítica, terminando de vez com nosso quinhão de ^{18}F em decaimento; alguns de nós seremos expulsos da célula, para o interstício e, eventualmente, migraremos de volta para a corrente sanguínea e os rins. Se recorrermos a uma PET *scanner* para fotografar nossa jornada, inevitavelmente verificaríamos que muitos de nós estaríamos reunidos em um tumor, em contraste a um ruído de fundo baixo de FDG em tecidos hospedeiros, pelo rápido clareamento do FDG da corrente sanguínea e do organismo.

Quando considerado sob esse ângulo, analisado dessa forma, podemos começar a dividir nossa jornada pelo menos em 4 fases ou espaços diferentes: (1) o espaço vascular, (2) o espaço intersticial, (3) o espaço intracelular e (4) o espaço FDG-6-fosfato (FDG-6-P) ou glicose-6-fosfato (Glic-6-P). A concentração (ou mais precisamente a massa) de FDG em cada um desses compartimentos pode ser medida de forma exata pelo PET *scanner* através de análise cinética para obter imagens detalhadamente quantificadas pelo PET, uma característica sem paralelo desta modalidade de imagem. Considerando que, na rotina da prática clínica, a análise cinética é incômoda; existe também uma estimação semiquantitativa da concentração de FDG, na forma do índice padronizado de captação (SUV: *standarized uptake value*). Encaminha-se o leitor interessado a muitos artigos excelentes de análise deste assunto.[11-14]

Semelhanças entre a Glicose e o FDG

É muito propício, se não for fortuito, o fato de que o FDG se comporta de forma muito semelhante à glicose, para não dizer idêntica, nas 3 primeiras fases ou compartimentos da jornada. O FDG circula no sangue, como a glicose (espaço vascular), migra do espaço plasmático para o interstício de forma similar à glicose (espaço intersticial). Ele é transportado para a célula (espaço intracelular) via transporte passivo (quer maligna ou não) exatamente de forma semelhante à glicose, utilizando uma família de proteínas transportadoras de glicose (GLUT). Apesar de existirem aproximadamente 13 GLUTS,[15] o GLUT1 é encontrado na maioria dos tecidos não cardíacos, incluindo tumores. É importante lembrar-se disso, pois a translocação do GLUT1 do citosol para a membrana celular de tumores é um processo independente da insulina, ao passo que o GLUT4 (cuja presença predomina nas membranas dos miócitos) exige insulina para translocar-se para a membrana celular. Esse fenômeno ajuda a explicar porque na investigação de viabilidade miocárdica com PET, utilizando FDG, é preciso injetar insulina no paciente ou administrar uma carga exógena de glicose (que dá início a um pico de produção endógena de insulina) para levar o traçador a penetrar no miócito; todavia esses procedimentos não são necessários para obter imagens pelo PET em oncologia e neurologia.

Assim que a glicose ou o FDG são interiorizados pela célula, sofrem a ação da hexoquinase II (HK II) numa forma semelhante à sofrida pela glicose. O HK II fosforila ambos: a glicose e o FDG em glicose-6-fosfato (G-6-P) ou FDG-6-fosfato (FDG-6-P), respectivamente. Uma vez na forma de G-6-P, essa porção pode ainda ser degradada através da glicólise ou do ciclo TCA, para produzir ATP para energia celular ou metabolismo. Todavia o FDG-6-P não pode sofrer mais metabolismo, sendo que, além disso, a carga negativa do grupo fosfato do FDG-6-P serve para prendê-lo na célula. Como as células cancerosas metabolizam mais glicose que as células hospedeiras, acumularão mais FDG, abrindo caminho, dessa forma, para a detecção pelo PET (**Fig. 3.1**).

Essa diferença no metabolismo da glicose entre as células hospedeiras e as cancerosas não é a única explicação que se pode ter para a elevada atividade do FDG-6-P nas células malignas. Alguns tipos de células, como os hepatócitos, apresentam elevada atividade de glicose-6-fosfatase (G-6-Pase). Essa enzima é res-

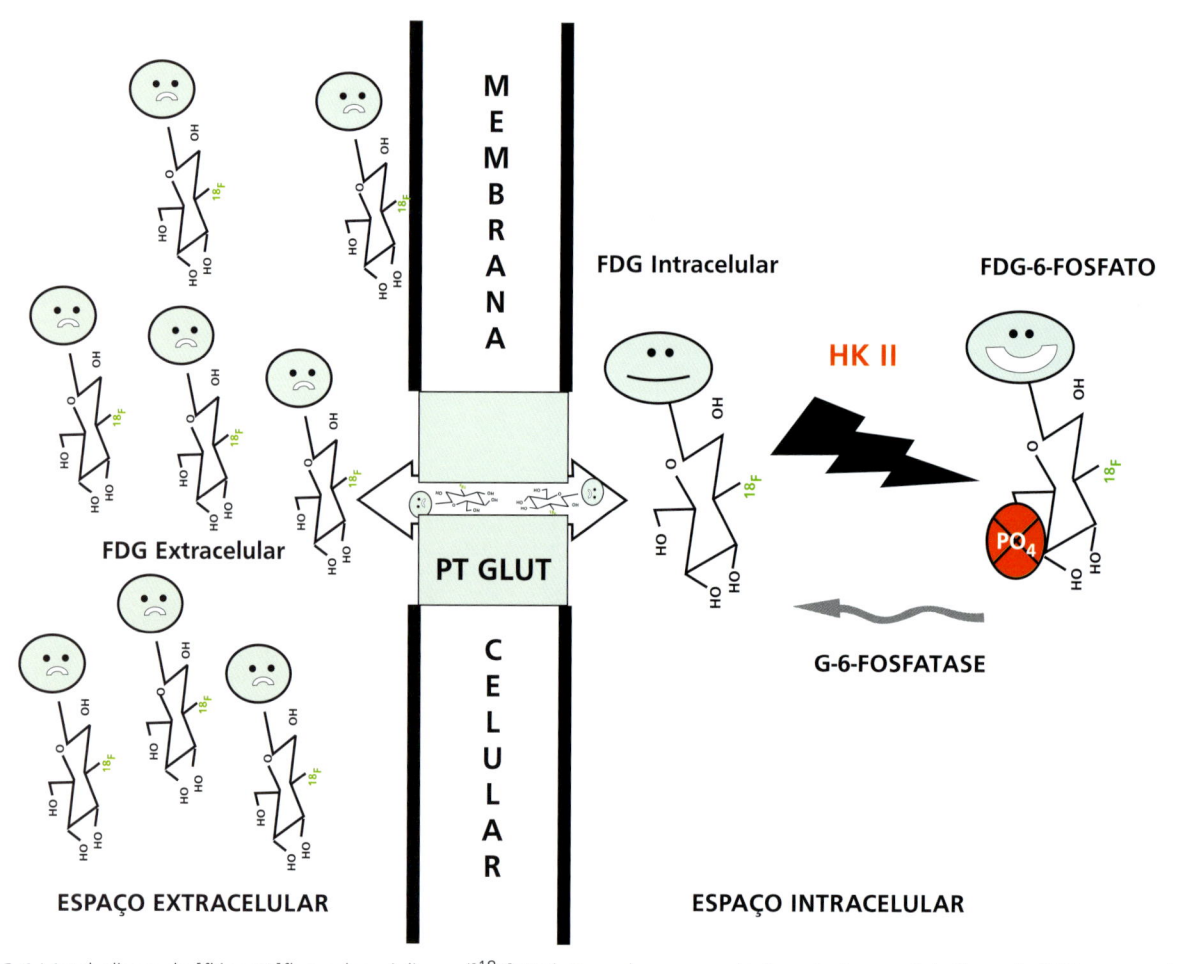

Fig. 3.1 Metabolismo do [flúor 18]fluorodesoxiglicose ([^{18}F]FDG). Desenho em quadrinho retrata o metabolismo do FDG em um nível bem básico. O FDG (imagem em forma de vareta com cabeça em azul, sendo o FDG como parte principal) localizado no espaço extracelular é retirado pela célula, via transporte passivo, mediante a proteína transportadora de glicose [PT GLUT;]. Existem pelo menos 13 tipos diferentes de GLUT. GLUT-1 é a principal proteína responsável pela captação do FDG pelas células malignas e muitos tipos de células inflamatórias. Uma vez alojado no citosol, o FDG fosforila-se pela hexoquinase II [HK II;] para formar FDG-6-P. O FDG-6-P fica essencialmente preso no citosol e não pode ou participar de outras reações de metabolismo ou difundir-se para fora da célula, em razão da carga negativa do grupo fosfato. Uma pequena fração do FDG-6-P intracelular pode sofrer defosforilação e retornar à forma de FDG pela ação da glicose-6-fosfatase ( ). Essa fração "livre" de FDG pode difundir-se de volta, para fora da célula, via GLUT. O equilíbrio relativo entre estes processos é o que determina a atividade global do FDG na célula.

ponsável pala defosforilação tanto do G-6-P quanto do FDG-6-P, de volta para às suas respectivas formas originais, o que então lhes permite difundir-se para fora da célula. Entretanto, alguns tumores, como os carcinomas hepatocelulares de baixo grau, possuem elevada quantidade de (G-6-Pase) que pode explicar seu baixo potencial metabólico (falta relativa de acúmulo de FDG: ver na próxima seção).[16]

Atividade de FDG em Diferentes Células, Tecidos, Órgãos e Corpos

A presença de FDG numa determinada célula, tecido ou órgão – e mesmo no corpo inteiro, depende de múltiplos fatores e não pode ser simplificada a um mecanismo único. Todavia, muito da captação do FDG é dependente do equilíbrio de fatores locais e do comportamento metabólico, ocorrendo nível de órgão e corpo inteiro.

Nível Celular

A nível celular os componentes a seguir têm sido envolvidos na promoção da elevada captação de FDG por células malignas, comparadas com as células hospedeiras.

1. Elevado fluxo vascular para o tumor → disponibiliza-se mais traçador para a captação.
2. Elevada presença de GLUT1 na membrana celular → maior movimento de FDG para dentro da célula.
3. Maior quantidade de HK II → maior produção de FDG-6-P, acarretando incorporação metabólica do FDG nas células cancerosas.
4. G-6-Pase reduzida → menor defosforilação intracelular de FDG-6-P e menor saída da atividade de FDG da célula maligna.

Todos esses mecanismos diferentes contribuem para a captação do FDG pelo tumor, conferindo ao PET grande sensibilidade para muitos tipos de tumores; no entanto, esses processos ocorrem também em tecidos não malignos. Por exemplo, células inflamatórias podem também demonstrar elevada quantidade de GLUT1, que pode similar malignidade, quando a captação concomitante de FDG é intensa.[17] A captação tipo inflamatório tem sido especialmente observada em macrófagos, neutrófilos, histiócitos e linfócitos. Como mencionado anteriormente, alguns tumores possuem concentrações de G-6-Pase que ultrapassam a média de concentração da mesma, comparadas com outros tumores, o que favorece a saída da atividade de FDG da célula, e, consequentemente, menor evidência da lesão verificada pelo PET *scan*. Em resumo, o mecanismo para o elevado metabolismo da glicose pode ser diferente para diferentes tipos de células. Assim, a captação do FDG pode ser dependente do fluxo sanguíneo (tecido cardíaco), da atividade do HK II (maioria dos tumores) e da atividade defosforilação (tecido cerebral e hepatócitos).[18,19]

Nível Tecidual

A nível celular, a captação do FDG está intimamente ligada ao número de células viáveis da atividade de proliferação da perfusão tecidual (ou da neovascularização), da hipóxia e da presença de células inflamatórias.[20-22] É o equilíbrio desses fatores que controla a atividade global e mesmo a heterogeneidade da atividade do FDG no tecido. Por exemplo, alguns estudos iniciais demonstraram acúmulo significativo do FDG nos macrófagos e no tecido de granulação, mais que em células tumorais de pacientes portadores de câncer pulmonar de células não pequenas.[23] Finalmente, existe alguma evidência preliminar que as células endoteliais de vasos tumorais podem apresentar acentuado metabolismo do FDG e se responsabilizar por parte da atividade do FDG observada nos PET *scans*.[24]

Nível Orgânico

A nível orgânico, a quantidade de captação de FDG está de perto ligada à perfusão do órgão, ao volume tumoral, ao metabolismo intrínseco de glicose e, à presença de respostas inflamatórias tais como em quimioterapia ou radioterapia concomitante ou na estimulação da atividade metabólica da glicose mediante o uso de medicamentos (p. ex., fatores estimulantes de colônias) (**Fig. 3.2**). Além disso, alguns tipos de tumores, como no câncer bem diferenciado da tireoide e da próstata, apresentam captação do FDG de acordo com a capacidade de resposta endócrina. À medida que esses tumores perdem sua diferenciação, sua capacidade de resposta hormonal diminui, enquanto que sua concentração de FDG eleva-se, tornando-se um indicador prognóstico ruim.

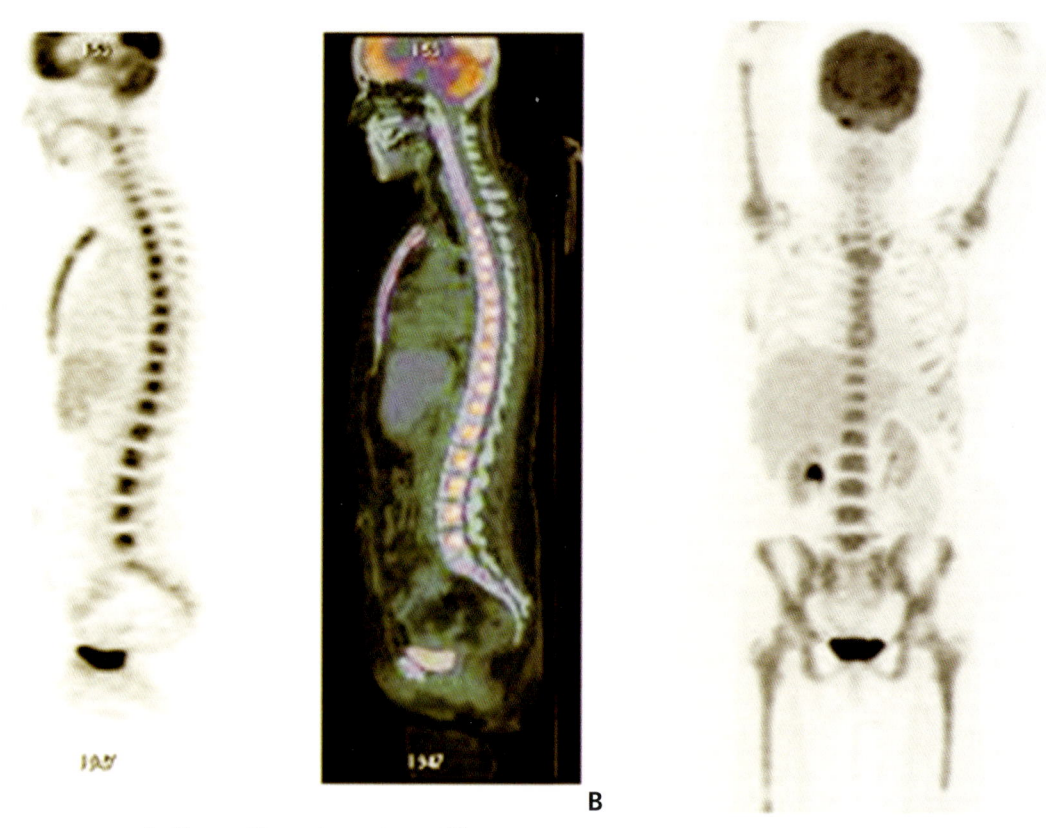

Fig. 3.2 Intensa captação de [flúor 18]fluorodesoxiglicose [^{18}F]FDG) no espaço medular decorrente de terapia via estimulação por fator colônia-estimulante. Esta imagem ilustra como o metabolismo do FDG pode influenciar-se, como órgão, por múltiplos fatores, incluindo condições iatrogenicamente induzidas. **(A)** Uma imagem em corte sagital mostrando a intensa captação de atividade do FDG na medula óssea. **(B)** Imagem obtida pela fusão de uma tomografia por emissão de pósitron/tomografia computadorizada (PET/TC). **(C)** Uma projeção de intensidade máxima (MIP: *maximum intensity projection*) de um *scan* do corpo inteiro. Uma MIP é um tratamento aplicado mediante processamento por computador, que permite ao analisador visualizar as imagens de PET na forma tridimensional.

Nível de Corpo Inteiro

A nível sistêmico ou de corpo inteiro, a quantidade de glicose sanguínea endógena pode afetar a captação do FDG. Por exemplo, a glicose circulante no contexto de hiperglicemia (níveis sanguíneos de glicose > 200 mg/dL) pode efetivamente competir, a nível celular, pela captação de FDG, reduzindo, dessa forma, a captação global de FDG.[27] Pacientes que tenham se exercitado 24 horas antes do seu exame ou que tenham ingerido alimento sólido recentemente ou calorias líquidas ou que chegam intoxicados ao serviço de PET apresentarão captação preferencial de FDG pelo músculo esquelético mais do que pelos tumores, reduzindo, assim, a sensibilidade do FDG PET. Pacientes diabéticos, que tenham recebido insulina de ação curta 3 a 4 horas antes da injeção do FDG, apresentarão também acúmulo preferencial por seus músculos, pela estimulação do GLUT4 (**Fig. 3.3**). De modo geral, a administração de FDG deve ser adiada em torno de 3 a 4 horas pós-administração de insulina, para reduzir esse padrão dominante de captação pelo músculo esquelético de FDG em PET *scan* oncológico. A atividade cardíaca pode também ser alterada, tanto conforme a dieta adotada, quanto de acordo com o estado de jejum e os níveis de insulina. Particularmente, dietas com elevado teor de proteína ou de gordura, consumidas na noite anterior ao exame, podem reduzir a atividade cardíaca, favorecendo o metabolismo de ácidos graxos nos miócitos mais que o metabolismo da glicose. Finalmente, o estado mental de um paciente ou a temperatura fria podem conduzir o FDG aos depósitos de gordura marrom, localizados no pescoço e no tórax e para o tecido com ativação neuronal, localizado ao longo da espinha.[28] Mesmo nos estados quentes, como o Arizona, a concentração de gordura marrom pode ser intensamente estimulada, quando um paciente penetra no centro de imagem, cuja temperatura ambiental é de 72°F (Fahrenheit), depois de atravessar o ambiente quente de 120°F do estacionamento até o local de

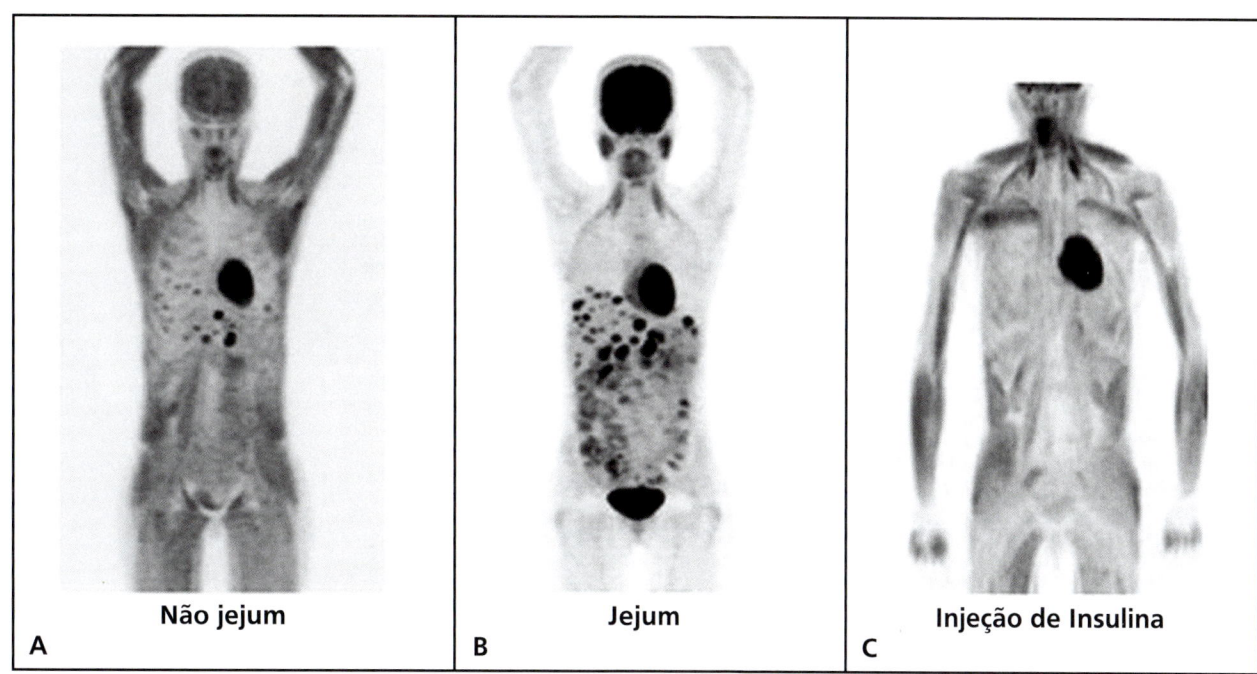

Fig. 3.3 A influência da glicose, da insulina e da preparação apropriada do paciente sobre a qualidade de imagens obtidas com tomografia por emissão de pósitron (PET) *scan*. Apresentam-se imagens tratadas pela técnica de projeção de intensidade máxima (MIP) de diferentes pacientes. Os PET *scan* **(A)** e **(B)** apresentam 2 estudos do mesmo paciente, obtidos em momentos diferentes; intervalo de 1 semana. Elas mostram uma pessoa de 37 anos de idade, portadora de estroma gastrointestinal (GIST) estágio IV, que alegou ter seguido o protocolo de 4 horas de jejum antes da administração do [flúor 18]fluorodesoxiglicose [^{18}F]FDG) **(A)**. Ao prosseguir a anamnese, o paciente lembrou que ingeriu alimentos 1 hora antes de chegar ao centro de PET/TC **(B)**. O PET *scan* mostra o estudo repetido, com tratamento MIP, após o paciente ter realmente se submetido ao jejum de 4 horas. Em ambas as ocasiões, o nível sanguíneo de glicose do paciente estava normal antes da injeção do FDG. Observar que a aplicação do MIP na imagem **(A)** revela extensa captação do FDG nos músculos esqueléticos e no coração (presumivelmente pelo aumento da proteína transportadora GLUT4), com escassa atividade relativa no cérebro, nas metástases hepáticas e no sistema urinário quando comparada com a imagem **(B)**. Esse caso salienta a necessidade de preparo apropriado do paciente para conseguir uma interpretação acurada e ilustra como a liberação da ação endógena de insulina, decorrente da ingestão de alimento, pode rapidamente modificar a captação e o metabolismo do FDG. **(C)** Imagem tratada com MIP, de um outro paciente, que esqueceu de informar ao tecnólogo que se auto-administrou 5 unidades de Humulin (Eli Lilly & Co. Indianapolis, IN), 1 hora antes da injeção do FDG. Observe como a imagem tratada com MIP em **(A)** é semelhante à imagem em **(C)**. A captação metabólica do tumor está reduzida nesse contexto, tornando o estudo não diagnosticável. Recomendações correntes sugerem um hiato de pelo menos 3 a 4 horas entre a administração de insulina de ação curta e a injeção de FDG, para a obtenção de imagens em oncologia.

atendimento (**Fig. 3.4**). A conscientização de todas essas variáveis pode auxiliar o clínico na otimização dos parâmetros de aquisição e da interpretação de imagens geradas pelo PET *scan*.

Interações Moleculares no Micorambiente Celular e Tumoral que Promovem o Metabolismo da Glicose e a Captação do FDG

O câncer tem "é guloso para doces" que pode localizar várias modificações biológicas que ocorrem a nível celular, durante a transformação da célula hospedeira numa maligna. Além de ativar o efeito Warberg, essas alterações celulares podem resultar numa série de modificações que auxiliam na sobrevivência do tumor num meio hospedeiro relativamente hostil, levam à resistência multidroga e à liberação de metástases e promovem a supressão da morte celular programada (apoptose). Nesta seção, apresentaremos uma interpretação elementar das vias biológicas alteradas que ajudarão a explicar porque o FDG é um radiotraçador tão ideal para a obtenção de imagens de tumores. Para maiores detalhes, encoraja-se o leitor a consultar uma excelente revisão desse assunto.[29]

Meio Hipóxico

Muitos tumores existem num meio relativamente hostil caracterizado por perfusão tumoral prejudicada, baixo pH e hipóxia.[2] Portanto, sua adaptação a esse meio é crítica para a sua sobrevivência e para sua capacidade de enviar metástase. Uma proteína denominada fator de indução à hipóxia (HIF-) 1 pode ser um fator importante para a sobrevivência do tumor. O

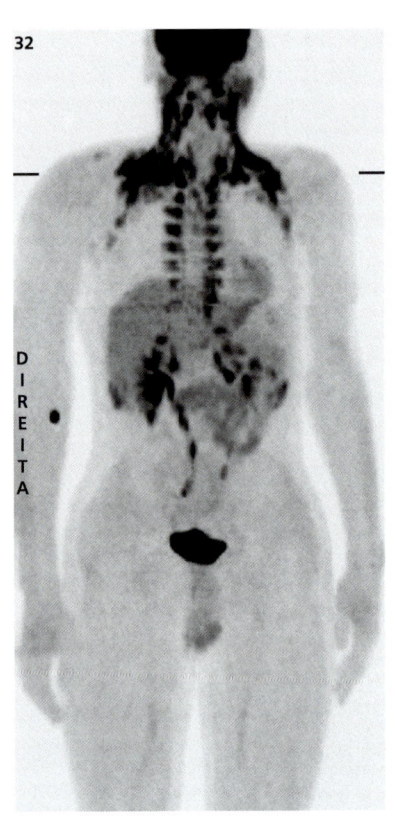

Fig. 3.4 Imagem tratada com a técnica de projeção de intensidade máxima (MIP) mostrando a captação de fluorodesoxiglicose (FDG) pela gordura marrom. Observar o extenso metabolismo no pescoço e na área pararraquidiana, pela ativação neural dos depósitos de gordura marrom nessas regiões. O estudo foi obtido no mês de julho quando a temperatura externa em Scottsdale, Arizona, era de 116°F, porém a temperatura ambiental, no compartimento de injeção, era mais agradável: 71°F. Esses tipos de modificações climáticas podem alterar a captação e o metabolismo do FDG. Mantendo o paciente aquecido e confortável, antes da injeção, podem-se reduzir tais atividades.

HIF-1 é heterodímero composto de 2 subunidades de proteína-α e β. Em condições de hipóxia, HIF-1 α estabiliza-se, e o heterodímero HIF-1 é reforçado. Essa estabilização da proteína HIF-1 pode levar à produção direta de GLUT-1 e HK II. Acresce-se ainda que o HIF-1 estimula a produção do fator de crescimento endotelial vascular (VEGF) que promove a neovascularização do tumor. Decorre disso a elevação do metabolismo da glicose pelo aumento do fornecimento de substrato ao tumor através da neovascularização em evolução, à elevação do fluxo de glicose (ou FDG) para dentro da célula pela transativação de GLUT1 e, finalmente, pela atividade metabólica maior decorrente da maior conversão da glicose, HK II dependente, em G-6-P (ou FDG-6-P).[30] Apesar de esse processo parecer tão elegante, certamente não relata toda a história e não conta pela totalidade do efeito Warburg.

Glicólise Aeróbica

Para que ocorra glicólise aeróbica é necessário reduzir a fosforilação oxidativa na mitocôndria, como também é preciso realçar o metabolismo da glicose, transformando-a em ácidos pirúvico e láctico, mesmo que haja presença abundante de oxigênio. Muitas alterações ocorridas na célula biológica transformada promovem glicólise aeróbica, acentuando os efeitos do HIF-1. Por exemplo, vários produtos genéticos supressores de oncogene e/ou tumores auxiliam a HIF-1 a se estabilizar, impedem sua degradação ou aumentam sua produção. Isso inclui o *Src* oncogene, *H-Ras*, fosfatildilinositol 3-quinase e mutações de *VHL*, *SDH* e *FH*. Todavia, nem todas as alterações que ocorrem numa célula cancerosa favorecem o apoio à proteína HIF-1. Por exemplo, a ativação da quinase serina-treonina *AKT* pode levar ao amento da glicólise aeróbica por afetar diretamente o transporte da glicose e a atividade do HK II, independente da HIF-1.

Assim, como é possível explicar o efeito Warburg da glicólise aeróbica? No final das contas, para que isto ocorra, o metabolismo da glicose vai exigir a mudança do ciclo TCA para glicólise. Embora não seja compreendido totalmente, parece que o oncogene *MYC* encontrado em muitos tumores é a chave desta mudança: ele promove a produção mitocondrial que eventualmente cria maior número de espécies ou radicais reativos ao oxigênio. O resultado disso é que esses radicais de oxigênio podem induzir a instalação de lesões no DNA da mitocôndria local, levando esta última à disfunção. Esse processo, composto pela ação da proteína p53, encontrada na maioria das células tumorais e em muitas outras enzimas envolvidas no ciclo de TCA, favorecerá a mudança a partir da fosforilação oxidativa para a produção de ácido láctico, levando à queda da função mitocondrial. Assim, a ativação pelo oncogene (*AKT*, *MYC*, *H-Ras* etc.) acompanhado pela estabilização do HIF-1 pode levar à imortalização da célula cancerosa e ativar aquelas modificações que Warburg observou 80 anos atrás.[6,7]

■ Novas Terapias com Base no Metabolismo Glicolítico

Partindo das especulações originais de Warburg que a tumorigênese é o resultado da disfunção mitocondrial, para os conceitos atuais de ativação da via glicolítica guiada pela supressão oncogênica e tumoral, muitos investigadores estão reenfocando suas atenções sobre o metabolismo da glicose para elaborar as terapias do câncer. Entre as abordagens intrigantes, tanto por meio de ensaios atualmente em curso quanto de ensaios ainda sendo estudados, está o uso de agentes biológicos que alvejam HF-1, GLUT1 e ATP citrato liase. Esta última enzima está envolvida na síntese lipídica que predomina quando se dá início à glicólise aeróbica; assim, inibindo a síntese lipídica e alvejando o AT citrato liase, consegue-se suprimir o crescimento tumoral. Finalmente, alguns pesquisadores redescobriram o uso da própria desoxiglicose para inibir a captação de glicose pelas células malignas.

■ Resumo

A glicólise aeróbica, na forma observada por Otto Warburg, consagrou-se nos anos 1930. O papel central do FDG, ao explorar esta via, quase o tornou um traçador ideal para a detecção do câncer através do PET. Apesar de vários processos benignos e inflamatórios compartilharem do aumento de metabolismo da glicose, da mesma forma que as células tumorais, o FDG continua sendo um dos melhores agentes disponíveis para a obtenção de imagens no câncer. O mecanismo que explica o metabolismo do FDG nas células cancerígenas tem sido apresentado neste capítulo, na forma mais elementar, para oferecer ao clínico o sabor da gulodice molecular para doces, manifestada pelas células cancerosas, e uma compreensão básica do significado do "foco quente" nas imagens de FDG PET. Embora a glicólise aeróbica não possa causar uma transformação maligna da célula, não há dúvida de que ela é necessária para facilitar o estado cancerígeno. Estes tipos de respostas de adaptação manifestadas pelo tumor à célula hospedeira podem desencadear mecanismos de sobrevida tumoral, resistência a multidrogas e supressão da programação da morte celular. Estratégias que rompem o efeito Warburg tornam-se, portanto, a principal prioridade para o desenvolvimento de agentes terapêuticos que podem alvejar esses mecanismos de sobrevida da célula cancerígena.

Referências

1. Warburg O, Posener K, Negelein E. VIII. The metabolism of cancer cells. Biochem Zeitschr 1924;152:129-169
2. Gatenby RA, Gillies RJ. Why do malignant cancers have high levels of glycolysis? Nat Rev Cancer 2004;4:891-899
3. Izuishi K, Kato K, Ogura T, Kinoshita T, Esumi H. Remarkable tolerance of tumor cells to nutrient deprivation: possible new biochemical targets for cancer therapy. Cancer Res 2000;60:6201-6206
4. Graeber TG, Osmanian C, Jacks T et al. Hypoxiamediated selection of cells with diminished apoptotic potential in solid tumors. Nature 1996;379:88-91
5. Gatenby RA, Gawlinski ET, Gmitro AF, Kaylor B, Gillies RJ. Acid-mediated tumor invasion: a multidisciplinary study. Cancer Res 2006;66:5216-5223
6. Kim JW, Dang CV. Cancer's sweet tooth and the Warburg effect. Cancer Res 2006;66:8927-8930
7. Dang CV. Role of MYC and HIF in the Warburg effect and tumorigenesis. Paper presented at: American Association for Cancer Research Annual Meeting, April 14, 2007
8. Bomanji JB, Costa DC, Ell PJ. Clinical role of positron emission tomography in oncology. Lancet Oncol 2001;2:157-164
9. Tseng J, Dunnwald LK, Shubert EK et al. 18 F-FDG kinetics in locally advanced breast cancer: correlation with tumor blood flow and changes in response to neoadjuvant chemotherapy. J Nucl Med 2004;45:1829-1837
10. Gambhir SS. Quantitative assay development for PET. In: Phelps ME, ed. PET: Molecular Imaging and Its Biological Applications. New York/Heidelberg/Berlin: Springer-Verlag; 2004:125-216
11. Weber WA, Schwaiger M, Avril N. Quantitative assessment of tumor metabolism using FDG-PET imaging. Nucl Med Biol 2000;27:683-687
12. Keyes JW Jr. SUV: standard uptake or silly useless value? J Nucl Med 1995;36:1836-1839
13. Huang SC. Anatomy of SUV. Nucl Med Biol 2000;27: 643-646
14. Mankoff DA, Muzi M, Krohn KA. Quantitative PET imaging to measure tumor response to therapy: what is the best method? Mol Imaging Biol 2003;5:281-285
15. Wood IS, Trayhurn P. Glucose transporters (GLUT and SGLT): expanded families of sugar transport proteins. Br J Nutr 2003;89:3-9
16. Torizuka T, Tamaki N, Inokuma T et al. In vivo assessment of glucose metabolism in hepatocellular carcinoma with FDG PET. J Nucl Med 1995;36:1811-1817
17. Chung JH, Cho KJ, Lee SS et al. Overexpression of Glut1 in lymphoid follicles correlates with false-positive ^{18}F-FDG PET results in lung cancer staging. J Nucl Med 2004;45:999-1003
18. Phelps ME, Huang S, Hoffman E. Tomographic measurement of local cerebral glucose metabolic rate in humans with (^{18}F)2-fluoro-2-deoxy-D-glucose: validation of method. Ann Neurol 1979;6:371-388
19. Reivich M, Kuhl D, Wolf A et al. The [^{18}F] fluorodeoxyglucose method for the measurement of local cerebral glucose utilization in man. Circ Res 1979;44:127-137
20. Brown RS, Leung JY, Fisher S, Frey KA, Ethier SP, Wahl RL. Intratumoral distribution of tritiated-FDG in breast carcinoma: correlation between GLUT-1 expression and FDG uptake. J Nucl Med 1996;37:1042-1047
21. Higashi K, Clavo AC, Wahl RL. Does FDG uptake measure proliferative activity of human cancer cells? In vitro comparison with DNA flow cytometry and tritiated thymidine uptake. J Nucl Med 1993;34:414-419
22. Brown RS, Leung JY, Fisher Si. Grey KA, Ethier SP, Wahl RL. Intratumoral distribution of tritiated fluorodeoxyglucose in breast carcinoma: I. Are inflammatory cells important? J Nucl Med 1995;36:1854-1861
23. Kubota R, Yamada S, Kubota K et al. Intratumoral distribution of fluorine-18 fluorodeoxyglucose in vivo. J Nucl Med 1992;33:1972-1980

24. Maschauer S, Prante O, Hoffmann M, Deichen JT, Kuwert T. Characterization of 18F-FDG uptake in human endothelial cells in vitro. J Nucl Med 2004;45:455-460
25. Morris MJ, Akhurst T, Osman I *et al.* Fluorinated deoxyglucose positron emission tomography imaging in progressive metastatic prostate cancer. Urology 2002;59:913-918
26. Wang W, Larson SM, Tuttle RM *et al.* Resistance of [18F]-fluorodeoxyglucose-avid metastatic thyroid cancer lesions to treatment with high-dose radioactive iodine. Thyroid 2001;11:1169-1175
27. Lindholm P, Minn H, Leskinen-Kallio S *et al.* Influence of the blood glucose concentration on FDG uptake in cancer–a PET study. J Nucl Med 1993;34:1-6
28. Hany TF, Gharehpapagh E, Kamel EM *et al.* Brown adipose tissue: a factor to consider in symmetrical tracer uptake in the neck and upper chest region. Eur J Nucl Med Mol Imaging 2002;29:1393-1398
29. Mankoff DA, Eary JF, Link JM *et al.* Tumor-specific positron emission tomography imaging in patients: 18F fluorodeoxyglucose and beyond. Clin Cancer Res 2007;13:3460-3469
30. Bos R, van der Hoeven JJ, van der Wall E *et al.* Biologic correlates of 18fluorodeoxyglucose uptake in human breast cancer measured by positron emission tomography. J Clin Oncol 2002;20:379-387

II
Bases Clínicas

4
Preparação do Paciente

Eugene C. Lin e Abass Alavi

A preparação apropriada do paciente antes e durante o estudo com tomografia por emissão de pósitrons (PET) é importante para assegurar o máximo de informação diagnóstica. Os fatores mais importantes são: nível de glicemia, atividade fisiológica reduzida a um mínimo e definição do tempo da geração de imagem pelo *scan* conforme o tipo de aplicação.

■ PET Oncológico

Nível de glicemia

Obtêm-se níveis aceitáveis de glicose para exames com PET, mantendo o paciente em jejum total (nada por via oral NPO) por um período antes do estudo (ver a subseção de Dieta). Os pacientes diabéticos podem precisar de insulina ou de outras drogas para controlar seus níveis de glicemia.

1. *Níveis de glicemia aceitáveis.* Níveis elevados de glicemia podem competir com a captação de fluorodesoxiglicose (FDG), degradando significativamente a qualidade da imagem e sua acurácia quanto aos resultados.
   a. O nível de glicose, se possível, deve ficar em ≤ 150 mg/dL para que se obtenham imagens de ótima qualidade.
   b. O exame com PET, geralmente, não deve ser realizado com nível de glicemia acima de 200 mg/dL.
2. *Pacientes diabéticos.* Se for preciso, o médico assistente do paciente deve ser consultado para baixar os níveis de glicemia.
   a. Diabetes tipo I: Estudos com PET de manhã, após jejum noturno.
   b. Diabetes tipo II: Pode exigir insulina de manhã.
3. *Administração de insulina.* A insulina (2 a 5 unidades) pode ser administrada se o nível de glicose se encontrar elevado. O nível de glicemia deve ser verificado de novo antes da injeção do FDG.
   a. A administração de insulina elevará o acúmulo do FDG no coração, no músculo esquelético e no fígado (padrão semelhante observa-se quando o paciente se alimenta antes da administração de FDG). Isso degradará a qualidade das imagens e, consequentemente, a possibilidade de detectar as lesões (**Fig. 4.1**).
   b. É necessário um intervalo de tempo, no mínimo, de 1 hora entre os momentos das administrações de insulina e do FDG, para reduzir ao mínimo os efeitos indesejáveis.[1]
4. *Outros medicamentos para diabetes.* Como o modo de ação da metformina é a redução da gliconeogênese hepática, esse medicamento não interfere com a captação do FDG. Outros medicamentos antidiabéticos, de uso oral, como as sulfonilureias (tolbutamida, gliburida, glipizida), baixam a glicemia, estimulando principalmente a secreção de insulina e por isso faz sentido interromper seu uso antes dos estudos de PET com FDG. Os sensibilizadores de insulina, como as rosiglitazonas, podem não afetar a captação de FDG, uma vez que seu principal mecanismo de ação consiste na ativação dos receptores ativados por proliferadores peroxissomais.

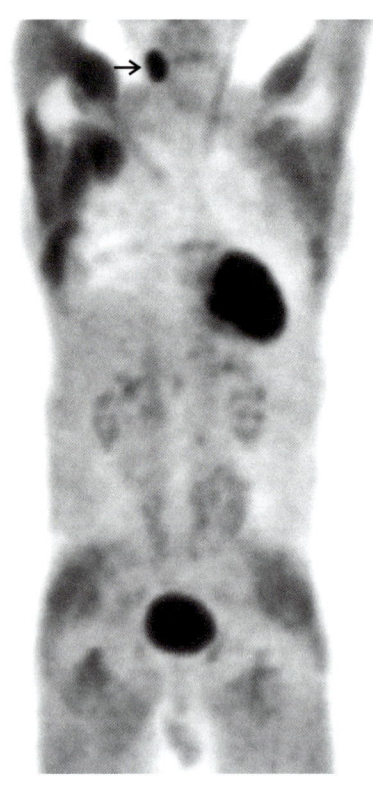

Fig. 4.1 Efeitos da liberação de insulina sobre a captação do fluorodesoxiglicose. Um paciente portador de linfoma não seguiu as instruções e alimentou-se 1 hora antes do exame. Verifica-se intensa captação no músculo esquelético e no coração, com atividade mínima em outras regiões do corpo. Observa-se um nódulo cervical *(seta)*, porém será preciso repetir esse exame, pois lesões em outras regiões podem passar despercebidas.

Dieta

1. O paciente deve estar em jejum pelo menos por 4 horas antes do exame.
2. Se existir conhecimento ou suspeita prévia da existência de patologia torácica, é desejável jejum 12 horas para minimizar a atividade cardíaca.
3. Uma dieta com baixo teor de carboidratos/elevado teor de proteínas/elevado teor de gorduras, antes do exame, pode otimizar a captação tumoral e diminuir a concentração miocárdica. Essa dieta deve ser adotada pelo menos 24 horas antes do exame.
4. A cafeína, a nicotina e o álcool devem ser evitados 24 horas antes do exame.
   - A cafeína pode apresentar efeito variado sobre a captação cardíaca; pode aumentar a captação cardíaca ou estimular o metabolismo de ácidos graxos miocárdicos, diminuindo a captação do FDG.

Hidratação

1. *Hidratação oral.* Recomenda-se iniciar a hidratação oral 1 dia antes do exame e continuar após o *scan*,[3] que, paralelo ao esvaziamento vesical frequente, diminui a radiação da bexiga e possivelmente melhora a qualidade da imagem, reduzindo os artefatos acarretados pela urina.
2. *Hidratação intravenosa.* A hidratação intravenosa é útil, mas emprega-se com menor frequência. Se a hidratação intravenosa for aplicada, o soro não deve conter dextrose ou lactose.

Minimização da Captação Fisiológica

A captação fisiológica pelo músculo, gordura marrom, trato urinário e intestinos pode mascarar ou mimetizar a doença.

1. *Captação muscular*
   a. O paciente deve evitar exercícios vigorosos no dia do exame.
   b. Relaxantes musculares, como o diazepam, são úteis na redução da captação muscular acarretada por estresse. Notar que o diazepam pode reduzir também a captação pela gordura marrom.
      - Deve-se considerar a possibilidade de tratamento prévio com diazepam para todos os pacientes com suspeita de doenças nodulares cervicais ou supraclaviculares, uma vez que a captação muscular nestas regiões é mais comum.
   c. A captação pelos músculos da laringe pode ser minimizada instruindo o paciente a não falar uns 5 minutos antes e 20 minutos depois da injeção.
2. *Captação pela gordura marrom* (ver Capítulo 6). A captação pela gordura marrom pode ser limitada, diminuindo a estimulação adrenérgica. Consegue-se isto mediante intervenção farmacológica e/ou limitando a exposição do paciente a baixas temperaturas.
   a. *Intervenções farmacológicas*
      - Diazepam. O diazepam pode diminuir a captação pela gordura marrom (a gordura marrom possui receptores benzodiazepínicos além de diminuir a atividade simpática geral).
        ◊ Todavia, existe um relato que, em ratos, o diazepam não afetou a captação pela gordura marrom.
      - Outras drogas. A administração de reserpina e propranolol tem revelado diminuição da captação pela gordura marrom em ratos.[4]
        ◊ A reserpina e o propranolol diminuem também a atividade cardíaca.
        ◊ Atualmente, a indicação e a dosagem adequada em humanos ainda não estão bem estabelecidas.

- Drogas que devem ser evitadas. As drogas que estimulam o sistema nervoso simpático (p. ex., nicotina e efedrina) potencialmente podem aumentar a captação pela gordura marrom e por isso devem ser evitadas, se possível, antes do estudo.
  b. *Exposição mínima à temperatura baixa*
  Os pacientes devem estar agasalhados e evitar a exposição a temperaturas baixas por 48 horas antes do *scan*. Todos os pacientes também devem ser mantidos aquecidos entre a injeção e a geração de imagens.[5] O controle de temperatura pode ajudar mesmo quando a intervenção farmacológica falha.
3. *Atividade da urina*. Observa-se atividade proveniente do FDG no sistema coletor renal, nos ureteres e na bexiga. O papel da intervenção para reduzir os artefatos causados pela atividade da urina depende da patologia que está sendo investigada; a atividade do sistema coletor pode mimetizar ou mascarar as neoplasias renais. A redução da atividade ureteral é útil na exploração de nódulos retroperitoneais. A redução da atividade vesical é importante na investigação de patologias pélvicas e nódulos (ver Capítulos 22 e 23). Todavia, em muitas situações, a intervenção adicional geralmente não é necessária, sobretudo se o câncer sob investigação não estiver propenso para metástases pélvicas ou retroperitoneais. Pode-se estabelecer um protocolo para reduzir a atividade vesical, assim como do sistema coletor/ureteral ou em ambos os locais. Não obstante, na nossa experiência, essas intervenções são raramente exigidas. A geração de imagens pela técnica combinada PET/tomografia computadorizada (TC) reduz também a necessidade destas intervenções.
   a. *Reduzindo a atividade vesical*
      - Hidratação/diuréticos
        ◊ Hidratação e/ou uso de diuréticos dilui a atividade da urina e causa também maior frequência de esvaziamento vesical.
        ◊ A administração de diuréticos acrescenta uma vantagem potencial sobre a hidratação isolada: tanto a hidratação quanto o uso de diuréticos aumentam o volume urinário, mas a hidratação pode aumentar também o aporte de FDG para a bexiga (potencialmente contrabalanceando o valor do aumento do esvaziamento vesical).[6]
      - Cateter de Foley
        ◊ A colocação de um cateter de Foley para drenagem reduz consideravelmente a atividade vesical e diminui a dose de radiação sofrida pela bexiga.
        ◊ No entanto, a bexiga pode ser útil em certos casos como reparo anatômico, nos estudos sem o conjunto PET/TC. Se a bexiga for repleta com solução salina, através de cateter, antes de gerar a imagem da pelve, vai acarretar a imagem de uma bexiga cheia que pode ser usada como reparo, porém sem a intensa atividade que poderia mascarar importantes achados.
        ◊ A colocação de cateter apresenta a desvantagem de acrescentar um procedimento invasivo a um estudo não invasivo.
      - Irrigação da bexiga
        ◊ Em associação ao cateter de Foley, usa-se solução salina morna para irrigar a bexiga durante o período do *scan*.
        ◊ Se recorrer à irrigação da bexiga, o uso de diuréticos pode não ser necessário.[7]
   b. *Reduzindo a atividade do sistema coletor/ureteral*. As atividades dos sistemas coletor e ureteral podem ser reduzidas através da diluição da urina mediante hidratação ou uso de diuréticos.
      - Exemplos de protocolos para reduzir a atividade da urina:[8]
        ◊ Hidratar após a injeção do FDG.
        ◊ Administrar furosemida 30 minutos depois da injeção do FDG.
        ◊ Colocar cateter de Foley antes do *scan*.
        ◊ Gerar a imagem da pelve como a última posição da maca.
        ◊ Encher a bexiga por via retrógrada com solução salina normal e pinçar o cateter antes de gerar imagens da pelve.
4. *Atividade intestinal*. A atividade intestinal principalmente é observada no ceco, no cólon ascendente e no reto sigmoide e com menor intensidade no resto do cólon e do intestino delgado. A atividade intestinal pode ser reduzida por vários métodos (a concentração, na maioria das vezes, é na parede e numa menor proporção na luz intestinal; nenhum método isolado é completamente capaz de reduzir a atividade intestinal). A geração de imagens pela técnica combinada PET/TC, à semelhança do que ocorre com a atividade urinária, pode reduzir a necessidade de minimizar a atividade intestinal por meio de intervenções.
   a. Administrar solução isosmótica (p. ex., Go--LYTELY, Braintree Laboratories, Inc., Braintree, MA) na véspera do exame e NPO até o momento do exame.
   b. A administração de glucagon ou de medicação espasmolítica (p. ex., mebeverina) para reduzir a peristalse caracteristicamente é menos proveitosa.[9]

Momento do PET *Scan*

1. *Pós-biópsia.* 1 semana.
2. *Pós-cirurgia.* 6 semanas.
   - Os prazos devem ser ajustados conforme a magnitude da invasão cirúrgica.
3. *Pós-ablação por radiofrequência.* 4 semanas.[10]
4. *Pós-quimioterapia.* 2 a 4 semanas.
5. *Pós-irradiação.* 2 a 6 meses.
   a. Tanto a quimioterapia como a irradiação podem levar a resultados falso-positivos (em razão da inflamação) e a resultados falso-negativos (supostamente por "atordoamento" de tumores viáveis). Os corticosteroides diminuem a resposta inflamatória após a quimioterapia.[11]
   b. Resultados falso-positivos/negativos têm sido relatados até 3 meses pós-quimioterapia[12] e 5 meses pós-irradiação.[13] Determinado estudo[14] sugere que o PET pode ser realizado de forma acurada 1 mês depois da aplicação da radioterapia no câncer de cabeça e pescoço. Os intervalos de tempo apresentados anteriormente representam uma gama de variações gerais com base em literaturas publicadas.
   c. Estudos basais devem ser realizados antes de começar a quimioterapia, pois a captação do FDG pode diminuir mesmo 1 dia após o início da quimioterapia.[15]
6. *Pós-fator de estímulo à formação de colônias granulocíticas (G-CSF).* De 1 semana até 1 mês.
   - O intervalo de tempo considerado necessário, após a cessação do G-CSF, para evitar aumento na captação pelo estímulo, varia entre 5 dias até 1 mês (ver Capítulo 6).[16,17]

Amamentação

1. *Dose de irradiação.* A maior parte de radiação sofrida pelo recém-nascido decorre da proximidade à mãe mais do que pela excreção do FDG no leite materno.[18]
2. *Interrupção.* A amamentação deve ser interrompida durante 24 horas após a injeção do FDG.

Via de Administração do FDG

Caso o acesso venoso não seja possível, o FDG pode ser administrado via oral (**Fig. 4.2**). Na administração oral, deve-se aguardar o mesmo tempo que na injeção intravenosa para gerar imagens.

▪ PET Cardíaco

Em jejum, o miocárdio metaboliza ácidos graxos. Para gerar especificamente imagens do miocárdio, o substrato nutriente deve ser transformado em glicose. Isto consegue-se tanto pela sobrecarga oral de glicose quanto pelo clampe euglicêmico hiperinsulinêmico. Uma outra abordagem consiste em diminuir o metabolismo de ácidos graxos.[19,20]

Carga Oral de Glicose

Antes da injeção do FDG, podem-se administrar por via oral entre 25 a 100 g de glicose.

1. *Vantagens.* A carga de glicose é um procedimento muito prático quando comparada com o clampe euglicêmico hiperinsulinêmico.
2. *Desvantagens.* A qualidade de imagem pode ser menos favorecida, sobretudo em pacientes diabéticos.
3. *Diabéticos.* Doses suplementares de insulina de ação curta, após a carga oral de glicose, podem ser úteis em pacientes diabéticos e em pacientes com níveis sanguíneos de glicose > 110 mg/dL.

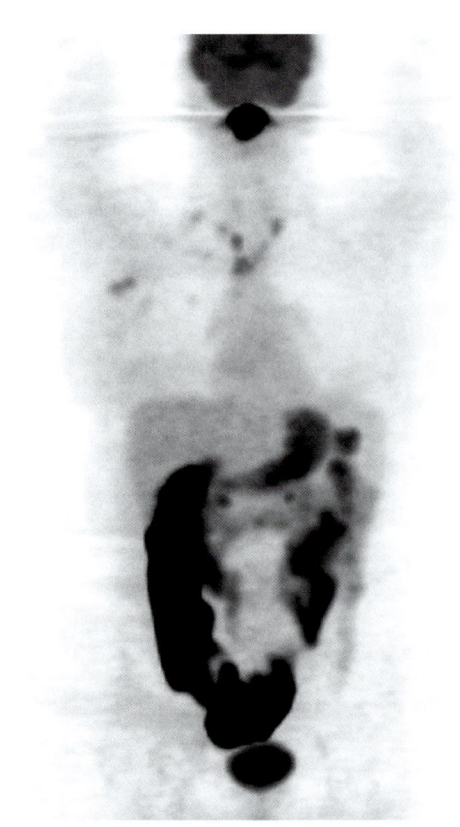

Fig. 4.2 Administração de fluorodesoxiglicose (FDG) por via oral. A tomografia por emissão de pósitron, em incidência coronal, obtida mediante a administração via oral do FDG, mostra presença de considerável atividade na cavidade oral e no intestino, porém com captação adequada do FDG. (Cortesia de Bruce Higginbotham, Little Rock, AR.)

4. *Nível de glicose.* O nível de glicose sanguíneo deve ficar entre 100 a 140 mg/dL no momento da injeção do FDG.

Clampe Euglicêmico Hiperinsulinêmico

Infunde-se insulina enquanto dura o exame, infundindo ao mesmo tempo glicose para mantê-la em níveis basais (balizado por múltiplas determinações da glicemia).

1. *Vantagens.* Utilizando a técnica de clampeamento, obtém-se a captação miocárdica maior e mais homogênea, especialmente em pacientes diabéticos.
2. *Desvantagens*
   a. Procedimentos demorado e laborioso.
   b. Geralmente exige-se a administração suplementar de potássio em razão de hipocalemia.

Diminuindo o Metabolismo de Ácidos Graxos

A niacina e o acipimox (derivados do ácido nicotínico) baixam os níveis de ácidos graxos no plasma e, por conseguinte, aumentam a captação miocárdica de glicose.

Referências

1. Turcotte E, Benard F, Boucher L, Verreault J. Use of IV insulin to reduce blood glucose levels before FDG-PET scanning in diabetic patients. J Nucl Med 2000;41:294
2. Cook GJ, Wegner EA, Fogelman I. Pitfalls and artifacts in 18FDG PET and PET/TC oncologic imaging. Semin Nucl Med 2004;34(2):122-133
3. Hamblen SM, Lowe VJ. Clinical 18F-FDG oncology patient preparation techniques. J Nucl Med Technol 2003;3-1(1):3-7
4. Tatsumi M, Engles JM, Ishimori T et al. Intense (18)F-FDG uptake in brown fat can be reduced pharmacologically. J Nucl Med 2004;45(7):1189-1193
5. Cohade C, Mourtzikos KA, Wahl RL. "USA-Fat": prevalence is related to ambient outdoor temperature–evaluation with ^{18}F-FDG PET/CT. J Nucl Med 2003;44(8):1267-1270
6. Moran JK, Lee HB, Blaufox MD. Optimization of urinary FDG excretion during PET imaging. J Nucl Med 1999;40(8):1352-1357
7. Koyama K, Okamura T, Kawabe J et al. Evaluation of ^{18}F-FDG PET with bladder irrigation in patients with uterine and ovarian tumors. J Nucl Med 2003;44(3):353-358
8. Miraldi F, Vesselle H, Faulhaber PF et al. Elimination of artifactual accumulation of FDG in PET imaging of colorectal cancer. Clin Nucl Med 1998;23(1):3-7
9. De Barsy C, Daenen F, Benard F, Ishimori T. Is FDG bowel uptake modified by oral spasmolytic premedication? J Nucl Med 2002;43(5):203
10. Okuma T, Matsuoka T, Okamura T et al. ^{18}F-FDG small-animal PET for monitoring the therapeutic effect of CT-guided radiofrequency ablation on implanted VX2 lung tumors in rabbits. J Nucl Med 2006;47(8):13511358
11. Brepoels L, Stroobants S, Vandenberghe P et al. Effect of corticosteroids on ^{18}F-FDG uptake in tumor lesions after chemotherapy. J Nucl Med 2007;48(3):390397
12. Akhurst T, Kates TJ, Mazumdar M et al. Recent chemotherapy reduces the sensitivity of [^{18}F]fluorodeoxyglucose positron emission tomography in the detection of colorectal metastases. J Clin Oncol 2005; 23(34):8713-8716
13. Peng N, Yen S, Liu W et al. Evaluation of the effect of radiation therapy to nasopharyngeal carcinoma by positron emission tomography with 2-. Clin Positron Imaging 2000;3(2):51-56
14. Kim SY, Lee SW, Nam SY et al. The feasibility of "18F-FDG PET scans 1 month after completing radiotherapy of squamous cell carcinoma of the head and neck. J Nucl Med 2007;48(3):373-378
15. Yamane T, Daimaru 0, Ito S et al. Decreased ^{18}F-FDG uptake 1 day after initiation of chemotherapy for malignant lymphomas. J Nucl Med 2004;45(11):1838-1842
16. Hollinger EF, Alibazoglu H, All A et al. Hematopoietic cytokine-mediated FDG uptake simulates the appearance of diffuse metastatic disease on whole-body PET imaging. Clin Nucl Med 1998;23(2):93-98
17. Kazama T, Swanston N, Podoloff DA, Macapinlac HA. Effect of colony-stimulating factor and conventional- or high-dose chemotherapy on FDG uptake in bone marrow. Eur J Nucl Med Mol Imaging 2005;32(12):1406-1411
18. Hicks RJ, Binns D, Stabin MG. Pattern of uptake and excretion of (18)F-FDG in the lactating breast. J Nucl Med 2001;42(8):1238-1242
19. Beanlands RSB, Ruddy TD, Mahhadi J. Myocardial viability. In: Wahl RL, ed. Principles and Practice of Positron Emission Tomography. Philadelphia, PA: Lippincott Williams & Wilkins; 2002:334-350
20. Takalkar A, Mavi A, Alavi A, Araujo L PET in cardiology. Radiol Clin North Am 2005;43(1):107-119

5
Índice Padronizado de Captação

Eugene C. Lin, Abass Alavi e Paul E. Kinahan

O índice padronizado de captação SUV *(standard uptake value)* é também conhecido por:

- SUR *(standard uptake ratio):* relação padronizada de captação.
- DUR *(differential uptake value dose uptake ratio):* índice diferencial de captação, índice de captação de dose.
- DAR *(differential absorption ratio, dose absorption ratio):* relação diferencial de absorção, relação de dose absorvida.

■ Cálculo do SUV

1. *Definição.* O índice padronizado de captação é a atividade levantada e normalizada para: o peso corporal/a área de superfície corporal e a dose injetada. Confirma-se que se a dose for uniformemente distribuída no corpo inteiro, o índice será SUV ~ 1,0. Assim, define-se SUV como uma medida de captação relativa.[1]
2. *Fórmula*
   Atividade da área de interesse (ROI) (mCi/mL) × peso corporal(g)/dose injetada (mCi)
   - Uma massa corporal de baixo peso ou a superfície corporal podem substituir o peso corporal; este último será mais acurado para pacientes obesos (ver seção sobre Armadilhas).

Armadilhas
O SUV é uma medida semiquantitativa; numerosos fatores podem levar a resultados equivocados.[2]

1. *Medidas do paciente.* O SUV apresenta correlação positiva com o peso, se for calculado com base no peso corporal do paciente.

   a. Os SUVs do tecido normal de pacientes com peso elevado podem ser o dobro de pacientes com peso baixo. Isso decorre da captação relativamente baixa do fluorodesoxiglicose (FDG) pelo tecido adiposo. Um paciente obeso que pesa cerca de 136 kg não apresenta o dobro de massa metabolizadora de glicose que um paciente com peso de aproximadamente 68 kg, uma vez que o peso em excesso provém do tecido adiposo. Assim, usar o valor de 300 libras na equação de SUV não é certa, porque a massa metabolizadora de glicose, nesse paciente, é consideravelmente baixa.
   b. Se multiplicar a atividade obtida de um paciente obeso por seu peso corporal, o SUV será substancialmente superestimado.
   c. A superestimação do SUV de pacientes obesos pode ser evitada nos cálculos, recorrendo à massa corporal magra ou à superfície da área corporal, em vez de peso.

2. *Momento da imagem.* Na maioria das lesões, a captação de FDG eleva-se rapidamente nas primeiras 2 horas seguintes à administração do FDG, depois desse período ela passa a aumentar lentamente.[3]

   a. Gerar imagens precocemente leva a resultados baixos de SUVs.
   b. Reciprocamente, *scans* tardios propiciam SUVs elevados.
   c. Imagens precoces estão sujeitas a maiores erros de medição, pois o SUV das lesões não se estabilizou ainda.
   d. O SUV estabiliza-se mais cedo pós-intervenções terapêuticas.

3. *Níveis de glicose plasmática.* Como a glicose não marcada compete com a captação do FDG, quanto mais elevada for a glicose plasmática, menor será o SUV. Consequentemente, os SUVs são subestimados perante níveis elevados de glicose; nestas situações, o ideal seria corrigi-los para valores maiores.
    a. Pode-se corrigir o SUV usando o nível plasmático de glicose (p. ex., SUV × concentração de glicose/100 mg/dL).
    b. Isso é útil principalmente para a monitoração sequencial do mesmo paciente, embora a medida de variação do SUV, entre estudos, vá elevar-se para tecidos normais.
4. *Efeito de volume parcial.* As pequenas lesões podem artificialmente apresentar baixos valores de SUVs decorrentes do efeito de volume parcial.
    a. O efeito de volume parcial ocorre quando as lesões são menores que 2 a 3 vezes o valor do total da largura para a metade da altura máxima (FWHM) que define a resolução do *scanner* (na prática corresponde a 5 a 10 mm para a maioria dos *scanners* por emissão de pósitron: *scanners* tipo PET).
    b. Nos PET *scanners* regulares, o efeito de volume parcial, definitivamente, ocorrerá para áreas menores que 2 cm. Todavia, qualquer lesão < 3 cm potencialmente pode revelar efeito de volume parcial.
    c. O efeito de volume parcial é mais evidente para tumores menos compactos. A palavra "compacto" reporta-se à medida da superfície para um dado volume (os tumores esféricos são mais compactos). Assim, os tumores esféricos são menos afetados pelo efeito de volume parcial.[4]
5. *Atividade de fundo.* Uma outra forma de efeito de volume parcial é verificada, quando a atividade do fundo "vaza para dentro". Um tumor pulmonar com atividade metabólica semelhante à de um tumor hepático pode apresentar SUV baixo em razão do menor "vazamento para dentro" da atividade de fundo.[4]
6. *Extravasamento de dose.* O extravasamento de dose leva a subestimar o SUV. Quando se sabe que ocorreu extravasamento de dose, geralmente é melhor empregar um quociente tumor-ruído de fundo, pois esta relação não é afetada pela dose extravasada.
7. *Parâmetros de reconstrução.* Tanto os parâmetros de reconstrução como os métodos de correção de atenuação podem afetar os valores de SUV.[5]

    a. *Retroprojeção filtrado* versus *reconstrução iterativa.* Os SUVs obtidos de imagens reconstruídas pela técnica de retroprojeção filtrada podem apresentar-se diferentes quanto aos obtidos de imagens reconstruídas pelo método iterativo.
    • Número de iterações. O SUV de pontos quentes eleva-se conforme aumenta o número de iterações. A maior parte de elevação do valor médio do SUV ocorrerá nas primeiras 5 iterações, com menor grau de aumento do SUV à medida que prosseguem as iterações. O SUV máximo elevar-se-á de forma constante à medida que aumentam os números de iterações. Por isso, o número de iterações afetará mais o SUV máximo do que o valor médio do SUV.[6]
    b. *Correção de atenuação.* O método de correção de atenuação (AC) pode ter mais de um efeito sobre o SUV, ao contrário do método de reconstrução, sobretudo se existem artefatos introduzidos pela AC (p. ex., decorrente do movimento do paciente).
8. *Atenuação de correção com base na tomografia computadorizada (TC).* Os SUVs obtidos mediante a correção de atenuação de estudos feitos pela TC podem variar em comparação com os SUVs obtidos através de uma fonte de radionuclídeo. Além disso, valores obtidos pelo PET/TC podem estar errados por causa de mau registro ou artefatos de truncamento.
    a. Relata-se que os SUVs obtidos por correção de atenuação originada de estudos feitos pelos primeiros *scanners* PET/TC eram entre 4 e 15% mais elevados em comparação com aqueles cuja correção de atenuação era obtida mediante uma fonte de germânio-68.[7] Todavia, em um estudo posterior não foi verificada a diferença entre os valores dos SUVs obtidos por um PET e por PET/TC.[8]
    • A maior diferença é observada nas estruturas ósseas.
    • Isto pode ser atribuído a erros decorrentes da conversão dos valores de atenuação gerados pela TC para valores obtidos pela aniquilação de pósitrons de 511 keV.
    • Deve-se ter cuidado ao comparar os estudos obtidos pelo PET/TC com os realizados pelo PET.
    b. A medição de SUVs pode estar errada por ter sido obtida por meio de estudos de TC e de PET realizados em diferentes fases da respiração (ver Capítulo 7).

- Os SUVs obtidos pela TC podem variar até 30% em áreas que sofrem movimento respiratório significativo (p. ex., as bases pulmonares).[9]
  c. Ocorrem artefatos provenientes de truncamentos por causa das diferenças no campo de visão (FOV) entre o PET e a TC. Pacientes obesos podem ter parte do seu corpo fora do FOV da TC. Esse segmento truncado não propicia dados para a correção da atenuação, resultando em SUVs artificialmente baixos.

Pérolas

1. *ROI do SUV.*[10] A delimitação de ROIs para medir SUV pode variar entre instituições. Todavia é necessário padronizá-la numa mesma instituição e duplicá-la quando for necessário usar SUVs obtidos numa outra instituição para fins de comparação.
   a. *Definição manual*
      - Os métodos automáticos diminuem a variabilidade.
   b. *Isocontorno tridimensional como porcentagem do valor máximo por* pixel
      - Essa forma é a mais adequada quando os dados apresentam intenso ruído de fundo.
      - Propicia informações quanto ao volume metabolicamente ativo do tumor.
   c. *Valor máximo do* pixel
      - Utilizar o valor máximo de *pixel* em vez de valores médios, em pequenos objetos, a fim de evitar erros de volume parcial.
      - Essa forma é muito exata para dados alisados (baixo ruído) e menos exata para dados que revelam elevado ruído.
      - Por outro lado, o alisamento de dados eleva o efeito de volume parcial.
      - A captação frequentemente é superestimada para valores baixos.
   d. *ROI de medidas fixas centralizado sobre o valor máximo do* pixel
      - Um ROI de medidas fixas é útil para o acompanhamento de tumores que alteraram o tamanho, para evitar efeito de volume parcial atribuído à modificação do mesmo.
      - Esta forma provavelmente é o método mais sólido para determinar um ROI.
      - No entanto, essa técnica não é exata para pequenos tumores.
   e. ROI volumétrico *vs.* bidimensional (2D). Se possível, ROIs volumétricos devem ser aplicados. Os ROIs 2D podem causar variação interobservador significativa (> 25%).[11] No intuito de melhorar a reprodutibilidade de ROIs 2D, o analisador deve medir de novo os SUVs dos exames anteriores em vez de confiar nos relatos apresentados anteriormente.

2. *SUV máximo vs. médio.* Numa região de interesse, pode-se usar tanto um SUV máximo quanto um mínimo.
   a. *SUV máximo.* Prefere-se este SUV quando se delineiam extensas regiões de interesse, uma vez que quando se aplicam valores médios, pode-se resultar num SUV artificialmente de baixo índice, como acontece em áreas de necrose e em estruturas localizadas fora da lesão. Entretanto um SUV máximo é mais propenso de elevar-se artificialmente em razão de ruído, sendo assim substancialmente afetado pelo algoritmo de reconstrução. Caracteristicamente, o SUV pode ser superestimado, mas ocasionalmente pode ser subestimado. O SUV máximo é menos afetado pelos efeitos de volume parcial.[4]
   b. *SUV médio.* Caso se aplique um SUV médio, uma pequena área de interesse deve ser delineada em torno da zona mais intensa da região.

3. *Valores de corte* (cutoff) *de SUV.* Na prática clínica, deve-se ter cuidado ao usar valores baixos de *cutoff,* retirados de textos publicados.
   a. As especificações dos dados de aquisição de dados e a análise empregada para definir esses *cutoffs* dos SUVs, geralmente, não são disponíveis nos textos publicados. Como já se verificou, as variações na aquisição de dados e da sua análise podem ter consideráveis efeitos sobre os SUVs levantados. Como também a população de pacientes varia de uma instituição para outra.
   b. Geralmente a reprodutibilidade dos resultados das medições de SUV entre instituições é fraca.
   c. Estabelecido esses fatores, geralmente recomenda-se usar com cautela os SUVs publicados na literatura, se efetivamente necessário. Valores substancialmente maiores ou menores que o *cutoff* são significativos, porém índices próximos do valor do *cutoff* podem ter utilidade duvidosa para fins diagnósticos.

4. *Interpretação.* Os SUVs devem ser apenas um dos muitos critérios empregados para a interpretação, que inclui a avaliação visual da captação, o tamanho da lesão em comparação com a captação, o padrão de captação e a história clínica. Não existem evidências que os SUVs tomados isoladamente sejam superiores à interpretação visual para um diagnóstico ideal.

5. *Resposta terapêutica.* Para avaliar a resposta terapêutica de forma acurada, torna-se necessário algum tipo de quantificação relativa, sendo que o SUV é um método prático para conseguir esse objetivo. Portanto, é importante que os parâmetros de aquisição e de análise para gerar imagens do PET sejam mantidos idênticos entre cada exame. Considerando que numa mesma instituição os protocolos podem ser padronizados, os SUVs podem ser mais úteis para monitorar a resposta terapêutica, mais do que para o diagnóstico inicial.[10] Se os SUVs forem empregados para monitorar respostas terapêuticas, torna-se essencial controlar os fatores que os influenciam. Além disso, a correlação de calibração entre o *scanner* e o calibrador de dose, assim como a estabilidade longitudinal dos fatores globais da escala do *scanner* devem ser submetidos a procedimentos rigorosos de monitoramento da garantia de qualidade/controle de qualidade (*quality assurance* – QA/ *quality control* – QC). Os SUVs são muito úteis para o diagnóstico inicial, caso os valores de *cutoff* sejam deduzidos de dados obtidos na instituição em que se interpretam os exames.
6. *Relatório.* Para portadores de câncer, é importante informar o índice de SUV adotado para as lesões, mesmo que esses valores não sejam empregados para a interpretação do estudo corrente. Caso o paciente seja reavaliado numa data posterior, os SUVs serão necessários para a interpretação do acompanhamento.
7. *Obtenção de imagens em dois momentos distintos* (Dual time – point imaging).[12-14] Nas lesões malignas em geral o SUV se elevará ao logo do tempo, ao passo que nas lesões benignas a captação decrescerá ou permanecerá estável. A obtenção de imagens em 2 momentos distintos e a avaliação da modificação do SUV entre as imagens iniciais e tardias podem melhorar a exatidão. A desvantagem está na queda da taxa de contagens emitidas pelo paciente, ao longo do tempo, embora se possa minimizá-la, se recorrer a um *scan* limitado após a complementação do estudo do corpo inteiro.
   a. Foram demonstrados progressos na acurácia para neoplasias torácicas e de cabeça e pescoço.
      - A principal importância da geração de imagens no tórax, em 2 momentos distintos, destina-se às lesões centrais.
   b. A geração de imagem em 2 momentos distintos pode ser menos importante para o abdome.
   c. A modificação na configuração da lesão entre as imagens iniciais e tardias pode indicar etiologia benigna.
   d. O intervalo de tempo decorrido entre imagens iniciais e tardias deve ser de 30 minutos ou mais.

Referências

1. Thie JA. Understanding the standardized uptake value, its methods, and implications for usage. J Nucl Med 2004;45(9):1431-1434
2. Keyes JW Jr. SUV: standard uptake or silly useless value? J Nucl Med 1995;36(10):1836-1839
3. Hamberg LM, Hunter GJ, Alpert NM *et al.* The dose uptake ratio as an index of glucose metabolism: useful parameter or oversimplification? J Nucl Med 1994;35(8):1308-1312
4. Soret M, Bacharach SL, Buvat I. Partial-volume effect in PET tumor imaging. J Nucl Med 2007;48(6):932-945
5. Schoder H, Erdi YE, Chao K *et al.* Clinical implications of different image reconstruction parameters for interpretation of whole-body PET studies in cancer patients. J Nucl Med 2004;45(4):559-566
6. Jaskowiak CJ, Bianco JA, Perlman SB, Fine JP. Influence of reconstruction iterations on 18F-FDG PET/CT standardized uptake values. J Nucl Med 2005;46(3):424-428
7. Nakamoto Y, Osman M, Cohade C *et al.* PET/CT: comparison of quantitative tracer uptake between germanium and CT transmission attenuation-corrected images. J Nucl Med 2002;43(9):1137-1143
8. Souvatzoglou M, Ziegler SI, Martinez MJ *et al.* Standardised uptake values from PET/CT images: comparison with conventional attenuation-corrected PET. Eur J Nucl Med Mol Imaging 2007;34(3):405-412
9. Erdi YE, Nehmeh SA, Pan T *et al.* The CT motion quantitation of lung lesions and its impact on PET-measured SUVs. J Nucl Med 2004;45(8):1287-1292
10. Boellaard R, Krak NC, Hoekstra OS, Lammertsma AA. Effects of noise, image resolution, and ROI definition on the accuracy of standard uptake values: a simulation study. J Nucl Med 2004;45(9):1519-1527
11. Marom EM, Munden RF, Truong MT *et al.* Interobserver and intraobserver variability of standardized uptake value measurements in non-small-cell lung cancer. J Thorac Imaging 2006;21(3):205-212
12. Dobert N, Hamscho N, Menzel C *et al.* Limitations of dual time point FDG-PET imaging in the evaluation of focal abdominal lesions. Nuklearmedizin 2004;43(5):143-149
13. Conrad GR, Sinha P. Narrow time-window dual-point 18F-FDG PET for the diagnosis of thoracic malignancy. Nucl Med Commun 2003;24(11):1129-1137
14. Hustinx R, Smith RJ, Benard F *et al.* Dual time point fluorine-18 fluorodeoxyglucose positron emission tomography: a potential method to differentiate malignancy from inflammation and normal tissue in the head and neck. Eur J Nucl Med 1999;26(10):1345-1348

6

Variantes Normais e Achados Benignos

Eugene C. Lin e Abass Alavi

■ Princípios Gerais

A maioria dos processos inflamatórios ou infecciosos, como regra, é visualizada pela tomografia por emissão de pósitron (PET), porque os leucócitos ativados apresentam elevada glicólise. Sendo assim, não é possível apresentar a lista exaustiva de todas as causas potenciais, não neoplásicas, que apresentam captação do fluorodesoxiglicose (FDG). Nesse contexto, a correlação com os dados clínicos e outros tipos de estudo por imagem, em muitos casos, deve alertar o interpretador do potencial da possibilidade de achados falso-positivos. A discussão deste capítulo enfocará as várias regiões que podem apresentar captação normal do FDG e as causas não infecciosas/inflamatórias comuns que apresentam elevada captação. Os artefatos específicos ao PET/tomografia computadorizada (TC) serão discutidos no Capítulo 8.

■ Cérebro

É importante que os médicos, que interpretam imagens do cérebro, obtidas pelo PET, analisem considerável número de imagens normais, antes de interpretar estudos de pacientes com afecções neuropsiquiátricas.[1]

1. *Padrão de captação normal*

    a. O cérebro normal apresenta elevada captação do FDG pela substância cinza, com quociente de atividade entre as substâncias cinza e branca de 2,5 a 4:1.

    b. Os gânglios da base geralmente revelam captação ligeiramente maior que o córtex.

    c. Áreas focais de captação discretamente aumentadas podem ser consideradas normais nas regiões:
        - Campos orbitários frontais.
        - Córtex cingulado posterior.
        - Região de Wernicke (lobo temporal posterossuperior).
        - Córtex visual (ver Capítulo 29).

2. *Alterações compatíveis com a idade.* O metabolismo cortical diminui conforme a idade avança, particularmente nos lobos frontais. Em contrapartida, a atividade metabólica dos gânglios da base, dos córtices visuais e do cerebelo permanece inalterada.

3. *Função renal.* Portadores de insuficiência renal revelam captação diminuída no córtex e na substância branca, quando comparada com a dos pacientes com função renal normal.[3]

4. *Simetria na captação.* Geralmente verificam-se assimetrias mínimas na captação entre os hemisférios cerebrais esquerdo e direito. A assimetria na captação deve ser analisada com cautela, a não ser que:

    a. Verifique-se diferença significativa entre os 2 lados, justificada pelos achados clínicos. Por exemplo, o grau de assimetria entre os lobos temporais, num paciente portador de epilepsia, deverá ser considerado foco em potencial para a atividade epileptógena. Frequentemente, uma diferença quantitativa de 10 a 15% é considerada significativa, porém a correlação clínica é soberana.

    b. A assimetria se estende de forma regular, sendo observada em múltiplos cortes.

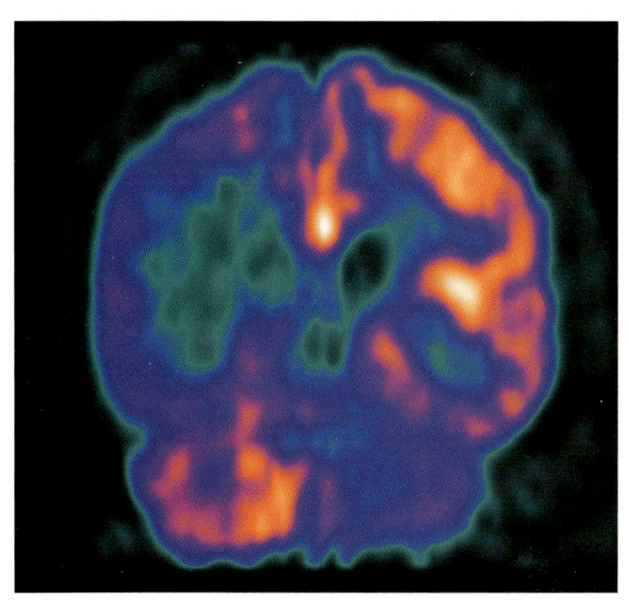

Fig. 6.1 Diásquise cerebelar cruzada. Imagem obtida pela tomografia por emissão de pósitron, em plano coronal, revela menor atividade no hemisfério cerebral direito consequente a infarto. Observa-se diminuição do metabolismo cerebelar esquerdo, secundário à diásquise cerebelar cruzada.

5. *Comparação com a tomografia por emissão de fóton único SPECT* (single-photon emission computed tomography)
   a. A captação, geralmente, corresponde ao acúmulo dos traçadores empregados pelo SPECT e que refletem a perfusão, exceto nos casos em que ocorre dissociação entre perfusão e metabolismo (p. ex., perfusão de luxúria pós-infarto).
   b. A magnitude do hipometabolismo observada num exame com PET, geralmente, é maior que a da hipoperfusão verificada num estudo com SPECT.
   c. A captação cerebelar do PET varia, porém, de modo geral, é menos intensa que a observada no SPECT. Essa menor intensidade observada no PET difere da captação verificada nas imagens obtidas pelo SPECT, onde consistentemente o cerebelo aparece mais ativo que as demais estruturas cerebrais.
6. *Diásquise cerebelar cruzada.* O metabolismo da glicose verificado num hemisfério cerebelar, contralateral a uma anomalia localizada na região supratentorial (tumor, infarto ou trauma), frequentemente é diminuído (**Fig. 6.1**), na fase aguda da lesão, e pode modificar-se ao longo do tempo. Isto não significa patologia cerebral.
   a. Acredita-se que a diásquise está relacionada com a interrupção da via cortico-pontocerebelar.
   b. Tem sido relatada a presença de hipometabolismo na ponte ipsolateral e a preservação do metabolismo no núcleo dentado contralateral.[4]

■ Coluna Espinhal

A intensidade de captação pela coluna espinhal varia, sendo considerada normal uma captação discreta.

■ Coração

1. *Captação ventricular*
   a. *Em jejum.* Nos estudos não cardíacos, realizados pelo PET, obtidos em jejum, o metabolismo miocárdico passa a empregar ácidos graxos em vez de glicose, de forma que teoricamente a captação miocárdica em jejum deve ser a menor possível. No entanto, em muitos casos, observa-se considerável concentração miocárdica do FDG nos estudos com PET, quando realizados com o paciente em jejum.
      - Pacientes ambulatoriais, homens, pacientes jovens, pacientes com insuficiência cardíaca e pacientes tratados com benzodiazepínicos apresentam maior tendência para a captação miocárdica.[5,6] Pacientes diabéticos e pacientes tratados com benzifibrato ou com levotiroxina tendem a apresentar menor captação miocárdica.[5,7]
      - Não é incomum observar um padrão heterogêneo de captação ventricular. Áreas focais que revelam elevada ou diminuída captação não devem ser consideradas locais de lesão, na ausência de história cardíaca que as justifique.
      - O padrão de captação miocárdica revela uma larga faixa de variabilidades espacial e temporal, sendo que em estudos seriados de uma paciente sem história clínica de afecção cardíaca, é possível observar padrões substancialmente diferentes de captação miocárdica do FDG (**Fig. 6.2**).[8]
      - Nos pacientes em jejum, a presença de menor atividade septal tem sido considerada uma variante normal (**Fig. 6.3**). No entanto, a presença de bloqueio de ramo esquerdo também pode acarretar captação septal diminuída.[9]
   b. *Efeito da insulina.* Nota-se elevada atividade miocárdica após a administração de insulina ou a liberação de insulina após uma refeição recente (os receptores miocárdicos de glicose são insulinossensíveis). Observa-se esse fato conjuntamente associado à intensa captação pelo

músculo esquelético (como se observa na **Fig. 4.1**, p. 34).

c. *Captação pelo ventrículo direito.* Observa-se maior captação pelo ventrículo esquerdo que pelo direito. Tipicamente, a captação pelo ventrículo direito é mínimo, a não ser que haja hipertrofia ventricular.

d. *Captação pelo músculo papilar.* Frequentemente observa-se captação pelo músculo papilar em conjunção com a captação pela parede ventricular esquerda. Ocasionalmente pode ser observada a captação pelo músculo papilar de forma isolada (**Fig. 6.4**).[10] Nesses casos, a captação simula presença de neoplasia intraventricular ou de trombo. Lembrar que não existe músculo papilar septal no ventrículo esquerdo, portanto a observação de captação no septo ventricular não pode representar presença de músculo papilar (**Fig. 6.4**).

2. *Captação atrial*

   a. A captação atrial pode ser de forma irregular e focal. A captação atrial focal pode simular nódulo do mediastino (**Fig. 6.5**). Essa impressão é especialmente verdadeira em imagens da região subcarinal, obtidas em plano transversal. Sendo assim, torna-se necessária a correlação com imagens obtidas pelo PET, em planos sagital e coronal, e pela TC, antes de concluir o diagnóstico de presença de captação nodular localizada na região subcarinal, observada nas imagens em plano transversal.

   b. A presença de captação de forma anelar pode simular a presença de um grande nódulo necrosado, localizado na região subcarinal (**Fig. 6.6**). Essa apresentação pode ser facilmente diferenciada, correlacionando-a com imagens obtidas em todos os planos pelo PET e pela TC.

   c. A presença de elevadas captações atriais direita e esquerda associa-se a fibrilação atrial.[11-13] Geralmente a captação atrial direita (**Fig. 6.7**) é mais evidente.[12]

3. *Imagens de perfusão.* Quando a imagem de perfusão é obtida com o emprego de nitrogênio 13 amônia, normalmente a atividade da parede lateral se apresenta diminuída, quando comparada com a do septo.[14] Esta observação é de etiologia desconhecida.

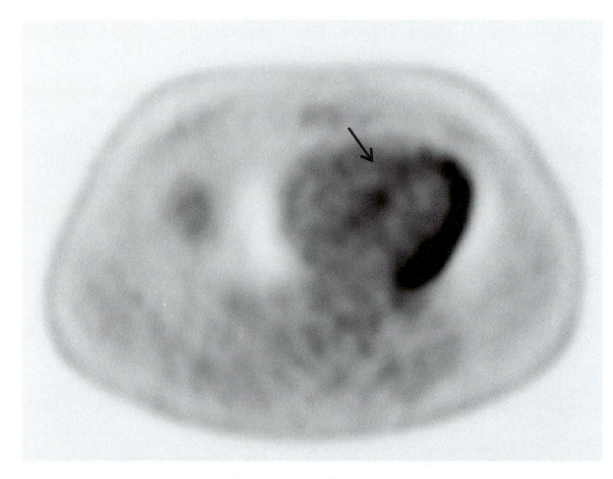

Fig. 6.3 Variante normal mostrando menor captação pelo septo. Imagem obtida pela tomografia por emissão de pósitron, em plano transversal, revela menor captação septal *(seta)*, que representa uma variante normal nesse paciente. Na maioria dos casos, esse achado é considerado uma variante normal, porém a presença de infarto ou de bloqueio de ramos esquerdos poderia também causar esse aspecto, que não pode ser diferenciado da variante normal de captação diminuída sem história clínica.

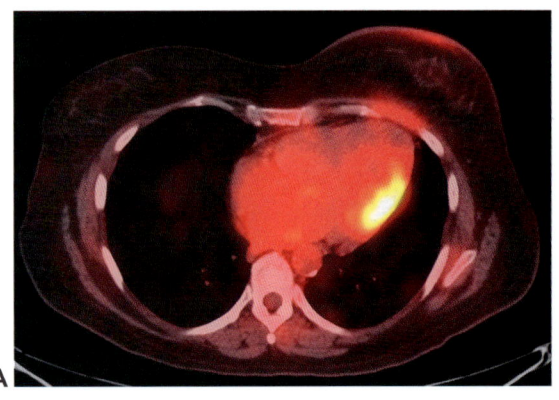

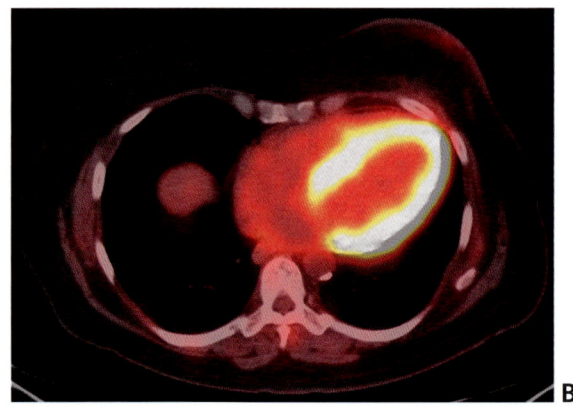

Fig. 6.2 Alteração do padrão de captação miocárdica. **(A)** Imagem obtida pela tomografia por emissão de pósitron/tomografia computadorizada (PET/TC), em plano transversal, revela ausência de captação do fluorodesoxiglicose pelo septo, pela parede anterior e pelo ápice. Esta imagem não deve ser interpretada como de infarto, na ausência de história clínica que a justifica, sendo que esse paciente não apresentava história de doença cardíaca. **(B)** Imagem do mesmo paciente, obtida em plano transversal pelo PET/TC, em uma data posterior, revela captação miocárdica homogênea.

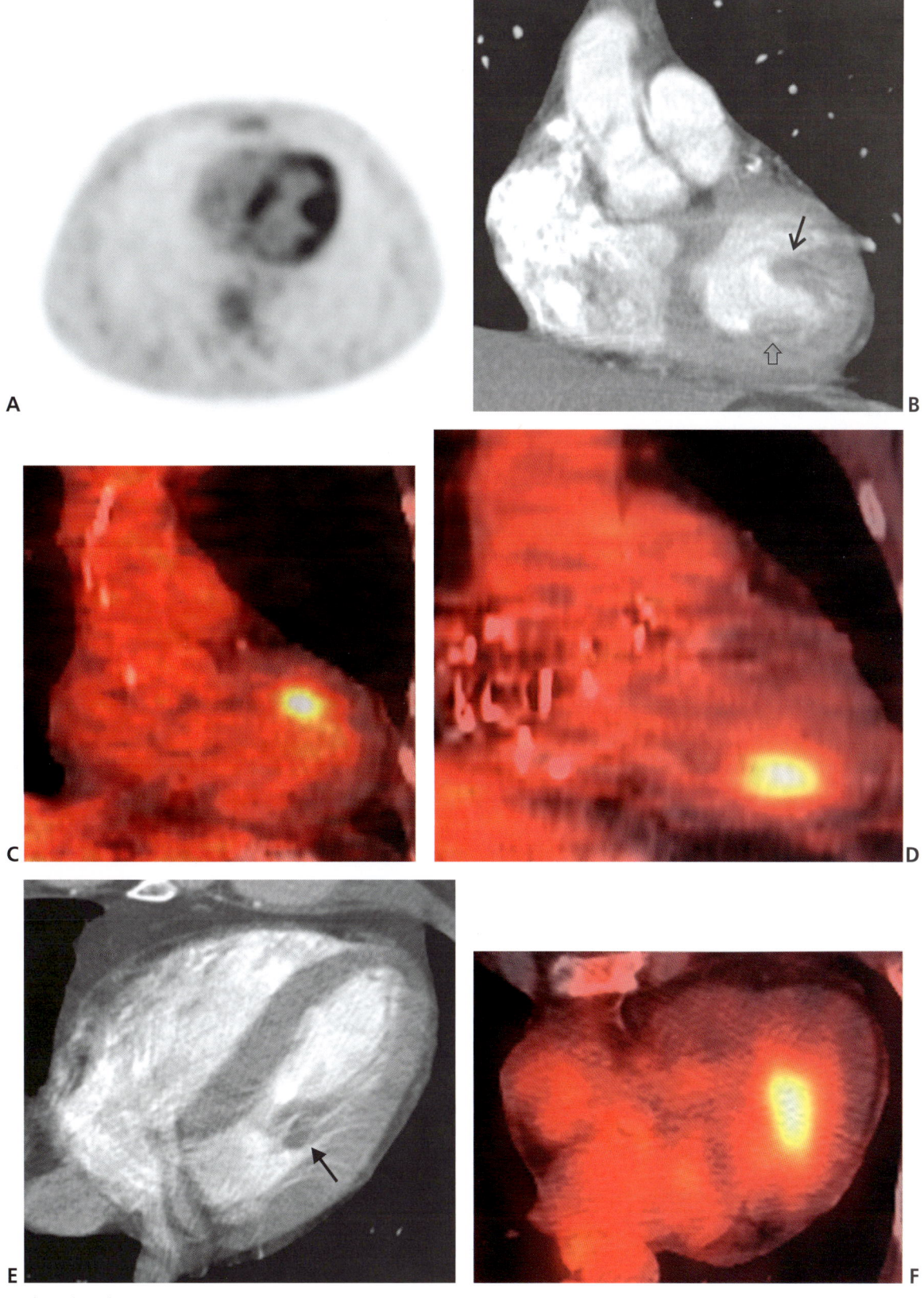

Fig. 6.4 *(Continua.)*

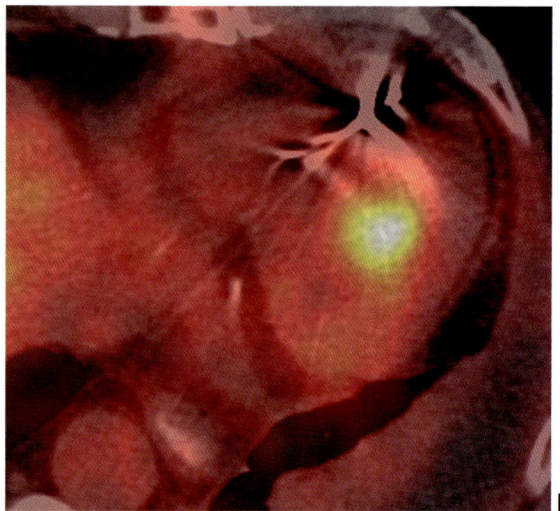

Fig. 6.4 *(Continuação)* Captação isolada pelo músculo papilar *versus* metástase cardíaca. **(A)** Imagem obtida pela tomografia por emissão de pósitron (PET), em plano transversal, revela captação pelo miocárdio do ventrículo esquerdo e pelo músculo papilar. No entanto, às vezes, verifica-se a captação pelo músculo papilar, sem observar a captação miocárdica.
(B) Imagem obtida pela tomografia computadorizada (TC), em plano coronal, mostra os músculos papilares localizados nas paredes anterolateral *(seta)* e posterior medial *(seta clara)*.
(C) Imagem obtida pelo PET/TC, em plano coronal, revela a captação isolada pelo músculo papilar anterolateral. **(D)** Imagem obtida pelo PET/TC, em plano coronal, revela a captação isolada pelo músculo papilar posterolateral. **(E)** Imagem obtida pela TC, em plano transversal, mostra o músculo papilar anterior *(seta)*.
(F) Imagem obtida pela TC, em plano transversal, mostra a captação isolada pelo músculo papilar anterolateral. **(G)** Imagem obtida pela TC, em plano transversal, revela o músculo papilar posteromedial *(seta)*. **(H)** Imagem obtida pelo PET/TC revela a captação isolada pelo músculo papilar posteromedial.
(I) Observa-se a captação focal por metástase localizada no ventrículo esquerdo. Observar que esta imagem não pode representar o músculo papilar, já que se origina do septo no qual não existem músculos papilares localizados no septo do ventrículo esquerdo. (De Lin EC. Isolated papillary muscle uptake on FDG PET/TC. Clin Nucl Med 2007;32(1):76-78. Reimpressa com autorização.)

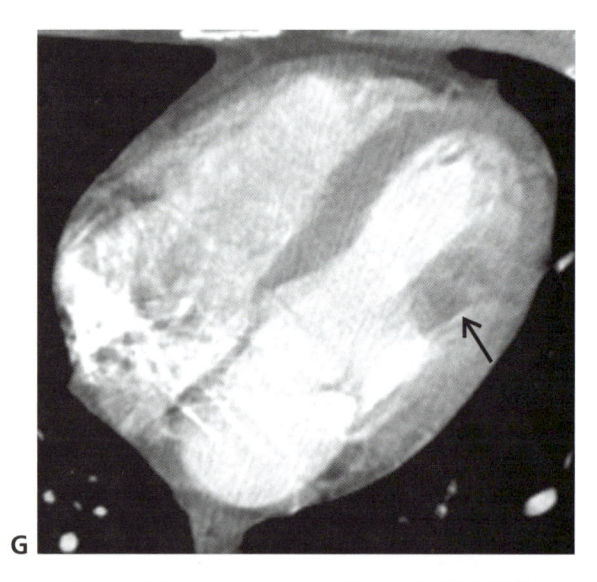

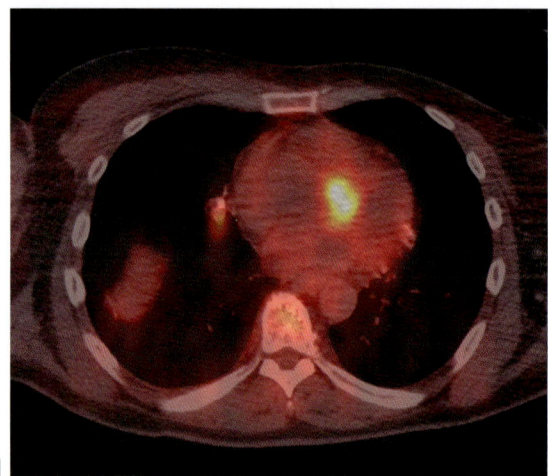

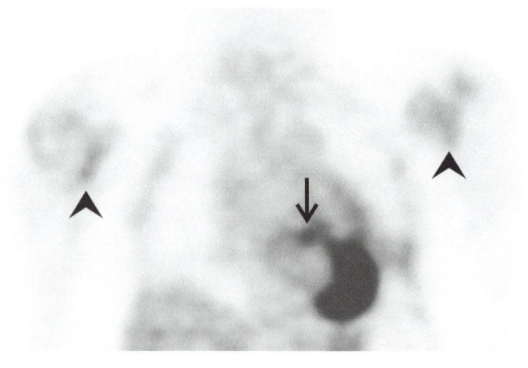

Fig. 6.5 Captação focal pelo átrio esquerdo mimetizando a captação nodular, assim como a captação pela articulação glenoumeral. Imagem obtida pela tomografia por emissão de pósitron, em plano coronal, revela o aumento de captação focal pelo átrio esquerdo *(seta)*. Esta imagem poderia mimetizar a presença de captação anormal por nódulo localizado na região da subcarina, em um estudo obtido em plano transversal se for analisado por este ângulo. Na imagem em plano coronal, verifica-se que a captação se encontra contígua ao átrio esquerdo. Observa-se elevada captação pela articulação glenoumeral *(pontas de seta)*. Apesar de esta imagem poder mimetizar a presença de adenopatia, pode ser diferenciada pela sua configuração linear e pela localização imediatamente medial às cabeças dos úmeros.

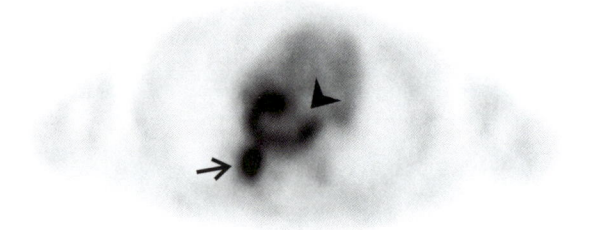

Fig. 6.6 Captação difusa pelo átrio esquerdo, mimetizando a presença de nódulo necrosado. Imagem obtida pela tomografia por emissão de pósitron, em plano transversal, em um paciente portador de câncer do pulmão *(seta)* revela área circular de captação, localizada medialmente, sugestiva de um nódulo necrosado localizado no mediastino. Esta imagem revela captação pelo átrio esquerdo, que pode ser suspeito, já que não ocorre a captação na região do plano valvar *(ponta de seta)*.

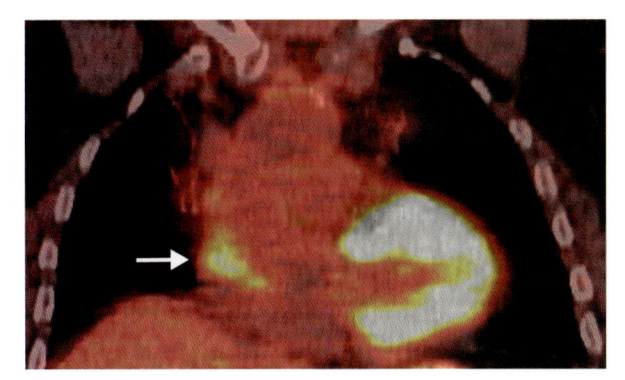

Fig. 6.7 Captação pelo átrio direito. Imagem obtida em plano coronal, pela tomografia por emissão de pósitron/tomografia computadorizada, revela a captação pelo átrio direito *(seta)*.

■ Cabeça e Pescoço

1. *Captação normal (sagital).* Em imagens obtidas em plano sagital, normalmente observa-se uma configuração que lembra a letra C invertida, composta pelos músculos milo-hióideo e pelas glândulas sublinguais, palato mole e as tonsilas (**Fig. 6.8**). Essas são as áreas que mais comumente revelam a captação normal.
2. *Músculos milo-hióideos e glândulas sublinguais (transversais).* Nas imagens obtidas em plano transversal, a captação pelos músculos milo-hióideos e/ou glândulas sublinguais pode configurar-se como a letra V invertida, de localização medial à mandíbula. Pela proximidade, torna-se difícil distinguir se a captação observada é pelas glândulas sublinguais ou pelos músculos milo-hióideos ou, então, por ambos. A captação sublingual é mais evidente e focal (**Fig. 6.9**), enquanto a captação observada nos músculos milo-hióideos é menos inten-

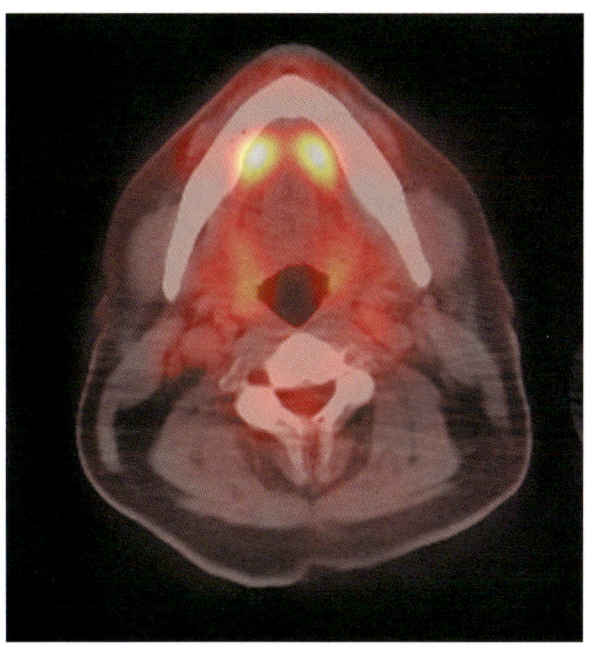

Fig. 6.9 Captação pelas glândulas sublinguais. Imagem obtida pela tomografia por emissão de pósitron/tomografia computadorizada, em plano transversal, revela a captação normal, pelas glândulas sublinguais, configurando a letra V invertida. A captação pelo músculo milo-hióideo pode mostrar a aparência similar, porém se encontra em um plano ligeiramente inferior e de configuração mais linear.

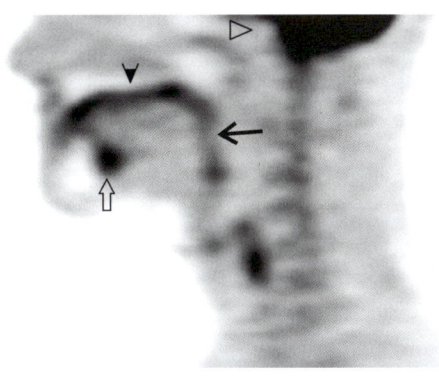

Fig. 6.8 Imagem normal da cabeça e do pescoço em plano sagital. Imagem obtida pela tomografia por emissão de pósitron, em plano sagital, revela padrão de captação tipicamente configurando a letra U invertida, localizada nas tonsilas *(seta sólida)*, pelo palato mole *(ponta de seta)*, pelo músculo milo-hióideo e pelas glândulas sublinguais *(seta clara)*. Observa-se também a captação pela nasofaringe *(seta aberta)*.

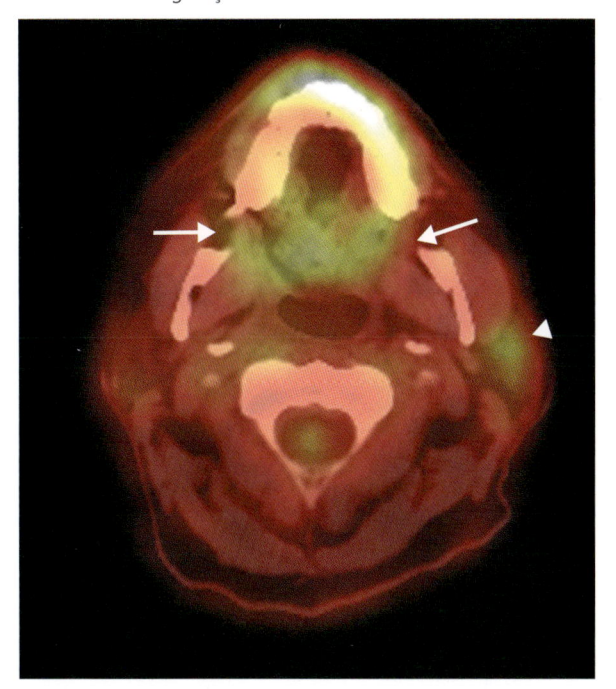

Fig. 6.10 Captação pelo palato mole, glândula parótida e medula espinal. Imagem obtida pela tomografia por emissão de pósitron/tomografia computadorizada, em plano transversal, revela a captação normal pelo palato mole *(setas)*, que pode apresentar-se de forma muito proeminente nas imagens obtidas em plano transversal. Nota-se a captação normal pela glândula parótida esquerda *(ponta de seta)*, que se apresenta mais evidente que a captação pela glândula parótida direita, uma vez que este paciente possui maior quantidade de tecido na parótida esquerda, a esse nível. Observa-se também a captação normal pela medula espinal.

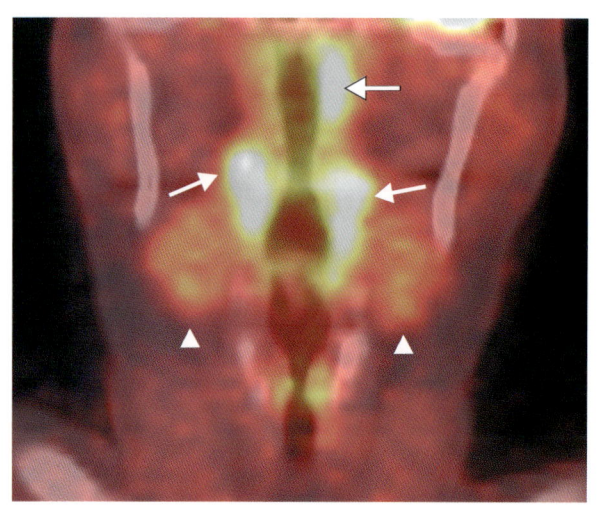

Fig. 6.11 Captação pelas tonsilas e glândulas submandibulares e presença de carcinoma da nasofaringe. Imagem obtida pela tomografia por emissão de pósitron, em plano coronal, revela bandas típicas de captação vertical pelas tonsilas *(setas)*. Observa-se discreta captação pelas glândulas submandibulares *(pontas de setas)*. A captação pelas tonsilas geralmente é maior que a captação revelada pelas glândulas salivares. Nota-se a captação assimétrica na nasofaringe esquerda *(seta clara)* consequente a carcinoma de nasofaringe. Todavia, nas populações em que o carcinoma de nasofaringe não é endêmico, a captação assimétrica frequentemente representa processo inflamatório. Se essas captações fossem simétricas, poderiam representar uma variante normal ou serem decorrentes de inflamação.

sa e apresenta-se de forma linear (ver **Fig. 8.6**, p. 93).

3. *Palato mole (transversal).* Em imagens obtidas no plano transversal, o palato mole pode apresentar atividade focal intensa (**Fig. 6.10**).
   - A captação pelo palato mole se destaca mais nos pacientes masculinos.[15]
4. *Tonsilas (coronal).* Em imagens obtidas em plano coronal, a captação normal pelas tonsilas palatinas e linguais (**Figs. 6.8** e **6.11**) apresenta-se na forma de duas faixas lineares verticais de captação. Este fato pode ser muito evidente em ambientes de temperatura baixa, assim como em crianças.
   - Com o avanço da idade, observa-se menor intensidade de captação pelas glândulas palatinas.[15]
5. *Glândulas salivares.* A captação pelas glândulas salivares varia mais que a observada nas tonsilas.[15] Caso seja observada captação pelas glândulas salivares, a mesma é de menor intensidade que a verificada nas tonsilas (**Fig. 6.11**).
   a. A captação pelas glândulas sublinguais é menor, à medida que a idade avança.[15]
   b. As glândulas sublinguais encontram-se contíguas aos nódulos submandibulares, cuja captação pode ser difícil de distinguir da apresentada pela captação glandular normal nas imagens obtidas pelo PET/TC (**Fig. 6.12**).

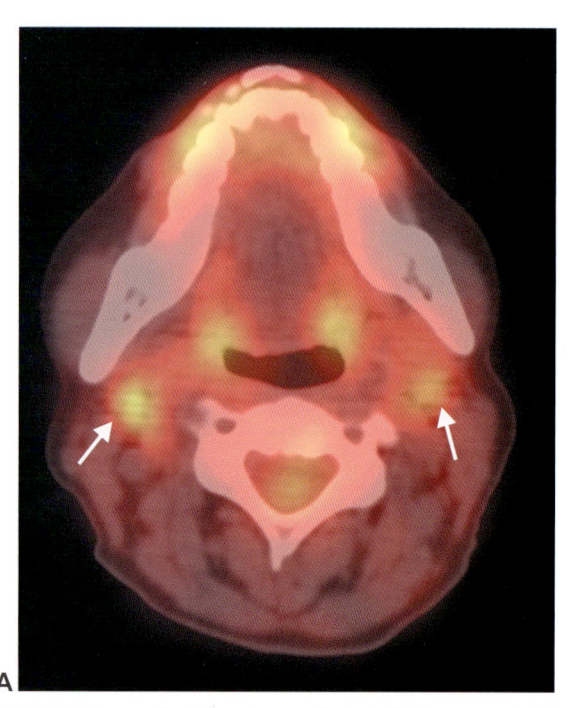

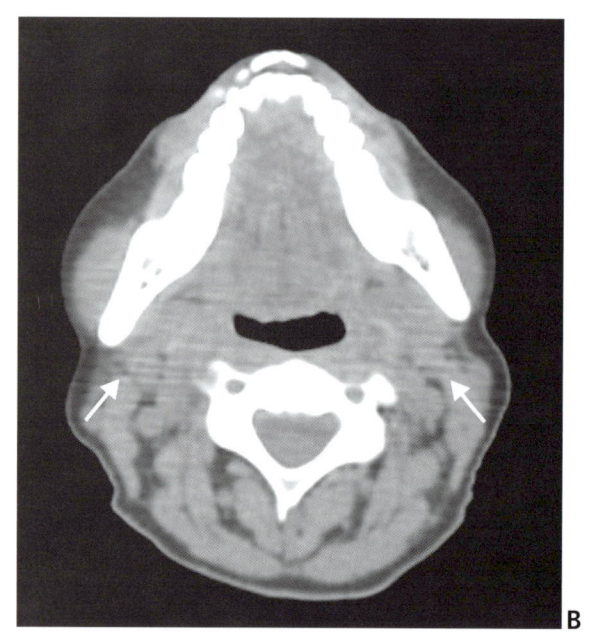

Fig. 6.12 Nódulo ou glândula submandibular? **(A)** Imagem obtida pela tomografia por emissão de pósitron/tomografia computadorizada, em plano transversal, revela captação bilateral, próximo às glândulas submandibulares *(setas)*. É difícil definir se esta captação se deve aos nódulos ou a glândulas submandibulares, sobretudo porque a captação se apresenta bilateralmente. No entanto, a captação se encontra em plano relativamente posterior, sugerindo que a mesma não ocorre nas glândulas submandibulares. **(B)** Imagem em plano transversal, obtida pela TC, revela presença de nódulos bilaterais *(setas)*, correspondendo à captação do fluorodesoxiglicose (FDG). Nota-se a presença de glândulas submandibulares, apresentando densidade menor, localizadas anteriormente aos nódulos.

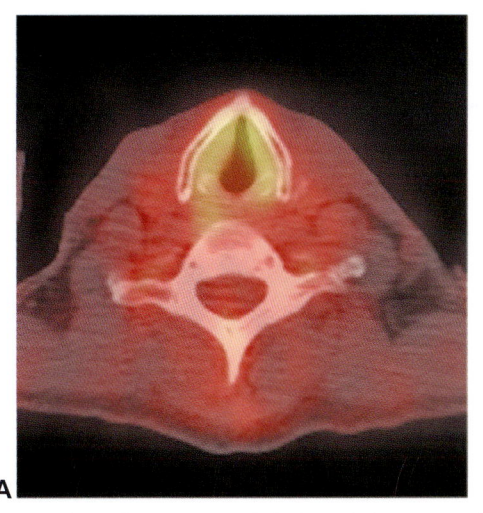

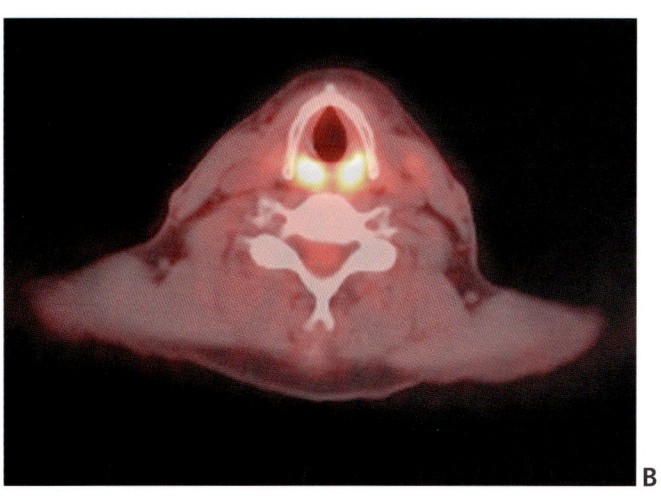

Fig. 6.13 Padrões de captação pela laringe. **(A)** Imagem obtida pela tomografia por emissão de pósitron/tomografia computadorizada (PET/TC), em plano transversal, revela a captação pela laringe, em uma configuração da letra V invertida, decorrente da captação por ambas as pregas vocais e pelos músculos cricoaritenóideos. **(B)** Imagem obtida pelo PET/TC, em plano transversal, revela 2 focos de captação pelos músculos cricoaritenóideos. Notar nesse paciente a ausência de captação pela prega anterior que é uma variante normal. Caso a captação pela prega anterior fosse maior que a captação pela prega posterior, levantar-se-ia suspeita maior de lesão.

6. *Captação na região da nasofaringe.* A captação nasofaríngea, às vezes, é considerada como uma variante normal (**Fig. 6.8**), embora captações com intensidades maiores poderem ser decorrentes da presença de inflamação ou tumor. A captação no recesso faríngeo lateral pode ser simétrica ou assimétrica.
   a. *Captação assimétrica.* A presença de captação assimétrica no recesso faríngeo lateral (**Fig. 6.11**), a captação por nódulo cervical e a verificação de espessamento assimétrico do recesso faríngeo lateral, em imagem de TC, associam-se à presença de carcinoma nasofaríngeo.[16]
      • No entanto, numa população formada por pacientes que apresentam menor frequência de carcinoma nasofaríngeo, a presença de captação assimétrica no recesso faríngeo lateral geralmente é de origem inflamatória.
   b. Um corte (*cutoff*) < 3,9 do SUV e a verificação de um quociente < 1,5, entre as captações apresentadas pelo recesso faríngeo lateral e pela tonsila palatina, são fatores que auxiliam na diferenciação entre captações benignas e malignas, observadas no recesso faríngeo lateral.[16]
7. *Língua.* Ocasionalmente pode ser observada a captação pela língua, especialmente se o paciente falar após a injeção do FDG. Nas crianças, comumente, visualiza-se a presença de tecidos adenoides na base da língua.
8. *Captação laríngea.* A captação pelo músculo laríngeo é uma variante normal, e é de intensidade considerável se o paciente falar logo após a administração do FDG. Pode-se apresentar numa configuração de ferradura de cavalo, revelando captação em ambas as pregas vocais e nos músculos cricoaritenóideos ou aparece como 2 áreas focais de captação de localização posterior aos músculos cricoaritenóideos (**Fig. 6.13**). A presença de atividade normal é mais evidenciada na região posterior.
   a. É melhor adotar a assimetria da captação pela laringe como critério de anomalia, em vez do valor absoluto da captação.

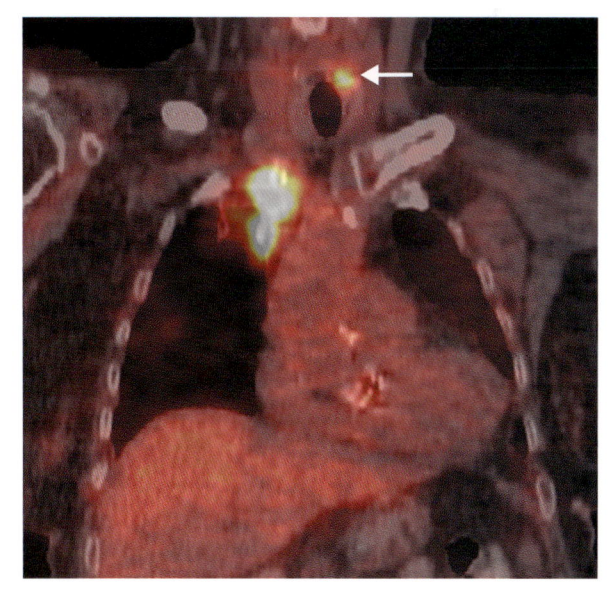

Fig. 6.14 Imagem obtida pela tomografia por emissão de pósitron/tomografia computadorizada, em plano coronal, revela captação unilateral pela prega vocal esquerda *(seta)*, decorrente da paralisia da prega vocal direita, causada por câncer do pulmão localizado no ápice.

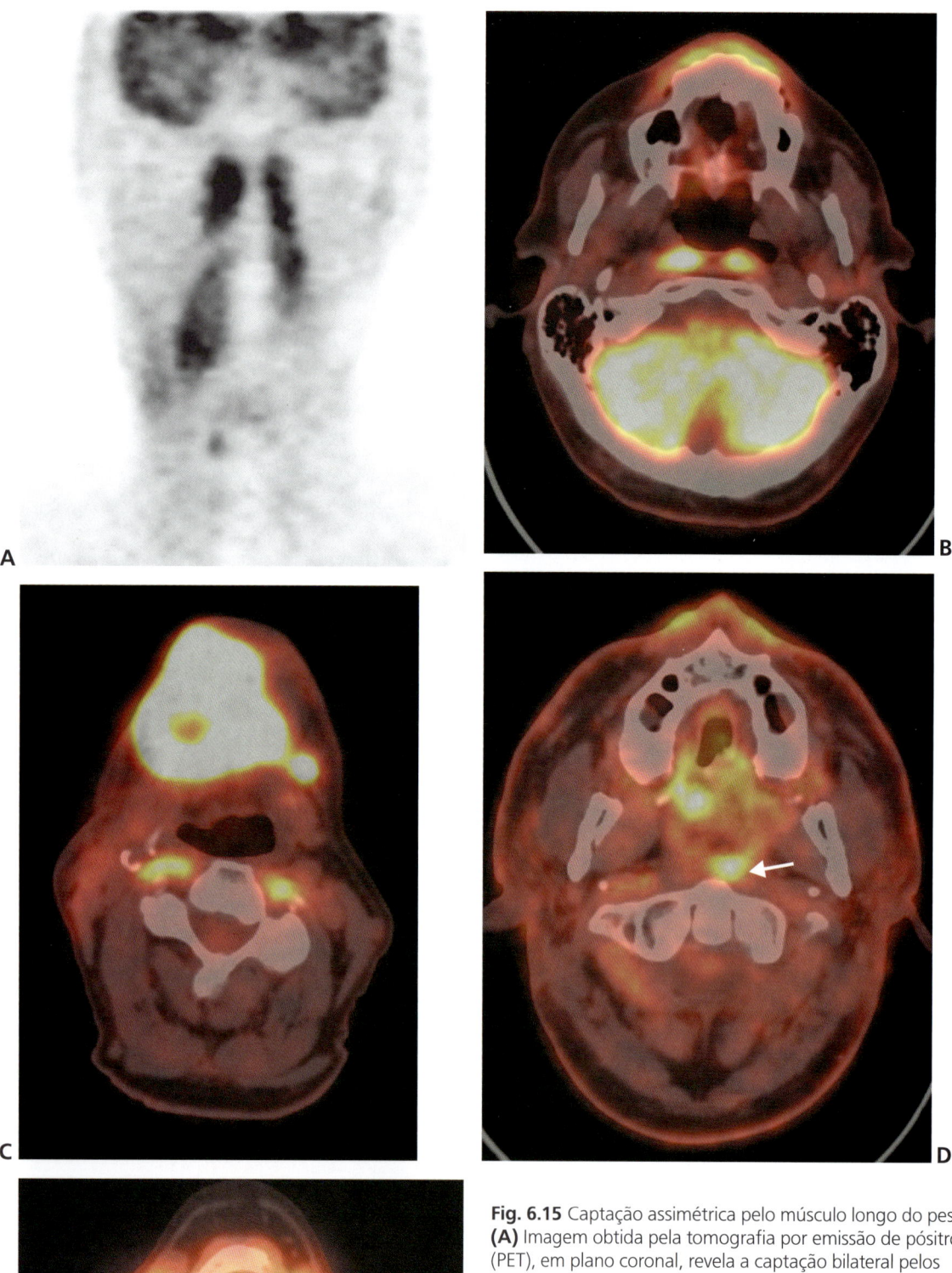

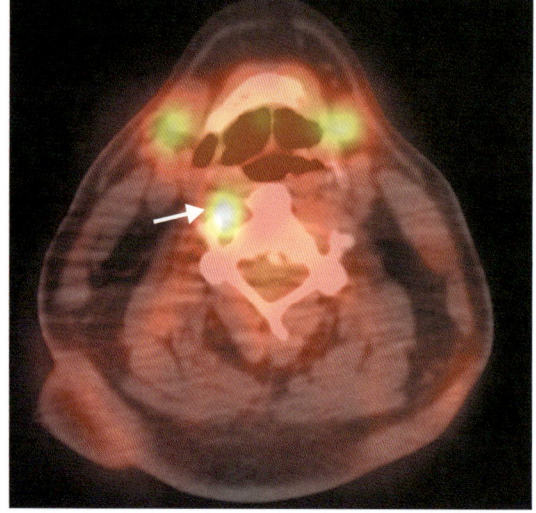

Fig. 6.15 Captação assimétrica pelo músculo longo do pescoço. **(A)** Imagem obtida pela tomografia por emissão de pósitron (PET), em plano coronal, revela a captação bilateral pelos músculos longos do pescoço. Os músculos longos do pescoço localizam-se na face anterior dos corpos vertebrais T1 até T3 e dos tubérculos anteriores dos processos transversos das vértebras C3 até C7. Inserem-se no arco anterior da C1 e nos corpos vertebrais da C2 até C4. **(B)** Imagem obtida pela tomografia por emissão de pósitron/tomografia computadorizada (PET/TC), em plano transversal, revela a captação pelos músculos longos do pescoço, em segmentos superior e **(C)** inferior. **(D)** Às vezes, observa-se a captação assimétrica, que pode mimetizar a lesão. Imagens em planos transversais, obtidas pelo PET/TC, revelam a captação pelo músculo longo do pescoço (setas) em segmentos superior e **(E)** inferior. (De Lin EC. Focal asymmetric longus colli uptake on FDG PET/TC. Clin Nucl Med 2007;32:67-69. Reimpressa com autorização.)

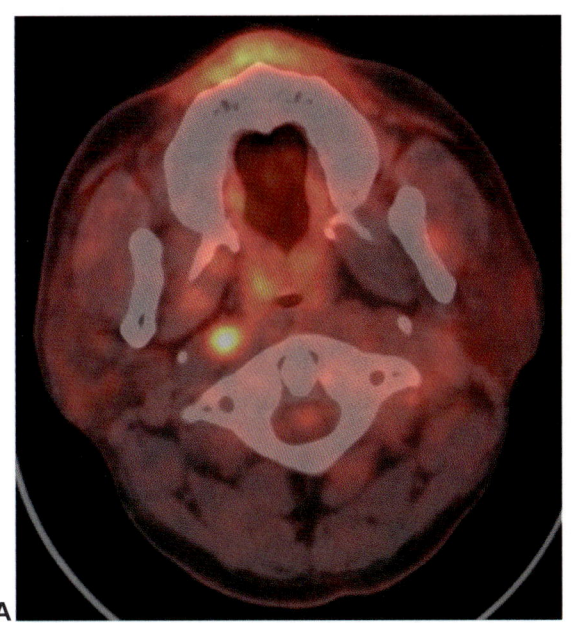

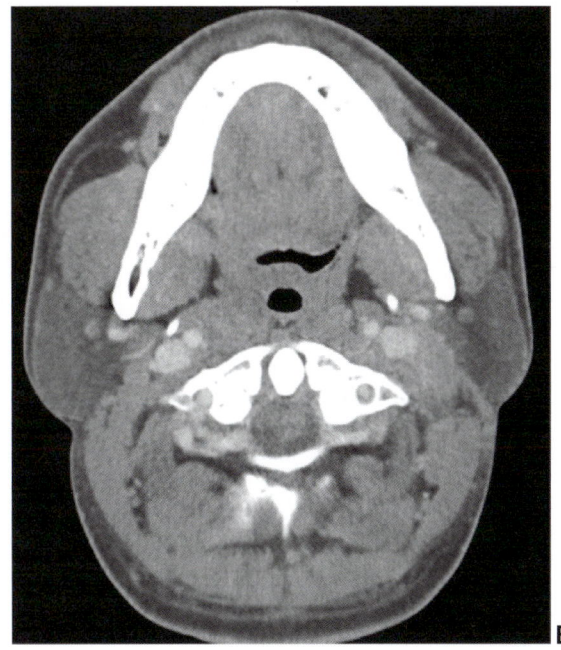

Fig. 6.16 Captação por nódulo localizado na retrofaringe *versus* captação pelo músculo longo do pescoço. **(A)** Imagem obtida pela tomografia por emissão de pósitron/tomografia computadorizada (PET/TC), em plano transversal, revela a captação focal na região do músculo longo direito do pescoço, que poderia mimetizar uma variante normal, mostrando a captação assimétrica pelo músculo longo do pescoço, porém a correlação com **(B)** imagem de TC com realce e contraste revela a presença de tecido mole assimétrico nesta região. A captação devia-se a um nódulo localizado na retrofaringe.

b. Todavia, a captação laríngea pode apresentar-se assimétrica, decorrente das modificações pós-cirúrgicas e da paralisia das pregas vocais (**Fig. 6.14**).

c. A presença de captação na região anterior preocupa mais que a captação posterior.

9. *Captação muscular*. A captação muscular é comum, especialmente pelos músculos esternocleidomastóideos. Observa-se a captação com menor frequência nos músculos longos do pescoço, que podem ser assimétricos e potencialmente simular neoplasia (**Fig. 6.15**).[17] Todavia, antes de considerar como captação a atividade assimétrica revelada pelos músculos longos do pescoço, a presença de adenopatia retrofaríngea (**Fig. 6.16**) deve ser descartada, uma vez que a mesma pode apresentar a aparência semelhante em imagens obtidas em plano transversal.

Tireoide

1. *Captação difusa*. A presença de discreta captação difusa pode ser considerada uma variante normal. Captações de maior intensidade são observadas na doença de Graves e na tireoidite crônica (**Fig. 6.17**).[18,19] Particularmente, a verificação de captação difusa pela tireoide geralmente se associa à tireoidite linfocítica crônica (Hashimoto), que não é afetada pela terapia hormonal. O SUV não apresenta relação com o grau de hipotireoidismo.[20]

   a. *SUV*. A tireoide normal revela uma média de SUV entre 1,5 ± 0,2.[21]
   b. *Doença de Graves*. Na doença de Graves, é relativamente incomum observar o aumento de captação pela tireoide, na verdade, nesta afecção é mais comum observar o aumento de atividade pelo músculo esquelético e pelo timo.[22]

2. *Captação focal*. A captação focal não é específica e pode ser observada em ambos os tipos de nódulos: benignos e malignos (ver Capítulo 14).

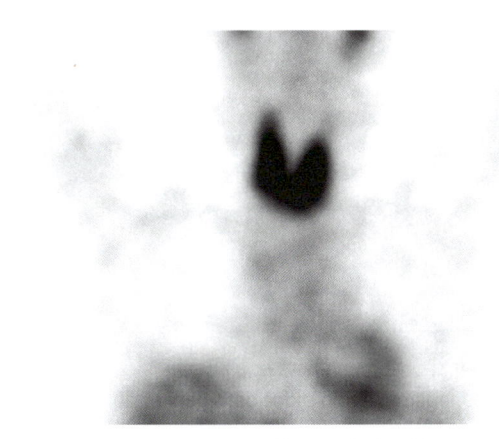

Fig. 6.17 Tireoidite. Captação difusa pela tireoide, consequente à tireoidite. A verificação de menores intensidades de captação difusa poderia ser atribuída à presença de uma variante normal.

3. *Similitude do nódulo da tireoide.* Nas imagens obtidas pelo PET, antes de diagnosticar a presença de nódulos periféricos, é necessário realizar a correlação com a técnica de imagem anatômica.
   a. *Linfonodo.* A presença de um linfonodo de localização medial, adjacente à tireoide, pode assemelhar-se a um nódulo da tireoide (ver Capítulo 14).
   b. *Anomalia da paratireoide.* Tanto os adenomas da paratireoide quanto a hiperplasia podem causar aumento na captação, assemelhando-se a um nódulo da tireoide. As glândulas paratireoides normais não são visualizadas nos estudos com FDG PET.

Região Axilar

1. *Articulação glenoumeral.* A presença de atividade na articulação glenoumeral pode mimetizar adenopatia axilar em imagens obtidas nos planos transversal e coronal (**Fig. 6.18**), que pode ser identificada pela sua aparência linear, com localização medial imediata à cabeça do úmero. Este achado nem sempre pode ser considerado uma variante normal, já que geralmente se associa à dor na articulação.
2. *Extravasamento da dose.* O extravasamento ocorrido no local da injeção pode causar captação por nódulo axilar ipsolateral em razão da formação de partículas que são fagocitadas através da drenagem pelos nódulos linfáticos.

Mamas

1. *Fase pré-menopausa.* Nas mulheres que se encontram na fase pré-menopausa, observa-se a captação difusa de baixa intensidade, pelo tecido das glândulas mamárias (**Fig. 6.19**). O SUV de mamas densas é maior que o verificado nas mamas

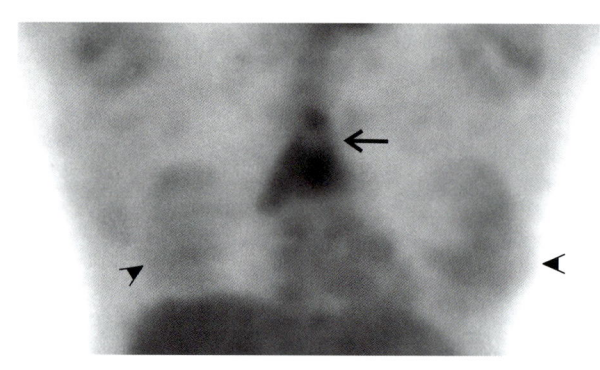

Fig. 6.19 Hiperplasia do timo e captação normal pela mama. Imagem em plano coronal, obtida mediante fluorodesoxiglicose (FDG), revela captação por um timo hiperplásico, em uma paciente com 35 anos. Esta imagem não deve ser confundida com adenopatia mediastinal, já que se apresenta na forma da letra V invertida e mostra uma fenda horizontal fotopênica *(seta)*, característica do timo. Às vezes, é possível observar uma fenda fotopênica em direção vertical. Nota-se a captação normal pelo tecido glandular mamário, em uma mulher que se encontra na fase pré-menopausa *(pontas de setas)*.

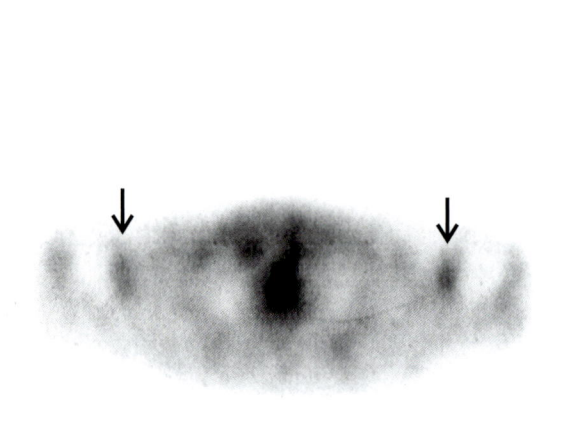

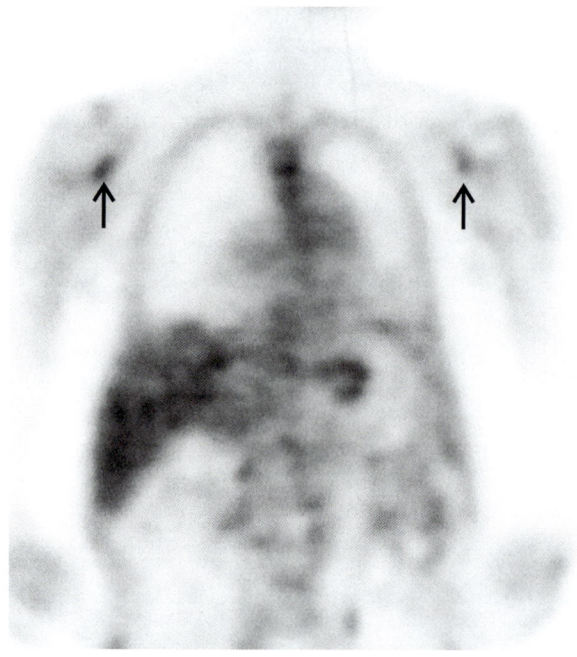

Fig. 6.18 Atividade na articulação glenoumeral mimetizando a captação por nódulo axilar. **(A)** Imagem obtida pela tomografia por emissão de pósitron (PET), em plano transversal, através do tórax superior, revela a captação bilateral pelas articulações glenoumerais *(setas)*. **(B)** Imagem em plano coronal, obtida pelo PET, no mesmo paciente, revela a captação bilateral pelas articulações glenoumerais *(setas)*. Apesar de esta captação poder ser confundida com captação por nódulo axilar, a mesma distingue-se por sua configuração linear e sua localização imediatamente medial à cabeça do úmero.

não densas; no entanto, mesmo assim, a intensidade de captação pelas mamas densas ainda é baixa (SUV em torno de 1).[23]
2. *Fase pós-menopausa.* As mulheres que se encontram na fase pós-menopausa e que estejam em terapia de substituição hormonal podem também revelar captação glandular. Nas mulheres que se encontram na fase pós-menopausa e que não são sofrem substituição hormonal, a captação mamária deverá ser de menor intensidade que a observada no fígado.[24]
3. *Amamentação.* Durante a amamentação, observa-se intensa captação difusa.
4. *Mamilos.* É comum observar a captação pelos mamilos.
5. *Implantes mamários.* Observa-se discreta captação em torno dos implantes mamários que se revelam como áreas fotopênicas.
6. *Captação focal.* Observa-se a captação focal numa larga gama de condições benignas, mas geralmente representa a presença de lesão maligna (ver Capítulo 16).

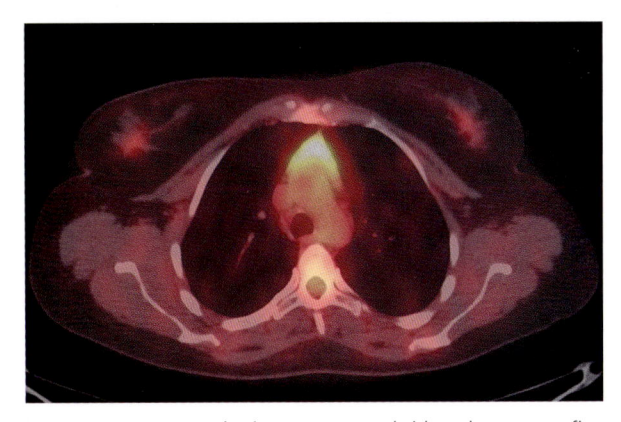

Fig. 6.20 Captação pelo timo. Imagem obtida pela tomografia por emissão de pósitron/tomografia computadorizada, em plano transversal, revela intensa captação pelo timo.

■ Timo

1. *Crianças.* Nas crianças, a captação pelo timo pode ser considerada uma variante normal.
2. *Adultos.* Nos adultos, a captação pelo timo (**Figs. 6.19 e 6.20**) pode ser observada na presença de hiperplasia do timo ou se perdura considerável volume de tecido do timo após a adolescência. O timo pode ser distinguido da adenopatia mediastínica anterior, por sua característica configuração de "V" invertido. Além disso, frequentemente, observam-se fendas fotopênicas, estendendo-se pelo tecido do timo.
   a. *Idade.* Apesar de geralmente a captação pelo timo ser observada em jovens adultos, tem sido relatada também em pacientes com até 54 anos de idade.[25]
   b. *Quadro clínico.* Ocasionalmente, observa-se a captação pelo timo logo após a aplicação de quimioterapia, sendo comum após a aplicação de radioiodoterapia para o tratamento do câncer da tireoide.
   c. *Malignidade.* Deve-se considerar a possibilidade de malignidade quando se verifica a presença de intensa captação focal (maior que a observada no cerebelo ou na bexiga ou com elevado SUV), ou então se a morfologia do timo estiver distorcida.
   d. *SUV*[26]
      - Na hiperplasia do timo a média do SUV é de 1,9,[27] porém têm sido relatadas leituras elevadas de SUV que chegam até 3,8.
      - Os timomas tipicamente apresentam SUVs maiores que os verificados na hiperplasia do timo.[27] Todavia, os valores de SUVs observados na hiperplasia do timo podem sobrepor-se aos verificados nos timomas.
      - Os timomas invasivos não apresentam SUVs maiores que os revelados pelos timomas não invasivos.
      - O carcinoma do timo geralmente apresenta SUV maior que o verificado no timoma.
      - Os cortes *(cutoff)* aplicados ao SUV para diferenciar entre carcinoma do timo e timoma variam entre 5 e 10.[28]
      - A captação pelo carcinoma do timo tende a ser de forma homogênea, ao passo que a captação verificada nos timomas geralmente é de distribuição heterogênea.
   e. *Doença de Graves.* Na doença de Graves é comum observar elevada captação pelo timo. A presença de elevada captação pelo músculo esquelético e pela tireoide (menos provável), associada à captação pelo timo, pode servir de pista diagnóstica.[22]
3. *Atividade no mediastino superior.* É possível observar uma imagem que é uma variante normal, acarretada pela extensão proximal do timo.[29] Nesses casos, observa-se a presença de um nódulo de tecido mole que se encontra em localização anteromedial com relação à veia braquiocefálica esquerda e que pode revelar elevada captação do FDG, sobretudo em crianças e adultos jovens que apresentam hiperplasia do timo, após a aplicação de quimioterapia. Apesar de esses nódulos pode-

rem não estar conectados ao timo, podem revelar SUV semelhante ao mesmo.

Pulmões

1. *Gradiente normal de captação.* Os pulmões, tipicamente, mostram atividade mínima ou então não apresentam atividade nenhuma em imagens atenuação-corrigidas. A atividade verificada nos pulmões cresce dos segmentos anteriores em direção aos posteriores e dos segmentos superiores em direção aos inferiores, sobretudo quando os pulmões não estão totalmente inflados. Esta situação se evidencia mais em imagens não atenuação-corrigidas.
2. *Captação aumentada.* Uma larga gama de processos inflamatórios/infecciosos pode causar aumento de captação difusa ou focal. Algumas das raras causas de captação são:
    a. *Captação difusa.* Intoxicação por drogas em pacientes portadores de câncer, pneumonite actínica, síndrome de angústia respiratória aguda.[30]
      - A carcinomatose linfangítica é uma das causas de captação difusa de origem neoplásica (**Fig. 6.21**).[31]
    b. *Captação nodular.*[32-34] Bronquiolite obliterante com pneumonia organizada, infarto pulmonar, amiloidose.
3. *Captação focal sem imagem correspondente na TC.* Na presença de captação focal de FDG nos pulmões, quase sempre deve-se observar a imagem correspondente nos estudos com a TC. Na presença de importantes artefatos devidos ao movimento dos pulmões, pequenos nódulos pulmonares podem não ser identificados. Na ausência de achado correspondente na imagem obtida pela TC, sem movimento, a presença de um pequeno foco de captação de FDG pode representar um pequeno coágulo injetado durante a administração do FDG (**Fig. 6.22**).
4. *Pneumonite actínica.* A pneumonite actínica pode levar à intensa captação, antes que alterações radiográficas sejam observadas, cuja suspeita pode ser levantada, conforme o quadro clínico, quando a captação revela uma margem linear (**Fig. 6.23**). No entanto, o pulmão é um tecido que apresenta reação relativamente lenta à irradiação, sendo que o aumento de captação pulmonar do FDG, tipicamente, não ocorre até meses após o término da radioterapia.[25] A presença de captação (geralmente pleural), no pulmão contralateral, blindado e não irradiado, é comum após a radioterapia.[36]
5. *Atelectasia.* O pulmão com grave atelectasia pode revelar a captação aumentada (**Fig. 6.24**). Todavia, o PET é útil nos casos de atelectasia pós-obstrução, uma vez que o tumor obstrutivo, de localização central, revelará a captação mais intensa que a atelectasia distal (**Fig. 6.25**).
6. *Resultados falso-positivos.* As causas muito raras de resultados falso-positivos são: hamartoma, atelectasia arredondada e fibrose pleural. Na maioria das vezes, essas afecções não apresentam captação significativa.[37]

■ Hilo

1. A presença de discreta captação nodular hilar bilateral é muito comum (**Fig. 6.26**). Esta apresentação quase nunca é associada à malignidade.
2. A captação por embolia pulmonar central pode assemelhar-se à adenopatia hilar.

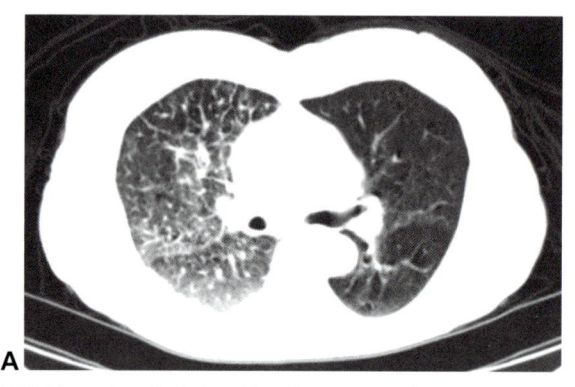

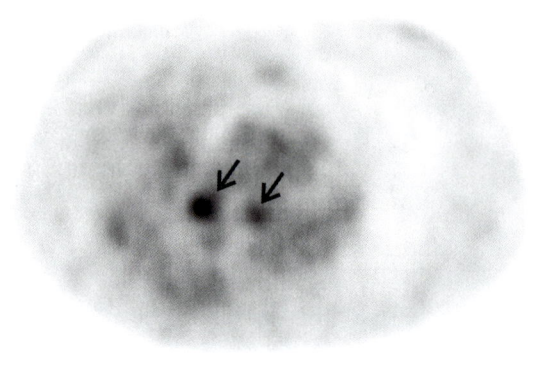

Fig. 6.21 Disseminação linfangítica. **(A)** Tomografia computadorizada, em plano transversal, revela espessamento intersticial no pulmão direito, levantando suspeita de disseminação linfangítica. **(B)** Imagem em plano transversal, correspondente, obtida pela tomografia computadorizada por emissão de pósitron, revela a captação difusa pelo pulmão direito, decorrente de disseminação linfangítica. Além disso, observa-se a captação focal *(setas)* por metástases nodulares localizadas no hilo direito e na região da subcarina.

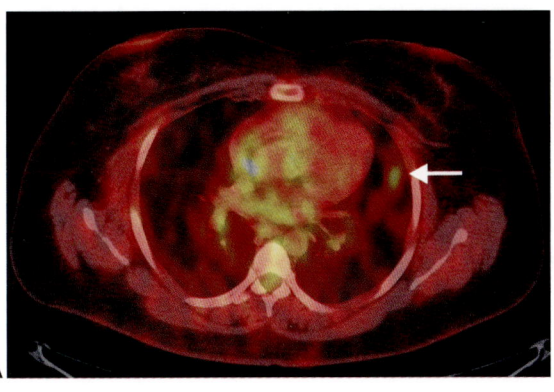

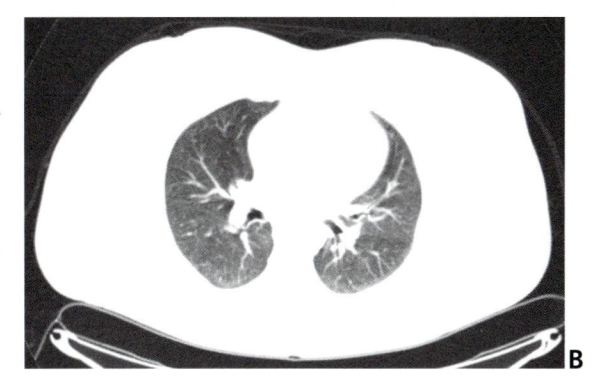

Fig. 6.22 Injeção de coágulo. **(A)** Imagem obtida pela tomografia por emissão de pósitron/tomografia computadorizada, em plano transversal, revela a captação focal pela língula *(seta)*. **(B)** Imagem correspondente obtida pela tomografia computadorizada não revela a presença de nódulo nesta região; no entanto, esta captação parece estar alojada em um vaso *(seta)*, provavelmente consequente à injeção de um grumo formado por FDG.

■ Esôfago

1. *Padrões de captação esofágica* (Fig. 6.27)
   a. A presença de discreta captação esofágica é com frequência considerada uma variante normal.
   b. A presença de captação difusa intensa geralmente é consequente à esofagite. A aplicação de radioterapia ao tórax pode levar ao aparecimento de uma área delimitada de intensa captação esofágica difusa no campo da radioterapia.
   c. Geralmente observa-se atividade focal mínima na junção gastroesofágica como uma variante normal. Todavia, captações mais intensas na junção gastroesofágica levantam suspeitas de neoplasia. Os SUVs maiores que 4, verificados na junção gastroesofágica, levantam suspeitas de presença de patologia (ver setor de Estômago).
   d. A presença de atividade esofágica focal, localizada na junção gastroesofágica, levanta suspeita de neoplasia.
2. *Outras causas de captação esofágica.* A captação esofágica pode ser observada na presença de espasmo esofágico, de refluxo e de esôfago de Barrett.
3. *Mimetização por gordura marrom.* A presença de gordura marrom no recesso ázigo-esofágico pode mimetizar a captação esofágica focal.[38]

■ Estômago

1. *Padrão de captação normal*
   a. A presença de captação discreta e difusa pode ser considerada uma variante normal.
   b. A captação gástrica fisiológica é mais elevada na sua parte proximal (**Fig. 6.28**).
2. *Captação anormal.* Esses padrões de captação são anormais e devem levantar suspeita de processos inflamatórios ou neoplásicos (**Figs. 6.28 e 6.29**).
   a. Captação focal (a ulceração benigna [**Fig. 6.29**] assim como a maligna podem acarretar presença de captação focal).[39]
   b. Intensa captação difusa.
   c. Caso se observe captação distal mais evidente que captação proximal, deve-se suspeitar de presença de malignidade.
3. *Hérnia hiatal.* As hérnias hiatais podem acarretar captação focal extensa na região correspondente à junção gastroesofágica, mimetizando uma neoplasia ou um nódulo no esôfago distal.
4. *SUV*[41]
   a. *Sem refluxo.* A leitura de um SUV menor que 4, na junção gastroesofágica ou no antro, geralmente é considerada uma variante normal.

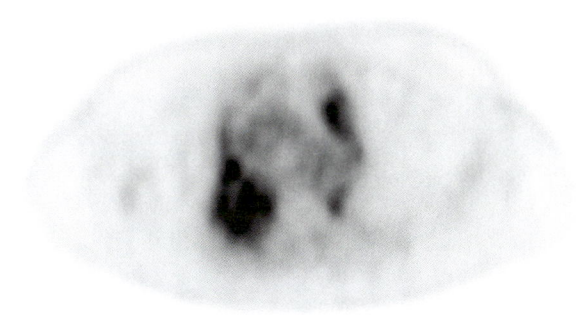

Fig. 6.23 Pneumonite por irradiação. Imagem obtida pela tomografia por emissão de pósitron, em plano transversal, revela a presença de captação intensamente elevada em torno do mediastino com margens lineares que correspondem ao campo de irradiação. Esta apresentação é típica de pneumonite actínica.

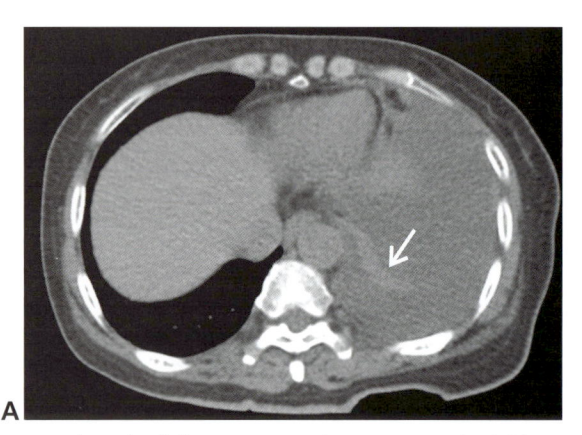

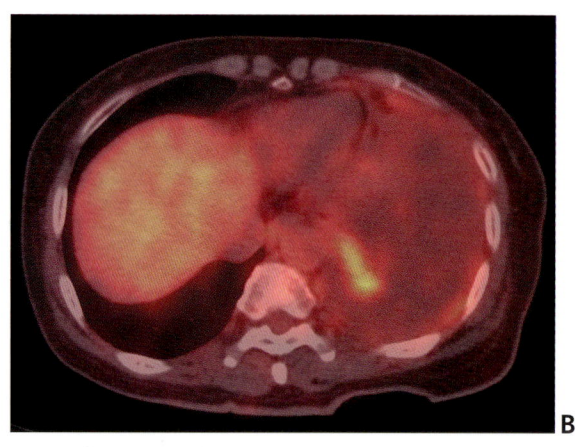

Fig. 6.24 Atelectasia. **(A)** Imagem em plano transversal, obtida por tomografia computadorizada (TC), revela presença de atelectasia em uma pequena área de pulmão *(seta)* no meio de um extenso derrame, à esquerda. **(B)** Imagem correspondente, obtida pela tomografia por emissão de pósitron/tomografia computadorizada (PET/TC), revela captação focal pelo pulmão atelectasiado, imagem essa frequentemente observada na presença de atelectasia grave.

A leitura de um SUV maior que 4 deve induzir a uma investigação mais elaborada.

b. *Doença de refluxo.* Pacientes com refluxo podem apresentar na junção gastroesofágica valores de SUV, ligeiramente maiores que 4. No entanto, o refluxo não leva a valores de SUV muito maiores que 4, sendo assim, nos pacientes que revelam refluxo e captação muito intensa, as investigações devem prosseguir.

■ Intestinos Delgado e Grosso

1. *Atividade no intestino.* A presença de atividade intestinal é considerada uma variante normal; principalmente pode ser em razão da motilidade do músculo liso do intestino, porém o tecido linfoide, a atividade da mucosa e o conteúdo da luz intestinal podem contribuir também para a visualização de atividade.

2. *Atividade no intestino delgado.* A atividade observada no intestino delgado geralmente é menor que a observada no intestino grosso.

3. *Atividade no intestino grosso.* A atividade do intestino grosso é mais evidente no cólon ascendente (**Fig. 6.30**), sobretudo no ceco (**Fig. 6.31**) e no retossigmoide. Todavia, o padrão é imprevisível, sendo que às vezes o cólon inteiro se visualiza. As crianças geralmente apresentam captação mínima no intestino grosso.

a. A presença de captação nodular no cólon ascendente frequentemente é considerada uma variante normal.

b. A presença de padrão segmental de captação é mais comum ser vista no cólon retossigmóideo (**Fig. 6.32**).[42]

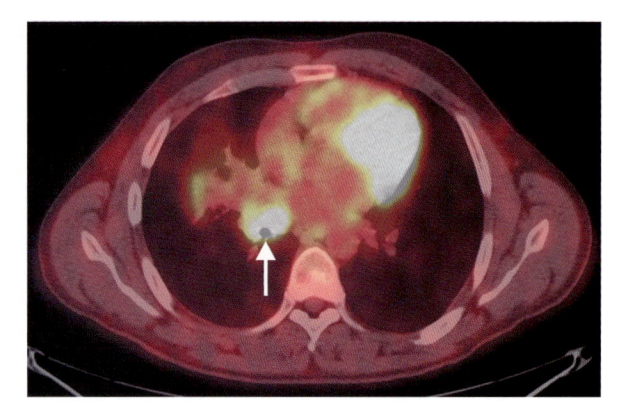

Fig. 6.25 Atelectasia consequente a um tumor obstrutivo. Imagem obtida pela tomografia por emissão de pósitron/tomografia computadorizada (PET/TC), em plano transversal, revela atelectasia consequente à presença de uma massa hilar, à direita *(seta)*. A identificação de uma massa obstrutiva localizada em uma área de atelectasia é uma vantagem significativa demonstrada pelo do PET/TC, uma vez que TC isoladamente não consegue distinguir entre massa e atelectasia.

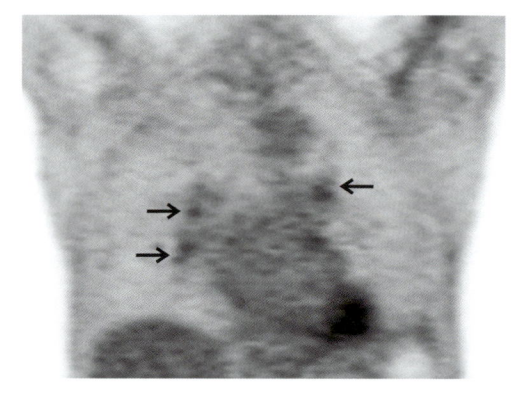

Fig. 6.26 Captação hilar bilateral. Imagem obtida por tomografia por emissão de pósitron (PET), em plano coronal, revela discreta captação hilar bilateral *(setas)*, que é um achado comum no PET e pode ser atribuída à presença de doença granulomatosa ou ao tabagismo. Esta intensidade, assim como padrão de captação, quase nunca é consequente à lesão maligna.

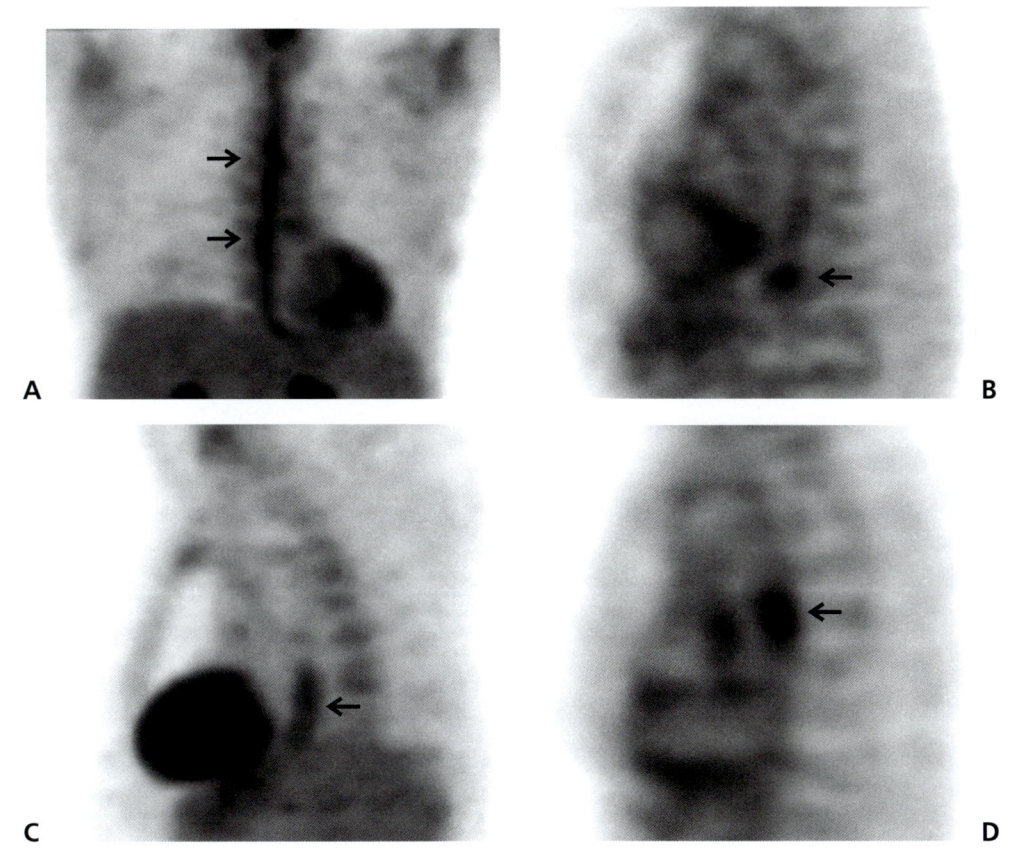

Fig. 6.27 Padrões de captação normal e anormal pelo esôfago. **(A)** Esôfago normal. A captação observada ao longo do esôfago *(setas)* desse paciente, em imagem obtida por tomografia por emissão de pósitron, em plano coronal, é uma variante normal, embora a presença de esofagite também revele esta aparência. **(B)** Captação normal na junção gastroesofágica *(seta)*. **(C)** Câncer do esôfago. Captação aumentada no esôfago distal *(seta)* observada em imagem obtida pelo PET, em plano sagital, é consequente à presença de carcinoma do esôfago, que se estende por um percurso maior e apresenta captação mais intensa que a captação normal verificada na imagem **(B)**. **(D)** Câncer de esôfago. A presença de captação focal localizada no segmento médio do esôfago, observada em uma imagem em plano sagital, obtida pelo PET, é secundária à presença de carcinoma do esôfago. A presença de captação focal pelo esôfago que não se localiza na junção gastroesofágica quase nunca é normal.

4. *Contraste oral.* A administração de contraste oral pode causar captação elevada do FDG, focal ou difusa pelo cólon. Esta não é apenas causada pela elevada densidade do contraste empregado na TC (ver Capítulo 8), como também pela reação fisiológica acelerada.[42]
5. *Captação focal e segmentar.* Áreas de elevada captação focal ou segmentar frequentemente são patológicas. A presença de atividade segmentar no cólon sugere inflamação; a presença de atividade focal no cólon pode ser decorrente da presença de pólipos ou de câncer de cólon (ver Capítulo 24).
    a. Todavia, a presença de captação focal no cólon ascendente em geral é considerada uma variante normal, especialmente quando localizada no ceco (**Fig. 6.31**). A presença de captação focal no cólon descendente pode ser observada em pacientes com constipação. A presença de captação no retossigmoide geralmente é normal (**Fig. 6.32**).[42]
    b. Quando existe dúvida quanto à anomalia de uma captação focal ou segmentar observada no cólon, imagens correspondentes obtidas pela TC, se disponíveis, devem ser revisadas em busca de uma anomalia associada na mesma região. A verificação de elevada captação de FDG em conjunção com uma anomalia observada na TC associa-se à elevada incidência de lesões cancerosas ou pré-cancerosas.[43]
    c. Nas imagens obtidas pelo PET/TC, ~ 70% dos casos que revelam captação intestinal focal geralmente se associam à patologia do trato gastrointestinal.[44,45] Quando se obtêm imagens do PET isoladamente, a incidência de resultados falso-positivos é substancialmente elevada.
    d. Apesar de os SUVs tenderem a ser mais elevados nos achados verdadeiro-positivos que nos achados falso-positivos, a leitura dos SUVs apenas não pode ser empregada para diferen-

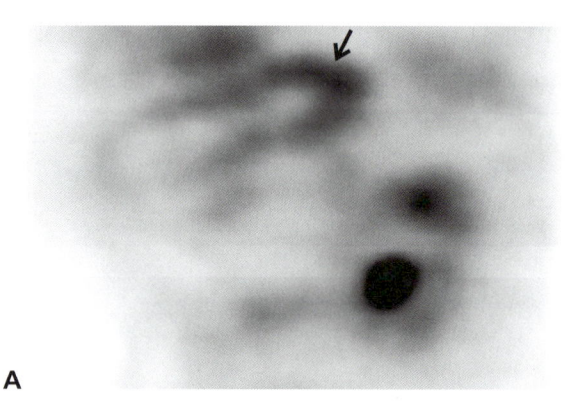

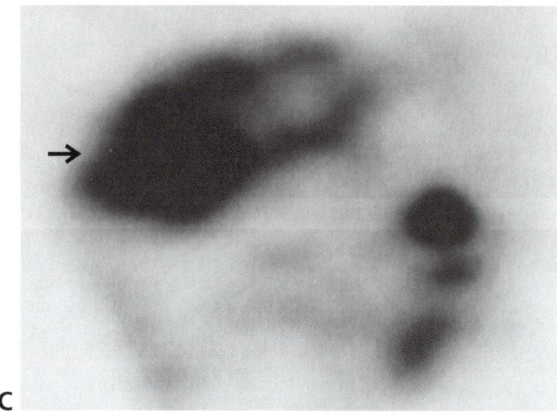

ciar entre captações gastrointestinais fisiológica e patológica.[44,45]

▪ Fígado

1. **SUV.** O fígado normal apresenta, em média, um SUV entre 3,2 ± 0,8.[21]
2. **Artefato por ruído.** Nas imagens atenuação-corrigidas, o fígado pode aparecer com considerável captação não homogênea (mais do que qualquer outro órgão visceral), consequente à presença de ruído de imagem. Sendo assim, é possível que o ruído associado às imagens atenuação-corrigidas, possa mimetizar ou obscurecer lesões hepáticas (ver Capítulo 10).

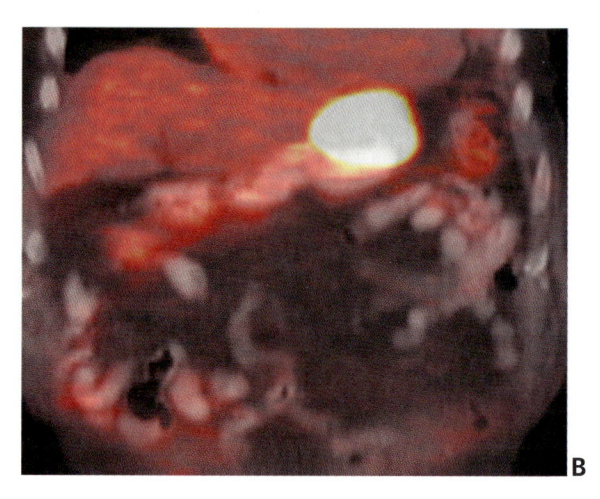

Fig. 6.28 Captações gástricas normal e anormal. **(A)** Imagem obtida mediante tomografia por emissão por pósitron, em plano sagital, revela captação normal pelo estômago no seu segmento proximal *(seta)* que se apresenta mais intensa que a verificada no segmento distal, sem mostrar captação focal. **(B)** Imagem obtida por tomografia por emissão de pósitron/tomografia computadorizada (PET/TC), em plano coronal, revela captação na região de fundo do estômago, decorrente da presença de câncer gástrico. Apesar de esta captação se localizar no segmento proximal, é anormal, pois apresenta-se de forma focal, e o grau de intensidade de captação é muito maior que o observado no estômago distal. **(C)** Imagem de PET, em plano sagital, em um paciente com câncer gástrico, revela elevada captação focal pelo estômago distal *(seta)*, mais intensa que a captação normal observada no estômago proximal. A captação distal é anormal tanto por ser focal, quanto por apresentar intensidade maior que a observada no estômago proximal.

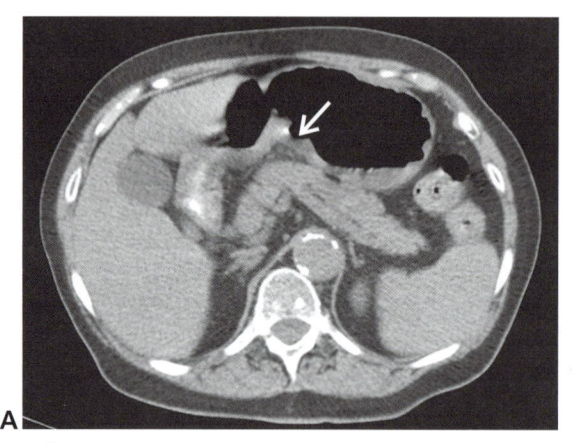

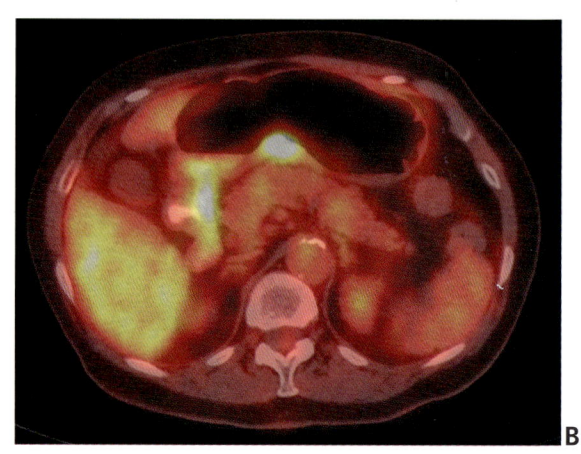

Fig. 6.29 Úlcera gástrica. **(A)** Tomografia computadorizada (TC), obtida em plano transversal, revela presença de úlcera gástrica *(seta)*. **(B)** Imagem correspondente obtida por tomografia por emissão de pósitron/tomografia computadorizada (PET/TC) revela intensa captação pela úlcera. O PET não consegue diferenciar entre úlceras benigna e maligna. Esta úlcera era de origem benignas. (De Lin E. F-18 fluorodeoxyglucose uptake in a benign gastric ulcer. Clin Nucl Med 2007;32:462-463. Reimpressa com autorização).

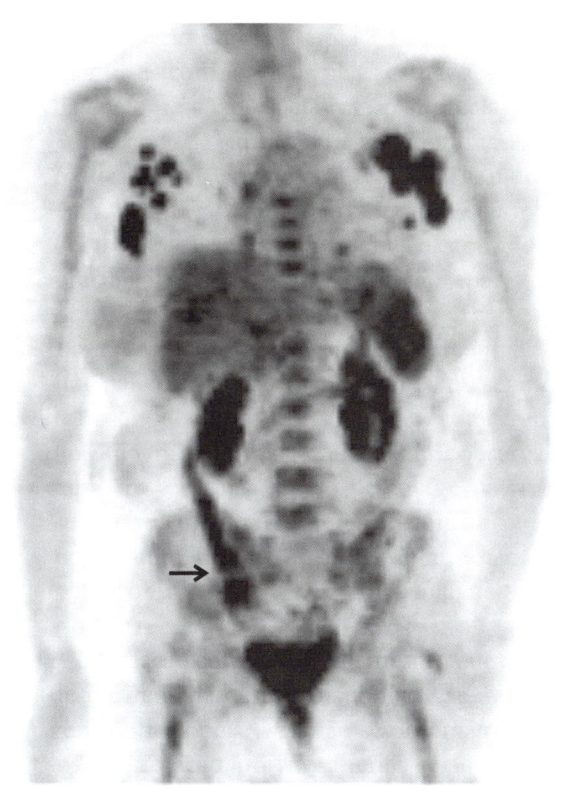

Fig. 6.30 Captações óssea e esplênica pós-tratamento com o fator estimulador de colônias de granulócitos (G-CSF: *granulocyte colony-stimulating factor*) e captação normal colônica. Imagem obtida por tomografia por emissão de pósitron, em plano coronal, em um paciente com linfoma, revela a captação pela medula óssea e pelo baço, pós-tratamento com G-CSF. Nota-se também a captação nodular axilar bilateral. A captação aumentada observada no cólon direito *(seta)* é uma variante normal.

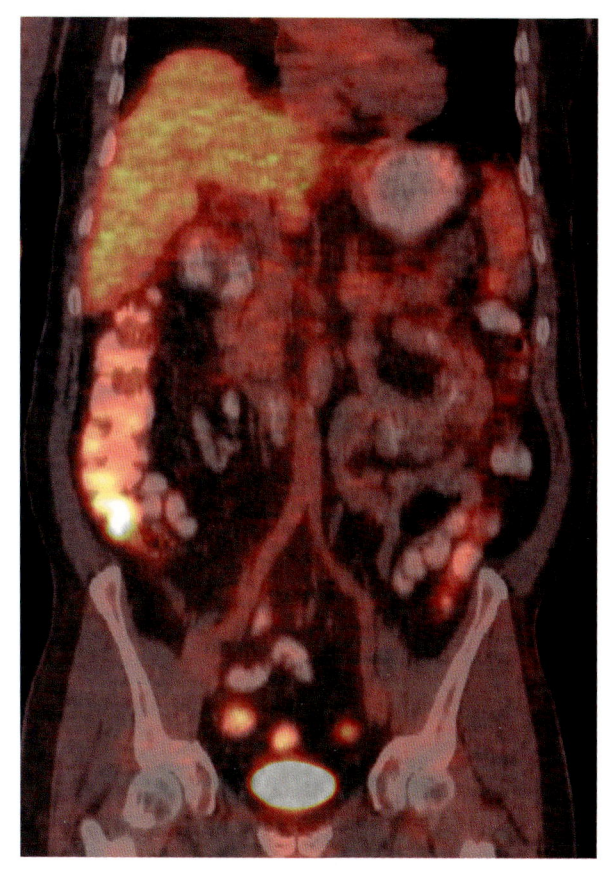

Fig. 6.31 Captação pelo ceco. A captação focal pelo ceco, observada em uma imagem em plano coronal, obtida por tomografia por emissão de pósitron/tomografia computadorizada, é uma variante normal nesse paciente. Fora do ceco e do cólon ascendente, a presença de captação focal passa a ser suspeita.

3. *Insulina.* A administração de insulina aumenta a captação hepática do FDG.[46]
4. *Lesões.* A captação por colestase e por inflamação da árvore biliar (**Fig. 6.33**) pode revelar presença de lesões hepáticas falso-positivas.

Vesícula Biliar/Árvore Biliar

1. *Padrão normal.* Na parede e na luz da vesícula normal não se observa captação.
2. *Captação pela parede da vesícula.* Observa-se captação pela parede da vesícula na vigência de quadros inflamatórios, como na colecistite aguda ou crônica.
3. *Captação focal.* Na vesícula observa-se captação focal na presença de pólipos benignos, adenomiomatose[47] e carcinoma de vesícula biliar.
4. *Captação pela árvore biliar.* A captação pela árvore biliar pode ser observada após instalação recente de *stent* (**Fig. 6.33**).

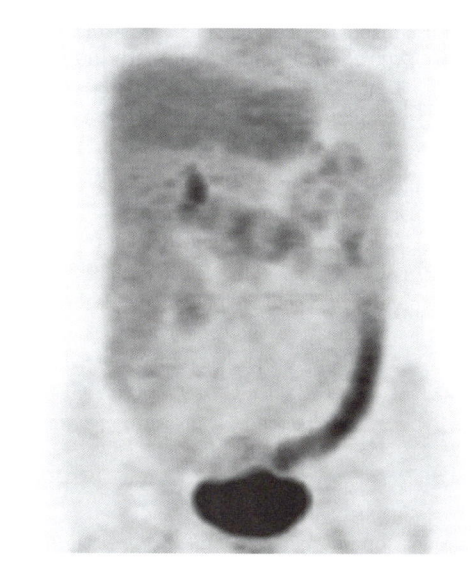

Fig. 6.32 Captação segmental. Tomografia por emissão de pósitron, obtida em plano coronal, revela a captação pelo segmento distal do cólon descendente e pelo cólon sigmoide. Nesta região, este padrão frequentemente representa uma variante normal, porém seria sugestiva de inflamação se fosse observada em outras regiões, como o cólon transverso.

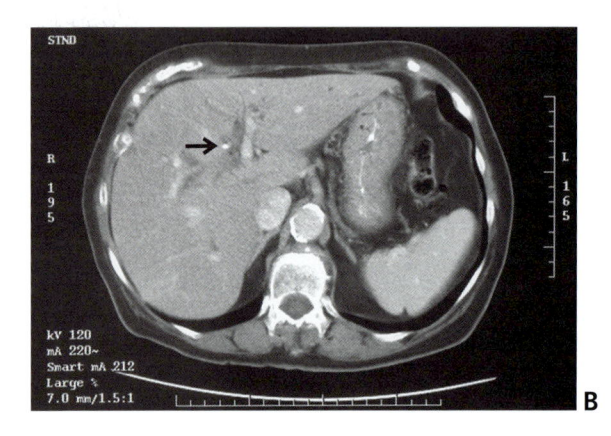

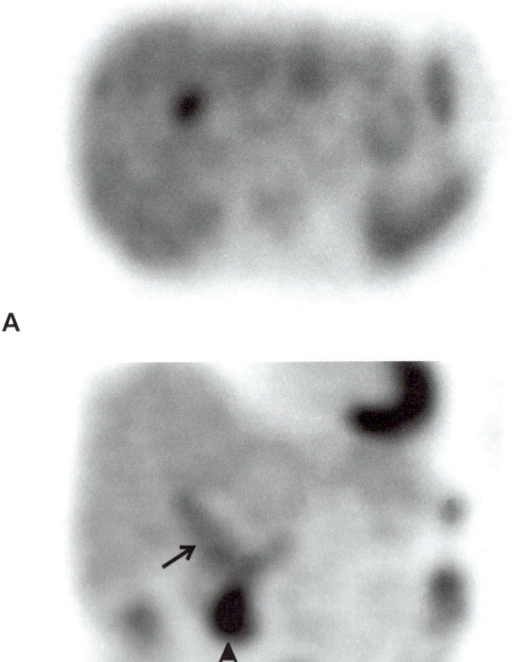

Fig. 6.33 Captação pela árvore biliar decorrente da colocação de um *stent*. **(A)** Imagem obtida por tomografia por emissão de pósitron, em plano transversal, de um paciente com câncer de pâncreas, revela captação focal hepática, que leva a suspeitar de metástase. **(B)** Imagem obtida por tomografia computadorizada (TC) mostra que esta captação corresponde à presença de um *stent* biliar *(seta)*. **(C)** Imagem obtida por PET, em plano coronal, revela a extensão total de captação pela árvore biliar *(seta)*. Observa-se, ainda, a captação pelo câncer localizado na cabeça do pâncreas *(ponta de seta)*. (De Lin EC, Studley M. Biliary tract FDG uptake secondary to stent placement. Clin Nucl Med 2003;28:318-319. Reimpressa com autorização.)

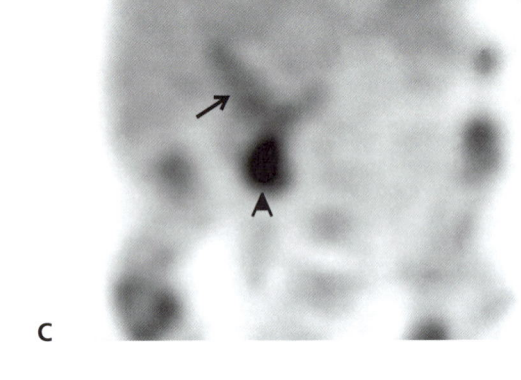

■ Baço

1. *SUV.* O SUV, em média, fica $2,4 \pm 0,6$.[21] A captação geralmente se apresenta igual ou menor que a verificada no fígado.

2. *Captação difusa aumentada.* É possível observar a presença de captação difusa aumentada, associada à lesão maligna, assim em quadros benignos, como esplenomegalia congestiva e arterite por células gigantes. O tratamento com o fator estimulador de colônias de granulócitos G-CSF *(granulocyte colony-stimulating factor)* é uma outra causa que mostra a captação difusa aumentada.

3. *Fator estimulante de colônias de granulócitos.* A captação esplênica pode ser observada em 53% dos pacientes durante ou imediatamente após o tratamento com o G-CSF (**Fig. 6.30**).[48] A intensidade de captação aumentada é menor que a verificada na medula óssea. A atividade esplênica, à semelhança do que ocorre com a medula óssea, diminui após o término do tratamento com G-CSF, porém tipicamente continua sendo observada pelo menos por 10 dias.

■ Pâncreas

1. *SUV.* O pâncreas revela a captação mínima, menor que a observada no fígado ou no baço. Num estudo normal, fica difícil visualizar a captação, O SUV, em média, é $2,0 \pm 0,5$.[21]
2. *Captação difusa.* Na pancreatite aguda ou crônica observa-se a captação difusa.
3. *Captação focal.* A captação focal é observada tanto nas doenças benignas como nas malignas.

■ Glândula Suprarrenal

1. *Padrão normal.* As glândulas suprarrenais não são identificadas de forma clara em imagens de PET, todavia frequentemente são visíveis em estudos com PET/TC, apresentando captação mínima.
2. *Captação focal.* A presença de captação focal pelas glândulas suprarrenais é anormal. Além das lesões metastáticas, outras causas de captação focal são raras.
    a. Feocromocitomas benigno e maligno (mais provável maligno).[49]
    b. Mielolipoma suprarrenal gigante[50] (a maioria dos mielolipomas não apresenta captação).
    c. Carcinoma suprarrenal.

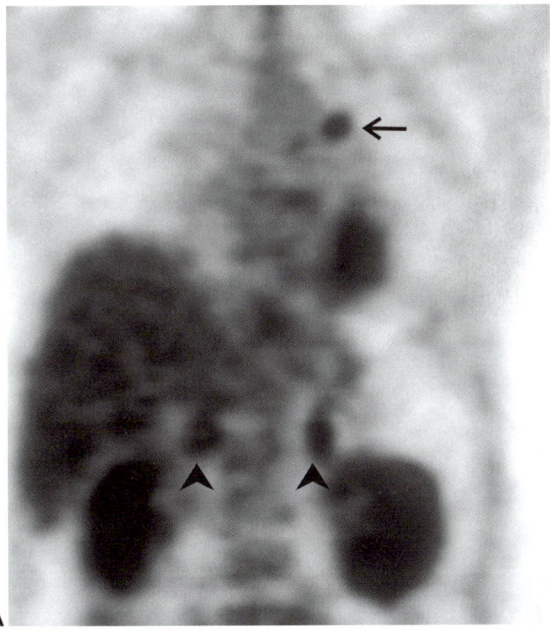

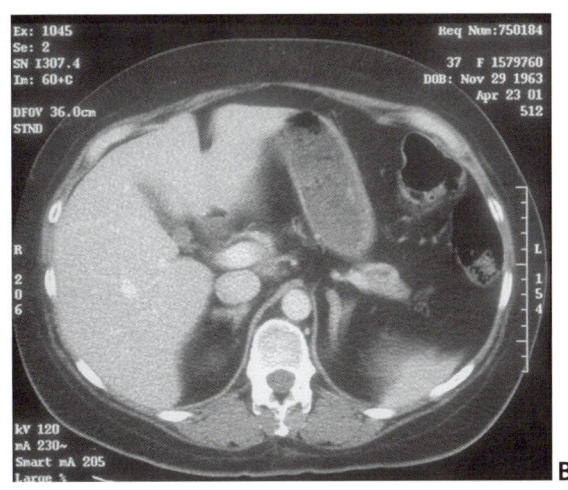

Fig. 6.34 Hiperplasia suprarrenal. **(A)** Imagem obtida por tomografia por emissão de pósitron, em plano coronal, revela presença de captação no mediastino *(seta)* e por ambas as glândulas suprarrenais *(pontas de seta)*. Apesar de que a presença de câncer pulmonar primário acompanhado por metástases suprarrenais bilaterais seria a 1ª possibilidade a considerar, a captação pelas glândulas suprarrenais é simétrica, o que descarta a possibilidade de metástase. **(B)** Imagem obtida por tomografia computadorizada revela hiperplasia de glândulas suprarrenais bilaterais. O paciente era portador da síndrome de Cushing, assim como de hiperplasia de glândulas suprarrenais em razão da presença de paraganglioma mediastinal. (De Lin EC, Helgans R. Adrenal hyperplasia in Cushing syndrome demonstrated by FDG positron emission tomographic imaging. Clin Nucl Med 2002;27(7):516-517. Reimpressa com autorização.)

   d. Hemorragia suprarrenal.
   e. Histoplasmose suprarrenal.
3. *Captação bilateral.* A presença de captação suprarrenal bilateral, embora seja suspeita para metástases, pode também ser secundária à hiperplasia suprarrenal (**Fig. 6.34**).

■ Aparelho Geniturinário

1. *Excreção do FDG.* Ao contrário da glicose, os rins excretam qualquer quantidade de FDG filtrado. Normalmente, observa-se intensa atividade nos sistemas coletores renais e na bexiga, atividade variável nos ureteres.
2. *Resultados falso-positivos acarretados pelos rins*
   a. A presença de atividade acumulada no sistema coletor renal pode assemelhar-se à lesão renal (ver **Fig. 23.2**, p. 208).
   b. Existem relatos atribuindo elevada captação por oncocitomas e angiolipomas, apesar da sua natureza benigna (ver Capítulo 23).
3. *Resultados falso-positivos acarretados pelos ureteres*
   a. A presença de atividade acumulada focal nos ureteres pode assemelhar-se à captação por nódulo de localização retroperitoneal (**Fig. 6.35**). Esta situação é facilmente diferenciada nas imagens obtidas pelo PET/TC, mas pode ser difícil identificá-la em imagens do PET apenas. A correlação entre os 3 planos de imagens geralmente pode localizá-la no ureter.
   b. A atividade ureteral mesmo que seja focal geralmente é linear. Além disso, a localização mais comum da atividade ureteral fica na pelve superior, onde o ureter atravessa os vasos ilíacos. Os achados podem ajudar a definir se a presença de uma atividade focal aumentada é de origem ureteral (**Figs. 6.35** e **6.36**).

■ Útero

1. *Padrão normal.* O útero não é claramente identificado em imagens de PET.
2. *Leiomiomas.* Os leiomiomas são uma causa comum de captação uterina focal. Como não se verifica outra área de captação no restante do útero, frequentemente fica difícil identificá-los como leiomiomas em imagens de PET que podem assemelhar-se a outras massas pélvicas. Nas imagens do PET, os leiomiomas não podem ser diferenciados dos leiomiossarcomas.
   a. Numa mulher que revela área de captação focal extensa acima da bexiga, a etiologia para a

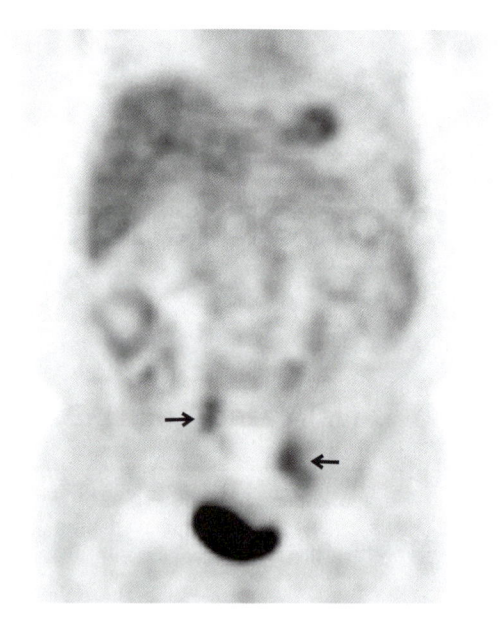

Fig. 6.35 Atividade ureteral ou nódulo? Imagem obtida em plano coronal por tomografia por emissão de pósitron (PET), de um paciente portador de linfoma, revela 2 focos de captação *(setas)* ao longo do trajeto dos ureteres. Essas captações focais, se não forem definitivamente atribuídas aos ureteres, não podem ser diferenciadas de captações nodulares, sem um estudo de correlação com tomografia computadorizada. Todavia, a configuração linear da captação, observada à direita, sugere que é de origem ureteral, e a forma mais nodular de captação, observada à esquerda, sugere que se trata de captação por nódulo. Além do mais, a atividade localizada à direita, na pelve superior (onde o ureter atravessa os vasos ilíacos), também sugere atividade ureteral. Nesse caso, a atividade observada no lado direito era ureteral e atividade observada à esquerda era de origem nodular.

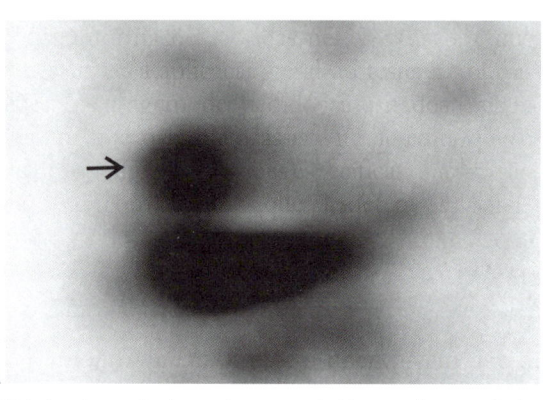

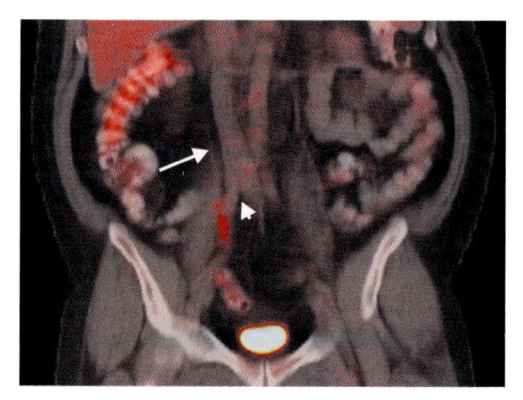

Fig. 6.36 Atividade ureteral focal. Imagem obtida por tomografia por emissão de pósitron/tomografia computadorizada, em plano coronal, revela atividade focal linear no ureter direito. Notar a localização característica na pelve superior, onde o ureter atravessa a veia ilíaca esquerda *(ponta de seta)*. Observa-se o ureter não opacificado *(seta)*, contíguo à atividade ureteral.

presença de leiomioma é altamente possível (**Figs. 6.37** e **6.38**).

b. Uma causa de artefato por atividade focal, acima da bexiga, pode ocorrer por causa do enchimento da bexiga, caso o mapeamento seja realizado de baixo para cima.

3. *Captação pelo endométrio.* A captação pelo endométrio geralmente é considerada uma variante normal, mais comumente observada durante a menstruação.[51]

   a. Mais evidente no meio do ciclo e na fase de fluxo menstrual.

   b. As mulheres que se encontram na fase pós-menopausa podem apresentar discreta captação pelo endométrio.

   c. Os dispositivos intrauterinos podem também causar captação pelo endométrio.

   d. A programação de estudo com PET, uma semana antes ou alguns dias após a fase de fluxo menstrual, minimiza a captação fisiológica pelo endométrio e pelos ovários.[52]

4. *Pós-parto.* O útero pós-parto revela intensa captação difusa (**Fig. 6.39**).[53]

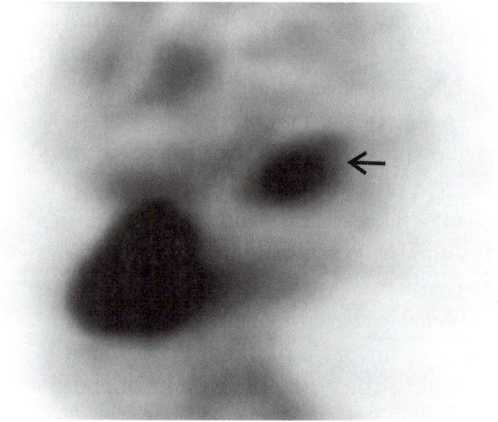

Fig. 6.37 Leiomioma do útero. Imagem obtida em plano sagital, por tomografia por emissão de pósitron, revela extenso foco de captação *(setas)* por leiomiomas localizados no fundo do útero, **(A)** em anteversão e um **(B)** útero retrovertido. Quando se verificam extensas áreas focais de captação acima da bexiga, deve-se suspeitar de leiomioma, porém, torna-se necessária a correlação com a imagem anatômica.

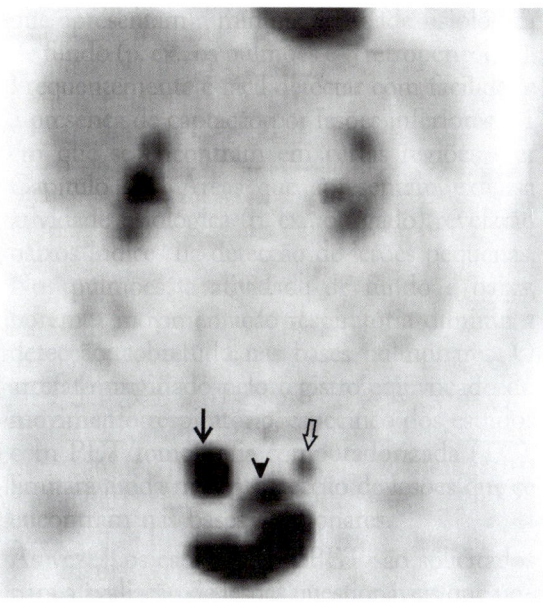

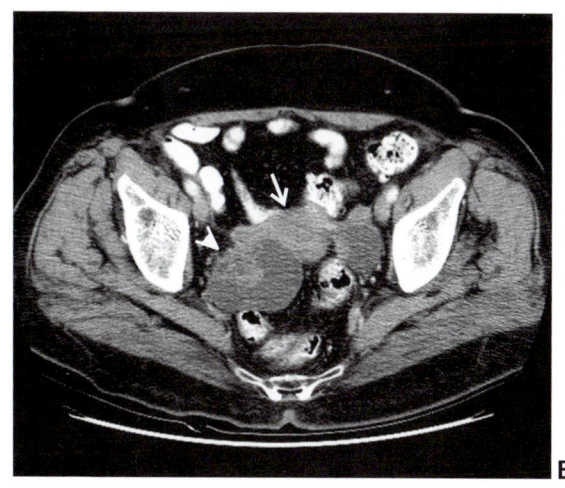

Fig. 6.38 Espectro de captação pélvica. **(A)** Imagem em plano coronal, obtida por tomografia por emissão de pósitron, em uma mulher na fase pré-menopausa, revela captação por carcinoma localizado no ovário direito *(seta)*, por tumor fibroide *(ponta de seta)* e por cisto de ovário folicular, à esquerda. *(seta clara)*. A extensão e a intensidade de captação revelada pelo ovário direito levantam suspeita de malignidade. Em uma mulher na fase pré-menopausa, a captação pelo ovário esquerdo seria inconclusiva sem uma correlação com outra imagem. Em uma mulher na fase pós-menopausa, a captação revelada pelo ovário esquerdo seria suspeita de lesão maligna.
(B) Um estudo com tomografia computadorizada, obtido em plano transversal, na mesma paciente, revela a presença do carcinoma de ovário, à direita, assim como a presença do cisto folicular do ovário esquerdo. A maior parte do tumor fibroide encontra-se em nível inferior, porém a cúpula do tumor fibroide é observada como uma área com hipodensidade mínima *(seta)*. No carcinoma do ovário direito, observa-se a presença de um componente sólido *(ponta de seta)*.

■ Ovários

1. *Padrão normal.* Normalmente os ovários não são visualizados nas imagens obtidas do PET.
2. *Captação pelos ovários.* A captação pelos ovários tanto pode ser observada na malignidade como numa larga faixa de quadros benignos (ver Capítulo 21) (**Fig. 6.38**). A causa mais comum é a presença de um cisto folicular. Ocasionalmente o ovário pode ser confundido com um linfonodo pélvico (ver Capítulo 10).
3. *Captação na fase pré-menopausa.* Nas mulheres que se encontram na fase pré-menopausa, é muito comum a captação pelos ovários, durante a fase de ovulação e durante a fase lútea inicial do ciclo menstrual.[54] A captação fisiológica pode ser minimizada programando o estudo com PET para ser realizado 1 semana antes ou alguns dias depois da fase de fluxo menstrual.[53] Todavia, a captação fisiológica pelos ovários pode ser observada em mulheres na idade reprodutiva mesmo após histerectomia.[55]

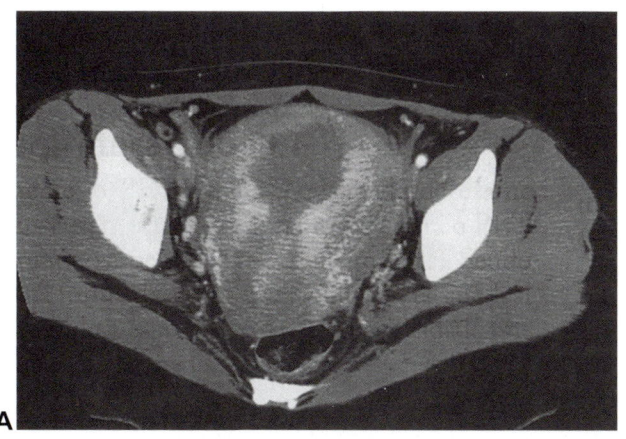

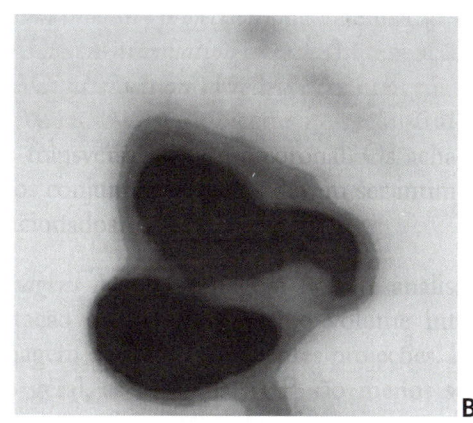

Fig. 6.39 Útero pós-parto. **(A)** Imagem da pelve, obtida por tomografia computadorizada, revela um útero heterogêneo, pós-parto, com uma cavidade endometrial proeminente. **(B)** Imagem em plano sagital, obtida por tomografia por emissão de pósitron, revela intensa captação difusa do fluorodesoxiglicose pelo útero. (De Lin E. FDG PET appearance of postpartum uterus. Clin Nucl Med 2006;31:159-160. Reimpressa com autorização.)

4. *Captação na fase pós-menopausa.* A captação pelos ovários, na mulher que se encontra na fase pós-menopausa, é muito mais suspeita que naquelas que se encontram na fase pós-menopausa, sendo que a possibilidade de malignidade deve ser considerada.[51]

■ Testículos

1. A captação simétrica pelos testículos é considerada uma variante normal que diminui à medida que a idade avança.
2. Testículos normais podem revelar um SUV elevado de até 5,7 (média 2,2).

Fig. 6.40 Captação do fluorodesoxiglicose (FDG) por fratura aguda. Imagem obtida por tomografia por emissão de pósitron/tomografia computadorizada, em plano transversal, revela captação por uma fratura aguda da pelve.

■ Osso e Medula Óssea

1. *Captação normal.* O osso normal (sem medula vermelha) revela a captação de FDG bem mínima, pela sua baixa atividade metabólica. A atividade da medula vermelha é responsável pela elevada captação do FDG no esqueleto axial.
2. *Fraturas não patológicas.* As fraturas não patológicas podem apresentar captação (**Figs. 6.40 e 6.41**).
   a. *Intensidade da captação.* A captação nas fraturas varia e, provavelmente, depende da região e da gravidade da fratura. Algumas fraturas agudas podem não apresentar captação significativa.
   b. *Prazo.* O prazo de captação pelas fraturas varia, porém tem sido relatada captação até por 6 meses após a fratura.[57] A maioria das fraturas não apresenta captação significativa 2 a 3 meses depois.[11,37]
   c. *Fratura de insuficiência.* A fratura de insuficiência do sacro pode assemelhar-se à metástase óssea pélvica.[58] Geralmente, não apresenta a captação na configuração clássica da letra H observada na cintilografia óssea. A captação frequentemente se apresenta mais na forma linear que nodular, o que leva ao diagnóstico. As fraturas vertebrais de insuficiência podem também apresentar captação na fase mais aguda, mimetizando metástases vertebrais. Uma configuração linear, à semelhança da fratura de insuficiência do sacro, sugere o diagnóstico (**Fig. 6.42**).
3. *Fator estimulador de colônias de granulócitos G-CSF (granulocyte colony-stimulating factor).* Observa-se a captação difusa pela medula óssea em 87% dos pacientes enquanto são submetidos ao tratamento com G-CSF ou imediatamente

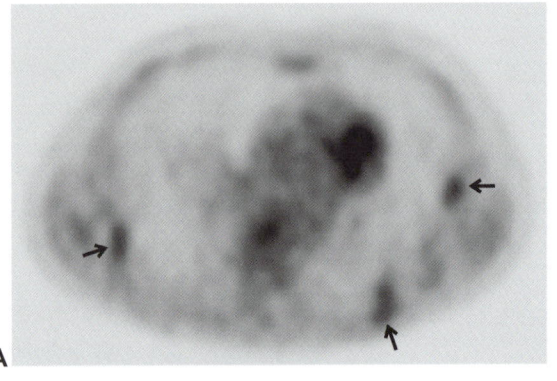

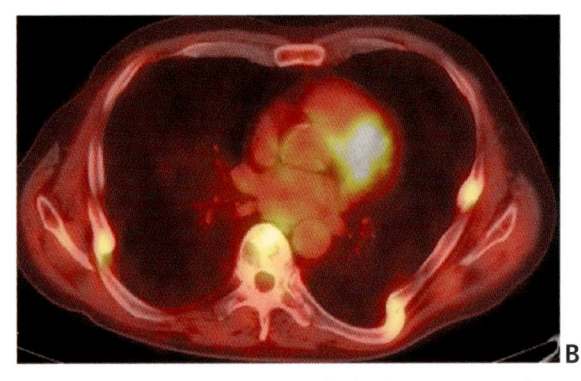

Fig. 6.41 Captação de fluorodesoxiglicose (FDG) por fratura crônica. **(A)** Imagem em plano transversal, obtida por tomografia por emissão de pósitron (PET), revela múltiplos focos de captação na periferia do tórax *(setas)*. O PET encontra dificuldade para a localização de lesões periféricas como estas; não sendo possível definir se esses focos se encontram nos pulmões, na pleura ou em arcos costais. Notar que esses focos, no que diz respeito à sua apresentação, assemelham-se à neoplasia pulmonar periférica (ver **Fig. 15.1**, p. 144). **(B)** Imagem obtida em plano transversal, por tomografia por emissão de pósitron/tomografia computadorizada (PET/TC), mostra que esses focos de captação correspondem a antigas fraturas dos arcos costais. Essa intensidade de captação em fraturas antigas não é comum.

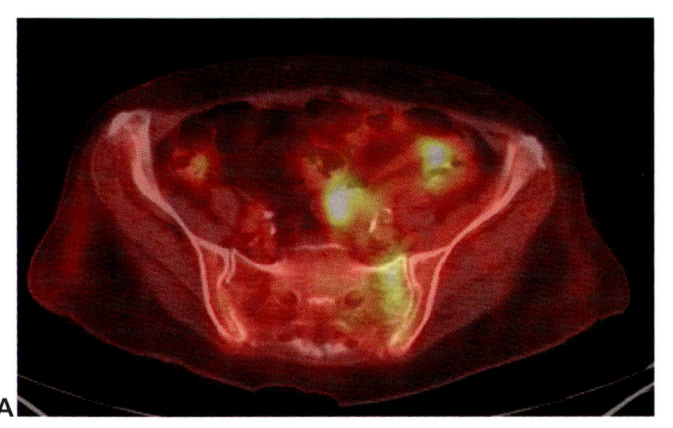

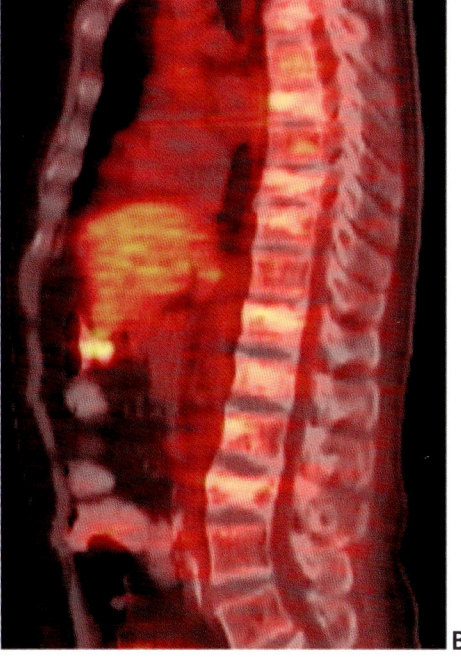

Fig. 6.42 Fraturas por insuficiência de sacro e de vértebras. **(A)** Imagem obtida por tomografia por emissão de pósitron/tomografia computadorizada (PET/TC), em plano transversal, revela a captação linear por uma fratura por insuficiência do sacro. **(B)** Estudo em plano sagital, obtido por PET/TC, revela presença de múltiplas áreas de captação lineares de apresentação horizontal, na coluna, decorrentes de fratura por compressão. A localização da captação é comparável à localização das linhas de fratura, algumas vezes observadas em imagens obtidas por ressonância magnética, na presença de fraturas vertebrais por insuficiência.

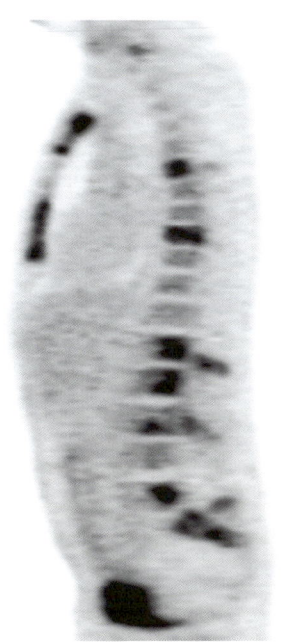

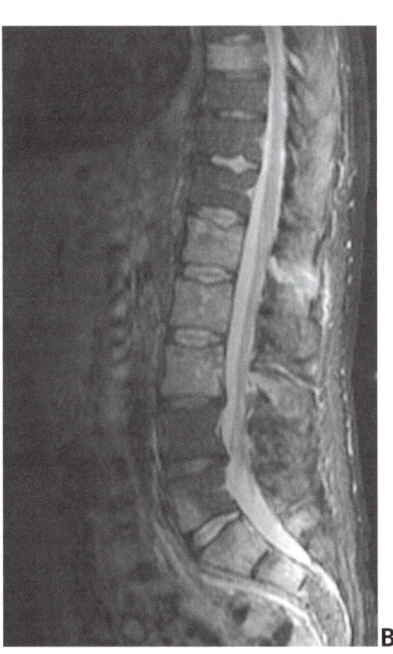

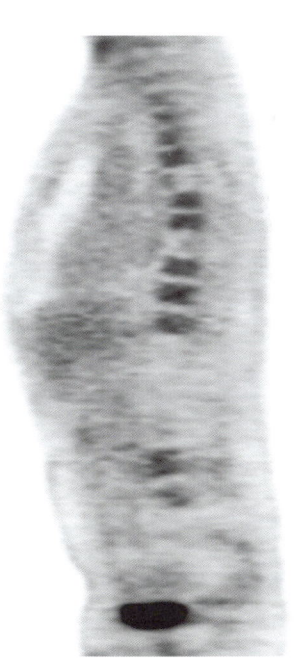

Fig. 6.43 Fenômeno de *flip-flop* (imagem de intensidade alternada) de lesões da medula óssea tratadas. **(A)** Imagem obtida em plano sagital, por tomografia por emissão de pósitron (PET), revela a infiltração da medula óssea por linfoma, que acomete o esterno, a coluna e o sacro. **(B)** As áreas de captação do fluorodesoxiglicose (FDG) apresentam-se como sinais anormais de hiperintensidade em imagem de ressonância magnética, obtida em plano sagital, por tempo de recuperação de inversão com T1 curto (STIR MRI: *Short T1 Inversion Recovery Magnetic Resonance Imaging*). **(C)** Imagem obtida pós-terapia revela que as áreas observadas anteriormente são fotopênicas. Todavia, agora, a medula óssea normal apresenta-se com captação aumentada com relação às regiões tratadas (esta aparência poderia acentuar-se pelo fator estimulador de colônias de granulócitos (G-CSF) ou pós-quimioterapia.) Na falta da disponibilidade de imagens obtidas na fase pré-terapia, para fins de comparação, estas áreas de captação normal pela medula podem mimetizar a presença de lesão. (De Lin EC. FDG PET/CT flip-flop phenomenon in treated lymphoma of bone. Clin Nucl Med 2006;31:803-805. Reimpressa com autorização.)

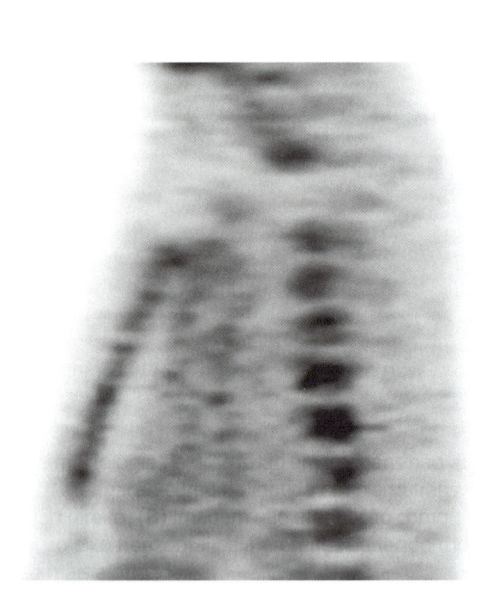

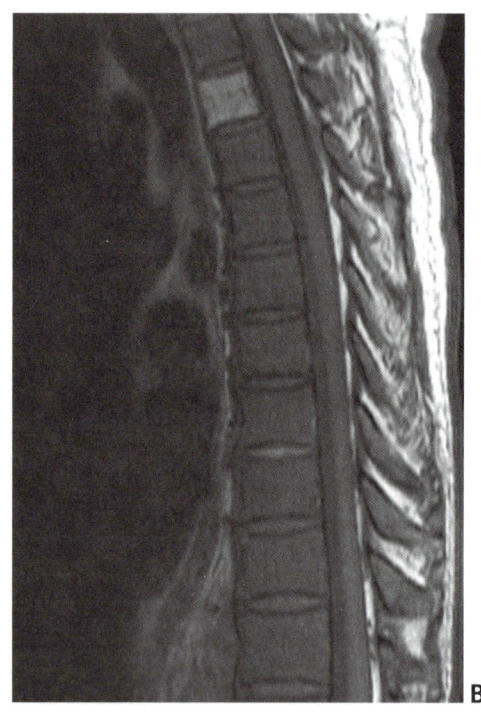

Fig. 6.44 Hemangioma de corpo vertebral. **(A)** Imagem em plano sagital obtida por tomografia por emissão de pósitron (PET), em um paciente portador de hiperplasia da medula, revela um único corpo vertebral na coluna torácica superior com fotopenia relativa. **(B)** Imagem de ressonância magnética, obtida no plano sagital ponderada em T1, revela a presença de um hemangioma hiperintenso neste corpo vertebral fotopênico. O restante da medula apresenta-se hipointensa, compatível com hiperplasia da medula. No quadro clínico de hiperplasia de medula, as lesões ósseas que contêm pouca ou nenhuma medula vermelha podem revelar áreas de menor captação do fluorodesoxiglicose (FDG).

depois (**Fig. 6.30**). A captação diminui após o término do tratamento. O intervalo de tempo, pós-tratamento, necessário para evitar a presença de captação aumentada, é variável, oscilando entre 5 dias e 1 mês.[60] Todavia, os pacientes submetidos a altas doses de quimioterapia, seguida por transplante e G-CSF, geralmente não apresentam aumento de captação pela medula, provavelmente em consequência da grave queda da reserva medular. Quando a captação medular aumenta difusamente em consequência ao tratamento com G-CSF, as metástases ósseas (**Fig. 6.43**) e as lesões ósseas benignas, como os hemangiomas vertebrais (**Fig. 6.44**), podem apresentar-se com defeitos fotopênicos, quando comparados com a medula hiperplásica.[61,62]

4. *Outras causas de captação medular difusa*

   a. *Quimioterapia.* A aplicação de múltiplos ciclos de quimioterapia pode causar queda da captação medular.[60] A recuperação da medula, após a aplicação da quimioterapia, pode causar discreto aumento na captação pela medula óssea, embora isso não seja observado em alguns casos, provavelmente pela baixa reserva medular.

   b. *Eritropoetina.* A eritropoetina pode causar extenso aumento difuso da captação.

   c. Processos patológicos, como as síndromes mielodisplásicas, a β-talassemia, a leucemia mieloide crônica, podem levar à captação medular difusa.[63-65]

5. *Artrite.* Frequentemente existe captação mínima ou nenhuma nas articulações artríticas (por causa

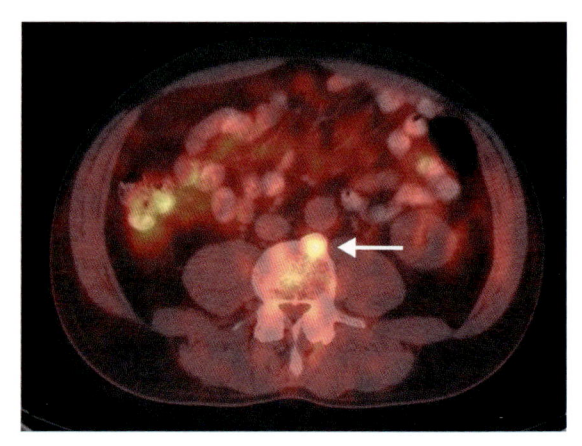

Fig. 6.45 Osteófitos degenerativos. Imagem em plano transversal, obtida por tomografia por emissão de pósitron, revela intensa captação por uma lesão osteofítica localizada na coluna vertebral, face anterior *(seta)*.

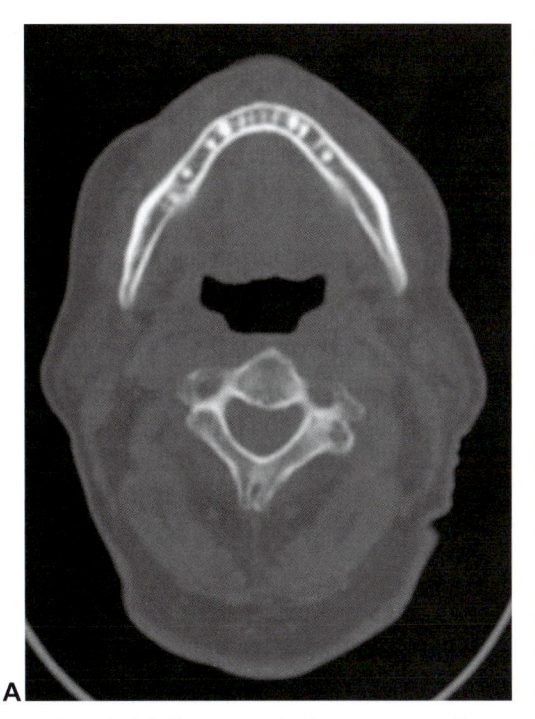

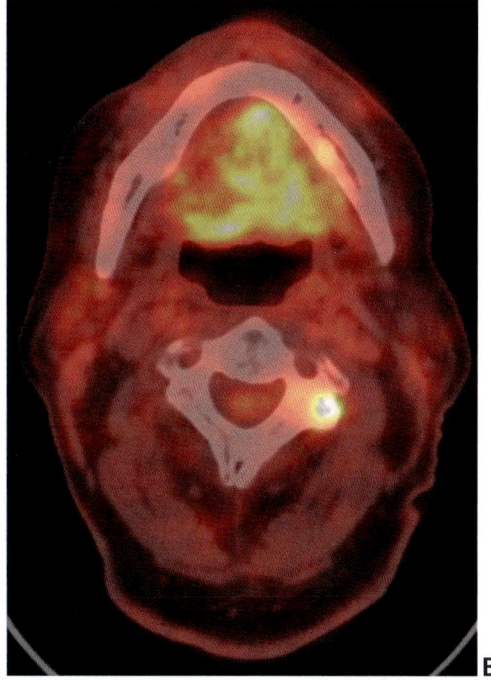

Fig. 6.46 Cisto subcondral. **(A)** Imagem obtida por tomografia computadorizada (TC) revela presença de cisto subcondral em uma faceta articular cervical. **(B)** Imagem em plano transversal, obtida por tomografia por emissão de pósitron/tomografia computadorizada (PET/TC), revela captação de fluorodesoxiglicose (FDG) por este cisto subcondral.

disso, o FDG PET é mais específico que a cintilografia óssea), a não ser que exista um componente infamatório. Na coluna, pode-se observar a presença de captação, correspondendo tanto a um disco acometido por processo degenerativo, quanto à lesão das facetas. A intensidade da captação apresenta fraca correlação com a gravidade verificada na TC.[66] A artrite inflamatória pode apresentar captação considerável, conforme o grau da inflamação.

a. A presença de osteófitos degenerativos na coluna, às vezes, pode revelar a captação significativa do FDG (**Fig. 6.45**).

b. Os cistos subcondrais podem apresentar a captação do FDG (**Fig. 6.46**).

c. A presença de captação nas articulações acometidas por artrite reumatoide é muito mais provável que naquelas acometidas por osteoartrite. Na artrite reumatoide, geralmente, ocorre a captação, caso a articulação apresente inflamação clínica.[67]

6. *Articulações específicas.* É mais comum observar a captação nas articulações a seguir:[18,19]

   a. Articulações glenoumerais (**Figs. 6.3 e 6.12**).
   b. Articulações esternoclaviculares.
   c. Articulações costovertebrais.

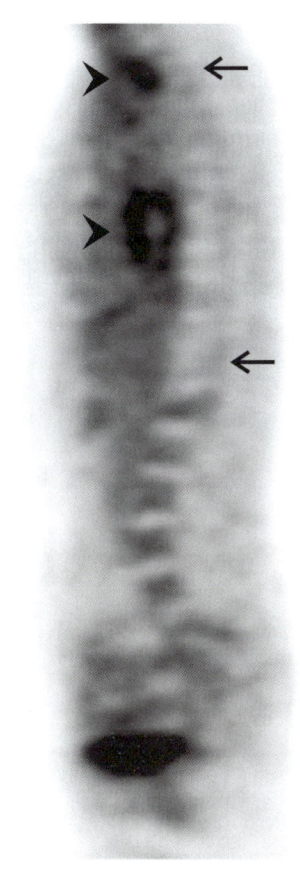

Fig. 6.47 Efeitos da irradiação sobre o osso. Imagem em plano sagital, obtida por tomografia por emissão de pósitron, revela a presença de uma extensa área de baixa captação na coluna torácica *(setas)*, decorrente da irradiação de tumores torácicos *(pontas de setas)*.

7. *Efeitos da irradiação.* A radioterapia causará captação reduzida, que corresponde exatamente ao campo de irradiação (**Fig. 6.47**).
8. *Captação focal.* A captação focal observada em estruturas ósseas pode ser decorrente de metástase da medula óssea ou pela presença de lesões ósseas primárias. A presença de captação numa lesão óssea não indica necessariamente malignidade, uma vez que muitas lesões primárias benignas revelam a captação do FDG (ver Capítulo 25).
9. *Captação por bursa intraespinhosa.* Geralmente verifica-se presença de captação na coluna lombar inferior, na região dos processos espinhosos posteriores. Em imagens obtidas em plano transversal, esta captação geralmente parece estar localizada no processo espinhoso e assemelha-se a uma lesão óssea, porém em imagens obtidas em plano sagital, pode ser observada alojada entre os processos espinhosos.

Esta captação geralmente é decorrente da doença de Baastrup (conhecida como beijando a espinha), onde há presença de inflamação na bursa intraespinhosa, decorrente da estreita aproximação e do contato entre os processos espinhosos adjacentes (**Fig. 6.48**).[68,69]

■ Músculo esquelético

1. *Causas de captação aumentada pelo músculo esquelético.*

    a. *Insulina.* A captação pelo músculo esquelético apresenta-se difusamente aumentada após a administração de insulina ou a liberação de insulina pós-ingestão recente de alimentos (os receptores de glicose do músculo esquelético são insulina sensíveis) (tal como se se observa na **Fig. 4.1**, p. 34). Esta imagem é observada associada ao aumento da captação miocárdica.

    b. *Exercício.* A captação pelo músculo esquelético aumenta após exercício recente.

    c. *Ansiedade.* A ansiedade levará ao aumento da captação pelo músculo esquelético. Isto fica mais evidente no pescoço, na região supraclavicular e nos músculos torácicos paravertebrais.

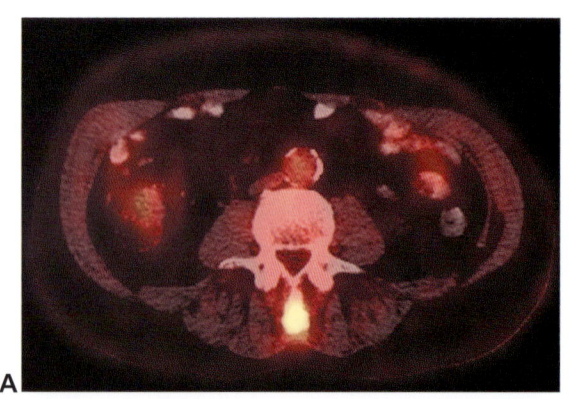

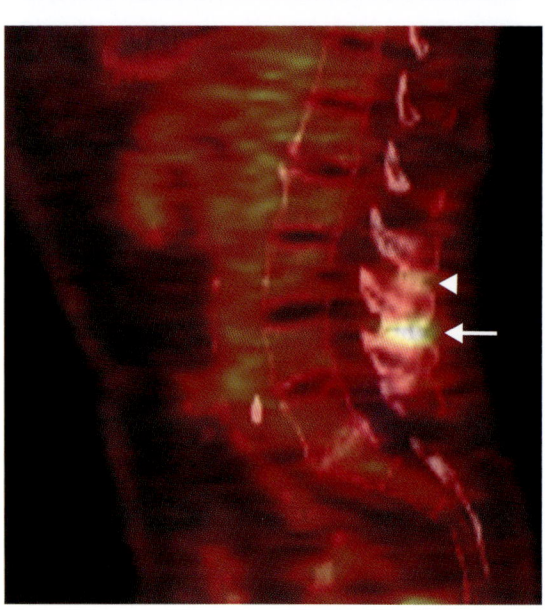

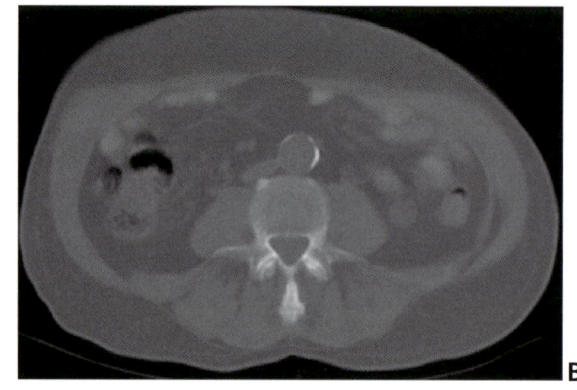

Fig. 6.48 Doença de Baastrup. **(A)** Imagem em plano transversal, obtida por tomografia por emissão de pósitron/tomografia computadorizada (PET/TC), revela a captação aparente por um processo espinhoso lombar. **(B)** Imagem correspondente, obtida em plano transversal, por TC revela esclerose, hipertrofia e achatamento, afetando esse processo espinhoso. **(C)** Imagem em plano sagital, obtida por PET/TC, mostra que a captação *(seta)* se aloja entre os processos espinhosos. Nota-se ainda a captação mínima entre os processos espinhosos, localizados justo acima desse nível *(ponta de seta)*. Em imagem obtida no plano transversal, a captação por bursa intraespinhosa, geralmente, parece alojar-se no processo espinhoso. Como as metástases de processo espinhoso são raras, torna-se necessária a íntima correlação com a imagem obtida em plano sagital. Apesar de que, nesse caso, os achados pela TC sugerem doença de Baastrup, a captação pela bursa intraespinhosa observada em imagem do PET, geralmente, se associa a uma apresentação normal dos processos espinhosos, verificados em imagens obtidas por TC. (De Lin E. Baastrup's disease (kissing spine) demonstrated by FDG PET/CT. Skeletal Radiology 2008;37:173-175. Reimpressa com autorizada.)

d. *Doença de Graves.* Geralmente a captação pelo músculo esquelético está aumentada na doença de Graves.
- É mais comum no músculo psoas e nos músculos retos do abdome.
- Geralmente é observada associada à elevada captação pelo timo e menos frequentemente à captação tireoidiana.

2. *Semelhanças.* É difícil distinguir o músculo esquelético da captação apresentada pelo nódulo e pela gordura marrom.
   a. *Captação nodular.* A captação pelo músculo esquelético, em geral pode ser diferenciada da captação nodular através da sua aparência linear e simétrica.

- A captação pelo músculo esquelético, ocasionalmente, pode apresentar-se na forma nodular e tomar aparência semelhante de nódulos. Todavia, nessas situações, a apresentação simétrica sugerirá presença de músculo no local da captação.
- Considerando que lesões nodulares podem coexistir com captação pelo músculo esquelético na mesma região, é importante prosseguir com a investigação de todas as áreas de assimetria em busca de lesões. Nesses casos a correlação com técnicas de imagem anatômica é muito útil (**Figs. 6.49 e 6.50**).

   b. *Captação pela gordura marrom.* Ambas, tanto a gordura marrom (ver seção de Gordura Mar-

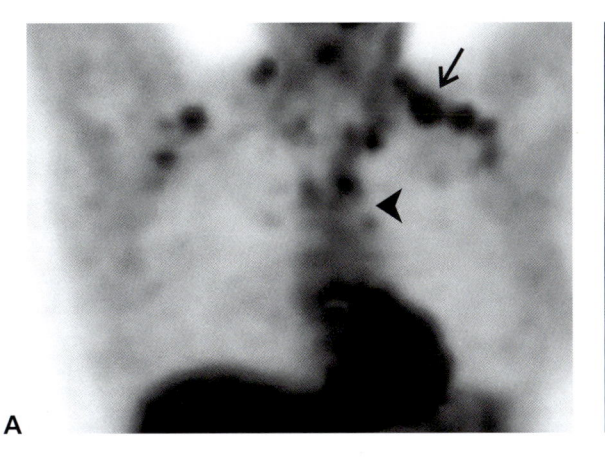

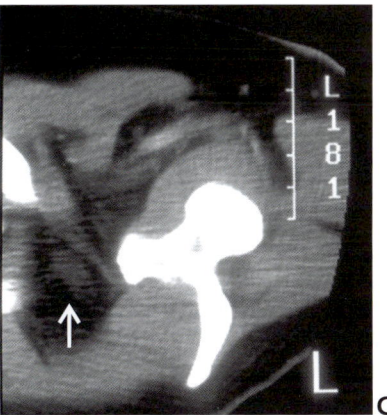

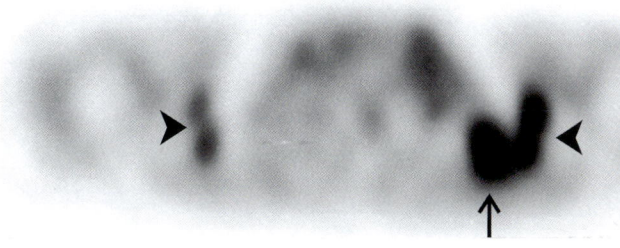

Fig. 6.49. Atividade muscular/gordura marrom mascarando um linfonodo. **(A)** Imagem em plano coronal, obtida por tomografia por emissão de pósitron (PET), em um paciente com linfoma, revela múltiplos focos de captação no mediastino superior e na região supraclavicular, bilateralmente. Este não era um estudo obtido por tomografia por emissão de pósitron/tomografia computadorizada (PET/TC) que tornasse a avaliação mais difícil, embora uma imagem obtida por TC era disponível para a correlação. A atividade observada no mediastino superior é bastante compatível com gordura marrom, uma vez que nesta região, em imagem de TC, não foi observada a presença de nódulos, como também não se espera verificar a captação muscular no mediastino superior. Além disso, a captação mediastinal não se estende abaixo do arco aórtico *(ponta de seta)*, o que corrobora a sugestão de captação pela gordura marrom em vez da presença de lesão nodular. A atividade observada na região supraclavicular tanto pode ser atribuída à gordura marrom quanto ao músculo, o que não pode ser diferenciada sem fusão com TC. Todavia, observa-se foco de atividade aumentada, de forma assimétrica, na região supraclavicular esquerda *(seta)*. Mesmo que se saiba da presença de atividade revelada por gordura marrom/músculo, as imagens devem ser rigorosamente analisadas para verificar se existe atividade assimétrica. **(B)** Imagem obtida por PET, em plano transversal, mostra que o foco assimétrico *(seta)* corresponde a um nódulo localizado na região supraclavicular esquerda; observada na TC. **(C)** A captação bilateral *(pontas de setas)* tanto pode localizar-se nos músculos subescapulares, quanto na gordura, que se encontra justa medial aos músculos (será necessário recorrer à fusão para localizar corretamente a atividade, uma vez que a correlação entre imagens postas lado a lado é inadequada para resolver esta situação). Este caso ilustra a sinergia entre o PET e a TC. Em estudos prospectivos, o nódulo supraclavicular não foi detectado pela TC. O PET detectou uma imagem potencialmente anormal, porém inconclusiva, sendo necessário recorrer à correlação retrospectiva com a TC para determinar se um nódulo definitivamente estava presente.

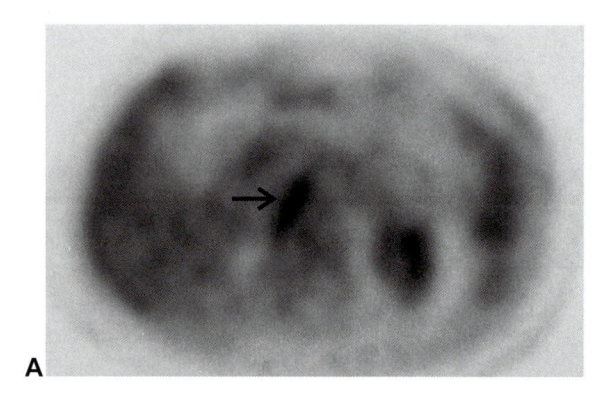

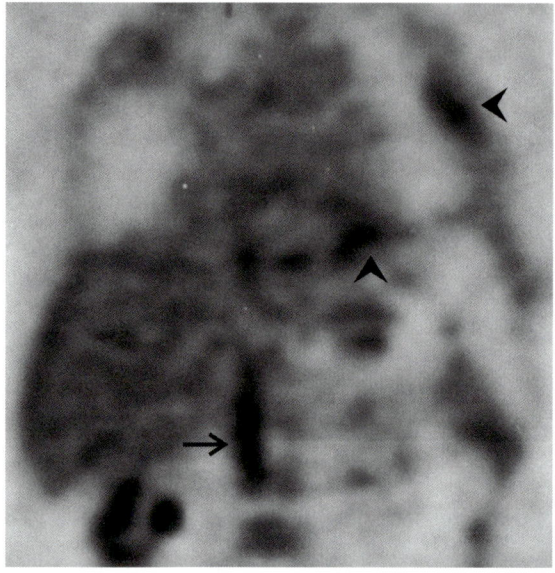

Fig. 6.50 Captação pelos pilares diafragmáticos. **(A)** Imagem em plano transversal, obtida por tomografia por emissão de pósitron (PET), revela a presença de captação linear na região retroperitoneal direita *(seta)*. **(B)** Imagem em plano coronal, obtida por PET, revela a captação linear, correspondendo ao pilar diafragmático direito *(seta)*. Tipicamente, a captação pelos pilares é bilateral e decorre da hiperventilação. Nesse caso, a presença de captação unilateral provavelmente se deve ao movimento diminuído do hemidiafragma esquerdo em razão da presença de metástase pleural *(pontas de setas)* (De Lin EC, Bhola R. Unilateral diaphragmatic crus uptake on FDG positron emission tomographic imaging. Clin Nucl Med 2001;26(5):479. Reimpressa com autorização.)

rom) como a captação pelo músculo, geralmente são simétricas. Uma apresentação linear sugere presença de músculo. As captações pela gordura e pelo músculo, geralmente, não podem ser diferenciadas sem recorrer ao PET/TC (**Fig. 6.49**), mas esse fato geralmente não tem significado clínico

3. *Músculos específicos*
    a. Frequentemente é possível observar a captação unilateral pelo músculo redondo menor.[18]
    b. Geralmente, observa-se a captação pelo músculo extraocular devida aos movimentos dos olhos.
    c. Pode-se observar a captação pelos pilares diafragmáticos com o aumento de esforço respiratório. A captação pelos pilares pode ser diagnosticada pela sua configuração linear.

    Nas imagens obtidas em plano coronal, eles aparecem na forma de linhas verticais contínuas. O pilar direito é maior e se estende mais inferiormente que o pilar esquerdo (**Fig. 6.50**). Ocasionalmente, é difícil distinguir entre um nódulo localizado no espaço retrocrural e a captação crural normal (**Fig. 6.51**).
    d. Os deslizamentos diafragmáticos também podem revelar aumento de captação.

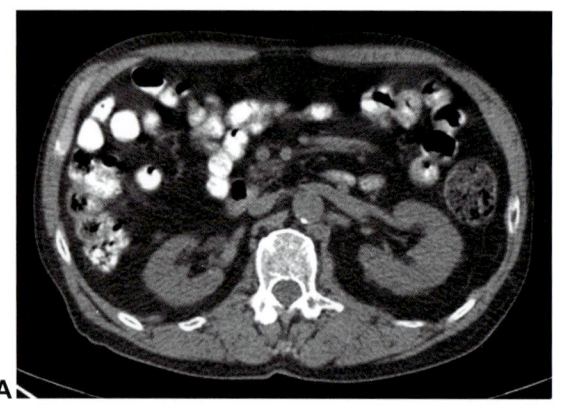

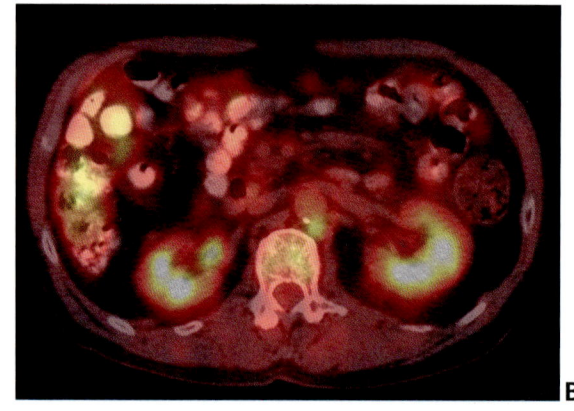

Fig. 6.51 Nódulo de localização retrocrural. **(A)** Imagem transversal obtida por tomografia computadorizada (TC) revela ligeira configuração nodular na região do pilar esquerdo *(seta)*. É difícil diferenciar entre esta imagem e os pilares normais, sem a administração intravenosa de contraste. **(B)** Imagem correspondente, obtida em plano transversal, por tomografia por emissão de pósitron/tomografia computadorizada (PET/TC) revela a captação focal por um nódulo de localização retrocrural esquerda.

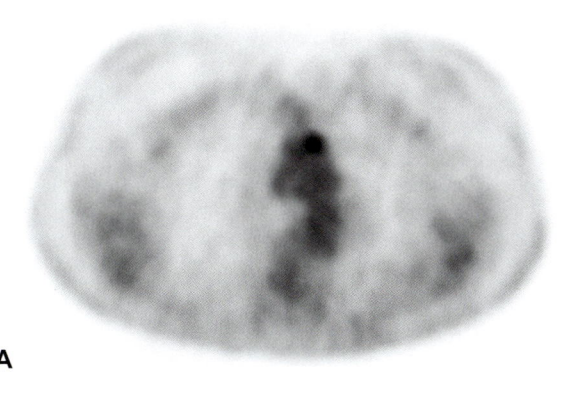

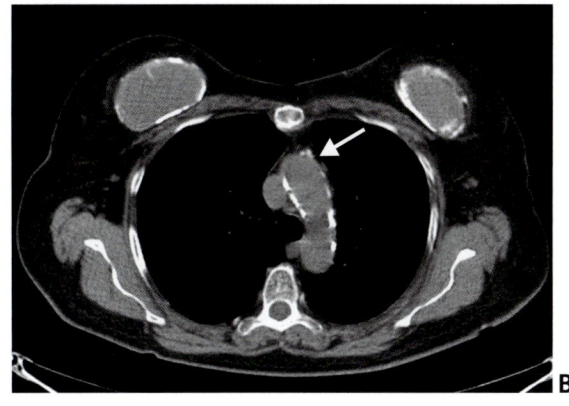

Fig. 6.52 Captação focal por placa. **(A)** Nota-se intensa captação focal em uma imagem transversal obtida por tomografia por emissão de pósitron, **(B)** que corresponde a uma placa aterosclerótica da aorta *(seta)*, observada em uma imagem obtida por tomografia computadorizada. A captação por placa aórtica, eventualmente, pode mimetizar a presença de adenopatia.

  e. A captação pelos músculos intercostais é mais comumente observada em tabagistas e pacientes portadores de doença pulmonar obstrutiva crônica.[30]

  f. Os músculos longos do pescoço geralmente apresentam captação assimétrica (**Fig. 6.15**)[10]

Vascular

1. *Parede vascular*
   a. *Aterosclerose.* Na aterosclerose pode ser observada captação pela parede vascular, que é comum na aorta torácica e nas artérias ilíacas e femorais. Geralmente não corresponde a áreas de calcificação e pode refletir a presença de macrófagos metabolicamente ativos presentes nas placas ateroscleróticas.[70]

      • A captação focal observada nas placas ateroscleróticas da aorta, em raras ocasiões, pode mimetizar adenopatia mediastinal (**Fig. 6.52**).

   b. *Vasculites.* A vasculite (**Fig. 6.53**) é uma outra causa de captação pela parede vascular.

2. *Trombose.* Tanto a trombose aguda quanto a crônica, ambas benignas, podem revelar a captação significativa. A verificação de captação pelo trombo não indica necessariamente trombose tumoral (**Fig. 6.54**).

   • A captação por um tampão pulmonar central pode mimetizar adenopatia hilar (**Fig. 6.55**).

3. *Enxertos vasculares.* A presença de uma discreta captação linear, ao longo de um enxerto vascular, geralmente não indica infecção (**Fig. 6.56**); a presença de captação focal levanta a suspeita de infecção.[71]

4. *Infiltração tumoral perivascular.* A presença de infiltração de um tumor, ao longo do trajeto de um vaso, pode ter a configuração linear (**Fig. 6.57**). Apesar de a aparência linear geralmente sugerir uma anomalia benigna ou a presença de uma variante normal, a infiltração tumoral perivascular é uma das exceções.

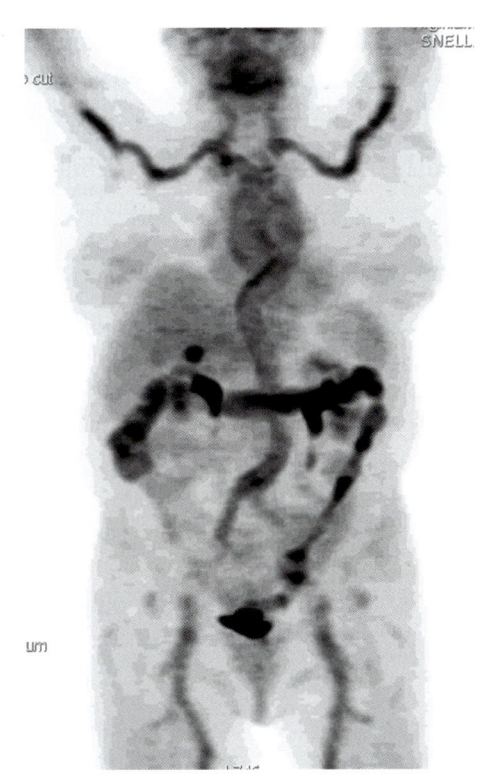

Fig. 6.53 Vasculite. Imagem obtida por tomografia por emissão de pósitron, em plano coronal, revela extensa área de captação arterial do fluorodesoxiglicose, consequente à vasculite.

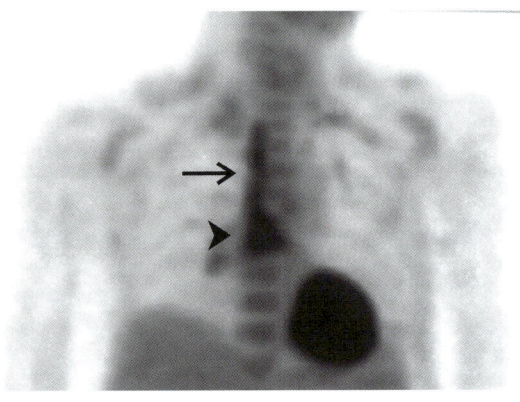

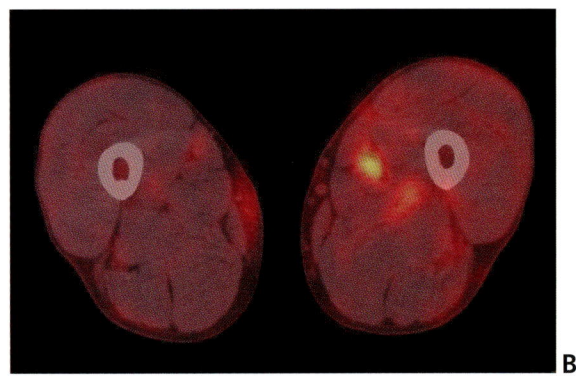

Fig. 6.54 Captação por trombo. **(A)** Imagem em plano coronal, obtida por tomografia por emissão de pósitron, revela intensa captação por um trombo benigno, localizado na veia cava superior. **(B)** Imagem em plano transversal, obtida por tomografia por emissão de pósitron/tomografia computadorizada (PET/TC), revela a captação por um trombo venoso profundo *(seta)* localizado em uma veia superficial femoral esquerda.

■ Tecidos Moles

A presença de captação é comum em sítios que sofreram intervenção, como no local de inserção de cateteres, ostomias e cicatrizes cirúrgicas.

■ Gordura Marrom

Existem 2 tipos de gorduras no corpo humano; a gordura branca e a gordura marrom. A gordura branca armazena energia; a gordura marrom gera calor como resposta à exposição ao frio. A gordura marrom pode causar aumento da captação do FDG, mimetizando atividade muscular ou lesão maligna.[72-74]

1. *Localizações*
   a. Pescoço.
   b. Região supraclavicular.
   c. Região axilar.
   d. Em torno dos grandes vasos do mediastino.
   e. Septo interatrial (**Fig. 6.58**).
   f. Recesso ázigo-esofágico.
   g. Paraespinhal.
   h. Espaços intercostais.
   i. Espaço perirrenal.
   j. Espaços paracólico e para-hepático.
2. *Destaques*
   a. SUVs não podem diferenciar entre captação pela gordura marrom e lesão maligna, já que os SUVs verificados na gordura marrom podem ser muito elevados.

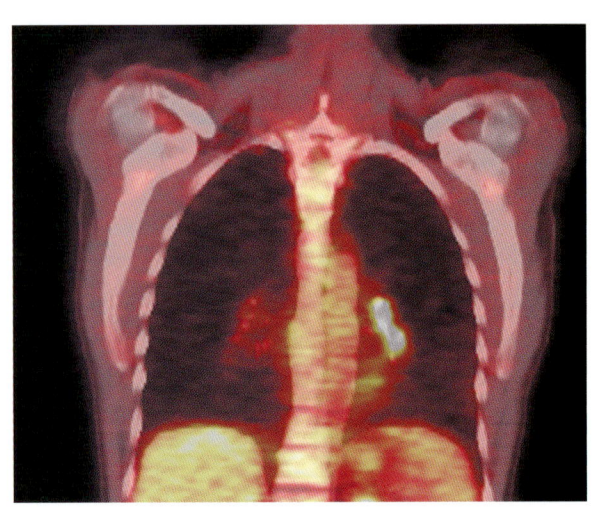

Fig. 6.55 Captação por tampão pulmonar. Imagem em plano coronal, obtida por tomografia por emissão de pósitron/tomografia computadorizada (PET/TC), revela a captação hilar esquerda, consequente à captação por um tampão pulmonar. No PET, esta imagem poderia mimetizar lesão nodular, porém o PET/TC consegue localizar a atividade como sendo alojada na artéria pulmonar esquerda.

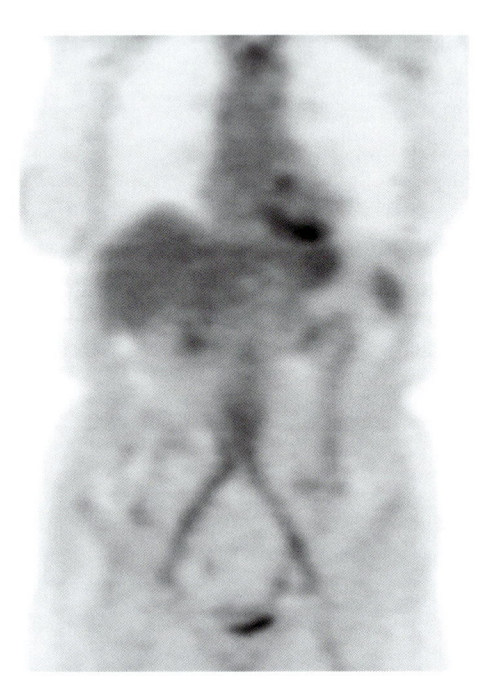

Fig. 6.56 Captação por enxerto. Imagem em plano coronal, obtida por tomografia por emissão de pósitron, revela a captação observada num enxerto aortobifemoral, como variante normal.

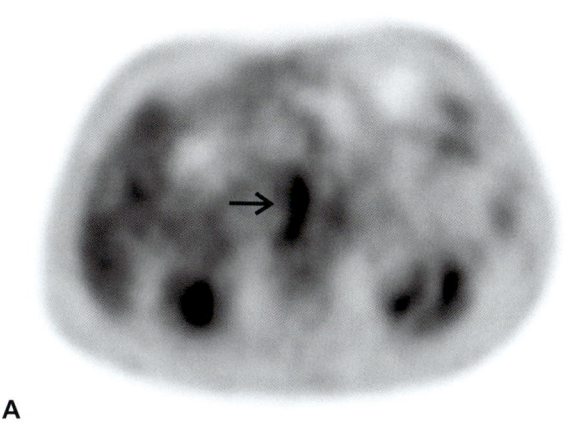

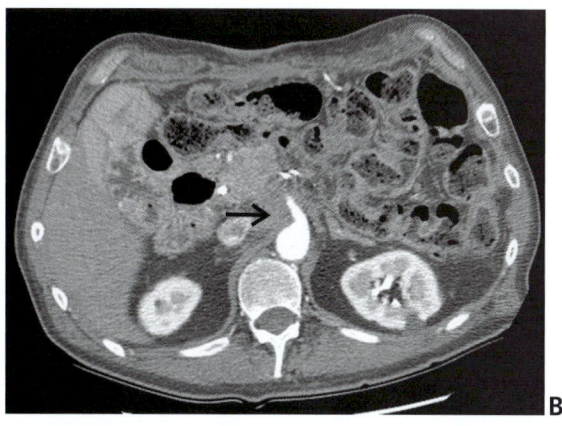

Fig. 6.57 Captação por tumor perivascular. **(A)** Imagem em plano transversal, obtida por tomografia por emissão de pósitron, revela área linear de captação no abdome posterior *(seta)*. Apesar de que uma captação focal linear, geralmente, sugere etiologia benigna ou fisiológica, nesse caso, a captação era decorrente da infiltração por um tumor perivascular originada de um câncer do pâncreas. Notar a semelhança entre esta apresentação e a captação pelos pilares diafragmáticos (**Fig. 6.50**). **(B)** Imagem obtida em plano transversal, no mesmo nível, por tomografia computadorizada, revela infiltração tumoral *(seta)* em torno do eixo celíaco.

b. A captação pelo pescoço e pela região supraclavicular é muito comum. Geralmente verifica-se a presença de captação no pescoço e na região supraclavicular quando se observa também captação em outras áreas que abrigam a gordura marrom.
c. A captação pela gordura marrom localizada no pescoço e na região supraclavicular, geralmente, é simétrica.
d. A captação é mais comum nas mulheres e nos pacientes jovens.
   - Alguns estudos relatam que o baixo índice de massa corporal aumenta a captação, embora outros estudos não conformem esta informação.[38]
e. A presença de captação é mais comum em temperaturas baixas.

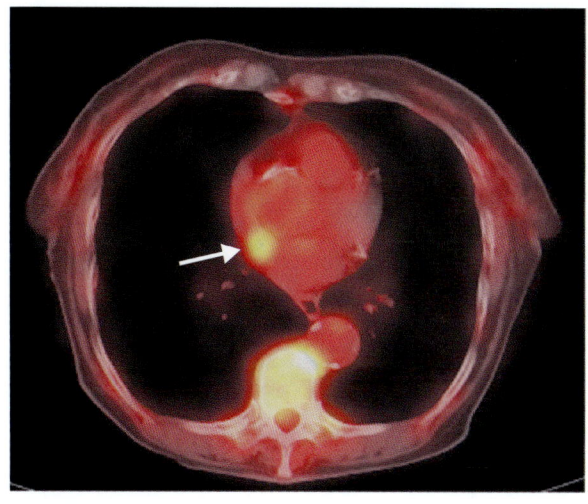

Fig. 6.58 Captação por gordura marrom localizada no septo intra-atrial. Imagem em plano transversal, obtida por tomografia por emissão de pósitron/tomografia computadorizada, revela a captação pela gordura localizada no septo intra-atrial *(seta)*.

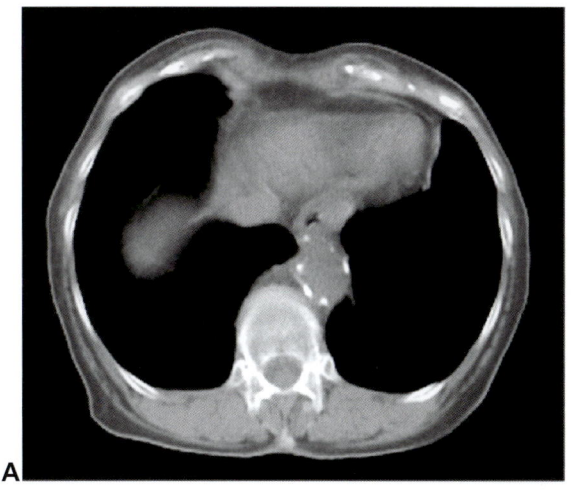

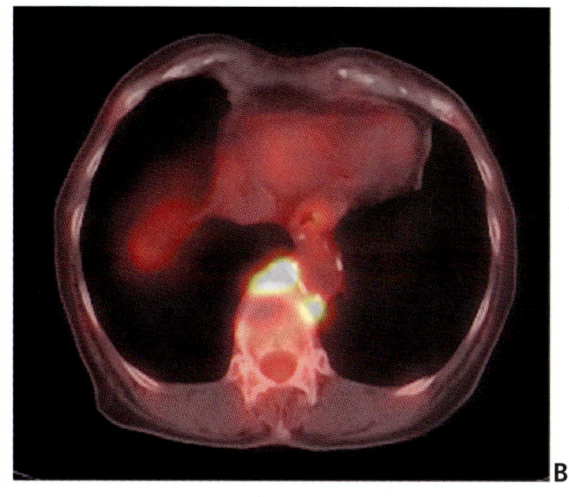

Fig. 6.59 Captação por gordura marrom paraespinal. **(A)** Imagem em plano transversal, obtida por tomografia computadorizada e **(B)** por tomografia por emissão de pósitron/tomografia computadorizada (PET/TC), revela a captação pela gordura paraespinal.

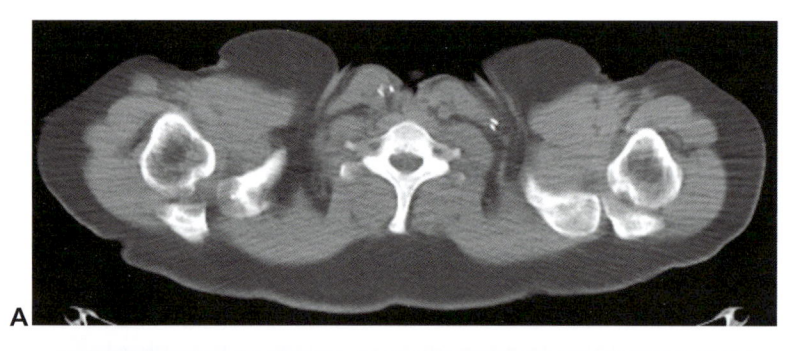

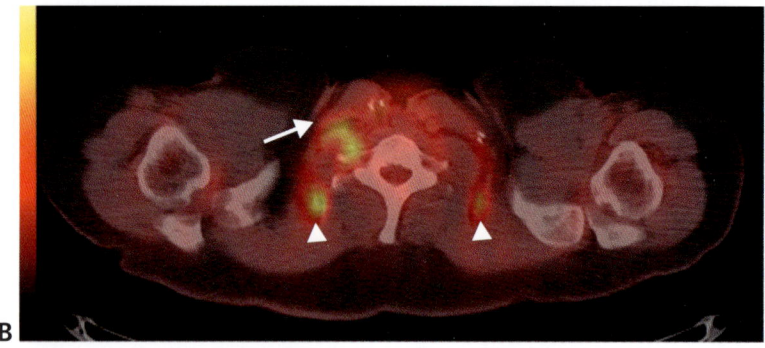

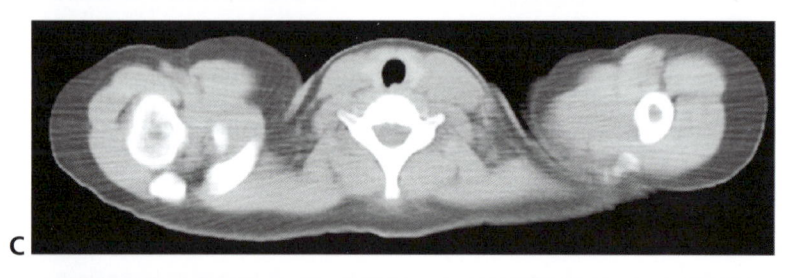

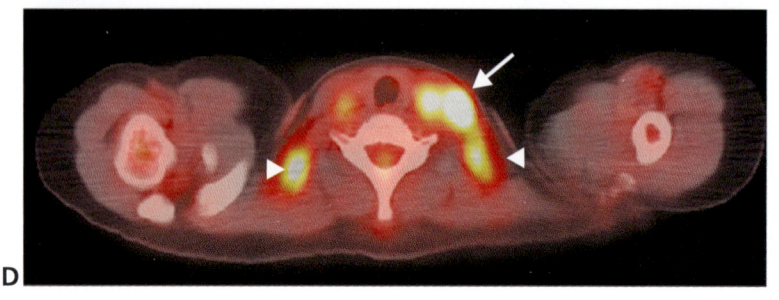

Fig. 6.60 Captação por gordura marrom, músculo e nódulo. A captação pela gordura marrom, pelo músculo e por nódulo pode apresentar localização e aparência semelhantes que podem estar associadas. **(A)** Exames obtidos por tomografia computadorizada (TC) e **(B)** por tomografia por emissão de pósitron (PET)) revelam a captação tanto pela gordura marrom *(pontas de setas)* quanto pelo músculo *(seta)*. A captação muscular é atípica, pois apresenta-se unilateralmente e poderia levantar suspeita de lesão se fosse um achado isolado pelo PET; todavia o PET/TC atribui a captação ao músculo. Em um outro paciente, **(C)** imagem obtida por TC e **(D)** por PET/TC revela a captação tanto pela gordura marrom *(pontas de setas)* quanto por nódulos *(seta)*.

3. *Diagnóstico diferencial*
   a. O diagnóstico de captação pela gordura marrom, geralmente, exige estudos pelo PET/TC. Caso o PET/TC não esteja disponível, é possível ainda sugerir o diagnóstico em muitos casos. As outras afecções que participam do diagnóstico diferencial são as captações musculares e nodulares. Frequentemente 2 ou 3 dessas entidades encontram-se associadas (gordura marrom, músculos e nódulos), complicando ainda mais a interpretação (**Figs. 6.49** e **6.60**).
   b. *Captação pelo pescoço e na região supraclavicular.* Sem a realização de PET/TC, a captação pela gordura marrom pelo pescoço e na região supraclavicular geralmente não pode ser distinguida da captação muscular, porém isto não tem relevância clínica. A apresentação simétrica usual sugerirá que a captação tanto pode ser atribuída à gordura quanto ao músculo, em vez de ser pelos nódulos. Qualquer área de apresentação assimétrica deve levantar suspeita de lesão nodular (**Figs. 6.49** e **6.60**). Caso não se observem achados correlacionados nas imagens obtidas pela TC e verifica-se a captação assimétrica do FDG, o acompanhamento pela TC é útil, já que nos exames subsequentes obtidos pela TC pode ser observada a presença de adenopatias (ver Capítulo 7).
   c. *Outras regiões.* Captações fora do pescoço e da região supraclavicular, raramente, são observa-

das isoladamente. A captação torácica, geralmente, é acompanhada pelas captações reveladas pelo pescoço e pela região supraclavicular. A presença de captação na região infradiafragmática, geralmente, é observada em conjunção com a captação supradiafragmática (de modo geral observa-se, especialmente, a captação suprarrenal associada à captação paravertebral).[75,76]

d. *Indicadores práticos.* Na prática, a área mais difícil para diferenciar com relação à presença de lesão nodular, sem PET/TC, é a captação pela gordura mediastinal. Geralmente, observa-se também a captação pelo pescoço e na região supraclavicular, que sugere o diagnóstico, embora muito raramente observa-se a captação pela gordura marrom mediastinal de forma isolada.

- A correlação com TC é útil, mesmo que a fusão de imagens não esteja disponível. Se nas imagens obtidas pela TC, não se observam nódulos, a captação provavelmente se localiza na gordura mediastinal.
- Um padrão útil para o diagnóstico de captação pela gordura marrom mediastinal é a verificação de envolvimento apenas do mediastino superior. No que diz respeito à captação pela gordura marrom, a mesma não se estenderá abaixo do arco aórtico (**Figs. 6.49** e **6.61**), que seria um padrão incomum para lesão nodular.

e. Caso a diferenciação de lesão não seja possível, o estudo pode ser repetido com pré-medicação (p. ex., diazepam) e/ou mantendo o paciente em ambiente quente por 48 horas antes da repetição do estudo.

■ Próteses Metálicas

Nas imagens atenuação-corrigidas, pode ser observado o artefato causado pelo aumento de captação em torno das próteses metálicas, que potencialmente pode mimetizar infecção de prótese. Na cabeça e no pescoço, a presença de áreas de atividade aumentada, adjacentes a implantes metálicos de dentes (ver Capítulo 8), pode causar imagens falso-positivas de presença de tumor.

1. Esse artefato é visto tanto pela TC, quanto em imagens atenuação-corrigidas, com base em radionuclídeos.[77] Todavia, é mais evidente quando se emprega a atenuação de correção com base na TC, sobretudo quando se trata de implantes dentais metálicos.
2. Esses artefatos se realçam pelo movimento do paciente.

Referências

1. Bohnen N. Neurological applications. In: Wahl RL, ed. Principles and Practice of Positron Emission Tomography. Philadelphia, PA: Lippincott Williams & Wilkins; 2002:276-297
2. Loessner A, Alavi A, Lewandrowski KU, Mozley D, Souder E, Gur RE. Regional cerebral function determined by FDG-PET in healthy volunteers: normal patterns and changes with age. J Nucl Med 1995;36(7):1141-1149
3. Minamimoto R, Takahashi N, Inoue T. FDG-PET of patients with suspected renal failure: standardized uptake values in normal tissues. Ann Nucl Med 2007;21(4):217-222
4. Fulham MJ, Brooks RA, Hallett M, Di CG. Cerebellar diaschisis revisited: pontine hypometabolism and dentate sparing. Neurology 1992;42(12):2267-2273
5. Israel O, Weiler-Sagie M, Rispler S et al. PET/CT quantitation of the effect of patient-related factors on cardiac ^{18}F-FDG uptake. J Nucl Med 2007;48(2):234-239
6. Kaneta T, Hakamatsuka T, Takanami K et al. Evaluation of the relationship between physiological FDG uptake in the heart and age, blood glucose level, fasting period, and hospitalization. Ann Nucl Med 2006;20(3):203-208
7. Khandani AH, Isasi CR, Donald BM. Intra-individual variability of cardiac uptake on serial whole-body ^{18}F-FDG PET. Nucl Med Commun 2005;26(9):787-791
8. Inglese E, Leva L, Matheoud R et al. Spatial and temporal heterogeneity of regional myocardial uptake in patients without heart disease under fasting conditions on repeated whole-body ^{18}F-FDG PET/CT. J Nucl Med 2007;48(10):1662-1669
9. Zanco P, Desideri A, Mobilia G et al. Effects of left bundle branch block on myocardial FDG PET in patients without significant coronary artery stenoses. J Nucl Med 2000;41(6):973-977

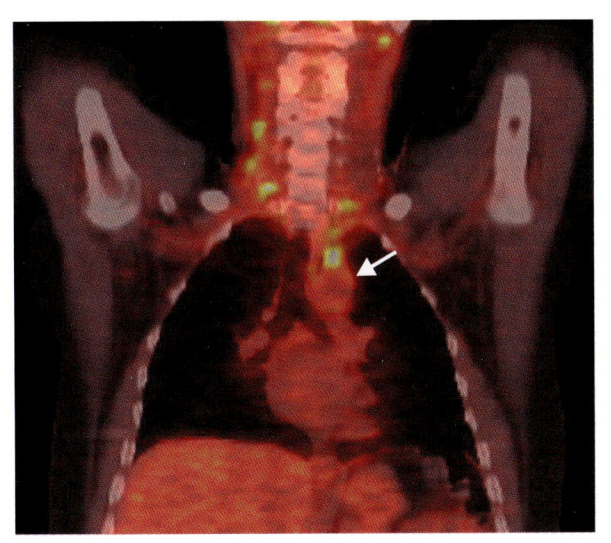

Fig. 6.61 Captação por gordura marrom localizada no pescoço e no mediastino. Imagem em plano coronal, obtida por tomografia por emissão de pósitron/tomografia computadorizada, revela a captação pela gordura marrom do pescoço e do mediastino. A captação pela gordura marrom mediastinal não se estende abaixo do plano do arco aórtico *(seta)*.

10. Lin EC. Isolated papillary muscle uptake on FDG PET/CT. Clin Nucl Med 2007;32(1):76-78
11. Cook GJ, Wegner EA, Fogelman I. Pitfalls and artifacts in 18FDG PET and PET/CT oncologic imaging. Semin Nucl Med 2004;34(2):122-133
12. Fujii H, Ide M, Yasuda S, Takahashi W, Shohtsu A, Kubo A. Increased FDG uptake in the wall of the right atrium in people who participated in a cancer screening program with whole-body PET. Ann Nucl Med 1999;13(1):55-59
13. Nguyen BD. PET demonstration of left atrial appendage in chronic atrial fibrillation. Clin Nucl Med 2005;30(3):177-179
14. Beanlands RS, Muzik O, Hutchins GD, Wolfe ER Jr, Schwaiger M. Heterogeneity of regional nitrogen 13-labeled ammonia tracer distribution in the normal human heart: comparison with rubidium 82 and copper 62-labeled PTSM. J Nucl Cardiol 1994;1(3):225-235
15. Nakamoto Y, Tatsumi M, Hammoud D, Cohade C, Osman MM, Wahl RL. Normal FDG distribution patterns in the head and neck: PET/CT evaluation. Radiology 2005;234(3):879-885
16. Chen YK, Su CT, Chi KH, Cheng RH, Wang SC, Hsu CH. Utility of 18F-FDG PET/CT uptake patterns in Waldeyer's ring for differentiating benign from malignant lesions in lateral pharyngeal recess of nasopharynx. J Nucl Med 2007;48(1):8-14
17. Lin EC. Focal asymmetric longus colli uptake on FDG PET/CT. Clin Nucl Med 2007;32(1):67-69
18. Shreve PD, Anzai Y, Wahl RL. Pitfalls in oncologic diagnosis with FDG PET imaging: physiologic and benign variants. Radiographics 1999;19(1):61-77
19. Shreve PD, Wahl RL. Normal variants in FDG PET Imaging. In: Wahl RL, ed. Principles and Practice of Positron Emission Tomography. Philadelphia, PA: Lippincott Williams & Wilkins; 2002;111-136
20. Karantanis D, Bogsrud TV, Wiseman GA et al. Clinical significance of diffusely increased 18F-FDG uptake in the thyroid gland. J Nucl Med 2007;48(6):896-901
21. Zincirkeser S, Sahin E, Halac M, Sager S. Standardized uptake values of normal organs on 18F-fluorodeoxyglucose positron emission tomography and computed tomography imaging. J Int Med Res 2007;35(2):231-236
22. Chen YK, Chen YL, Liao AC, Shen YY, Kao CH. Elevated 18F-FDG uptake in skeletal muscles and thymus: a clue for the diagnosis of Graves' disease. Nucl Med Commun 2004;25(2):115-121
23. Kumar R, Chauhan A, Zhuang H, Chandra P, Schnall M, Alavi A. Standardized uptake values of normal breast tissue with 2-deoxy-2-[F-18]fluoro-D-glucose positron emission tomography: variations with age, breast density, and menopausal status. Mol Imaging Biol 2006;8(6):355-362
24. Lin CY, Ding HJ Liu CS, Chen YK, Lin CC, Kao CH. Correlation between the intensity of breast FDG uptake and menstrual cycle. Acad Radiol 2007;14(8):940-944
25. Alibazoglu H, Alibazoglu B, Hollinger EF et al. Normal thymic uptake of 2-deoxy-2[F-18] fluoro-D-glucose. Clin Nucl Med 1999;24(8):597-600
26. Ferdinand B, Gupta P, Kramer EL. Spectrum of thymic uptake at 18F-FDG PET. Radiographics 2004;24(6):1611-1616
27. El-Bawab H, Al-Sugair AA, Rafay M, Hajjar W, Mandy M, Al-Kattan K. Role of flourine-18 fluorodeoxyglucose positron emission tomography in thymic pathology. Eur J Cardiothorac Surg 2007;31(4):731-736
28. Sung YM, Lee KS, Kim BT, Choi JY, Shim YM, Yi CA. 18F-FDG PET/CT of thymic epithelial tumors: usefulness for distinguishing and staging tumor subgroups. J Nucl Med 2006;47(10):1628-1634
29. Smith CS, Schoder H, Yeung HW. Thymic extension in the superior mediastinum in patients with thymic hyperplasia: potential cause of false-positive findings on 18F-FDG PET/CT. AJR Am J Roentgenol 2007;188(6):1716-1721
30. Jacene HA, Cohade C, Wahl RL. F-18 FDG PET/CT in acute respiratory distress syndrome: a case report. Clin Nucl Med 2004;29(12):786-788
31. Digumarthy SR, Fischman AJ, Kwek BH, Aquino SL. Fluorodeoxyglucose positron emission tomography pattern of pulmonary lymphangitic carcinomatosis. J Comput Assist Tomogr 2005;29(3):346-349
32. Kamel EM, McKee TA, Calcagni ML et al. Occult lung infarction may induce false interpretation of 18F-FDG PET in primary staging of pulmonary malignancies. Eur J Nucl Med Mol Imaging 2005;32(6):641-646
33. Lyburn ID, Lowe JE, Wong WL. Idiopathic pulmonary fibrosis on F-18 FDG positron emission tomography. Clin Nucl Med 2005;30(1):27
34. 011enberger GP, Knight S, Tauro AJ. False-positive FDG positron emission tomography in pulmonary amyloidosis. Clin Nucl Med 2004;29(10):657-658
35. Kong FM, Frey KA, Quint LE et al. A pilot study of [18F]fluorodeoxyglucose positron emission tomography scans during and after radiation-based therapy in patients with non small-cell lung cancer. J Clin Oncol 2007;25(21):3116-3123
36. Hassaballa HA, Cohen ES, Khan AJ, Ali A, Bonomi P, Rubin DB. Positron emission tomography demonstrates radiation-induced changes to nonirradiated lungs in lung cancer patients treated with radiation and chemotherapy. Chest 2005;128(3):1448-1452
37. Asad S, Aquino SL Piyavisetpat N, Fischman AJ. False-positive FDG positron emission tomography uptake in nonmalignant chest abnormalities. AJR Am J Roentgenol 2004;182(4):983-989
38. Truong MT, Erasmus JJ, Munden RF et al. Focal FDG uptake in mediastinal brown fat mimicking malignancy: a potential pitfall resolved on PET/CT. AJR Am J Roentgenol 2004;183(4):1127-1132
39. Lin E. F-18 fluorodeoxyglucose uptake in a benign gastric ulcer. Clin Nucl Med 2007;32(6):462-463
40. Koga H, Sasaki M, Kuwabara Y et al. An analysis of the physiological FDG uptake pattern in the stomach. Ann Nucl Med 2003;17(8):733-738
41. Salaun PY, Grewal RK, Dodamane I, Yeung HW, Larson SM, Strauss HW. An analysis of the 18F-FDG uptake pattern in the stomach. J Nucl Med 2005;46(1):48-51
42. Otsuka H, Graham MM, Kubo A, Nishitani H. The effect of oral contrast on large bowel activity in FDG-PET/CT. Ann Nucl Med 2005;19(2):101-108
43. Kamel EM, Thumshirn M, Truninger K et al. Significance of incidental 18F-FDG accumulations in the gastrointestinal tract in PET/CT: correlation with endoscopic and histopathologic results. J Nucl Med 2004;45(11)1804-1810
44. Gutman F, Alberini JL, Wartski M. et al. Incidental colonic focal lesions detected by FDG PET/CT. AJR Am J Roentgenol 2005;185(2):495-500

45. Israel O, Yefremov N, Bar-Shalom R et al. PET/CT detection of unexpected gastrointestinal foci of ¹⁸F-FDG uptake: incidence, localization patterns, and clinical significance. J Nucl Med 2005;46(5):758-762
46. Iozzo P, Geisler F, Oikonen V et al. Insulin stimulates liver glucose uptake in humans: an 18F-FDG PET Study. J Nucl Med 2003;44(5):682-689
47. Maldjian PD, Ghesani N, Ahmed S. Liu Y. Adenomyomatosis of the gallbladder: another cause for a "hot" gallbladder on ¹⁸F-FDG PET. AJR Am J Roentgenol 2007;189(1):W36-W38
48. Sugawara Y, Zasadny KR, Kison PV, Baker LH, Wahl RL. Splenic fluorodeoxyglucose uptake increased by granulocyte colony-stimulating factor therapy: PET imaging results. J Nucl Med 1999;40(9):1456-1462
49. Shulkin BL, Thompson NW, Shapiro B, Francis IR, Sisson JC. Pheochromocytomas: imaging with 2-[fluorine-18]fluoro-2-deoxy-D-glucose PET. Radiology 1999;212(1):35-41
50. Ludwig V, Rice MH, Martin WH, Kelley MC, Delbeke D. 2-Deoxy-2-[¹⁸F]fluoro-D-glucose positron emission tomography uptake in a giant adrenal myelolipoma. Mol Imaging Biol 2002;4(5):355-358
51. Lerman H, Metser U, Grisaru D, Fishman A, Lievshitz G, Even-Sapir E. Normal and abnormal ¹⁸F-FDG endometrial and ovarian uptake in pre- and postmenopausal patients: assessment by PET/CT. J Nucl Med 2004;45(2):266-271
52. Nishizawa S, Inubushi M, Okada H. Physiological 18F-FDG uptake in the ovaries and uterus of healthy female volunteers. Eur J Nucl Med Mol Imaging 2005;32(5):549-556
53. Lin E. FDG PET appearance of a postpartum uterus. Clin Nucl Med 2006;31(3):159-160
54. Kim SK, Kang KW, Roh JW, Sim JS, Lee ES, Park SY. Incidental ovarian 18F-FDG accumulation on PET: correlation with the menstrual cycle. Eur J Nucl Med Mol Imaging 2005;32(7):757-763
55. Nishizawa S, Inubushi M, Ozawa F, Kido A, Okada H. Physiological FDG uptake in the ovaries after hysterectomy. Ann Nucl Med 2007;21(6):345-348
56. Pandit-Taskar N, Sinha A, Gonen M et al. Testicular uptake in ¹⁸FDG PET scan. J Nucl Med 2001;5:287
57. Gorospe L, Raman S, Echeveste J, Avril N, Herrero Y, Herna Ndez S. Whole-body PET/CT: spectrum of physiological variants, artifacts and interpretative pitfalls in cancer patients. Nucl Med Commun 2005;26(8):671-687
58. Fayad LM, Cohade C, Wahl RL, Fishman EK. Sacral fractures: a potential pitfall of FDG positron emission tomography. AJR Am J Roentgenol 2003;181(5):12391243
59. Hollinger EF, Alibazoglu H, Ali A, Green A, Lamonica G. Hematopoietic cytokine-mediated FDG uptake simulates the appearance of diffuse metastatic disease on whole-body PET imaging. Clin Nucl Med 1998;23(2):93-98
60. Kazama T, Swanston N, Podoloff DA, Macapinlac HA. Effect of colony-stimulating factor and conventional- or high-dose chemotherapy on FDG uptake in bone marrow. Eur J Nucl Med Mol Imaging 2005;32(12):1406-1411
61. Basu 5, Nair N. "Cold" vertebrae on F-18 FDG PET: causes and characteristics. Clin Nucl Med 2006;31(8):445-450
62. Lin EC. FDG PET/CT flip flop phenomenon in treated lymphoma of bone. Clin Nucl Med 2006;31(12):803-805
63. Aflalo-Hazan V, Gutman F, Kerrou K, Montravers F, Grahek D, Talbot JN. Increased FDG uptake by bone marrow in major beta-thalassemia. Clin Nucl Med 2005;30(11):754-755
64. Inoue K, Okada K, Harigae H et al. Diffuse bone marrow uptake on F-18 FDG PET in patients with myelodysplastic syndromes. Clin Nucl Med 2006;31(11): 721-723
65. Takalkar A, Yu JQ Kumar R, Xiu Y, Alavi A, Zhuang H. Diffuse bone marrow accumulation of FDG in a patient with chronic myeloid leukemia mimics hematopoietic cytokine-mediated FDG uptake on positron emission tomography. Clin Nucl Med 2004;29(10):637-639
66. Rosen RS, Fayad L, Wahl RL. Increased 18F-FDG uptake in degenerative disease of the spine: characterization with ¹⁸F-FDG PET/CT. J Nucl Med 2006;47(8):1274-1280
67. Elzinga EH, van der Laken CJ, Comans EF, Lammertsma AA, Dijkmans BA, Voskuyl AE. 2-Deoxy-2-[F-18]fluoro-D-glucose joint uptake on positron emission tomography images: rheumatoid arthritis ver HIF-1sus osteoarthritis. Mol Imaging Biol 2007;9(6):357-360
68. Lin E. Baastrup's disease (kissing spine) demonstrated by FDG PET/CT. Skeletal Radiol 2008:37(2):173-175
69. Resnick D. Degenerative diseases of the vertebral column. Radiology 1985;156(1):3-14
70. Tatsumi M, Cohade C, Nakamoto Y, Wahl RL. fluorodeoxyglucose uptake in the aortic wall at PET/CT: possible finding for active atherosclerosis. Radiology 2003;229(3):831-837
71. Keidar Z, Engel A, Hoffman A, Israel O, Nitecki S. Prosthetic vascular graft infection: the role of ¹⁸F-FDG PET/CT. J Nucl Med 2007;48(8):1230-1236
72. Cohade C, Mourtzikos KA, Wahl RL. "USA-fat": prevalence is related to ambient outdoor temperature-evaluation with ¹⁸F-FDG PET/CT. J Nucl Med 2003;44(8):1267-1270
73. Cohade C, Osman M, Pannu HK, Wahl RL. Uptake in supraclavicular area fat ("USA-fat"): description on ¹⁸F-FDG PET/CT. J Nucl Med 2003;44(2):170-176
74. Yeung HW, Grewal RK, Gonen M, Schoder H, Larson SM. Patterns of (18)F-FDG uptake in adipose tissue and muscle: a potential source of false-positives for PET. J Nucl Med 2003;44(11):1789-1796
75. Bar-Shalom R, Gaitini D, Keidar Z, Israel O. Non-malignant FDG uptake in infradiaphragmatic adipose tissue: a new site of physiological tracer biodistribution characterised by PET/CT. Eur J Nucl Med Mol Imaging 2004;31(8):1105-1113
76. Kim S, Krynyckyi BR, Machac J, Kim CK. Concomitant paravertebral FDG uptake helps differentiate supra-clavicular and suprarenal brown fat uptake from malignant uptake when CT coregistration is not available. Clin Nucl Med 2006;31(3):127-130
77. Goerres GW, Ziegler SI, Burger C, Berthold T, Von Schulthess GK, Buck A. Artifacts at PET and PET/CT caused by metallic hip prosthetic material. Radiology 2003;226(2):577-584

7
Interpretação dos Estudos com FDG PET

Eugene C. Lin e Abass Alavi

A interpretação ideal da tomografia por emissão de pósitron com o fluorodesoxiglicose (FDG PET) exige atenção em muitos detalhes, tanto antes quanto depois da realização do exame.

■ Limitações do PET

O PET apresenta uma larga faixa de aplicações em potencial, com graus variados de evidência científica, caracterizando a eficácia de cada aplicação. É muito útil dispor de um processo que permita a triagem das requisições dos exames que são os menos atendidos pelo PET (p. ex., as indicações nível "C" mencionadas nesse texto). O conhecimento do PET varia entre os médicos assistentes, e não é incomum receber pedidos de exames com indicações que provavelmente o PET não será capaz de satisfazer a expectativa. Nas situações em que o PET é de utilidade marginal, o médico assistente deve ser informado das limitações em potencial, antes que o exame seja realizado. Isto é importante para evitar a difusão das informações obtidas nestas situações, que podem desvirtuar a aplicação geral do teste em outras indicações. A triagem de pedidos inusitados evitará situações em que o médico assistente acredita que o PET vai prover-lhe informações específicas que não são possíveis obter com os dados que ele detém. As possíveis limitações do PET são as seguintes:

1. *Limitada/evidência inadequada*
   a. *Acurácia limitada.* Existem doenças em que o PET é de baixa sensibilidade ou de baixa especificidade ou então baixa em ambos os parâmetros (p. ex., FDG PET na detecção do câncer de próstata metastático).
   b. *Limitada participação na conduta efetiva do custo/benefício.* O PET não pode modificar a conduta em certas aplicações em potencial, independente dos resultados, como também não pode favorecer o custo/benefício com relação a outras opções (p. ex., o PET não apresenta vantagem quanto ao parâmetro custo/benefício na diferenciação entre nódulos benignos e malignos da tireoide, como também não modifica a conduta por não ser exato o bastante para descartar biópsia).
   c. *Evidência limitada.* Existem muitas aplicações em potencial para as quais a literatura propicia dados limitados até agora. Nesses casos, o PET pode apresentar utilidade em potencial, embora não estejam definidas as vantagens adicionais que ele apresentaria relacionadas com as técnicas convencionais de imagem.
2. *Limitações técnicas.* O PET apresenta limitação na investigação de lesões pequenas. Em alguns casos ele pode apresentar limitação para lesões inferiores a 1 cm. Esse dado pode ser usado como um limiar, porém não é um corte *(cutoff)* definitivo. Lesões inferiores a 1 cm são detectadas, porém com menor sensibilidade. Ensaios clínicos relatam a detecção de lesões, cujo tamanho fica entre 5 e 7 mm; na nossa experiência, lesões cujo tamanho é inferior a 5 mm podem ser detectadas se forem metabolicamente ativas e encontrarem-se em regiões, onde a mobilidade e a atividade de fundo são limitadas.
   a. A detecção de lesões depende muito da localização. A detecção de lesões aumenta em áreas com mobilidade mínima (p. ex., o retroperitônio, o pescoço e as extremidades) e em regiões

que apresentam a mínima atividade fisiológica de fundo (p. ex., os pulmões e o retroperitônio). Frequentemente é fácil detectar com facilidade a presença de captação por lesões inferiores a 1 cm que se encontram em certas regiões (ver Capítulo 23). Áreas que apresentam extensa atividade fisiológica (p. ex., o fígado) revelarão baixos índices na detecção de lesões pequenas. Nos pulmões, a atividade de fundo é baixa, porém a movimentação respiratória diminui a detecção, sobretudo nas bases pulmonares. O artefato originado pelo registro equivocado do movimento respiratório, específico dos estudos com PET/tomografia computadorizada (TC), limitará ainda mais a detecção de lesões que se encontram nas bases pulmonares.

b. Às vezes, os estudos com PET são solicitados para a avaliação de lesões questionáveis que podem ser muito pequenas para a capacidade de detecção do PET. O ideal é investigar lesões maiores, porém lesões, cujo tamanho é < 1 cm, deverão ser consideradas passíveis de detecção, conforme sua localização. Nesses casos, o médico assistente deve ser informado da possibilidade de resultados falso-negativos, considerando confiáveis somente os resultados positivos. O estudo com o PET pode ser muito útil se positivo, uma vez que esta informação é muito específica para caracterizar a malignidade em pequenas lesões. Os índices de captação padronizados (SUV) provavelmente terão valor limitado pelo efeito de volume parcial.

3. *Limitações dos pacientes.* Fatores inerentes ao paciente, como a aplicação recente de quimioterapia ou de radioterapia ou sua incapacidade de permanecer imóvel quando em decúbito, limitarão a obtenção do exame ideal. Na maioria das vezes, estas situações podem ser resolvidas comunicando-se com o médico assistente e estabelecendo medidas, como atrasar a realização do exame ou recorrer à sedação.

■ Interpretação do PET

Geralmente, o PET é uma modalidade de exame muito sensível, mas menos específica (embora o PET possa ser muito específico em certas situações). Sendo assim, uma forma de alcançar uma interpretação ideal é maximizando a especificidade. A especificidade pode ser maximizada mediante a:

- Correlação com dados clínicos.
- Correlação entre todos os dados disponibilizados pelo PET.
- Correlação com imagens anatômicas.

Correlação com Dados Clínicos

É de importância essencial o levantamento de informações inerentes à história e à enfermidade, assim como os resultados de estudos complementares, antes da interpretação do PET. Isto é especialmente verdadeiro para estudos com PET em comparação com outras técnicas de imagem, pelo potencial de inúmeras armadilhas. Apesar de que o médico interpretador do exame pode decidir analisar inicialmente as imagens sem o benefício acarretado pelo conhecimento da história do paciente, a interpretação definitiva deve levar em consideração todos os dados disponíveis e pertinentes à evolução da doença. A probabilidade clínica, pré-teste, frequentemente é útil para a interpretação dos achados.

1. Caso a probabilidade pré-teste seja baixa para a doença (p. ex., a incidência de metástases no mediastino na presença de câncer pulmonar periférico ou a presença de lesão residual após o tratamento da doença de Hodgkin em fase inicial), então um estudo negativo pelo PET é altamente preditivo para a ausência de doença, e um resultado positivo pelo PET provavelmente é um resultado falso-positivo.

2. Caso a probabilidade pré-teste seja elevada para a doença (p. ex., um nódulo pulmonar espiculado), um estudo negativo pelo PET tem maior probabilidade de ser falso-negativo, e um estudo positivo pelo PET é altamente preditivo para a presença de doença.

Correlação entre Todos os Dados Disponibilizados pelo PET

Para estudos típicos pelo PET, propiciam-se 3 conjuntos de dados: Projeção de intensidade máxima (MIP: *maximum intensity projection*), não atenuação-corrigida (NAC: *non-attenuation corrected*), atenuação-corrigida (AC: *attenuation corrected*). As imagens obtidas por NAC ou AC são tipicamente reconstruídas nos planos transversal, sagital e coronal. Os achados em todos os conjuntos de dados devem ser intimamente correlacionados.

1. *Imagens MIP.* A imagem MIP é analisada em rotação e permite avaliar o volume inteiro da imagem obtida sob diferentes projeções. De modo geral, as imagens MIP são menos sensíveis que os conjuntos tomográficos, porém elas permitem uma avaliação global da extensão da lesão e ajudam a definir as relações de anomalias entre si, assim como com relação às regiões anatômicas.

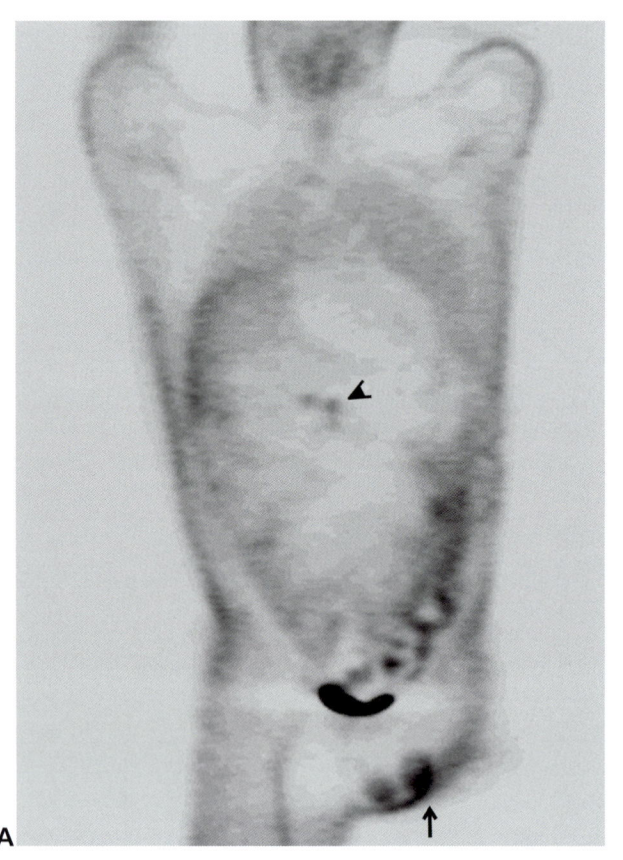

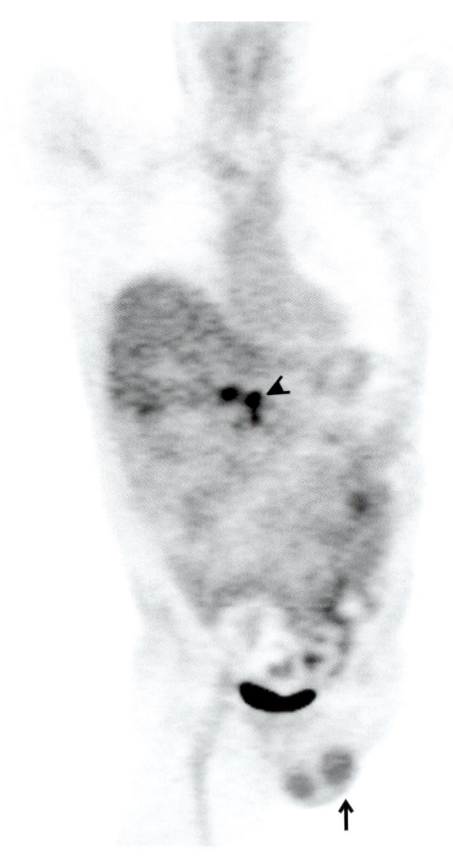

Fig. 7.1 Diferenças entre imagens não atenuação-corrigidas e atenuação-corrigidas, obtidas por tomografia por emissão de pósitron. **(A)** Imagem não atenuação-corrigida, obtida em plano coronal, revela atividade dérmica e atividade pulmonar aumentadas e atividade central diminuída, incluindo um mediastino fotopênico. Observar que os testículos localizados superficialmente *(seta)* apresentam maior atividade que os nódulos de localização abdominal central *(ponta de seta)*. **(B)** Imagem atenuação-corrigida, obtida em plano coronal, no mesmo nível, revela que os nódulos centrais *(ponta de seta)* na verdade apresentam intensidade maior que os testículos *(seta)*.

2. *Imagens NAC*. As imagens NAC podem ser distinguidas das imagens AC (**Fig. 7.1**), através:
   - Da elevada atividade dérmica.
   - Da elevada atividade pulmonar.
   - Da menor atividade central (p. ex., baixa atividade nas estruturas localizadas em planos profundos no mediastino e no abdome).
3. *Vantagens NAC*
   - *Baixo ruído*. A imagem AC acrescenta ruído ao estudo, que pode levar a resultados falso-positivos. Além disso, áreas de elevada densidade podem causar o aparecimento de artefatos nas imagens AC se recorrer à TC para obter AC (ver Capítulo 8). A análise de imagens NAC pode ser vital para a identificação desses achados falso-positivos.
   - Caso numa imagem AC for observada a presença de uma lesão em potencial, não verificada em imagens NAC, deve-se aventar a possibilidade de resultado falso-positivo, consequente à presença de artefato (ruído, a substância densa). Esse fato é mais que uma possibilidade caso a lesão seja de origem periférica (pois uma lesão central pode não ser visualizada em imagens NAC em razão da atenuação).
   - *Possibilidade de detecção*. Algumas lesões são mais bem detectadas nas imagens NAC. Na nossa experiência, a detecção de lesões pulmonares (**Fig. 7.2**), ósseas (**Fig. 7.3**) ou superficiais pode apresentar-se melhor nas imagens NAC.
     ◇ Determinado estudo clínico sugere que a imagem NAC pode ser de qualidade superior para a detecção de lesões pulmonares [1], porém um estudo por meio de um simulador (fantoma) sugere que a imagem NAC pode ser de qualidade superior para imagens abdominais e de qualidade inferior para a detecção de lesões pulmonares.[2] Um estudo clínico[3] com PET/TC não demonstrou diferença entre imagens AC e NAC, na detecção de metástases pulmonares.
     ◇ Lesões que se encontram em áreas com atenuação uniforme (p. ex., o abdome) revelarão maior contraste nas imagens NAC,

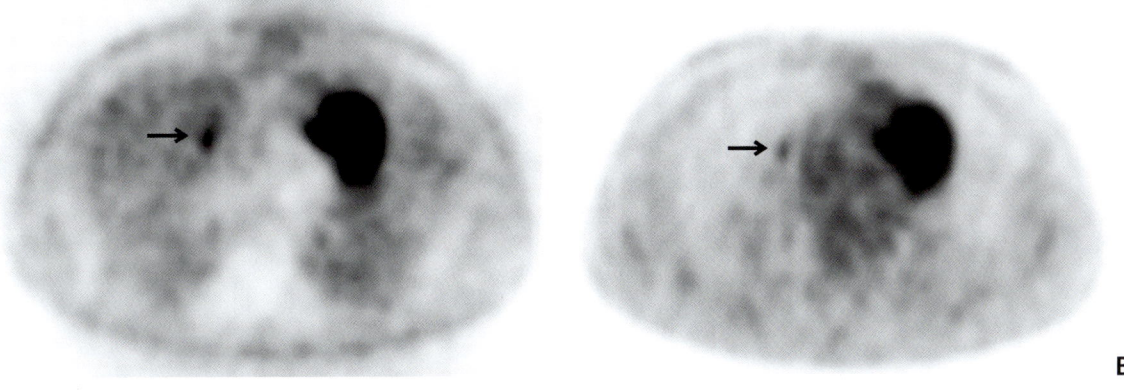

Fig. 7.2 Detecção de nódulo pulmonar atenuação-corrigida *versus* não atenuação-corrigida. **(A)** Um nódulo que se encontra no pulmão direito *(seta)* é mais bem visualizado em uma imagem não atenuação-corrigida, obtida por tomografia por emissão de pósitron, em plano transversal, que na **(B)** imagem atenuação-corrigida.

porém lesões que se encontram em áreas com atenuação não uniforme (p. ex., o tórax) revelarão maior contraste nas imagens AC.[2]

◇ Lesões superficiais podem ser mais bem visualizadas nas imagens NAC, pela elevada atividade das estruturas periféricas. Todavia, nas imagens NAC, quando essas lesões estão muito próximas da intensa atividade dérmica, podem ser mascaradas.

4. *Imagens AC.* As imagens representam a forma-padrão para a análise de estudo de PET, porém as imagens AC não devem ser analisadas isoladamente, sem avaliar também os dados propiciados pelas imagens NAC.

   a. *Vantagens AC*[4]
   - *Localização anatômica.* Sem o emprego da AC, frequentemente torna-se difícil localizar as lesões de forma acurada. A AC particularmente é muito útil para a correlação lado a lado na TC.
   - *Levantamento do valor de SUV.* No levantamento do valor de SUV, deve-se recorrer à AC (caso contrário o valor do SUV dependerá da intensidade da atenuação).
   - *Detecção da lesão.* Apesar de não existir evidências publicadas quanto à capacidade de as imagens AC detectarem maior número de lesões, na maioria dos quadros clínicos, as imagens NAC podem potencialmente não visualizar as lesões de localização profunda, pela atenuação.
   - *Tamanho/forma acurada das lesões.* As imagens NAC distorcem o tamanho e a forma das lesões (a lesão se apresenta alongada na direção da menor atenuação) (**Fig. 7.4**).

   b. *Desvantagens AC*
   - *Ruído de imagem.* Imagens AC revelam maior intensidade de ruído que as imagens NAC.
   - *Tempo adicional.* A geração de um mapa de atenuação para uma imagem AC consome tempo adicional. Isto é o menor dos problemas, quando a AC é com base na TC.
   - *Artefatos.* Tipicamente, estes artefatos são produzidos em áreas que apresentam densidade elevada (bário, iodo, metal) e apresen-

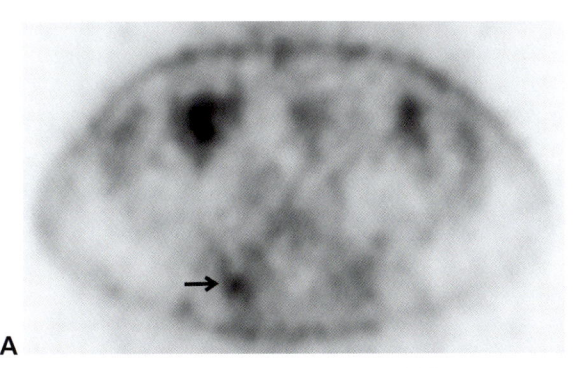

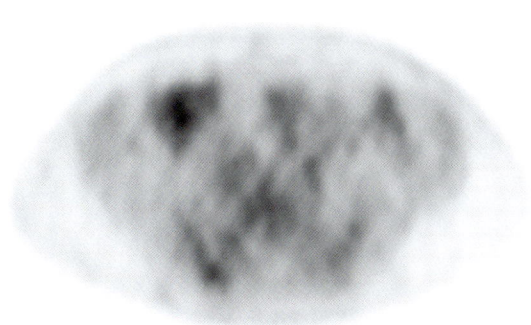

Fig. 7.3 Detecção de lesão óssea atenuação-corrigida *versus* não atenuação-corrigida. **(A)** Numa imagem, não atenuação-corrigida, obtida por tomografia por emissão de pósitron, em plano transversal, observa-se a presença de uma metástase óssea no sacro *(seta)*, mas **(B)** que não foi identificada prospectivamente em uma imagem atenuação-corrigida.

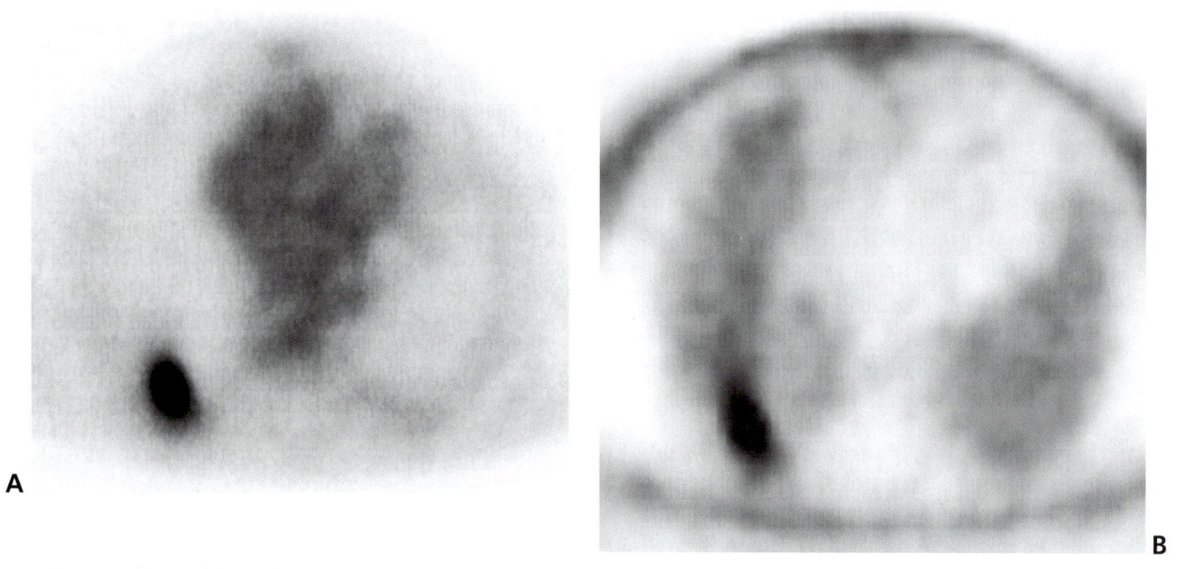

Fig. 7.4 Distorção da morfologia de uma lesão em imagens não atenuação-corrigidas, obtidas por tomografia por emissão de pósitron. **(A)** Imagem atenuação-corrigida, obtida em plano transversal, por tomografia por emissão de pósitron, revela presença de um nódulo no pulmão direito. **(B)** Imagem não atenuação-corrigidas do mesmo nódulo, em plano transversal, mostra que o mesmo se apresenta menor no eixo horizontal pela presença de tecido mole que provoca maior atenuação nesta direção. A forma final do nódulo apresenta-se mais alongada.

tam-se com falsa intensidade aumentada; sendo mais evidentes com AC com base em TC (ver Capítulos 6 e 8). Os artefatos originados por registro equivocado são especificamente decorrentes do emprego da TC na geração de AC (ver Capítulo 8).

Correlação com a Obtenção de Imagem Anatômica

A correlação com técnicas de imagem que se obtêm em plano transversal, como a TC ou a ressonância magnétia (MRI: *magnetic resonance imaging*), pode ser muito útil na melhora da especificidade do PET. Este procedimento consegue-se visualmente, mediante a fusão de imagens ou recorrendo a equipamentos PET/TC tipo dedicados.

1. É importante não confiar em relatórios, porém analisar de fato as imagens anatômicas em todos os casos, mesmo que o estudo anatômico se tenha revelado negativo. No PET, o contraste que se verifica entre a lesão e o fundo, geralmente, é maior que o contraste observado em outras modalidades de imagem. Consequentemente, muitas ano-

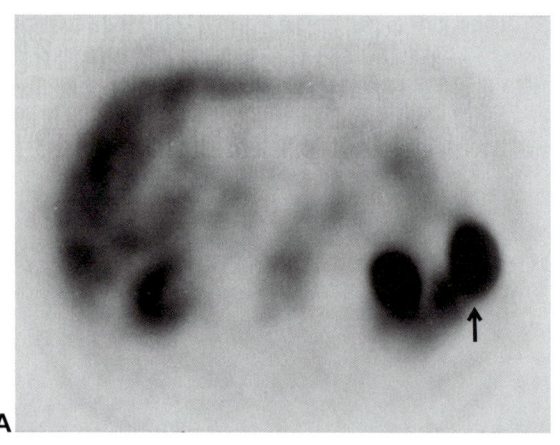

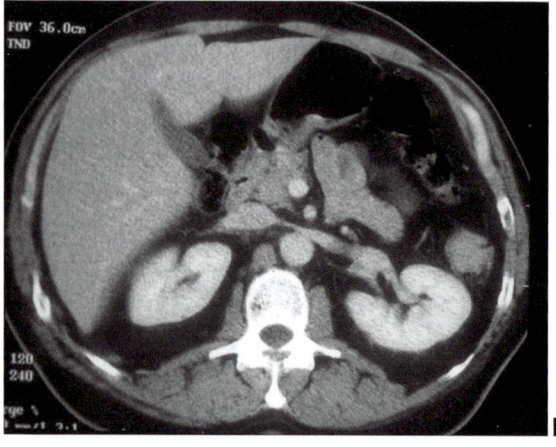

Fig. 7.5 Câncer de cólon encontrado incidentalmente. **(A)** Imagem obtida em plano transversal, por tomografia por emissão de pósitron (PET), revela foco com intensa captação *(seta)*, lateral ao rim esquerdo. Inicialmente, pensava-se que este fosse um foco exofítico do rim. **(B)** Imagem obtida por tomografia computadorizada, no mesmo nível, revela presença de tecido mole preenchendo a luz do cólon *(seta)*. Prospectivamente, esta imagem não foi verificada na TC, uma vez que não se observava a presença de espessamento da parede do cólon ou a anomalia pericólon associadas. Foram necessários ambos: estudos com o PET e com a TC para chegar ao diagnóstico; a lesão estava óbvia no PET, mas não era observada na TC, no entanto, a localização anatômica inicial revelada pelo PET não era correta e foi necessária a correlação retrospectiva com a TC para localizar a área de captação de forma correta.

malias verificadas em imagens anatômicas serão observadas somente de forma retrospectiva, depois que um estudo positivo obtido pelo PET chame a atenção sobre a região específica (**Fig. 7.5**).

2. A correlação anatômica é principalmente útil na:

   a. Localização de lesões. Em muitas ocasiões torna-se necessária a correlação anatômica para definir corretamente a localização de uma lesão observada no PET, numa região específica (**Fig. 7.5**). Esse fato vale, sobretudo, para as lesões de localização periférica (ver **Fig. 6.41**, p. 64).

   b. Identificando resultados falso-positivos. Muitas fontes de captação falso-positivas podem ser identificadas como tais, após a correlação anatômica.

   c. Confirmando achados equivocados obtidos pelo PET/elevada segurança na interpretação. A segurança na interpretação de um achado no PET aumenta consideravelmente quando se identifica uma imagem correspondente à anomalia observada, num estudo anatômico (que é observada somente de forma retrospectiva). Embora, tanto os achados pelo PET como os detectados pela TC, aplicados isoladamente, podem ser equivocados, quando eles se combinam, seus achados podem ser interpretados com segurança como positivos (**Fig. 7.6**).

Destaques

1. *Tamanho da lesão.* Nas imagens anatômicas, o tamanho da lesão influencia na interpretação dos achados pelo PET.

   a. Lesões pequenas. Nas lesões pequenas, o PET apresenta sensibilidade diminuída e especificidade elevada.

   - Uma lesão pequena (p. ex., < 1 cm), revelando captação aumentada, é mais provável que seja maligna. Qualquer captação definida deve ser considerada suspeita de malignidade, pois captações visivelmente aumentadas, restritas num pequeno foco, sugerem a presença de lesão altamente metabólica (ver Capítulo 24).
   - A leitura do SUV das pequenas lesões deve ser interpretada com cautela, pois os SUVs costumam ser baixos, mesmo na presença de malignidade, consequente ao efeito de volume parcial. Analogamente, quando a intensidade de captação é avaliada por critérios visuais nas pequenas lesões malignas, pode-se revelar relativamente mínima e de importância limitada.
   - Uma lesão pequena que não revela a captação pode ser um falso-negativa. Um pequeno foco maligno, com intensidade de captação que varia entre discreta a moderada, pode passar despercebido em decorrência de fatores que confundem a interpretação, como movimentação e efeitos de volume parcial.

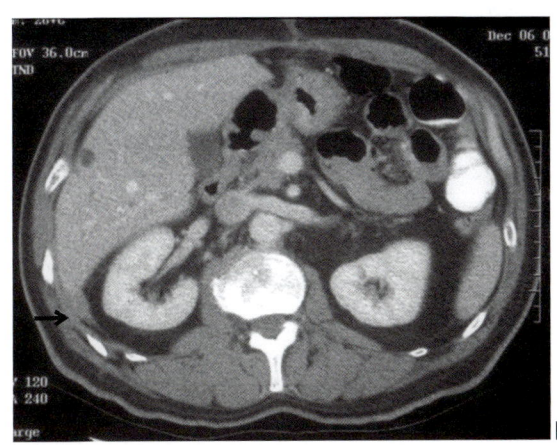

Fig. 7.6 Metástase peritoneal originada de câncer de cólon. **(A)** Imagem obtida por tomografia por emissão de pósitron, obtida em plano transversal, mediante emprego do fluorodesoxiglicose (FDG PET), revela presença de uma área linear de captação que se encontra posterior ao lobo hepático direito *(seta)*. Esta imagem foi detectada em uma análise inicial do PET, porém seria difícil rotulá-la definitivamente como imagem anormal, já que não mostra intensidade de captação diferente da observada no fígado (a rigor poderia representar uma configuração não usual do fígado). **(B)** Imagem obtida no mesmo nível, por tomografia computadorizada (TC), revela presença de tecido mole com a mesma configuração linear (seta) observada no PET. Esta imagem não foi detectada prospectivamente na TC, mas ao analisar conjuntamente os achados pelo PET, definitivamente caracteriza-se como uma anomalia, uma vez que não poderia existir tecido mole normal nesta localização. Neste caso, a correlação com a TC aumenta muito a segurança do interpretador nos achados pelo PET.

b. Lesões volumosas. O PET apresenta elevada sensibilidade, porém possivelmente baixa especificidade para as lesões volumosas.

- Uma lesão volumosa com um estudo negativo de PET é mais provável que seja benigna. Um foco maligno, bastante volumoso para causar uma substancial anomalia estrutural, deverá ser detectado pelo PET, caso apresente atividade metabólica. Observar que este conceito não pode ser aplicado a lesões com discreto aumento de volume (p. ex., um linfonodo de 1,5 cm); nesses casos, a intensidade da carga tumoral, causando um discreto aumento de tamanho, pode não ser substancial, sendo que nesses casos, um PET negativo ainda deve levantar suspeita de tratar-se de um resultado falso-positivo.
- Uma lesão volumosa, com um estudo positivo no PET, pode ser um falso-positivo. Processos infecciosos ou inflamatórios, bastante graves para causarem considerável aumento anatômico de tamanho, podem revelar intensa captação do FDG.

2. *Localização da lesão.* A utilidade da correlação com TC depende da localização onde se encontra a lesão. Um achado verdadeiro-positivo pode não apresentar imagem anatômica correlata para algumas regiões e quase sempre apresentar correlação em outras áreas. Dois aspectos devem ser considerados:

   a. Quais são as etiologias em potencial para o achado positivo pelo PET?

   b. Essas etiologias em potencial seriam detectadas pela TC?

   - Em certas regiões anatômicas, é pouco provável que um achado verdadeiro-positivo pelo PET não tenha uma imagem correlata na TC. Uma área focal de captação, localizada no mediastino, terá que ter uma imagem correspondente na TC (p. ex., um nódulo de tamanho normal observado na TC). Se a correlação for acurada, um nódulo volumoso bastante para revelar a captação nas imagens obtidas pelo PET, possivelmente, deverá ser passível de detecção pela TC, a não ser que se localize numa região onde pequenos nódulos são de difícil visualização (p. ex., hilo). Por exemplo, uma área com captação aumentada que se encontra no mediastino, se não mostrar a presença de um nódulo correspondente localizado na gordura mediastinal, pode ser interpretada como decorrente da captação pela gordura marrom mediastinal.
   - Em outras regiões anatômicas, podem não se verificar áreas correlatas na TC para os achados verdadeiro-positivos observados pelo PET. Por exemplo, a presença no abdome de áreas de captação sem justificação geralmente se deve a adenomas do cólon e menos provavelmente à presença de metástase peritoneal. Geralmente, os adenomas do cólon não são detectados pela TC, e a detecção de metástases peritoneais pela TC apresenta limitações. Nessas situações, torna-se necessário prosseguir com a investigação.[5]

Armadilhas

Existem várias armadilhas em potencial ao correlacionar imagens obtidas pelo PET com estudos anatômicos:

1. *Movimento.* Como o estudo pelo PET realiza-se durante a respiração livre, enquanto as imagens com a TC podem ser obtidas durante a paralisação respiratória, pode resultar em localização inexata das lesões. Outras estruturas, como a cabeça e as mamas, podem também revelar a mudança de posição, entre os estudos com o PET e os obtidos pela TC. Esse é um problema importante a ser considerado durante os mapeamentos pelo PET/TC, mas pode também afetar a interpretação de imagens de PET e de TC, colocadas lado a lado.

2. *A importância da correlação com estudos recentes.* A correlação com exames antigos pode acarretar erros de interpretação, sobretudo quando ocorre na fase pós-terapia (**Fig. 7.7**).

3. *Demora na resolução dos achados pelo PET.* Os processos inflamatórios comumente revelam a captação aumentada do FDG por semanas ou meses, depois que as imagens anatômicas mostram a resolução dos mesmos. Esta situação pode resultar em uma aparente discrepância entre as imagens do PET e as recentemente obtidas por técnicas de imagens anatômicas. Assim, se um estudo recente por um método anatômico não revelar um achado correspondente, torna-se importante rever também os estudos anatômicos anteriores (**Fig. 7.8**).

4. *Dificuldades na correlação.* A correlação entre imagens da cabeça, do pescoço e da pelve, obtidas pelo PET e pela TC, pode ser difícil pela ausência de reparos anatômicos ou pela falta de atividade fisiológica (p. ex., bexiga). Nesses casos, geralmente, torna-se necessária a fusão das imagens obtidas pelo PET com as da TC. A correlação acurada de imagens do abdome e da pelve, geralmente, torna-se possível, colocando-as lado a lado.

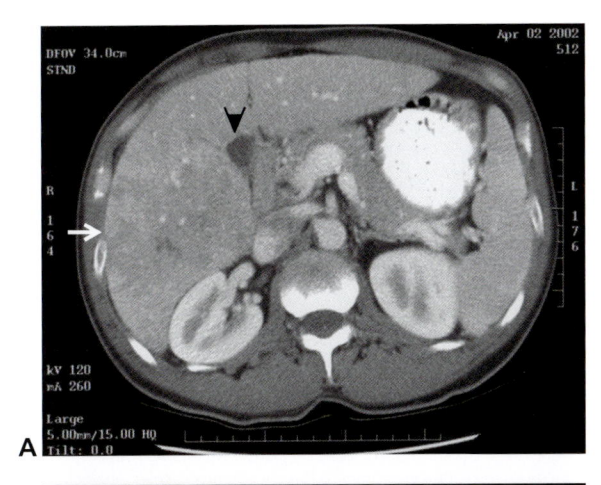

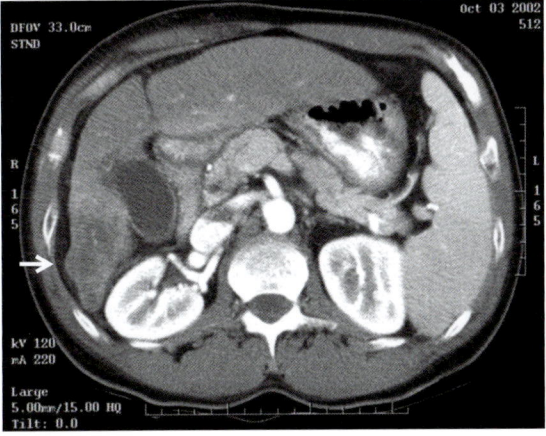

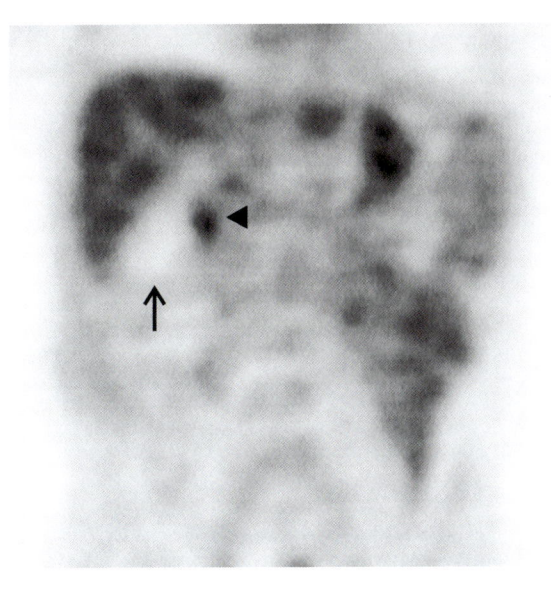

Fig. 7.7 Correlação falso-positiva, com um exame antigo de um caso de carcinoma hepatocelular que se encontrava na fase de ablação pós-radiofrequência (RF). **(A)** Imagem obtida por tomografia computadorizada (TC) revela a presença de volumosa massa, no lobo hepático direito *(seta)*. A vesícula biliar apresenta-se diminuída de tamanho *(ponta de seta)*. Após esta TC, o paciente submeteu-se à ablação da massa por radiofrequência. **(B)** Imagem em plano coronal, obtida por tomografia por emissão de pósitron (PET), realizada 3 meses após a ablação, revela a presença de uma extensa área fotopênica *(seta)* com um foco de captação localizado na margem medial *(ponta de seta)*. Como uma TC recente não se encontrava disponível, recorreu-se à correlação com a imagem de TC em **(A)**. Inicialmente, pensou-se que a área fotopênica representava a massa que sofreu a ablação, considerando a atividade medial, representando tumor residual. **(C)** No entanto, uma imagem de TC, obtida dia depois do estudo com PET, revela que o lobo hepático direito apresenta considerável diminuição de tamanho *(seta)* após a ablação. A vesícula biliar apresenta-se bem maior quando com a observada na imagem de TC anterior. Na verdade, a área fotopênica verificada na imagem de PET, corresponde à vesícula biliar e à atividade medial, representa a presença de um tumor residual que se encontra no duodeno *(ponta de seta)*.

▪ Relatório

1. *SUV.* Nos pacientes oncológicos, portadores de lesões, é importante informar a leitura dos SUVs das lesões em questão, mesmo que essas leituras não sejam empregadas na interpretação desse mesmo estudo. Caso o paciente seja reexaminado, numa fase posterior, os valores dos SUVs serão necessários para avaliar a evolução da lesão e sua resposta ao tratamento. Além disso, será útil revelar o método aplicado para o cálculo do SUV e o tempo decorrido pós-injeção antes de obter imagens, já que esses parâmetros serão úteis para a comparação dos dados obtidos pelos SUVs, caso o paciente futuramente seja avaliado numa outra instituição.

2. A impressão relatada deve deixar clara qualquer limitação em potencial do PET, especificamente no que diz respeito à lesão em questão. Por exemplo, caso se observe uma lesão pequena na TC, que potencialmente pode não ser detectada pelo PET pelo seu tamanho, o relatório deve mencionar que um estudo negativo não descarta a presença de doença em atividade, em razão da limitação da resolução desta técnica.

3. A relevância dos achados pelo PET deve ser mencionada de forma explícita. Por exemplo, se o paciente foi submetido a um estudo recente de TC que revele a presença de uma lesão hepática de 1,5 cm, hipodensa não específica, em vez de relatar que não foram observadas captações hepáticas anormais, é mais útil informar: "a lesão

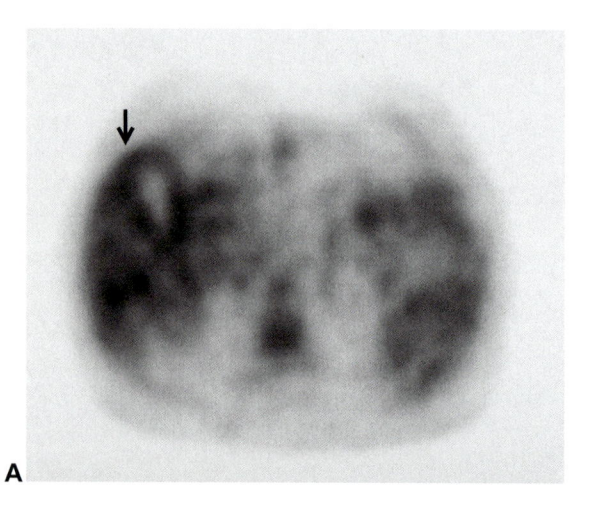

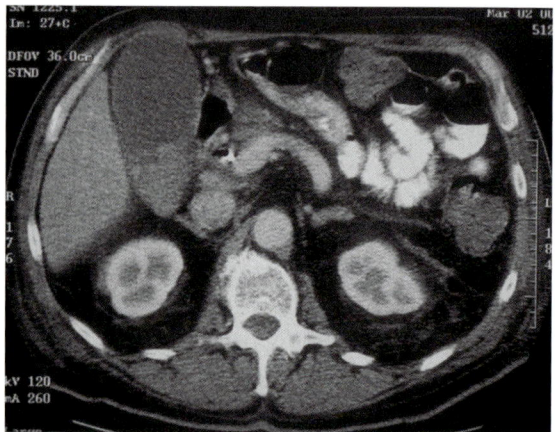

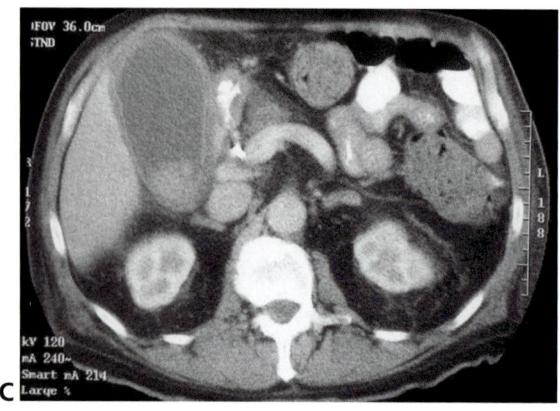

Fig. 7.8 Inflamação de parede de vesícula biliar. **(A)** Imagem obtida por tomografia computadorizada, em plano transversal, empregando fluorodesoxiglicose (FDG PET), revela a captação aumentada na parede da vesícula biliar *(seta)*. **(B)** Imagens obtidas por tomografia computadorizada (TC) no mesmo nível, 1 dia antes de realizar o exame com o PET, mostram a presença de lama biliar na vesícula **(C)**. Imagem obtida por TC, 1 mês atrás, revela espessamento da parede vesicular. Os processos inflamatórios frequentemente se apresentam resolvidos nas imagens obtidas por técnicas de imagem anatômicas antes da realização do PET.

hepática de 1,5 cm, hipodensa observada na imagem da TC, não revela captação aumentada nas imagens obtidas pelo PET, sugerindo que provavelmente se trata de uma lesão benigna. Todavia, é preciso dizer que um carcinoma hepatocelular de baixo grau, pode apresentar-se hipometabólico nas imagens de PET."

4. O tamanho da lesão não é bem analisado pelo PET, já que o tamanho aparente depende muito da intensidade de captação (ver Capítulo 24). A não ser que se observem modificações óbvias, os comentários sobre o tamanho da lesão quando avaliada através do PET devem ser evitados.

■ Acompanhamento

O 1º passo no acompanhamento de anomalias observadas no PET deve incluir a correlação com imagens anatômicas (PET/TC) recente ou concomitantemente obtidas. Geralmente os achados observados através da resolução de contraste superior do PET podem ser verificados retrospectivamente em outros estudos de imagens. Na ausência de disponibilidade de imagens anatômicas recentes, as mesmas devem ser solicitadas.

1. *Achados inesperados.* Não é raro o encontro de achados que não estão claramente relacionados com doença sabida, para a qual o PET é solicitado. Esses achados frequentemente representam distúrbios malignos ou pré-malignos não diagnosticados, sendo que na maioria dos casos deve-se prosseguir com a investigação.[6]

2. *Achado de PET sem imagem correlata.* Na experiência do autor principal, a maioria dos achados do PET verdadeiro-positivos apresenta uma anomalia estrutural correspondente, que geralmente é verificada retrospectivamente. Caso não se observem anomalias correspondentes, o prosseguimento da investigação pode depender da localização da anomalia e da história clínica (ver seção de Destaques). Um achado pelo PET, sem imagem correlata, pode ser falso-positivo ou representar uma patologia que geralmente não é visível anatomicamente numa fase inicial. Em certos casos, a realização de um estudo com TC, em intervalos de curta duração, com fins de acompanhamento, pode ser útil, pois certos processos observados nas imagens de PET, mas não visualizadas na TC inicial, podem ser observados nos estudos de acompanhamento pela TC (**Fig. 7.9**).

Exemplo. Uma captação focal verificada nos pulmões, sem a imagem correspondente na TC do tórax,

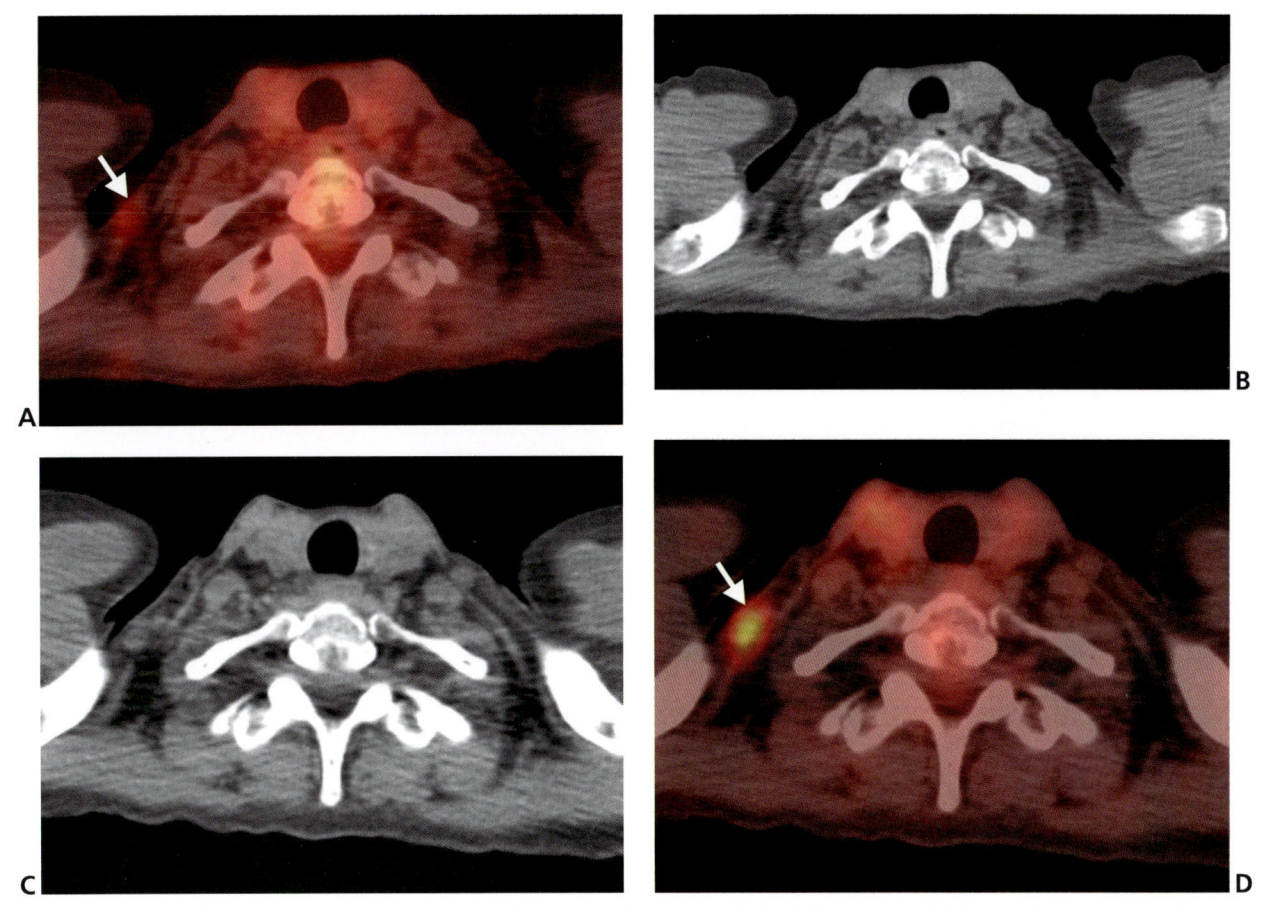

Fig. 7.9 Armadilha da gordura marrom; importância do acompanhamento pela TC. **(A)** Imagens obtidas em plano transversal, através da tomografia por emissão de pósitron/tomografia computadorizada (PET/TC), revelam a presença de captação focal discreta, localizada na região supraclavicular direita *(seta)*. **(B)** A imagem em plano transversal, obtida pela TC correspondente, não revela a presença de lesão nesta localização. Inicialmente, pensava-se que esta imagem representava a captação pela gordura marrom, no entanto, não foi identificada nenhuma captação pela mesma. **(C)** Um estudo em plano transversal, obtido pelo PET/TC, em uma data posterior, revela a captação ainda mais intensa na área inicialmente verificada na região supraclavicular direita. **(D)** Um estudo em plano transversal, obtido pela TC correspondente, revela o desenvolvimento de um nódulo nesta localização *(seta)*, após certo intervalo de tempo. Esta situação levanta um dilema diagnóstico, uma vez que a presença de um único foco de captação pela gordura marrom, localizada na região supraclavicular, seria muito rara, todavia a ausência inicial de anomalias na TC correspondente é também pouco usual. Nesses casos, o acompanhamento com a TC em intervalos de tempo próximos é útil, uma vez que as anomalias de uma imagem positiva obtida pelo PET, inicialmente invisível nos estudos com TC, podem revelar-se em exames de acompanhamento obtidos pela TC posteriormente.

apresenta pouca probabilidade de se tratar de uma neoplasia pulmonar. Uma das possibilidades pode ser uma atividade falso-positiva acarretada pela presença de um coágulo radiomarcado. Por outro lado, um padrão difuso de captação pode representar pneumonite actínica ou até mesmo a fase inicial de uma pneumonia com uma TC negativa. Na 1ª situação um estudo de acompanhamento com TC não é necessário. Na última situação, um exame de acompanhamento com TC, em curto intervalo de tempo, pode ser útil.

Referências

1. Bleckmann C, Dose J, Bohuslavizki KH *et al.* Effect of attenuation correction on lesion detectability in FDG PET of breast cancer. J Nucl Med 1999;40(12):2021-2024
2. Bai C, Kinahan PE, Brasse D *et al.* An analytic study of the effects of attenuation on tumor detection in whole-body PET oncology imaging. J Nucl Med 2003;44(11):1855-1861
3. Reinhardt MJ, Wiethoelter N, Matthies A *et al.* PET recognition of pulmonary metastases on PET/CT imaging: impact of attenuation-corrected and nonattenuation-corrected PET images. Eur J Nucl Med Mol Imaging 2006;33(2):134-139
4. Wahl RL. To AC or not to AC: that is the question. J Nucl Med 1999;40(12):2025-2028
5. Pandit-Taskar N, Schoder H, Gonen M *et al.* Clinical significance of unexplained abnormal focal FDG uptake in the abdomen during whole-body PET. AJR Am J Roentgenol 2004;183(4):1143-1147
6. Agress H Jr, Cooper BZ. Detection of clinically unexpected malignant and premalignant tumors with whole-body FDG PET: histopathologic comparison. Radiology 2004;230(2):417-422

8
A Importância do PET/TC

Eugene C. Lin, Paul E. Kinahan e Abass Alavi

A tomografia por emissão de pósitron combinada com a tomografia computadorizada (PET/TC) apresenta potencial extraordinário, por combinar a modalidade de imagem mais sensível (PET) com a técnica de imagem de maior resolução, obtida em seção transversa (TC). O acréscimo de imagens de fusão de TC e PET apresenta inúmeras vantagens quando comparadas com as imagens obtidas do PET apenas, porém quem interpreta as imagens deve ficar atento quanto às armadilhas em potencial introduzidas pelo processo de fusão com a TC e pela correção de atenuação do PET.

■ Vantagens

1. *Elevada acurácia.* O PET/TC acrescenta substancial benefício incremental quando comparado com o PET isolado, e numa extensão menor quando comparado com as imagens de PET e TC, lidas lado a lado. Num determinado estudo,[1] somente 52% das lesões patológicas foram caracterizadas de forma exata (localização e infiltração de estruturas adjacentes) pelo PET isoladamente. As restantes 48% precisaram de leitura lado a lado pela TC ou de leitura combinada PET/TC. No entanto, muitos dos casos que necessitarem correlação com a TC ou com a combinação PET/TC podem ser interpretados de forma exata pela leitura lado a lado de PET e TC. Em ~ 6 a 12%[1,2] do total de casos de PET, a interpretação lado a lado não é adequada para a localização exata da lesão ou para sua caracterização e pode ser necessário combinar PET/TC para satisfazer esses propósitos. No estadiamento de tumores, o PET/TC apresenta aumento incremental de 8% na acurácia com relação ao PET isolado quando interpretado lado a lado com a TC e 20% de aumento na acurácia quando comparado com a interpretação apenas pelo PET.[3]

2. *Vantagens específicas.* O PET/TC proporciona as mesmas vantagens que se conseguem pela correlação de quaisquer tipos de técnicas de imagem funcional com anatômica (ver Capítulo 7). O PET/TC maximiza essas vantagens, proporcionando a correlação mais exata. A melhora da acurácia verifica-se mediante.
   a. A localização das lesões (**Fig. 8.1**).
   b. A identificação de achados falso-positivos (**Fig. 8.2**).
   c. A definição da natureza dos achados discretos ou inconclusivos observados nas imagens obtidas pelo PET, melhorando dessa forma o grau de certeza dos resultados (**Fig. 8.3**).

   O PET/TC geralmente realça a especificidade mais que a sensibilidade, quando comparado com o PET isolado. Muitas fontes de resultados falso-positivos são facilmente identificadas pelo PET/TC, no entanto a sensibilidade também pode melhorar com o PET/TC. Por exemplo, nos estudos analisados apenas com o PET, as regiões que levam a pensar tratar-se de atividade fisiológica, de forma definitiva ou então duvidosa; nas imagens fusionadas com a TC pode-se evidenciar a presença de áreas patológicas. As imagens em cores, usadas para interpretar PET/TC, podem também tornar algumas lesões mais evidentes.

3. *Correlação concomitante.* Embora a correlação lado a lado com a TC geralmente seja adequada, frequentemente os estudos com a TC não são concomitantes. Isso pode induzir a erros (como se vê na **Fig. 7.7,** p. 86), decorrentes de modificações que possam ter ocorrido durante o intervalo de tempo decorrido entre as aquisições pela TC e pelo PET *scan,* sendo que esse problema se torna óbvio nos estudos com PET/TC.

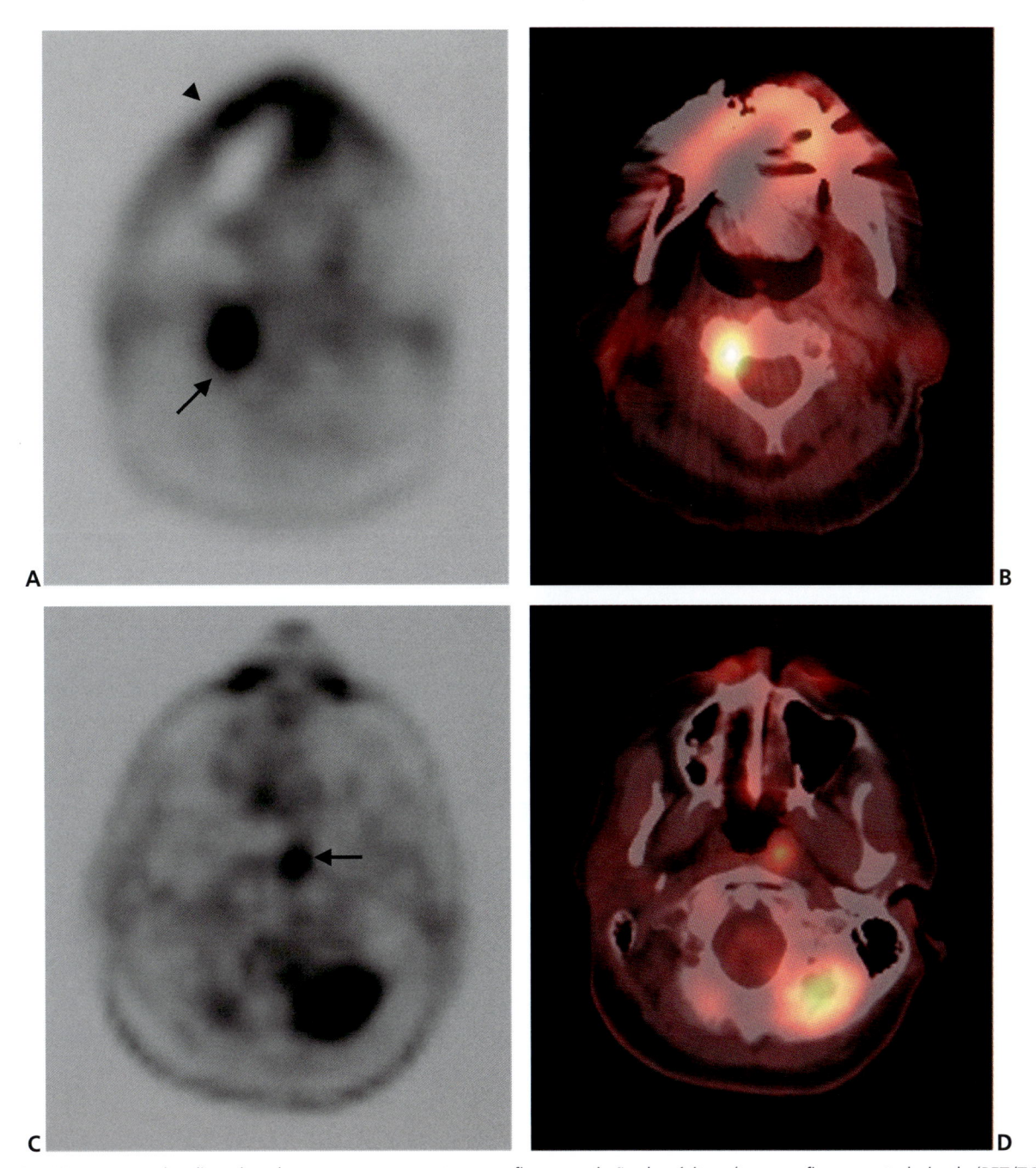

Fig. 8.1 Mapeamento localizando cabeça e pescoço com tomografia por emissão de pósitron/tomografia computadorizada (PET/TC). Nas imagens obtidas pelo PET, a localização de sítios de captação do fluorodesoxiglicose (FDG), geralmente, é a mais difícil quando se trata das regiões de cabeça e pescoço, pela ausência de reparos anatômicos nesta região. **(A)** Imagem axial obtida pelo PET revela a captação focal na base do crânio, à direita *(seta)*. Essa região não pode ser definida na imagem do PET. Notar o artefato *(ponta de seta)*, cercando a área fotopênica acarretada pela presença de prótese dentária. **(B)** Imagem axial de PET/TC localiza esta atividade em projeção de coluna cervical (metástase óssea). **(C)** Imagem axial de PET, em um paciente diferente, revela a captação focal na base do crânio, à esquerda *(seta)*. Esta imagem também não pode ser definida pelo PET. **(D)**. Imagem axial de PET/TC localiza esta atividade na projeção da nasofaringe (carcinoma de nasofaringe).

4. *Correção de atenuação com base em TC e aplicada no PET.* A TC pode ser empregada para aplicar a correção de atenuação aos dados fornecidos pelo PET,[4] permitindo menor tempo para a geração de imagens, uma vez que a TC é finalizada mais rapidamente que uma imagem obtida mediante uma fonte de radionuclídeo. Além disso, o ruído das imagens do PET fica reduzido, decorrente do menor ruído observado nas imagens da TC, em comparação com uma imagem obtida mediante uma fonte radionuclídica, assim como pela ausência de contaminação pós-emissão nas imagens de transmissão.

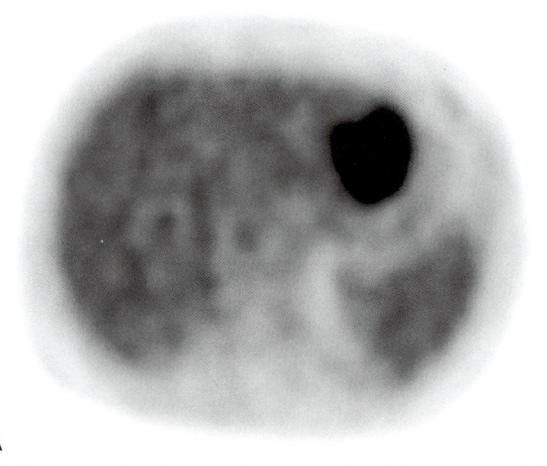

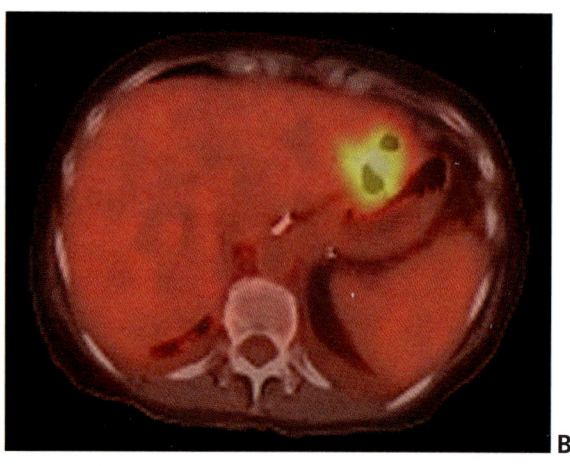

Fig. 8.2 Abscesso mimetizando câncer gástrico. **(A)** Imagem axial de tomografia por emissão de pósitron, PET *scan*, revela intensa captação na região do estômago, área suspeita para carcinoma gástrico. **(B)** Imagem axial de PET/TC obtida no mesmo nível mostra que a atividade se aloja num abscesso de localização medial ao estômago.

Desvantagens

1. *Artefatos do PET/TC.* As únicas desvantagens da combinação PET/TC com relação a PET isolado são os artefatos específicos gerados pela combinação PET/TC (ver Capítulo 30 que discute os artefatos específicos do PET/TC cardíaco). Esses artefatos relacionam-se principalmente com 3 fatores:[5]

- Registro equivocado em razão das diferenças na posição de estruturas anatômicas entre o PET e a TC.
- Artefatos decorrentes da atenuação de estruturas anatômicas ente o PET e a TC.
- Artefatos de truncamento relacionados com o diâmetro do campo de visão da TC (tipicamente 50 cm), diferente do campo de visão mais extenso do PET (tipicamente 70 cm). Todos os

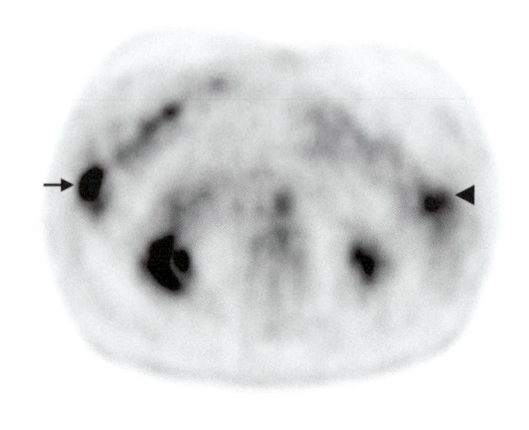

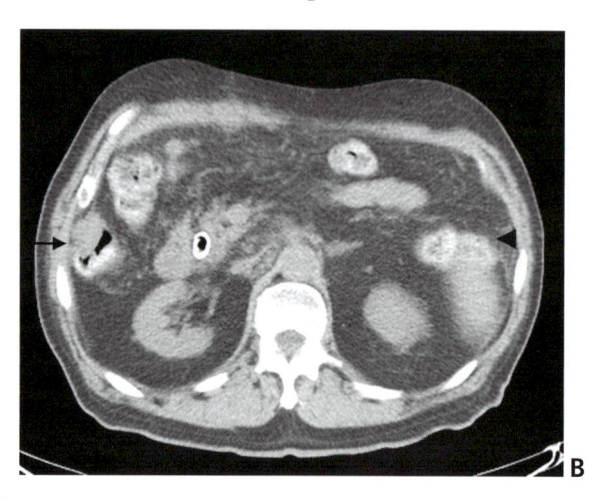

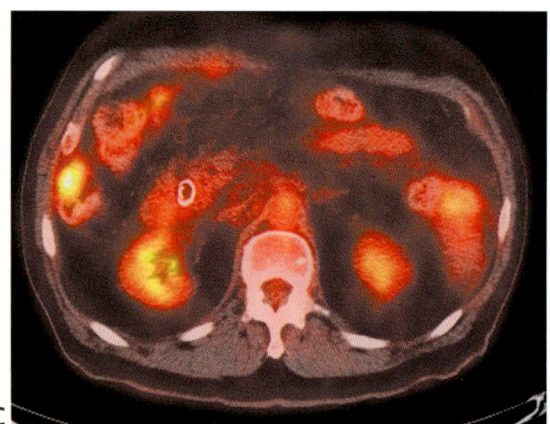

Fig. 8.3 Intestino *versus* doença peritoneal. **(A)** Imagens em corte axial de tomografia por emissão de pósitron (PET), em um paciente portador de colangiocarcinoma, revelam áreas focais de elevada captação em abdome direito *(seta)* e esquerdo *(ponta de seta)*. A imagem de PET isoladamente não permite definir se essas áreas representam acúmulo intestinal normal ou se devem à doença peritoneal. A correlação com **(B)** tomografia computadorizada (TC) e **(C)** PET/TC demonstra que a captação focal à direita é uma lesão peritoneal *(seta)*, ao passo que a região focal, observada à esquerda, deve-se à atividade intestinal *(ponta de seta)*.

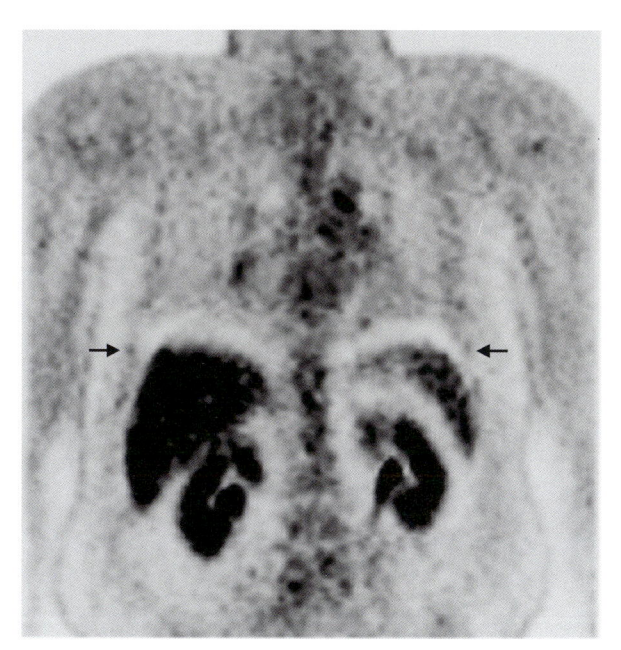

Fig. 8.4 Artefato fotopênico decorrente de movimento respiratório, gerado por imagem obtida por tomografia por emissão de pósitron/tomografia computadorizada (PET/TC). PET scan em corte coronal, obtida mediante a correção de atenuação gerada pela TC, mostra a presença de artefatos curvilíneos fotopênicos, na topografia da interface do diafragma pulmonar, bilateralmente *(setas)*. Esse artefato geralmente é observado quando a TC mapeia esta região durante a inspiração (tanto enquanto segura a respiração, quanto durante a respiração livre), acarretando desencontro com a imagem do PET, que se obtém principalmente durante a fase expiratória do ciclo respiratório.

fabricantes estão tratando esse problema, admitindo a reconstrução de um campo de visão extenso para a TC.

Registro Equivocado

Artefatos originados por registro equivocado são mais evidentes em áreas que sofrem movimento respiratório maior, como as bases pulmonares e a região do diafragma. O registro equivocado resulta em 2 artefatos básicos:

- *Níveis de captação incorretos.* Deslocamentos ocorridos entre estudos obtidos pelo PET e pela TC resultam em correções de atenuação incorretas, uma vez que a região corrigida na TC não corresponde exatamente à avaliada pelo PET. Isso pode acarretar a verificação visual de intensidades de captação artificialmente elevadas ou diminuídas, assim como ao cálculo inexato do índice padronizado de captação (SUV).
- *Má localização.* Nas imagens fusionadas obtidas pelo PET/TC, as lesões podem não ser localizadas nas regiões certas.

1. *Tipo de respiração.* Num estudo combinado por PET/TC, a imagem gerada pela TC pode ser adquirida durante respiração livre (superficial), inspiração máxima e expiração normal. A imagem gerada pelo PET *scan* deve ser adquirida durante a respiração livre por causa da duração da aquisição. O tipo de respiração durante a TC afetará a incidência de artefatos.[6] As más localizações, causadas pelos movimentos respiratórios, geralmente se encontrarão na extensão definida pelas regiões superior a inferior.

   a. *Expiração normal.* A expiração normal levará à fusão de imagem mais exata, uma vez que a maior parte do ciclo respiratório é gasto na expiração. Esse pode ser o protocolo preferido para os equipamentos de TC rápidos. Preferem-se obter imagens durante a expiração normal, mas pode não ser possível, uma vez que alguns pacientes não serão capazes de segurar a respiração voluntariamente durante a expiração normal, enquanto dura a geração de imagem pela TC.

   b. *Inspiração.* Nos estudos obtidos pelo PET e pela TC, manobras inspiratórias para controlar a inspiração, seja ela em ritmo regular seja de curto intervalo, tipicamente vão acarretar o mau alinhamento das imagens do PET e da TC, nas regiões do diafragma e do coração.[7] A inspiração pode causar artefatos curvilíneos fotopênicos na projeção do limite definido entre o pulmão e o diafragma (**Fig. 8.4**). Isto acontece porque a atenuação levantada nesta região tem índice baixo demais (na fase de inspiração máxima, durante a aquisição pela TC, somente o pulmão aparece nesta região, ao passo que durante a aquisição pelo PET, na mesma região aparecem estruturas subdiafragmáticas), levando à correção por baixo da atividade detectada nesta região. Artefatos fotopênicos podem também ser observados na interface entre o coração e os pulmões (**Fig. 8.5**).

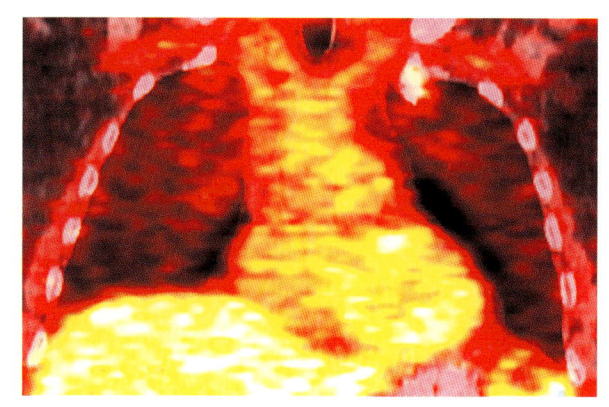

Fig. 8.5 Artefato de registro equivocado. Imagem em corte coronal de tomografia por emissão de pósitron/tomografia computadorizada revela artefato fotopênico em torno do coração.

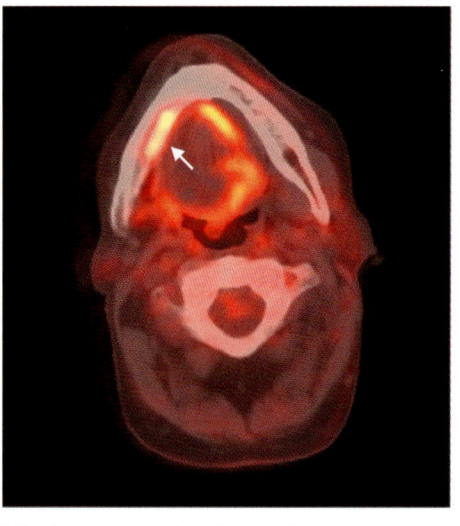

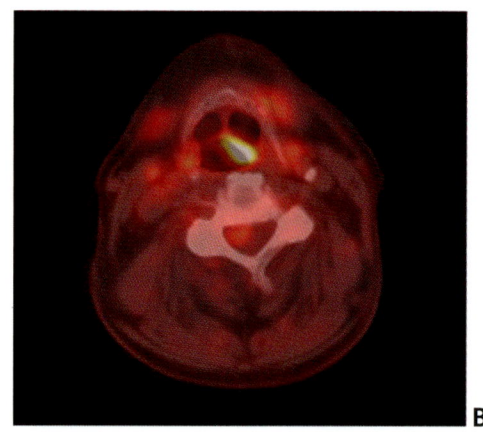

Fig. 8.6 Má definição das imagens da cabeça e do pescoço quanto as suas localizações. Os equívocos na localização das imagens de cabeça e pescoço, geralmente, resultam da movimentação da cabeça entre os estudos obtidos respectivamente pela tomografia computadorizada (TC) e pela tomografia por emissão de pósitron (PET). As localizações equivocadas, geralmente, se encontram na região medial em direção lateral. **(A)** Imagem em corte axial de PET/TC revela localização equivocada da imagem de captação linear milo-hióidea, à direita, com a captação milo-hióidea direita *(seta)* sobrepondo-se à mandíbula. **(B)** Corte axial de PET/TC, em plano mais inferior do mesmo estudo revela que a captação por uma neoplasia epiglótica localizada à esquerda parece estar centrada medialmente à epiglote, e a atividade normal do cordão cervical encontra-se à direita do canal medular. A captação pelas glândulas submandibulares localiza-se ligeiramente à direita das mesmas. Todavia, a localização equivocada não acarretou erro diagnóstico nesse caso.

c. *Respiração livre.* A respiração livre também pode causar artefatos curvilíneos fotopênicos na altura da interface entre os pulmões e o diafragma, se a área peridiafragmática for mapeada durante a inspiração. Todavia o registro concomitante de imagens durante a respiração superficial apresenta resultados tipicamente superiores com relação àquela registrada em inspiração.[7]

2. *Correções do registro equivocado durante a respiração*
   a. *Mapeamento do movimento respiratório pela TC, com baixa dose em média.* No caso de alguns PET/TC *scanners*, esse método emprega aquisições dinâmicas pela TC, aplicando-lhes correção de atenuação com base na mesma e que forma imagens turvas da respiração. Isso potencialmente reduz o desencontro com a imagem turva pela respiração, gerada pelo PET.[8] A imagem turva pela respiração, gerada pela TC com baixa dose, não é considerada, e deve-se ter cuidado e recorrer a fatores técnicos com doses tão baixas quanto possíveis, para evitar a irradiação excessiva do paciente.
   b. *Sincronização respiratória (gating).* Os protocolos tetradimensionais aplicados pelo PET/TC, com sincronização (*gating*) respiratória, podem melhorar a correspondência espacial entre o PET e a TC, mas frequentemente exigem longo tempo e esforço para a aquisição e o processamento posterior. Outros protocolos[9] têm sido desenvolvidos para que possam melhorar o registro, com o mínimo de gasto de tempo e esforço para a aquisição de imagens e seu processamento a seguir.

3. *Movimento não originado pela respiração.* É mais comumente observado na cabeça e no pescoço, onde movimentos ocorridos entre os mapeamentos pela TC e pelo PET levam à má localização, na maioria das vezes, nas regiões medial e lateral (**Figs. 8.6** e **8.7**). Uma outra área onde comumente se observa esse fato é a mama (**Fig. 8.8**). Em alguns sistemas, esse problema pode ser corrigido (no console do *scanner*) mediante ferramentas de realinhamento.

4. *SUV.* Áreas de atividade artificialmente elevadas ou diminuídas e, portanto, levantamento inexato do SUV têm sido descritos nas bases pulmonares e no intestino, o que pode acarretar tanto uma interpretação falso-positiva quanto falso-negativa para as imagens geradas.
   a. *Bases pulmonares.* O SUV pode ser alterado até um máximo de 30%.
   b. *Intestinos.* Diferenças na movimentação intestinal, entre imagens de PET e de TC, decorrentes do peristalse e da respiração, podem levar ao aparecimento de áreas de atividade falsamente aumentada ou diminuída e de SUVs, nas imagens corrigidas para a atenuação obtida da TC. Isto pode resultar em sensibilidade reduzida para a detecção de implantes

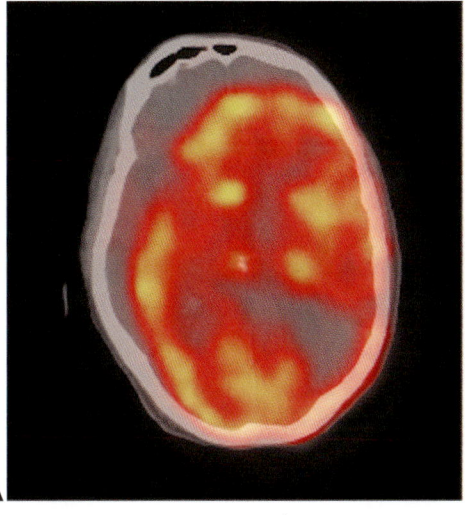

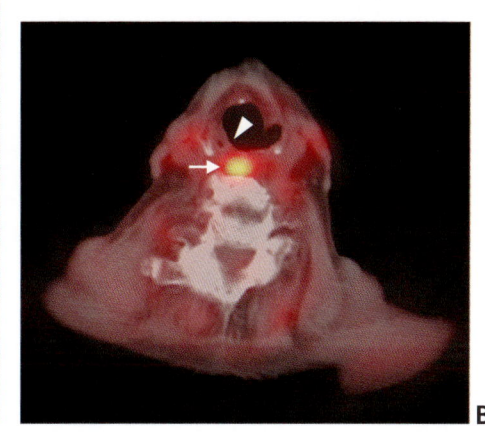

Fig. 8.7 Má localização em cabeça e pescoço. Às vezes, as localizações equivocadas podem induzir a erros de diagnóstico. **(A)** Imagem em corte axial obtida mediante estudo por tomografia por emissão de pósitron/tomografia computadorizada (PET/TC) revela grave má localização no nível cerebral. A análise desta imagem sugere que a localização equivocada levará à impressão de que a atividade está posterior e à esquerda da verdadeira localização. **(B)** Imagem em corte axial de PET/TC mostra a presença de atividade focal na projeção do esôfago *(seta)*. Todavia, conforme a imagem **(A)**, seria observada uma localização equivocada, posterior e à esquerda, quando na verdade a atividade focal se encontra à direita do seio piriforme *(ponta de seta)*, que a TC revela tratar-se de espessamento anormal de tecido mole.

ou nódulos peritoneais malignos, ou então levar a achados falso-positivos (**Fig. 8.9**). Áreas com atividade artificialmente reduzidas são mais comuns que aquelas que revelam atividade aumentada.[10]

5. *Más localizações.* Nas bases pulmonares e na região da cúpula hepática, podem ser observadas más localizações significativas (p. ex., uma lesão hepática parecendo estar localizada na topografia pulmonar) (**Fig. 8.10**).[11]

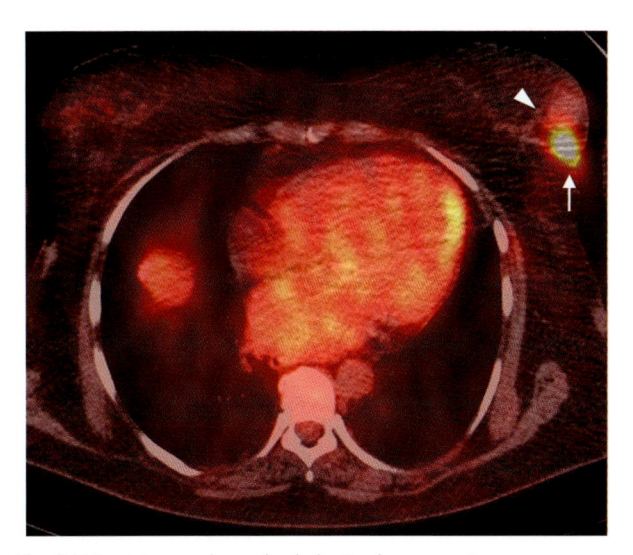

Fig. 8.8 Registro equivocado de lesão de mama. Imagem em corte axial de tomografia por emissão de pósitron/tomografia computadorizada (PET/TC) revela lesão em mama esquerda *(ponta de seta)*. A captação do fluorodesoxiglicose (FDG) *(seta)* apresenta-se posteriormente à lesão consequente ao registro equivocado ocorrido entre os estudos pelo PET e pela TC.

a. *Tórax.* Erros na localização de nódulos pulmonares ficam na faixa de 7 a 10 mm em média, sendo mais evidente tanto nas bases pulmonares quanto no pulmão esquerdo.[12]

b. *Abdome.* Geralmente observa-se uma discrepância < 1 cm, porém a mesma pode chegar a > 2 cm, na margem hepática superior e na margem esplênica inferior.

6. *Diferenças entre o PET e a TC.* Os órgãos viscerais podem encontrar-se em posições diferentes e apresentarem tamanhos diferentes nos estudos com PET, quando comparados com os exames obtidos pela TC, em razão dos movimentos fisiológicos normais.[13]

a. *Fígado.* O fígado apresenta-se com o tamanho ligeiramente maior e as posições superior e lateral nos estudos com PET, quando comparados com os obtidos pela TC.

b. *Baço.* O baço apresenta-se com o tamanho ligeiramente menor e as posições superior e posterior nos estudos com PET quando comparados com os obtidos pela TC.

c. *Rins.* Os rins apresentam-se com tamanho ligeiramente menor e as posições superior e posterior, para à direita, nos estudos com PET quando comparados com os obtidos pela TC.

Artefatos de Atenuação Secundários a Material Denso

Conforme método usado para estabelecer as escalas em imagens obtidas pela TC para aplicar na correção

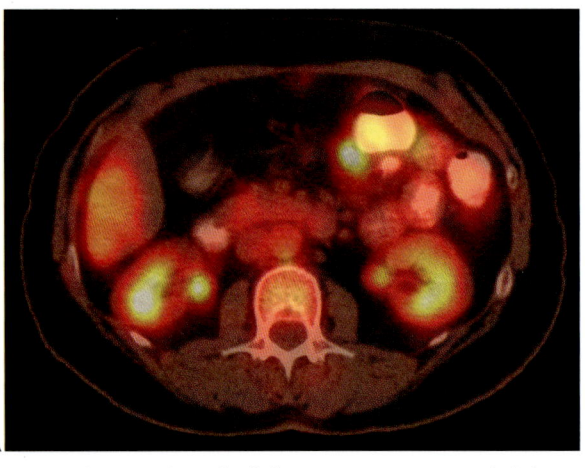

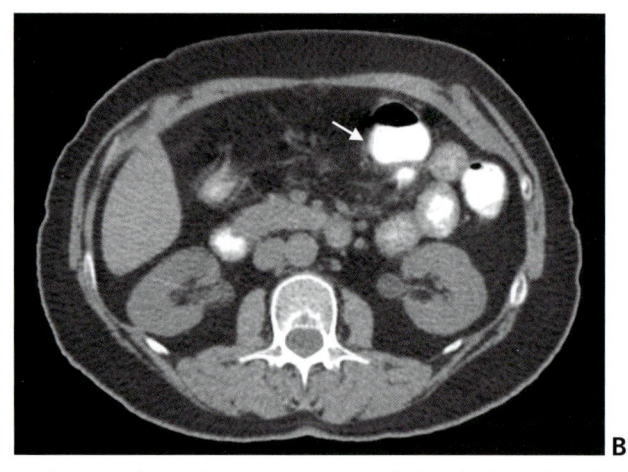

Fig. 8.9 Registro equivocado. **(A)** Imagem em corte sagital de tomografia por emissão de pósitron/tomografia (PET/TC) revela registro equivocado entre o conjunto de dados gerados pelo PET e pela TC, mais bem visto na margem inferior do fígado e do rim. Observe que a atividade intestinal *(seta)* parece localizar-se em projeção de mesentério **(B)**.

de atenuação do PET, substâncias densas ou com elevado número atômico podem causar aumento artificial da atividade nas imagens obtidas pelo PET. Para a energia de 511 keV dos emissores de pósitrons, a atenuação de raios gama por soluções de bário e iodo não difere muito da verificada no tecido mole. No entanto na TC existe diferença significativa na atenuação entre soluções de bário/iodo e tecido mole. Consequentemente, quando se emprega a TC, a atenuação de fótons de 511 keV é superestimada em regiões que contêm material denso. Nestas regiões, a atividade visualizada e os SUVs vão apresentar-se artificialmente elevados, pela atenuação incorreta (muito elevado) propiciada pela TC, sendo que atividade nas imagens do PET é aumentada, de forma incorreta, para corrigir uma atenuação que não existe. Aproximadamente, o erro de SUV gira em torno de ~ 0,1% por unidade Hounsfield (HU). Em outras palavras, um realce por contraste leva a um erro de 10% do SUV do PET.[5]

Em alguns *scanners* PET/TC é possível processar as imagens do PET que sofreram correção de atenuação, assumindo que as regiões, observadas nas imagens da TC com elevado valor HU, são frutos de agentes de contraste e não de estruturas ósseas. Isso levará a obter

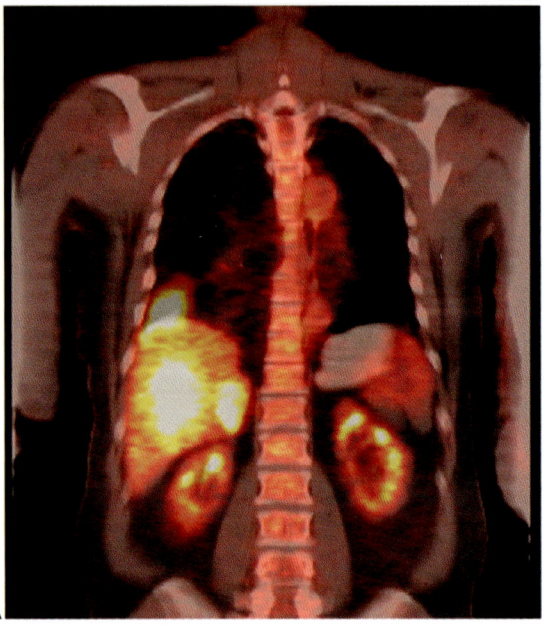

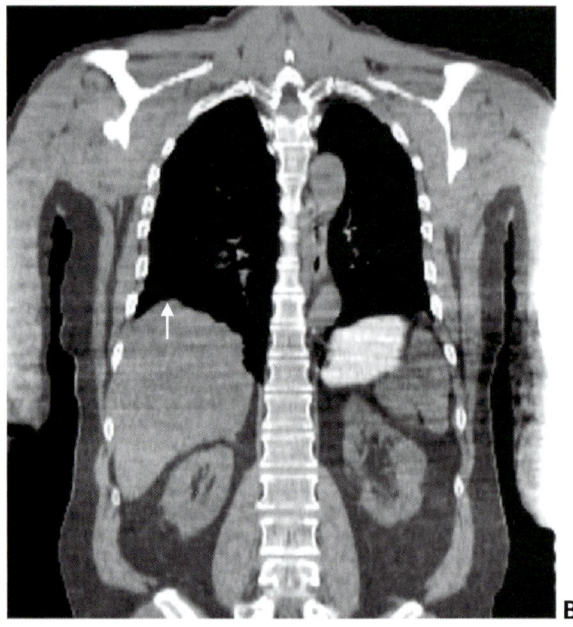

Fig. 8.10 Registro equivocado de lesão hepática. **(A)** Imagem em corte coronal de tomografia por emissão de pósitron/tomografia computadorizada revela lesão aparentemente localizada na base do pulmão direito. **(B)** A imagem em corte coronal da TC, obtida no mesmo nível, não revela lesão pulmonar nesta localização. A aparente captação pulmonar é consequente ao registro equivocado da lesão na cúpula hepática. Observa-se uma protuberância no contorno da cúpula hepática *(seta)*, secundária a esta lesão (que de outro modo não é observada nesse estudo não contrastado).

imagens de PET com SUV correto para tecido mole, mesmo na presença de significativo realce por contraste nas imagens geradas pela TC. Todavia, deve-se mencionar que qualquer captação de fluorodesoxiglicose pelo tecido ósseo pode não ser correta para esse tipo de análise e deve-se recorrer às imagens originais obtidas pelo PET para levantar índices de captação óssea.

1. *Contraste oral.* A intensidade da atividade artificialmente aumentada dependerá da densidade do contraste empregado. Embora o bário, que possui elevada densidade, possa causar, artificialmente, considerável elevação dos valores (**Fig. 8.11**), o artefato causado pela elevada intensidade, acarretada pelo bário empregado na TC, cuja densidade é baixa, é mínimo.[14]
   a. Em média, o erro de SUV será < 5% e no máximo ligeiramente > 10%.
   b. Contraste oral negativo (água com 2,5% de manitol e 0,2% de resina de alfarroba) pode ser usado para evitar artefatos.[15]
2. *Contraste intravenoso.* O contraste intravenoso também pode causar atividade artificialmente aumentada. À semelhança dos agentes de contraste orais, quanto maior a densidade da substância contrastante intravenosa, maior é a atividade artificialmente aumentada.[16]
   a. *Veias torácicas.* Os artefatos são mais evidentes nas veias torácicas que contêm contraste introduzido na injeção (**Fig. 8.12**).[17]
   b. *Trato urinário.* Artefatos gerados pela exceção urinária do contraste também são importantes para os rins, os ureteres e a bexiga, onde a porcentagem de erro pode ser de > 25%.
   c. *Geração de imagem na fase arterial.* Artefatos originados pela presença de vasos espessos durante a fase arterial da geração de imagens pela TC serão mais evidentes quando comparados com os verificados na fase de veia porta.
   d. *Tecido normal.* A intensidade de aumento no tecido normal é mínimo e mais evidente no fígado, no baço e na aorta, onde o SUV máximo eleva-se de 5 a 7%.[18]
   e. *Tecido patológico.* O tecido patológico geralmente se realça com a presença de neovascularização e/ou elevada perfusão. Os aumentos para valores máximos de SUV variam, porém geralmente os mesmos ficam num patamar mínimo (4% de aumento em média).[18]
   f. *Protocolo da TC.* Artefatos originados pela presença de contraste nas veias torácicas podem ser minimizados, mapeando em incidência caudocranial com uma injeção bifásica de contraste.[19]
3. *Lesões calcificadas.* As lesões calcificadas geralmente não são bastante densas para causar aumento artificial de atividade, no entanto, as imagens, que não sofreram correção de atenuação, sempre devem ser revistas, ao se verificar ativida-

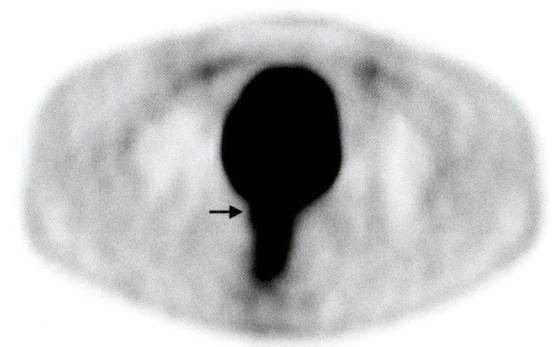

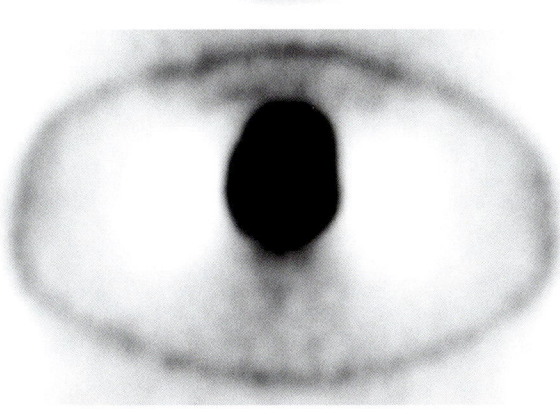

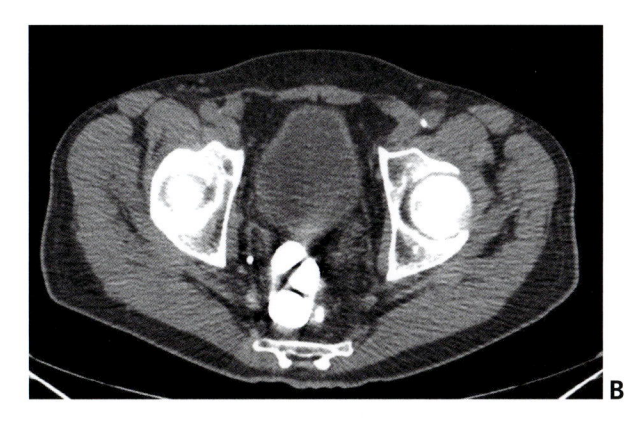

Fig. 8.11 Artefato causado por bário. **(A)** Imagem em corte axial de tomografia computadorizada por emissão de pósitron (PET) revela atividade intensa no reto (*seta*). **(B)** A imagem em corte axial correspondente, obtida por tomografia computadorizada, revela presença de bário denso nesta região. **(C)** Imagem em corte axial de PET, sem correção de atenuação, não mostra o aumento de atividade nesta região.

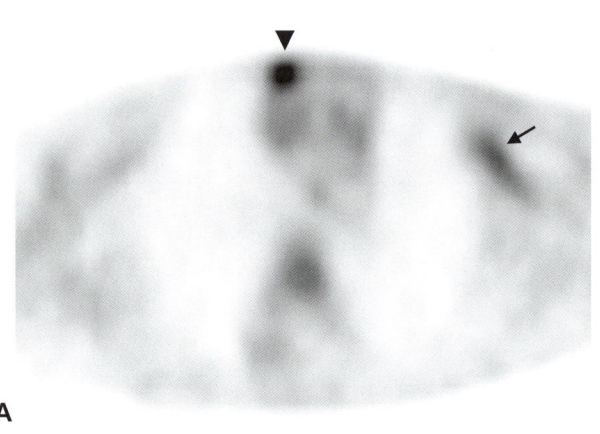

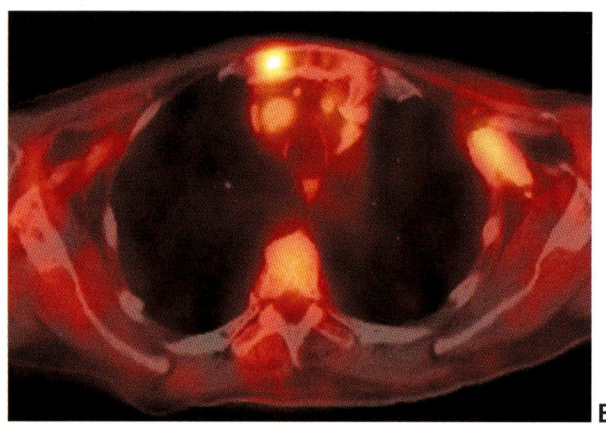

Fig. 8.12 Artefato causado por contraste intravenoso. **(A)** Imagem axial de tomografia por emissão de pósitron, que sofreu correção de atenuação com base em tomografia computadorizada (TC), revela elevada atividade na região axilar esquerda *(seta)* e na região paraesternal direita *(ponta de seta)*. A atividade paraesternal direita poderia representar no PET a captação esternal ou nodular localizada no interior do tórax. **(B)** Imagem em corte axial de PET/TC mostra que a atividade observada na região axilar esquerda no PET é artificial em razão da presença de contraste intravenoso denso e que a captação paraesternal é no osso. (Cortesia de Carolyn Meltzer, MD, Atlanta, GA.)

de numa lesão calcificada (ver Capítulo 25), para definir se a atividade não é artificial.

4. **Artefato causado por material metálico/denso.** Corpos estranhos metálicos e densos podem causar atividade artificialmente aumentada. Incluem-se os exemplos:

    a. Próteses metálicas densas, implantes ortopédicos e cimento (ver seção Variações)

    b. Eletrodos cardíacos e reservatórios com cateter venoso central.[20]

    - No estudo cardíaco pelo PET/TC, frequentemente, observam-se artefatos na presença de eletrodos de desfibriladores de cardioversão implantáveis, porém eletrodos de marca-passos geralmente não causam artefatos perceptíveis.[21]

Artefatos que Causam Truncamento

Artefatos que causam truncamento ocorrem pelas diferenças entre os campos de visão (FOV) do PET e da TC. Pacientes obesos podem ter parte do seu corpo fora do campo FOV da TC *scan*. Esse segmento truncado não propicia dados para a correção de atenuação, acarretando baixos valores de SUVs. Alguns sistemas de PET/TC disponibilizam métodos para estimar o segmento truncado das imagens geradas pela TC. Embora essas imagens que têm o FOV da TC alargado, nem sempre podem ser adequadas para uma interpretação diagnóstica das imagens da TC, elas permitem obter atenuação de correção exata para as imagens de PET.

■ Interpretação

A interpretação de imagens de PET/TC é semelhante à obtida pelo PET isoladamente e, correlacionadas com as da TC (ver Capítulo 7), porém quem interpreta deve estar avisado sobre os artefatos potenciais associados à geração de imagens combinadas pelo PET/TC. Alguns dos problemas específicos à interpretação de imagens do PET/TC são:

1. *O registro.* Antes de avaliar as imagens que sofreram fusão pelo PET/TC, deve-se determinar primeiro se as imagens são registradas de forma exata.

2. *Imagens que não sofreram correção de atenuação (NAC non corrected attenuation).* A avaliação de imagens, sem correção de atenuação (NAC), é mais importante para os estudos combinados obtidos pelo PET/TC do que para as imagens obtidas somente pelo PET. A maioria dos artefatos específicos do sistema PET/TC relaciona-se com o uso de dados de correção de atenuação com base na TC. Portanto, a ausência de anomalias de PET/TC nas imagens NAC sugere a possibilidade de artefato originado do PET/TC.

3. *Pulmões*

    a. Nódulos pulmonares. Se o estudo pelo sistema PET/TC estiver sendo realizado durante a respiração superficial, pequenos nódulos pulmonares não são detectados.[22] Dessa forma, no estadiamento de câncer, estudos realizados com PET/TC durante a respiração superficial não podem substituir completamente os estudos obtidos pela TC com interrupção espontânea da respiração. O acréscimo ao estudo realizado pelo sistema PET/TC de uma imagem adicional do tórax, obtida por uma TC com baixa dose, pode ser útil.[23]

b. *Bases pulmonares.* Deve-se ter cuidado na interpretação de imagens para as anomalias em potencial nas bases pulmonares, visto que existe elevada incidência de artefatos nesta região, causados por registros equivocados nos estudos obtidos pelo PET/TC. Especialmente, a intensidade de captação por lesões localizadas no segmento distal do esôfago e na base pulmonar pode apresentar-se artificialmente diminuída, caso exista artefato causado por registro equivocado.

4. *SUV*

   a. Os SUVs podem estar artificialmente aumentados ou diminuídos consequentes a movimentos, como descrito na seção Desvantagens.

   b. Determinado estudo sugeriu que SUVs podem apresentar-se ligeiramente elevados nas imagens corrigidas pela atenuação com base na TC, quando comparados com os SUVs originados pela correção com base no germânio do PET (ver Capítulo 5),[24] porém um outro estudo sugere que não há diferença.[25] Deve-se ter cuidado ao comparar valores de SUV originados pelo sistema PET/TC e pelo PET isoladamente.

■ Preparação do Paciente

A preparação do paciente para se submeter ao exame com PET/TC é idêntica à necessária para os exames com PET apenas. Todavia, os fatores específicos para exames com PET/TC são:

1. *Posição do paciente.* Para estudos padronizados pelo PET, os pacientes podem ser mapeados, tendo seus braços ao lado do corpo, para propiciar mais conforto. Nos estudos com PET/TC prefere-se mapear o paciente com seus braços levantados acima da cabeça, caso ele possa tolerar essa posição, para evitar artefatos decorrentes de feixes de raios duros, que degradarão imagens do abdome superior, exceto para o caso da cabeça e do pescoço, em que os braços devem estar abaixados. A elevada velocidade de PET/TC torna tolerável o mapeamento da maioria dos pacientes com os braços levantados.

2. *Contraste oral.* A decisão de administrar ou não o contraste oral depende da indicação do exame. Para o caso de tumores improváveis de se estenderem em direção peritoneal/mesentérica (p. ex., câncer do pulmão), a administração de contraste oral provavelmente não será útil. O contraste oral pode ser muito útil no caso de tumores com tendência de expansão nodular para a região mesentérica e/ou peritoneal. Todavia, embora o contraste oral permita distinguir entre o intestino e a presença de doença peritoneal adjacente, a elevada densidade do contraste poderia acentuar áreas com atividades artificialmente aumentadas ou diminuídas em razão dos movimentos do intestino (ver seção Desvantagens). A solução é minimizar a densidade do contraste utilizado. Além do mais, os efeitos fisiológicos do contraste oral podem elevar a atividade do intestino independentemente dos efeitos da densidade elevada.

3. *Contraste intravenoso.* A aplicação de contraste intravenoso melhorará a qualidade das imagens da TC, mas pode introduzir artefatos (ver seção Desvantagens). Apresentam-se a seguir fatores que devem ser considerados para se decidir ou não empregar contraste intravenoso.

   a. O realce por contraste de órgãos viscerais vai elevar ligeiramente a atividade fisiológica medida. Isso pode potencialmente diminuir a visualização de lesões patológicas nesses órgãos.

   b. Lesões patológicas que sofrem realce podem apresentar valores de SUV artificialmente elevados.

   c. Atividades mais intensas, observadas nas veias torácicas e no trato urinário, decorrentes da administração de contrastes não diluídos ou concentrados, podem obscurecer lesões patológicas adjacentes.

      • É possível minimizar isso mapeando antes da excreção renal do contraste e em incidência caudocranial, para minimizar a atividade das veias torácicas.

   d. O paciente pode ter realizado estudos pela TC, realçados por contraste antes ou depois do exame com PET. Em muitos casos, a análise de imagens com fusão obtidas pelo PET/TC não contrastada, conjuntamente à análise de imagens apenas de TC contrastadas, pode ser comparável à análise de estudos PET/TC contrastados, sem os artefatos possíveis.

4. *Respiração.* A fase de respiração durante a TC *scan* pode afetar o tipo e a incidência de artefatos (ver seção Desvantagens). A escolha da fase geralmente depende do grau de cooperação do paciente.

Referências

1. Reinartz P, Wieres FJ, Schneider W *et al*. Side-by-side reading of PET and CT scans in oncology: which patients might profit from integrated PET/CT? Eur J Nucl Med Mol Imaging 2004;31(11):1456-1461
2. Pelosi E, Messa C, Sironi S *et al*. Value of integrated PET/CT for lesion localisation in cancer patients: a comparative study. Eur J Nucl Med Mol Imaging 2004;31(7):932-939
3. Antoch G, Saoudi N, Kuehl H *et al*. Accuracy of whole-body dual-modality fluorine-18-2-fluoro-2-deoxy-D-glucose positron emission tomography and computed tomography (FDG-PET/CT) for tumor staging in solid tumors: comparison with CT and PET. J Clin Oncol 2004;22(21):4357-4368
4. Kinahan PE, Townsend DW, Beyer T, Sashin D. Attenuation correction for a combined 3D PET/CT scanner. Med Phys 1998;25(10):2046-2053
5. Kinahan PE, Hasegawa BH, Beyer T. X-ray-based attenuation correction for positron emission tomography/computed tomography scanners. Semin Nucl Med 2003;33(3):166-179
6. Goerres GW, Burger C, Kamel E *et al*. Respiration-induced attenuation artifact at PET/CT: technical considerations. Radiology 2003;226(3):906-910
7. Gilman MD, Fischman AJ, Krishnasetty V *et al*. Optimal CT breathing protocol for combined thoracic PET/CT. AJR Am J Roentgenol 2006;187(5):1357-1360
8. Pan T, Mawlawi O, Nehmeh SA *et al*. Attenuation correction of PET images with respiration-averaged CT images in PET/CT. J Nucl Med 2005;46(9):1481-1487
9. Nehmeh SA, Erdi YE, Meirelles GS *et al*. Deep-inspiration breath-hold PET/CT of the thorax. J Nucl Med 2007;48(1):22-26
10. Nakamoto Y, Chin BB, Cohade C *et al*. PET/CT: artifacts caused by bowel motion. Nucl Med Commun 2004;25(3):221-225
11. Osman MM, Cohade C, Nakamoto Y *et al*. Clinically significant inaccurate localization of lesions with PET/CT: frequency in 300 patients. J Nucl Med 2003;44(2):240-243
12. Cohade C, Osman M, Marshall LN, Wahl RN. PET-CT: accuracy of PET and CT spatial registration of lung lesions. Eur J Nucl Med Mol Imaging 2003;30(5):721-726
13. Nakamoto Y, Tatsumi M, Cohade C *et al*. Accuracy of image fusion of normal upper abdominal organs visualized with PET/CT. Eur J Nucl Med Mol Imaging 2003;30(4):597-602
14. Dizendorf E, Hany TF, Buck A *et al*. Cause and magnitude of the error induced by oral CT contrast agent in CT-based attenuation correction of PET emission studies. J Nucl Med 2003;44(5):732-738
15. Antoch G, Kuehl H, Kanja J *et al*. Dual-modality PET/CT scanning with negative oral contrast agent to avoid artifacts: introduction and evaluation. Radiology 2004;230(3):879-885
16. Nakamoto Y, Chin BB, Kraitchman DL *et al*. Effects of nonionic intravenous contrast agents at PET/CT imaging: phantom and canine studies. Radiology 2003;227(3):817-824
17. Antoch G, Freudenberg LS, Egelhof T *et al*. Focal tracer uptake: a potential artifact in contrast-enhanced dual-modality PET/CT scans. J Nucl Med 2002;43(10):1339-1342
18. Yau YY, Chan WS, Tam YM *et al*. Application of intravenous contrast in PET/CT: does it really introduce significant attenuation correction error? J Nucl Med 2005;46(2):283-291
19. Beyer T, Antoch G, Bockisch A, Stattaus J. Optimized intravenous contrast administration for diagnostic whole-body 18F-FDG PET/CT. J Nucl Med 2005;46(3):429-435
20. Halpern BS, Dahlbom M, Waldherr C *et al*. Cardiac pacemakers and central venous lines can induce focal artifacts on CT-corrected PET images. J Nucl Med 2004;45(2):290-293
21. DiFilippo FP, Brunken RC. Do implanted pacemaker leads and ICD leads cause metal-related artifact in cardiac PET/CT? J Nucl Med 2005;46(3):436-443
22. Allen-Auerbach M, Yeom K, Park J *et al*. Standard PET/CT of the chest during shallow breathing is inadequate for comprehensive staging of lung cancer. J Nucl Med 2006;47(2):298-301
23. Juergens KU, Weckesser M, Stegger L *et al*. Tumor staging using whole-body high-resolution 16-channel PET-CT: does additional low-dose chest CT in inspiration improve the detection of solitary pulmonary nodules? Eur Radiol 2006;16(5):1131-1137
24. Nakamoto Y, Osman M, Cohade C *et al*. PET/CT: comparison of quantitative tracer uptake between germanium and CT transmission attenuation-corrected images. J Nucl Med 2002;43(9):1137-1143
25. Souvatzoglou M, Ziegler SI, Martinez MJ *et al*. Standardised uptake values from PET/CT images: comparison with conventional attenuation-corrected PET. Eur J Nucl Med Mol Imaging 2007;34(3):405-412

9
Níveis de Evidência para Indicações Clínicas de FDG PET

Eugene C. Lin

A tomografia por emissão de pósitron com fluorodesoxiglicose (FDG PET) apresenta uma larga gama de indicações clínicas em oncologia e em menor grau em neurologia e cardiologia. As aplicações clínicas variam substancialmente conforme a extensão da experiência clínica e da literatura disponível.

Os capítulos que abordam tópicos clínicos vão conter seções de Indicações Clínicas, onde se faz uma avaliação geral para definir o nível de evidência para aplicações clínicas específicas do FDG PET.

Para obter uma referência rápida, atribuem-se letras para cada indicação clínica conforme segue:

A. O emprego de FDG PET para esta indicação clínica está bem estabelecido. Sua importância é consubstanciada por uma larga experiência e por uma literatura extensa.
B. O FDG PET é útil para esta indicação clínica. No entanto, ao compará-la com as aplicações do nível A, a experiência clínica e a literatura médica que suportam o emprego do FDG PET para esta indicação clínica são menos disponíveis ou substanciais. Isso significa que é preciso possuir maior experiência clínica e realizar maior número de pesquisas, para definir completamente o valor do FDG PET neste contexto clínico, ou que o FDG PET é útil, mas possui menor grau de benefício incremental sobre técnicas de imagens convencionais com relação às mencionadas para o nível A.
C. O FDG PET potencialmente é útil para esta indicação clínica, porém existe o mínimo de experiência clínica e de literatura que suporta o uso do FDG PET para esta indicação clínica. Uma experiência substancialmente maior e pesquisas mais profundas são necessárias para definir completamente o valor do FDG PET.
D. O FDG PET possui valor limitado e não é recomendado como técnica-padrão de imagem para esta indicação clínica. Isso pode ser decorrente da exatidão limitada, da falta de benefício na análise do custo-benefício ou da falta de impacto sobre a conduta clínica. Todavia, podem existir situações específicas em que o FDG PET pode propiciar informações valiosas.

Esses níveis visam apenas a serem diretrizes gerais. Os clínicos que o praticam podem achar o FDG PET mais ou menos importante para cada indicação clínica com base na sua experiência específica e na população estudada. Como a experiência clínica e as pesquisas evoluem, é possível que muitas das aplicações nível C ou nível B se transformem em aplicações nível A.

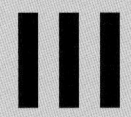

III
Aplicações em Oncologia

10

PET em Oncologia por Região Anatômica

Eugene C. Lin e Abass Alavi

■ Princípios Gerais

A principal característica das imagens obtidas pela tomografia por emissão de pósitron (PET) é sua elevada resolução de contraste quando comparada com a apresentada pelas técnicas de imagem anatômicas. Em razão desta resolução de contraste, o PET, quando aplicado em oncologia, apresenta considerável vantagem sobre as técnicas anatômicas, na fase precoce de detecção de lesões, quanto ao estadiamento das mesmas e à investigação de recidiva, assim como quanto à avaliação acurada da resposta terapêutica. As desvantagens do PET, de modo geral, são decorrentes da sua relativamente baixa resolução, quando comparado com as imagens obtidas por técnicas anatômicas, assim como pelas inúmeras possibilidades de captação não neoplásica do fluorodesoxiglicose (FDG). Todavia, muitas dessas desvantagens são contornadas pela obtenção de imagens mediante a combinação de PET/tomografia computadorizada (TC) (ver Capítulo 8).

1. *Vantagens.* As vantagens que o PET apresenta com relação às técnicas de imagem convencionais, na investigação do câncer, concentram-se em 2 áreas:
   a. O PET consegue detectar a lesão ainda na fase inicial, antes que ocorram modificações anatômicas significativas (**Fig. 10.1**). O PET consegue detectar lesões em regiões que se revelariam normais nas imagens obtidas por técnicas anatômicas, pela ausência de alterações estruturais.
   b. Apresenta maior quociente entre contraste e ruído por radiação, no que diz respeito às estruturas anormais e normais, observadas nas imagens do PET, quando comparado com o verificado nas imagens obtidas pelas técnicas anatômicas (**Fig. 10.2**). Por esta vantagem, as anomalias que são nitidamente verificadas nas imagens obtidas pelo PET, frequentemente, não são detectadas prospectivamente nos documentos obtidos pelas técnicas de imagem anatômica. Em muitos casos, essas anomalias podem ser detectadas retrospectivamente, depois que se dá atenção específica para a área anormal revelada pelo PET.

2. *Desvantagens*
   a. Limitada sensibilidade para pequenas lesões. De modo geral, a sensibilidade do PET é baixa para a detecção de lesões < 1 cm. O PET (ou qualquer outra técnica rudimentar de imagem anatômica, não consegue detectar micrometástases).
   b. Resultados falso-positivos. Resultados potencialmente falso-positivos podem ser verificados entre uma larga gama de processos inflamatórios/infecciosos ou outros processos de etiologias benignas.
   c. Localização anatômica. Ocasionalmente, nas imagens obtidas pelo PET, torna-se difícil localizar lesões na sua região anatômica correta, sobretudo quando se trata das regiões da cabeça, do pescoço e da pelve. Esta situação é contornada com o emprego de PET e TC combinados, embora, às vezes, ocorram registros equivocados quando se aplica esta abordagem.
   d. Baixa sensibilidade para as regiões específicas. O PET revela baixa sensibilidade para a detecção de metástases cerebrais ou pulmonares, assim como para lesões ósseas escleróticas.

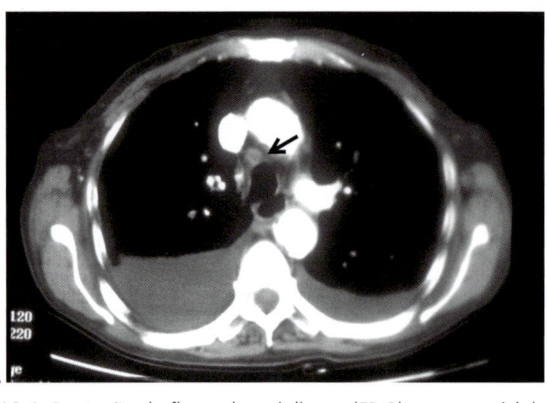

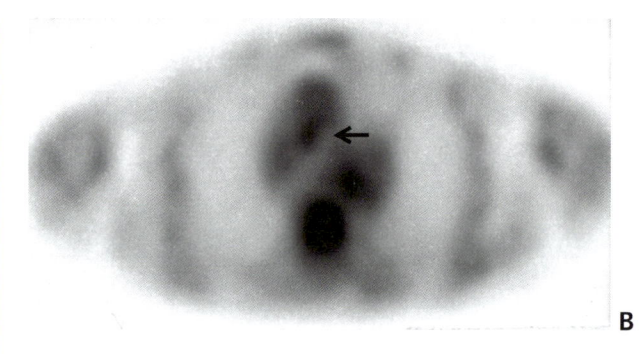

Fig. 10.1 Captação de fluorodesoxiglicose (FDG) por um nódulo aparentemente benigno, porém de natureza maligna. **(A)** Tomografia computadorizada (TC) de um paciente portador de câncer de pulmão revela a presença de um nódulo mediastinal, sem aumento de tamanho, acompanhado de um hilo adiposo *(seta)*. Esta apresentação de TC é de um nódulo benigno. **(B)** Na área correspondendo a este nódulo, verifica-se a presença de elevada captação na imagem obtida em plano transversal; pela tomografia por emissão de pósitron, observa-se o aumento da captação *(seta)*, compatível com malignidade.

  e. *Menor sensibilidade para tumores específicos.* O PET apresenta baixa sensibilidade para tumores específicos, como o câncer de próstata, o carcinoma broncoalveolar e o adenocarcinoma mucinoso.
3. As lesões metastáticas levantadas pelo PET, frequentemente, alteram a conduta do paciente. Nesses casos, que podem modificar a conduta do paciente, pela possibilidade de achados falso-positivos, enfatiza-se a necessidade de confirmar as lesões mediante estudos de imagens anatômicas ou biópsia. Esta afirmação é especialmente verdadeira, quando o PET revela uma lesão solitária que potencialmente pode alterar a conduta do paciente.

■ Fígado

1. *Metástases hepáticas.* O PET mostra alta sensibilidade para detectar as metástases hepáticas de tamanho > 1 cm. De modo geral, o PET revela maior especificidade que a TC ou a imagem por ressonância magnética (RM).[1] Alguns estudos têm sugerido que o PET possui maior sensibilidade que a TC ou a RM,[2] porém outras publicações sugerem que o PET é menos sensível.[1] Notar que em estudos do fígado realizados pela RM, mediante agentes específicos para imagem hepática, como o óxido de ferro superparamagnético[1] ou o trissódio de mangafodipir,[1] a RM revela maior sensibilidade que o PET.

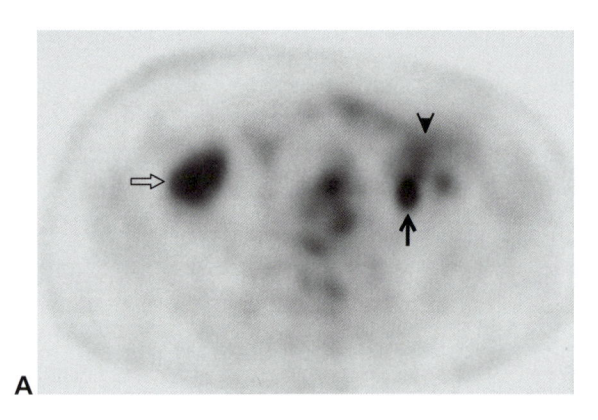

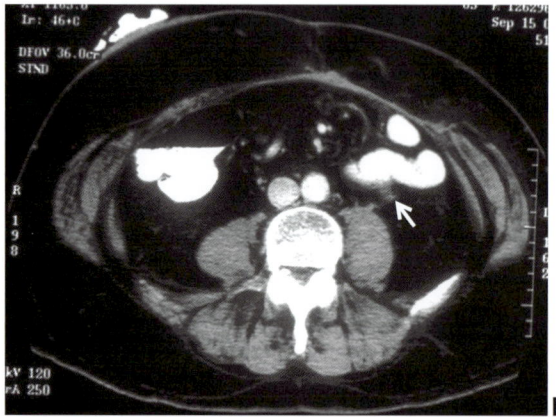

Fig. 10.2 Metástase peritoneal originada de um câncer do cólon. **(A)** Estudo com tomografia por emissão de pósitron (PET), obtido em plano transversal, revela a presença de captação focal *(seta)* adjacente ao intestino delgado *(ponta de seta)*. Apesar de que a presença de discreta captação difusa pelo intestino delgado é considerada normal, geralmente as áreas de captação focais, de maior intensidade que a verificada no intestino delgado que os circunda, não são consideradas como normais. É tido como normal observar a captação substancialmente aumentada pelo cólon ascendente *(seta aberta)* com relação ao intestino delgado. **(B)** Imagem obtida por tomografia computadorizada, no mesmo nível, revela a presença de um pequeno foco de tecido mole anormal *(seta)* que se encontra adjacente ao intestino delgado. Esta imagem não foi confirmada prospectivamente pela TC e observou-se somente em um único corte.
A relação contraste-ruído, apresentada pela anomalia observada no PET, é bem maior que a verificada na TC.

2. *Diferenciação entre lesões benignas e malignas.* A presença de captação focal no fígado é muito característica para a presença de lesão maligna e pode representar metástases, carcinoma hepatocelular (HCC: *hepatocellular carcinoma*) ou colangiocarcinoma.[4]
   a. As lesões benignas, como os hemangiomas, a hiperplasia nodular focal e os adenomas hepáticos, tipicamente, não revelam a captação aumentada do FDG.
      - Existe apenas um relato de hiperplasia nodular focal, revelando o aumento da captação.[5]
   b. *Resultados falso-positivos.* Abscessos hepáticos, hiperplasia nodular linfoide (pseudolinfoma), pseudotumor inflamatório e sarcoidose.[6,7]
   c. *Resultados falso-negativos.* HCC de baixo grau (ver Capítulo 20).
3. *Avaliação de pequenas lesões hepáticas.* Embora o FDG PET apresente sensibilidade limitada para a detecção de lesões hepáticas, cujo tamanho é < 1 cm, revela, mesmo assim, ainda elevada especificidade. Isso é muito útil, especialmente quando a TC detecta lesões < 1 cm, mas não consegue concluir quanto à caracterização da natureza dessas lesões. Estatisticamente, na maioria das vezes, estas lesões representam pequenos cistos hepáticos ou hemangiomas, porém num cenário onde se verifica a presença de uma de lesão maligna primária, localizada em uma outra região, não se consegue definir a natureza dessas lesões sem recorrer a técnicas invasivas. Considerando a baixa sensibilidade apresentada pelo PET, não se deveria dar ênfase ao emprego do mesmo para investigar estas pequenas lesões, mas o PET deveria ser aplicado para verificar a presença de lesões em atividade em outras regiões. Caso se observe captação focal do FDG por essas pequenas lesões, quase certamente elas são metastáticas (**Fig. 10.3**). Todavia, mesmo quando se observa no PET a presença de captação aumentada por essas lesões, as mesmas não podem ser diagnosticadas como benignas, já que poderiam ser malignas, sem sofrerem a detecção pelo PET em razão de seu pequeno tamanho.
4. *Artefatos.* O fígado frequentemente se apresenta de aspecto heterogêneo, em decorrência da presença de ruído de imagem, nas imagens atenuação-corrigidas. O ruído de imagem é mais evidente no fígado que em qualquer outro órgão. Pelo aspecto normalmente heterogêneo do fígado, deve-se ter cuidado antes de interpretar os achados de aspecto discreto, como metástases (**Fig. 10.4**).

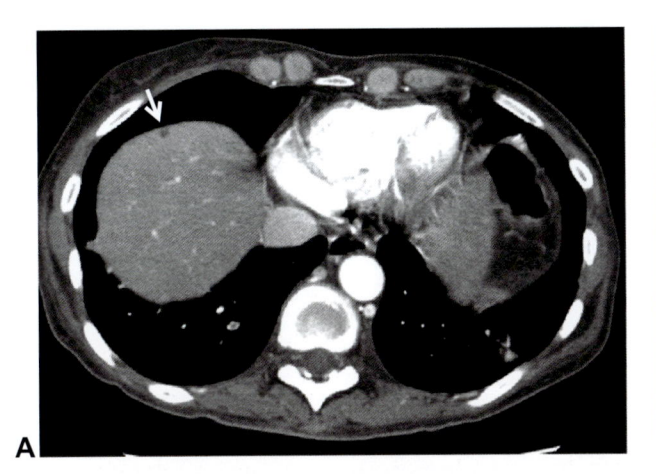

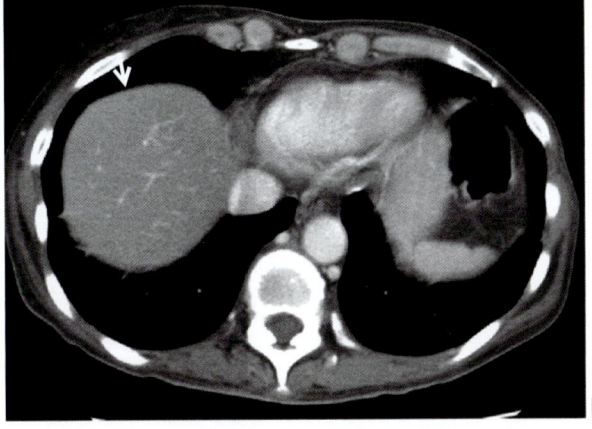

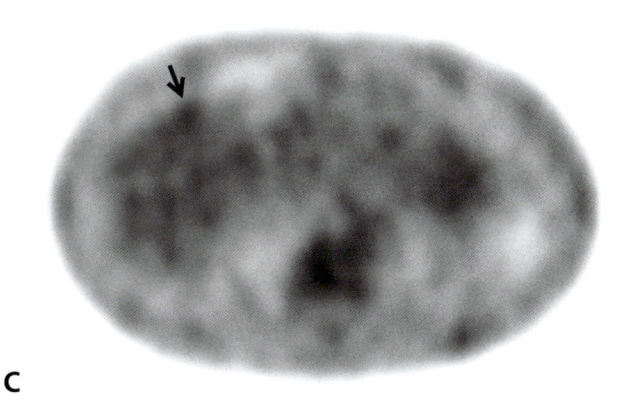

Fig. 10.3 Metástase hepática de aparência sutil. A presença de uma metástase na cúpula do fígado *(seta)* é observada de forma bem melhor quando **(A)** obtida pela tomografia computadorizada (TC), na fase de aporte arterial, que quando **(B)** obtida na fase porta do estudo. **(C)** Em uma imagem em plano transversal, obtida mediante o PET, esta lesão revelava discreta captação do FDG. Esta lesão pode ser interpretada como fruto de artefato consequente à presença de ruído de imagem, verificada apenas no estudo com a tomografia por emissão de pósitron ou, então, se for correlacionada com a fase porta do estudo com a TC. Tornou-se necessária a correlação com o estudo obtido na fase de aporte arterial verificado na TC. Na TC, a aparência da própria lesão não é específica, porém a presença de captação de fluorodesoxiglicose, visível na pequena lesão, é compatível com doença metastática.

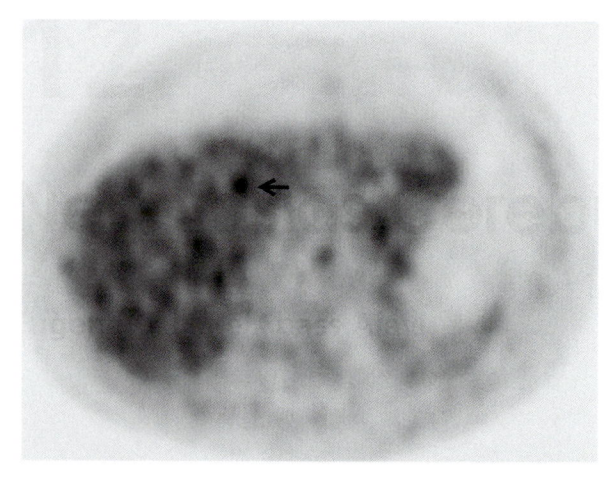

Fig. 10.4 Ruído na imagem do fígado, mimetizando a presença de lesão. Observa-se, no fígado, a presença de múltiplos focos de atividade aumentada. É difícil definir se esses focos são consequentes à presença de lesão, ou são acarretados pela presença de ruído na imagem. Um dos focos *(seta)* apresenta-se com intensidade ligeiramente maior que os demais, levantando a suspeita de tratar-se de possível lesão. Observar que a mesma não se apresenta muito diferente que a lesão hepática verdadeiro-positiva observada na **Figura 10.3**. Todavia, este achado era um resultado falso-positivo, uma vez que nesta região não foi identificada a presença de lesão tanto nas imagens obtidas pela tomografia computadorizada quanto nas obtidas pela ressonância magnética.

5. *Como alguém deve interpretar a presença de focos de discreta captação no fígado?* A maioria das metástases hepáticas revela a atividade consideravelmente aumentada com relação ao fígado normal. A presença de focos de discreta atividade no fígado, observados nas imagens atenuação-corrigidas, pode ser mais consequente do ruído da imagem que pela presença de uma lesão. Antes de definir um foco discreto como lesão:

a. Rever as imagens atenuação-não corrigidas (NAC: *nonattenuatio-corrected*). Caso o foco seja observado nas imagens NAC com menor ruído, aumenta-se muito o nível de confiança para defini-lo como uma lesão. Caso o foco não seja detectado nas imagens NAC, o mesmo pode ser um artefato consequente do ruído de imagem. Notar que este método de avaliação pode ser menos útil para lesões de localização central, que podem não ser observadas em razão da presença de atenuação.

b. Realizar a correlação com a TC que apresenta elevada sensibilidade para detectar pequenas lesões, embora geralmente não consiga caracterizá-las. É provável que quando uma lesão observada pelo PET for verdadeira, será reconhecida em um estudo de TC com realce por contraste, frequentemente em uma avaliação retrospectiva. Em um estudo com TC, raramente, lesões verdadeiro-positivas podem passar despercebidas, especialmente quando o fígado apresenta infiltração gordurosa e/ou é mapeado apenas em uma única fase de realce (**Figs. 10.3** e **10.5**). Todavia, quando se obtém uma imagem de TC não contrastada, como parte do exame realizado com PET/TC, muitas lesões hepáticas verdadeiro-positivas, identificadas no exame com PET, não serão verificadas no estudo não contrastado da TC.

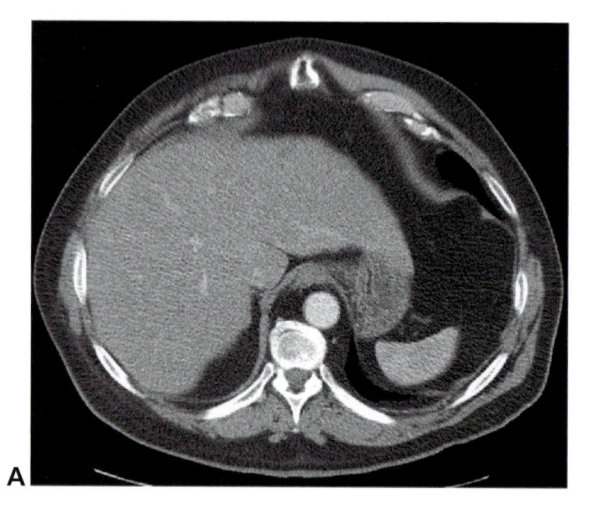

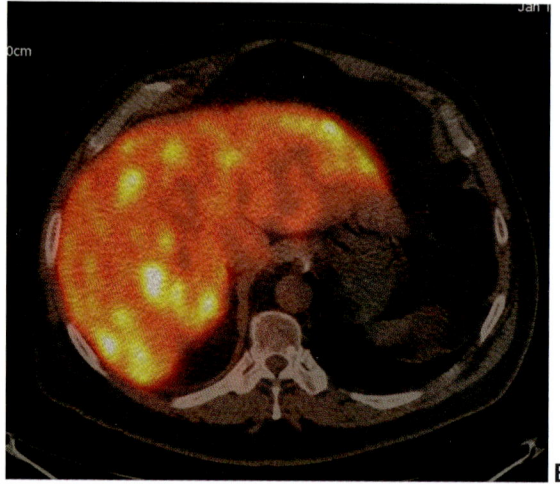

Fig. 10.5 Metástases hepáticas observadas somente mediante tomografia por emissão de pósitron (PET). **(A)** Tomografia computadorizada, obtida no plano transversal, não revela a presença de qualquer lesão. **(B)** Estudo correspondente obtido por PET/TC mostra a presença de múltiplas metástases hepáticas. Este é um achado raro, pois a maioria das metástases hepáticas observadas em um estudo com PET pode ser visualizada também em exames contrastados da TC. Todavia, ocasionalmente, metástases hepáticas não são visualizadas quando investigadas durante a fase de irrigação porta do estudo pela TC. Nesse caso, a infiltração adiposa do fígado pode estar contribuindo para a não visualização das metástases. Nesse caso, não foi realizado um estudo pela TC, na fase de aporte arterial, não esclarecendo, dessa forma, se as metástases seriam visualizadas em uma fase diferente de realce pelo contraste.

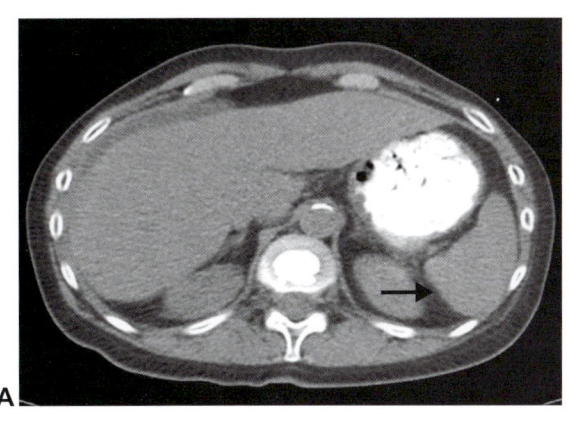

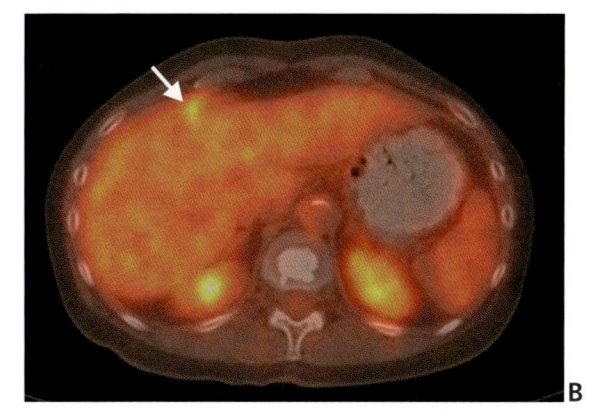

Fig. 10.6 Ascite e implante seroso de uma lesão sólida. **(A)** Tomografia computadorizada (TC) obtida em plano transversal revela a presença de líquido livre sobre o fígado. **(B)** Neste líquido, identifica-se a presença de implante seroso de uma lesão sólida *(seta)*, observada na imagem correspondente, obtida pela tomografia por emissão de pósitron/TC.

■ Baço

Poucos dados existem quanto à obtenção de imagens pelo PET/TC, na avaliação de massas esplênicas sólidas.[8]

1. *Na presença de malignidade FDG ávida conhecida*
   a. *PET/TC.* Sensibilidade 100%, especificidade 100%.
   b. Índice de captação padronizado (SUV: *standardized uptake value*). A leitura de um SUV de 2,3 é útil para diferenciar entre lesões benignas e malignas.
2. *Desconhecendo a presença de malignidade*
   a. PET/TC. Sensibilidade 100%, especificidade 83%.
   b. Neste cenário, o PET revela elevado valor preditivo negativo.
      - Todavia, é preciso excluir a presença de um tumor primário não FDG ávido, antes de concluir que a massa esplênica é de natureza benigna.
   c. Uma massa esplênica FDG-ávida provavelmente (80%) é de natureza maligna, mesmo desconhecendo a presença de uma lesão primária definida.
      - Resultados falsos-positivos possíveis incluem: infecção, sarcoidose e nódulos hialinizados.[9]

■ Peritônio

1. *Metástases peritoneais.* As metástases peritoneais são bem comuns na presença de câncer do ovário e de câncer gastrointestinal. O PET é mais acurado que a TC na detecção de metástases peritoneais, mas não é capaz de detectar implantes muito pequenos (por isso, não substitui uma 2ª avaliação por laparotomia). O PET é especialmente útil na presença de líquido intraperitoneal; pode detectar a presença de ascite de origem maligna ou de pequenos implantes sólidos (**Fig. 10.6**).
2. *Padrões de disseminação.* É importante o conhecimento dos padrões clássicos de disseminação peritoneal. Deve-se dar especial atenção para estas áreas mencionadas a seguir (**Fig. 10.7**):
   a. As superfícies serosas do fígado e do baço (notar que na correlação com imagens de TC, as metástases serosas do baço podem parecer císticas).
   b. Os omentos.

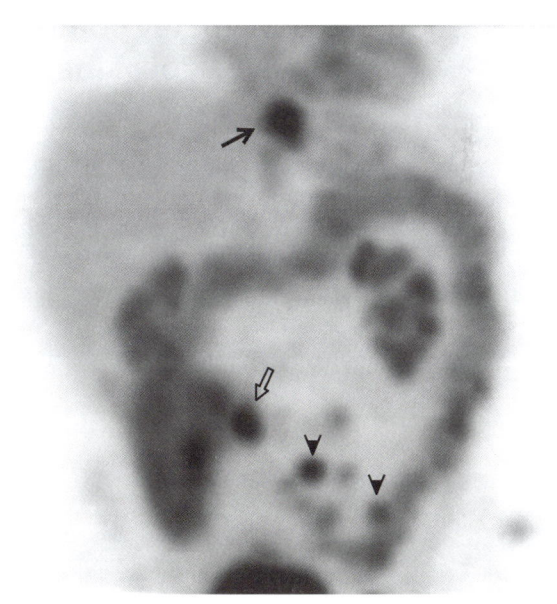

Fig. 10.7. Padrão de disseminação peritoneal. Imagem em plano coronal, obtida por tomografia por emissão de pósitron, revela a presença de múltiplos focos disseminados no peritônio, de localização medial ao ceco *(seta clara)* e sobre o mesocólon sigmoide *(pontas de setas)*, originados de um carcinoma gastroesofágico *(seta)*. Esta imagem representa o padrão clássico de disseminação peritoneal. (De Lin EC, Lear J, Quaife RA. Metastatic peritoneal seeding patterns demonstrated by FDG positron emission tomographic imaging. Clin Nucl Med 2001;26(3):249-259. Reimpressa com autorização.)

c. As goteiras parietocólicas, sobretudo as localizadas à direita.
d. A região medial ao ceco (esta imagem deve ser diferenciada da captação normal pelo ceco) (**Fig. 10.8**).
e. O mesocólon sigmoide.
f. A pelve; especialmente a região que se encontra entre o útero e o reto.

3. *Diferenciando entre metástase peritoneal e atividade intestinal.* Às vezes é difícil diferenciar entre metástase peritoneal e atividade intestinal, sem o auxílio do PET/TC.
    a. O foco de atividade deve ser analisado em todos os 3 planos, na tentativa de correlacioná-lo a determinado segmento de intestino, pelo menos em um dos planos investigados. Geralmente focos de atividade que parecem estar fora do intestino em um dos planos avaliados ficam claramente localizados no intestino quando observados em um outro plano.
    b. Fora do cólon ascendente, do ceco e do retossigmoide, onde frequentemente se verificam as áreas de intensa captação, é incomum observar a presença de focos de atividade, localizados no intestino, que substancialmente são mais intensos que as estruturas que lhes cercam; isto sendo particularmente verdadeiro quando se trata do intestino delgado (**Fig. 10.2**).
    c. A correlação com a TC é muito útil, uma vez que as metástases peritoneais geralmente são identificadas retrospectivamente com esta técnica de imagem, depois que se dá atenção à área de anomalia revelada pelo PET.
    d. *SUV.* Um corte (*cutoff*) de SUV de 5,1[10] pode ser útil no diagnóstico de carcinomatose peritoneal.

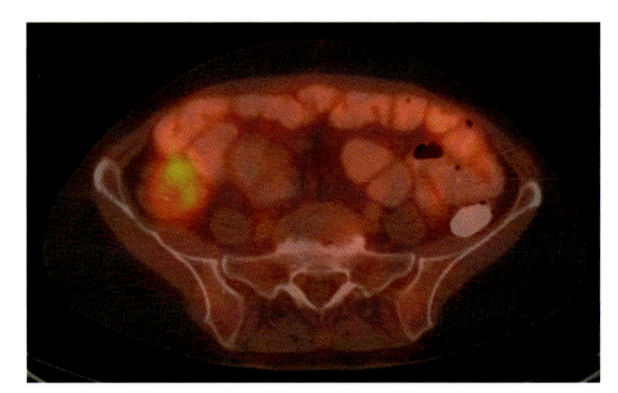

Fig. 10.8 Implante peritoneal. Imagem obtida em plano transversal mediante tomografia por emissão de pósitron/tomografia computadorizada revela a presença de captação focal por um implante peritoneal, localizada na superfície do ceco medial. É difícil diferenciar esta imagem da atividade fisiológica do ceco. A localização excêntrica da captação ajuda na sua diferenciação da atividade fisiológica.

e. *PET/TC.* Apesar de o PET/TC geralmente permitir diferenciar entre atividade intestinal e lesão peritoneal, o mesmo apresenta importante desvantagem ao acarretar a presença de áreas de elevada ou diminuída captação no intestino (ver Capítulo 8). Nas imagens obtidas pelo PET/TC, lesões peritoneais em potencial devem ser interpretadas com cautela, uma vez que a motilidade intestinal, ocorrida no intervalo da obtenção de imagens pela TC e seguida pelo PET, pode levar a achados tanto falso-positivos quanto falso-negativos. Imagens obtidas na modalidade NAC sempre devem ser revistas conjuntamente com estudos corrigidos.

4. *Carcinomatose peritoneal difusa.* A carcinomatose peritoneal difusa pode acarretar a captação peritoneal difusa, que sem dúvida pode ser difícil de definir, uma vez que nesta região não se observam lesões focais.[11] Os sinais para identificar lesões difusas são (**Fig. 10.9**).[12]
    a. *Borda hepática.* A borda hepática é visualizada de forma precária, uma vez que a intensidade da atividade peritoneal se aproxima à do fígado.
    b. *Sinal da linha reta.* Nas imagens obtidas nos planos sagital e transversal, o retroperitônio apresenta-se com menor intensidade que o peritônio na presença de carcinomatose peritoneal (normalmente, o peritônio e o retroperitônio apresentam intensidades comparáveis). Isto acarreta uma linha reta, demarcando o peritônio e o retroperitônio, nas imagens obtidas em plano sagital.

■ Linfonodos

1. *Linfonodos metastáticos.* O PET apresenta maior sensibilidade que a TC, na detecção de linfonodos metastáticos. Os nódulos malignos podem ser detectados pelo PET, antes que apresentem o aumento de tamanho (> 1 cm) verificado nas imagens obtidas pela TC.
2. *Tamanho.* A sensibilidade do PET para implantes metastáticos nodulares cujo tamanho fica entre 6 a 10 mm é de 83%, caindo para 23% nos nódulos cujo tamanho ≤ 5 mm.[13] Como o PET não pode detectar micrometástases não pode ser considerado um substituo para as técnicas de imagem que mapeiam nódulo sentinela. Sendo assim, o PET não substitui as técnicas de imagem para a localização do nódulo sentinela no estadiamento dos nódulos axilares no câncer de mama e no estadiamento de nódulos localizados no melanoma.

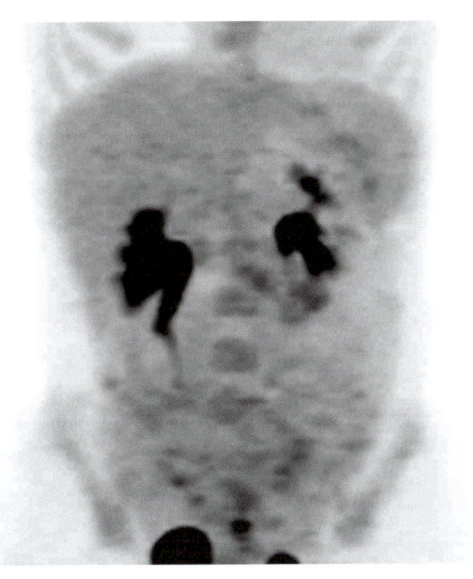

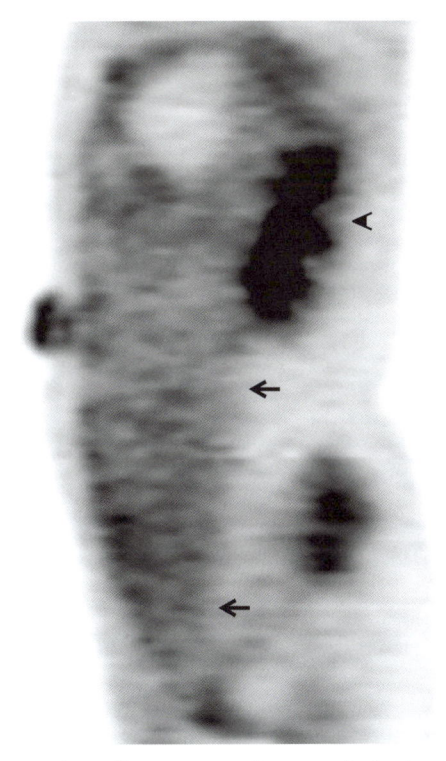

Fig. 10.9 Carcinomatose peritoneal difuso. **(A)** Imagem obtida em plano coronal, mediante tomografia por emissão de pósitron (PET), em um paciente portador de câncer de ovário, revela a captação peritoneal difusamente aumentada (observar que a borda inferior do fígado não é visualizada). **(B)** Na imagem obtida pelo PET, em plano sagital, verifica-se a presença de uma linha reta *(setas)* acarretada pela elevada atividade apresentada pelo peritônio, com relação ao retroperitônio. Normalmente, não existe linha de demarcação entre o peritônio e o retroperitônio. A atividade renal *(ponta de seta)* encontra-se no retroperitônio. Observa-se também um nódulo umbilical ou "nódulo da Irmã Maria José."

3. *Linfonodos inflamatórios* versus *malignos*. A diferenciação entre as captações nodulares benigna e maligna é um problema comum.
    a. *SUV.* Como regra geral, os nódulos malignos apresentam maiores valores de SUV (geralmente > 2,5) quando comparados com os valores revelados por nódulos inflamatórios. Todavia, nódulos pequenos, que abrigam metástases, podem apresentar SUV baixo e menor captação na interpretação visual, pelo efeito de volume parcial.
    b. *Correlação com a TC.* Teoricamente, qualquer região que revele a presença de captação, numa imagem obtida pelo PET, deveria evidenciar um nódulo detectável pela TC. A ausência de um nódulo detectável pela TC sugere que a captação observada na imagem do PET pode ser decorrente de uma estrutura não nodular. Embora, comumente o PET detecte a presença de metástases em nódulos de aparência normal, nas imagens obtidas pela TC, é improvável que um nódulo metastático passe totalmente despercebido numa imagem obtida pela TC. Lembrar que esta afirmação não se aplica para as áreas onde os nódulos pequenos podem ser de difícil visualização (p. ex., na região hilar). Além disso, os nódulos mediastinais, às vezes, podem apresentar configuração "achatada", ficando difícil sua detecção pela TC (**Fig. 10.10**).

- A presença de importante captação por um nódulo de tamanho normal é muito específica para malignidade, já que os nódulos inflamatórios provavelmente se apresentam com aumento de tamanho, embora mantendo a mesma intensidade de captação. Por exemplo: uma captação definitivamente positiva verificada num nódulo de 5 mm, localizado no mediastino, na presença de câncer de pulmão, é um achado altamente verdadeiro-positivo para metástases.
- Os nódulos são considerados de natureza tipicamente benigna, caso em imagens obtidas pela TC se observe a presença de um hilo adiposo. Todavia, se o nódulo revelar importante captação do FDG, deve-se suspeitar de malignidade, já que o PET pode detectar a presença da lesão, antes que o hilo adiposo seja completamente substituído por tumor (**Fig. 10.1**).

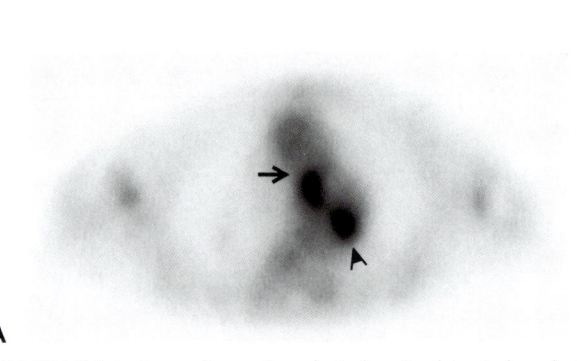

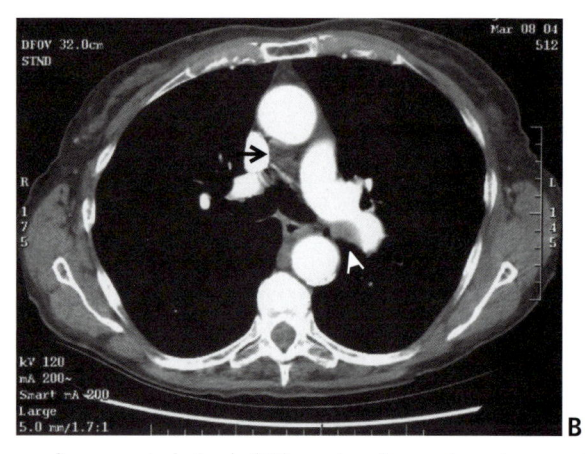

Fig. 10.10 Nódulo de configuração achatada, não detectado pela tomografia computadorizada (TC), porém observada na tomografia por emissão de pósitron (PET). **(A)** Imagem em plano transversal obtido mediante o PET, em um paciente portador de câncer de pulmão, revela a captação por nódulos localizados no mediastino central *(seta)* e no hilo, à esquerda *(ponta de seta)*. **(B)** Imagem obtida pela TC, no mesmo plano do PET, mostra o nódulo localizado no hilo, à esquerda *(ponta de seta)*. Observa-se um nódulo que apresenta menor densidade *(seta)*, correspondendo à área de captação que se encontra no mediastino central observada no PET. Este era nódulo "achatado" e verificado apenas em um corte da TC. No estudo com a TC, esta imagem não foi rotulada de anormal, prospectivamente, por se assemelhar ao recesso pericárdico superior que é uma variante normal.

- A verificação de captação de FDG em um nódulo localizado no mediastino ou no hilo pode levantar a suspeita de malignidade se[14]:
    ◊ Os nódulos apresentarem-se calcificados.
    ◊ Numa imagem não contrastada, obtida pela TC, os nódulos apresentarem intensidade de atenuação maior que a revelada pelos vasos circundantes.
c. *Localização e padrão.* A localização de um nódulo e seu padrão de captação, geralmente, são úteis, pois servem para diferenciar entre processos benignos e malignos.
    - Por exemplo, um carcinoma pulmonar localizado no lobo superior esquerdo, primeiro, vai espalhar-se para a janela aorticopulmonar; dessa forma, a ausência de captação na janela aorticopulmonar, acompanhado de captação nodular, localizado em uma outra região, sugere etiologia benigna.
    - Quando se observam múltiplos nódulos, o nódulo que se encontra na 1ª área de drenagem, geralmente, apresenta maior intensidade de captação, caso a etiologia da lesão seja de natureza metastática (**Fig. 10.11**).
    - A presença de baixa captação, simétrica (p. ex., região do hilo, bilateralmente), geralmente é de natureza benigna (**Fig. 10.12**).
d. *Linfonodos pélvicos*
    - Quando a presença de linfonodos pélvicos apresenta implicação clínica, torna-se importante a redução da atividade urinária (ver Capítulo 4).

- A presença de atividade ovariana, comumente, se assemelha à lesão nodular do ilíaco, uma vez que os ovários se encontram próximos aos nódulos do ilíaco. Caso os ureteres sejam visualizados na imagem obtida pelo PET, eles podem auxiliar na diferenciação entre atividade ovariana e nodular pélvica.[15] Os ureteres pélvicos encontram-se em posição medial ao

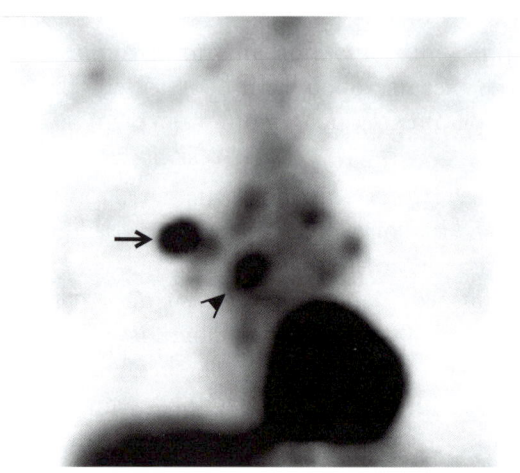

Fig. 10.11. Padrões de drenagem de origem maligna. Imagem obtida em plano coronal, mediante tomografia computadorizada por emissão de pósitron (PET), em um paciente que apresenta câncer de pulmão localizado no lobo superior direito *(seta)*, revela a presença de atividade em múltiplos nódulos, sendo maior a intensidade no 1ª plano de nódulos *(ponta de seta)*. Este é o padrão típico da drenagem de um carcinoma que se encontra no lobo superior direito, que inicialmente se dissemina em direção aos nódulos, que se encontram ao longo da superfície medial do principal ramo do brônquio direito (verificada como uma área linear fotopênica localizada entre o nódulo e o tumor). Esses nódulos são conhecidos como fossa linfática de Borrie.

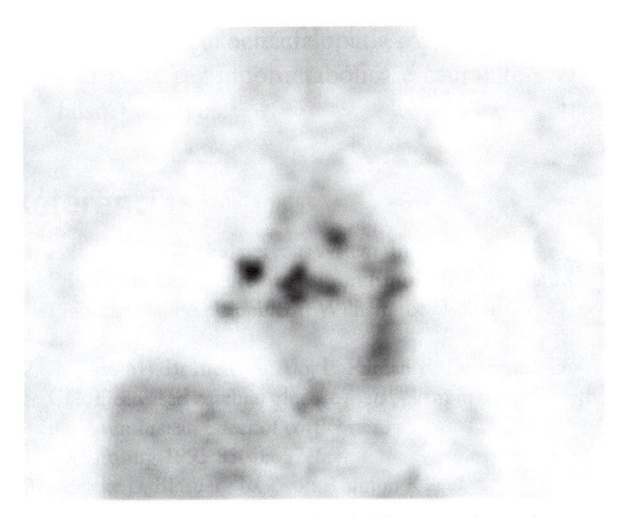

Fig. 10.12 Sarcoidose. Tomografia obtida por emissão de pósitron, em plano coronal, revela padrão simétrico de captação pelo mediastino e pelo hilo, em um paciente portador de sarcoidose. (Cortesia de Bruce Higginbotham, Little Rock, AR.)

limite definido pelo espaço intraperitoneal e lateral ao limite traçado pelo espaço extraperitoneal. Os ovários localizam-se no espaço intraperitoneal e encontram-se em posição medial com relação aos ureteres (**Fig. 10.13**). Os nódulos ilíacos encontram-se no espaço extraperitoneal e apresentam-se em posição lateral aos ureteres.

■ Pulmões

1. *Metástases pulmonares.* O principal valor do PET no estudo do parênquima pulmonar reside na investigação de nódulos pulmonares solitários, mais que na detecção de metástases pulmonares. A sensibilidade na detecção de metástases pulmonares < 1 cm é baixa. Por isso, o PET não substitui a TC na detecção de metástases pulmonares.

   a. *PET/TC versus TC.* Na detecção de metástases pulmonares, a obtenção de imagens pelo PET/TC, em regime de respiração superficial, não substitui a obtenção de imagens pela TC, com a respiração retida. O estudo com PET/TC quando realizado em regime de respiração superficial, geralmente, não detecta pequenos nódulos pulmonares.[16] O acréscimo ao exame pela TC, de uma imagem obtida pelo PET/TC com baixa dose de irradiação e com respiração retida, pode ser útil.[17]

   b. *Pequenos nódulos com captação mínima ou nenhuma.* Nos pacientes portadores de lesões malignas não torácicas, os pequenos nódulos pulmonares (≤ 1 cm) que mostram captação mínima ou nenhuma do FDG terminam revelando-se de natureza maligna, aproximadamente, em 1/5 das vezes.[18]

   - É maior a probabilidade de esses pequenos nódulos serem malignos quando não se pode identificar nenhuma outra lesão pulmonar benigna.
   - Os pequenos nódulos, que não revelam captação visível, não apresentam probabilidade menor para malignidade quando comparados com os nódulos que mostram uma captação mínima.

2. Se num paciente portador de câncer, sabe-se da presença de lesões pulmonares, o PET pode ser

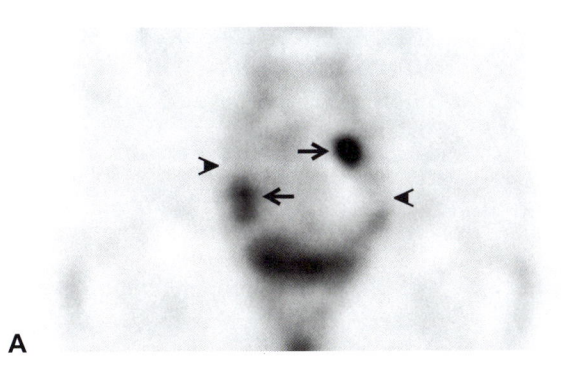

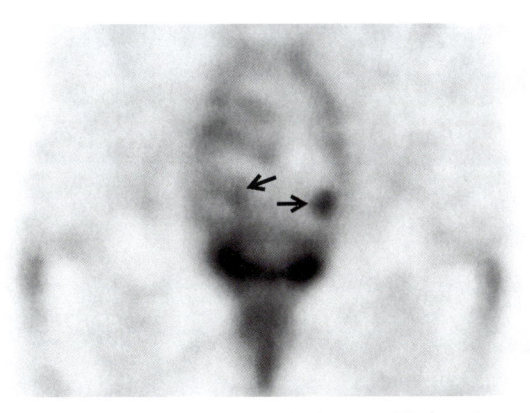

Fig. 10.13 Captação do fluorodesoxiglicose (FDG) pelo ovário, diagnóstico por meio de reparo anatômico propiciado pelos ureteres. **(A)** Tomografia por emissão de pósitron, (PET), obtida em plano coronal em um paciente portador de linfoma, revela 2 focos de captação localizados na pelve *(setas)*. Embora a linfadenopatia ilíaca seja motivo de preocupação, os nódulos ilíacos são extraperitoneais e devem encontrar-se em posição lateral aos ureteres *(pontas de seda)*. Os ovários intraperitoneais encontram-se em posição medial aos ureteres. Apesar de a atividade revelada pelos ureteres ser tipicamente um fator de confusão, pode-se lançar mão dos ureteres como reparos anatômicos para diferenciar entre captação pelos ovários e captação pelos nódulos ilíacos. A tomografia computadorizada (TC) não revelou a presença de nenhum nódulo na região. **(B)** O paciente foi submetido a um estudo de acompanhamento pelo PET, que revelou que os 2 nódulos *(setas)* tinham-se deslocado e diminuído de intensidade, compatível com a captação ovariana. (De Lin EC, Siegal J. Pelvic anatomic localization using ureteral activity on FDG positron emission tomography. Clin Nucl Med 2003;28(10):836-7. Reimpressa com autorização.)

útil na diferenciação entre essas lesões e etiologias benignas, caso essas lesões se apresentem maiores que 1 cm. A interpretação do FDG PET de nódulos pulmonares menores que 1 cm assemelha-se à interpretação de lesões hepáticas menores que 1 cm. Um resultado positivo é muito útil, pois indica a provável presença de lesão metastática, porém um resultado negativo é menos útil, já que o nódulo pode ser de natureza maligna, mas detectável pelo PET.

3. *SUV*. A aplicação de valores de SUV, na investigação das metástases pulmonares em potencial, deve ser feita com cautela. Um corte (*cutoff*) de SUV de 2,5 pode ser importante neste quadro,[19] porém esta afirmação não está definitivamente estabelecida (à semelhança do que ocorre nos nódulos solitários do pulmão)

■ Metástase da Medula Óssea

1. *Metástases da medula óssea.* O mecanismo de captação pelas metástases da medula óssea, que se observam no FDG PET, é diferente do que se verifica na cintilografia óssea. No PET, a metástase da medula óssea é positiva, já que o próprio tumor apresenta elevada captação do FDG, ao passo que, na cintilografia óssea, as metástases revelam imagens positivas, consequente ao aumento da captação reacional que ocorre em torno do tumor (**Fig. 10.14**).

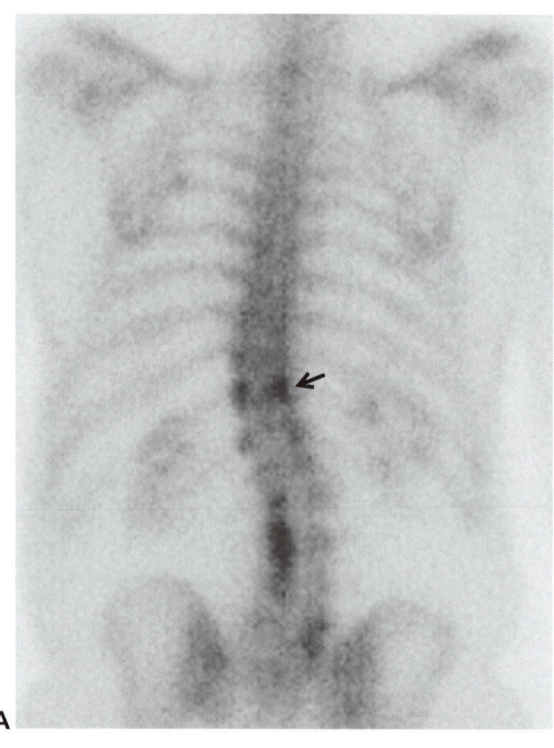

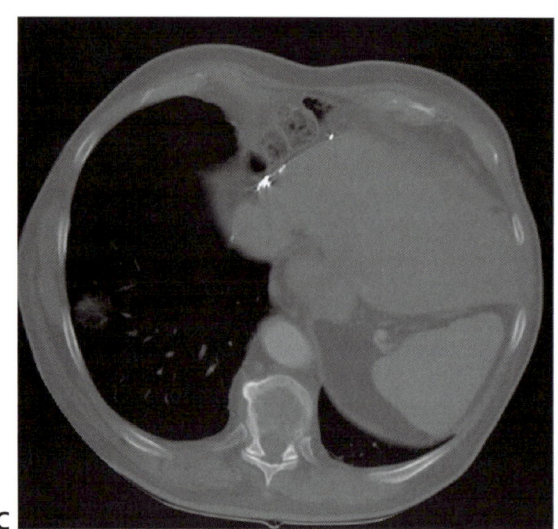

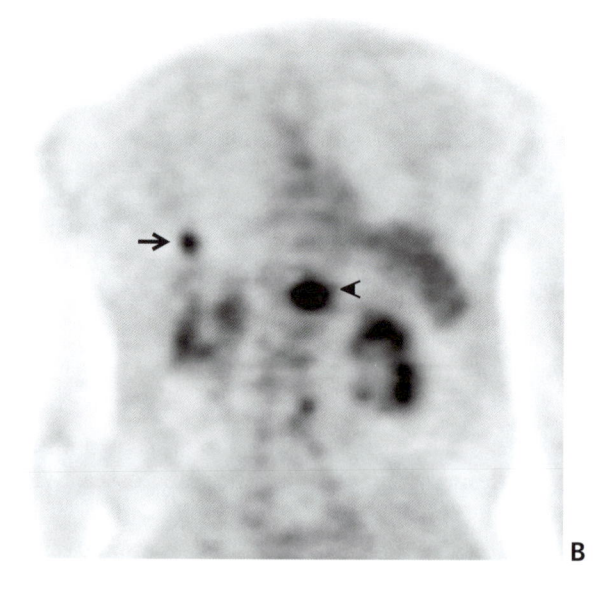

Fig. 10.14 Metástase óssea lítica originada de câncer de pulmão, detectada somente pela tomografia por emissão de pósitron (PET). **(A)** Cintilografia do corpo inteiro de um paciente portador de câncer de pulmão revela a presença de captação periférica pelo corpo vertebral T-11 *(seta)*. Esta apresentação não é típica para metástase, sendo inicialmente interpretada como negativa para metástase. **(B)** O estudo com PET, obtido em plano coronal, revela intensa captação pelo corpo vertebral T-11 *(ponta de seta)*. Observa-se, também, captação pelo câncer primário, que se encontra no lobo inferior direito *(seta)*. Este caso ilustra as diferenças de captação observadas nas imagens obtidas pelo PET e pela cintilografia óssea; a captação observada no estudo pelo PET localiza-se na própria lesão, enquanto, na cintilografia óssea, a captação concentra-se na área óssea reacional que circunda a lesão. A captação periférica mínima localiza-se no osso reacional, em torno da lesão ávida para fluorodesoxiglicose (FDG). **(C)** Imagem obtida por tomografia computadorizada revela a presença de metástase lítica em corpo vertebral de localização central. Observar que ainda existe a presença de osso intacto em torno da lesão que explica a captação periférica observada na cintilografia óssea.

2. *Metástase líticas* versus *escleróticas*. O FDG PET revela sensibilidade para lesões metastáticas líticas (**Fig. 10.14**), porém é menos sensível para as metástases escleróticas (**Fig. 10.15**).[20] Dessa forma, a sensibilidade do PET para metástases ósseas depende do tumor primário. Todavia, muitas metástases com características escleróticas que não revelam captação do FDG podem representar metástases já tratadas (**Fig. 10.16**); nesses casos, a falta de captação do FDG pela metástase esclerótica é um achado acurado. Lesões osteoblásticas, ávidas para o FDG, podem apresentar maior resistência ao tratamento.
3. *PET* versus *cintilografia óssea*. Apesar de na fase de estudo pela TC, parte do conjunto de estudo pelo PET/TC, ser possível detectar algumas metástases ósseas, despercebidas pelo PET, não está claro, ainda, se a combinação dos dados propiciados pelo PET e pela TC pode substituir a cintilografia óssea.
    a. *Câncer pulmonar*. Provavelmente o PET é superior à cintilografia óssea.
    b. *Câncer esofágico*. Alguns poucos dados sugerem que o PET é superior à cintilografia óssea.
    c. *Câncer da nasofaringe*. Alguns poucos dados sugerem que o PET é superior à cintilografia óssea.
    d. *Câncer de mama*. O PET tem papel complementar à cintilografia óssea, porém não pode substituí-la. O PET detecta algumas metástases despercebidas pela cintilografia óssea e vice-versa.
    e. *Câncer de próstata*. O PET é bem menos sensível que a cintilografia óssea.
    f. *Câncer da tireoide*. Determinado estudo sugere que o PET é mais específico e acurado que a cintilografia óssea,[23] porém um outro texto sugere que uma cintilografia óssea pode identificar metástases ósseas que não são negativas no estudo pelo PET.[24]
4. *Correlação entre PET e TC*
    a. Não se verifica correlação entre os achados pela TC e pelo PET, em ~ 50% das metástases ósseas detectadas pelo PET (**Fig. 10.17**).[25] Assim, quando, no estudo pela TC, verifica-se falta de achado correspondente à captação óssea do FDG, não se exclui a presença de lesão.
    b. Quando os resultados do PET e da TC são concordantes, o valor preditivo positivo (VPP) da investigação de lesões ósseas malignas, verificado nos estudos pelo PET/TC, é de 98%. No entanto, quando o PET revela resultado positivo e a TC negativa, o VPP é de 61%. Para lesões solitárias, dentro deste cenário de investigação, o VPP é de 43%.[26] Portanto, geralmente, torna-se necessária a confirmação com novos exames, como a RM (imagem por ressonância magnética) para as lesões ósseas identificadas pelo PET, porém não confirmadas pela TC, sobretudo quando solitárias.
    c. Lesões ósseas que são positivas num estudo pela TC, porém negativas no exame com PET, revelam um VPP de 17% para as lesões malignas.[26]
    d. A sensibilidade do PET é consideravelmente maior que a da cintilografia óssea, para as lesões não visualizadas num estudo pela TC.[27]
    e. O FDG PET reflete de forma melhor a atividade tumoral das metástases ósseas que a TC. As alterações radiológicas variam muito, após o tratamento, e não se correlacionam bem com a presença de tumor em atividade.[28] A aplicação de quimioterapia, precedendo os estudos, não afeta o VPP do PET, porém diminui o

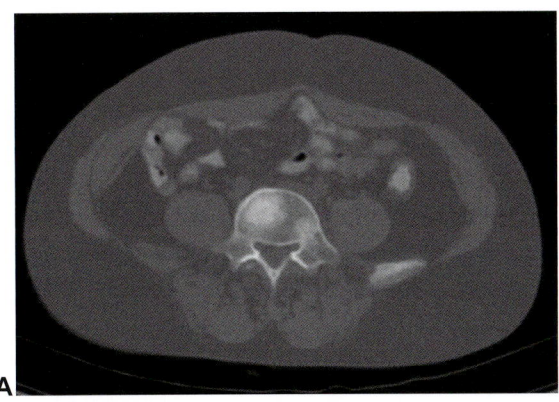

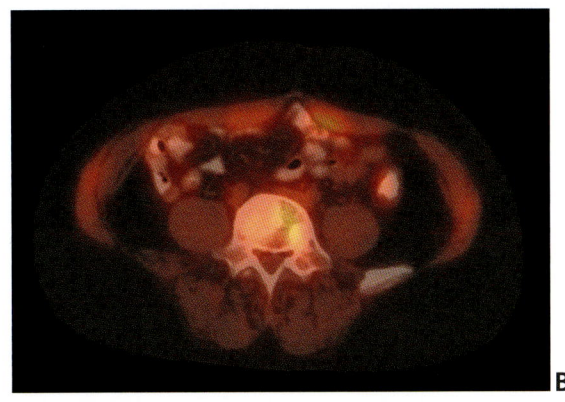

Fig. 10.15 Metástase óssea esclerótica. **(A)** Imagem obtida por tomografia computadorizada (TC) revela a presença de metástase esclerótica no corpo de uma vértebra lombar. **(B)** Imagem obtida por tomografia por emissão de pósitron, em plano transversal (PET)/TC, não revela a captação aumentada pela extensa metástase que se encontra na parte anterior direita do corpo vertebral. Nota-se a captação periférica mínima na metástase de menor extensão que se encontra na parte posterior esquerda do corpo vertebral.

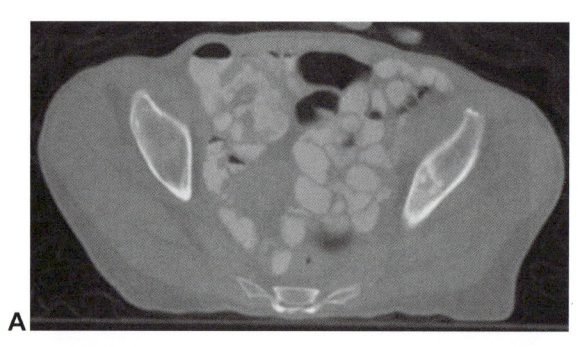

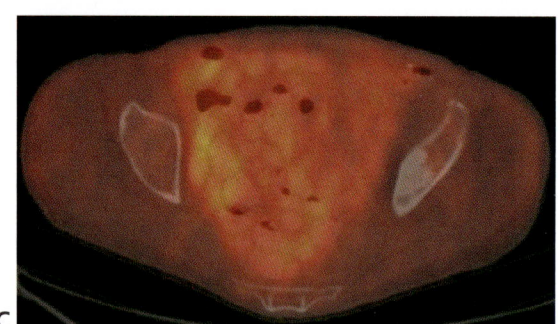

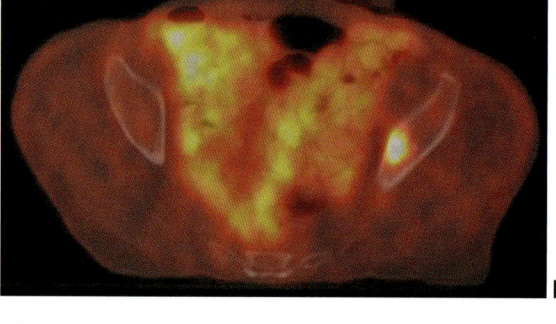

Fig. 10.16 Metástase óssea tratada. **(A)** Tomografia computadorizada, obtida em plano transversal, revela a presença de uma lesão tipo mista, lítica e esclerótica, localizada na pelve esquerda, que nas imagens obtidas pela tomografia por emissão de pósitron (PET)/TC revela a captação de fluorodesoxiglicose (FDG). **(B)** Após terapia, um estudo de acompanhamento obtido pelo PET/TC **(C)** não revela a captação pela lesão, que agora se apresenta ligeiramente mais esclerótica. O PET é mais acurado que a TC, na avaliação de metástases ósseas pós-terapia, uma vez que a TC pode apresentar modificação mínima ou nenhuma das metástases ósseas que respondem à terapia.

VPP da TC.[26] Metástases ósseas tratadas tendem a se apresentar como blásticas nas imagens obtidas pela TC e negativas nas geradas pelo PET (Fig. 10.16).[29]

5. O PET é mais específico que a cintilografia óssea, uma vez que as lesões articulares degenerativas, tipicamente, não revelam captação importante (embora, na presença de um componente inflamatório, seja possível observar considerável captação).

6. Apesar de protocolos padronizados de estudos pelo PET obterem imagens a partir da face até o segmento proximal dos fêmures, este processo não deve ser considerado como causador de contratempo maior, dado o baixo risco de encontrar metástases ósseas solitárias localizadas no crânio ou nas extremidades distais.[30]

7. Quando num paciente portador de câncer observa-se a presença de uma lesão única é preciso recorrer à correlação radiológica, uma vez que lesões ósseas primárias, de natureza benigna, frequentemente podem revelar elevada captação (ver Capítulo 25).

■ Cérebro

1. *Tumores e metástases cerebrais.* O principal valor do PET está mais na sua capacidade de detectar tumores cerebrais primários do que de metástases. A sensibilidade global do PET para metástases cerebrais é de ~ 60%. Como a maioria das metástases se encontra na junção das substâncias cinzenta e branca, a detecção sofre limitações, pela elevada atividade apresentada pelo córtex cerebral normal. (Fig. 10.18). Metástases de pequeno tamanho são

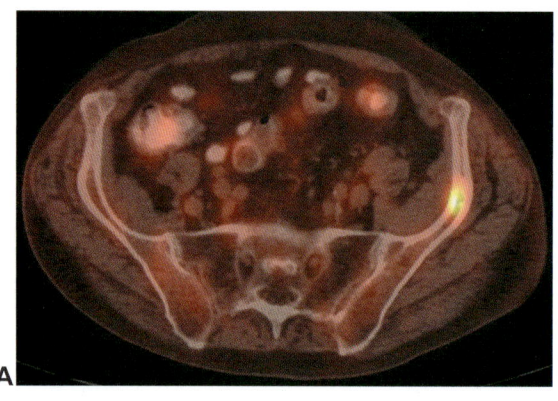

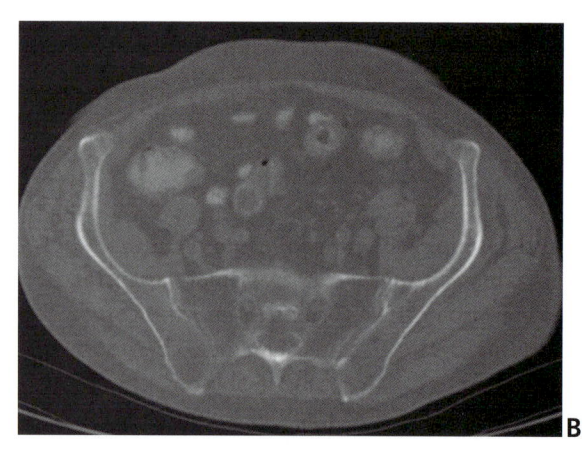

Fig. 10.17 Metástase invisível. **(A)** Uma metástase óssea localizada no ilíaco esquerdo, observada em um estudo por tomografia por emissão de pósitron/tomografia computadorizada (PET/TC), não é visualizada no **(B)** estudo correspondente obtido pela TC.

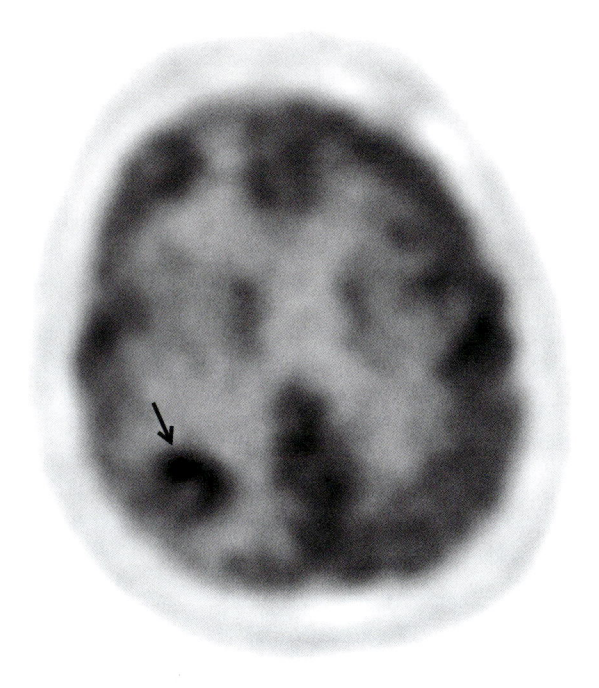

Fig. 10.18 Metástase cerebral. Tomografia por emissão de pósitron, obtida em plano transversal, revela a presença de metástase localizada na região parietal direita, na junção das substâncias cinzenta e branca *(seta)*.

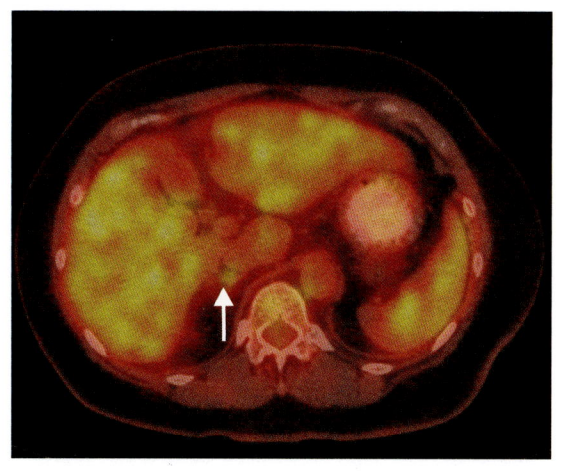

Fig. 10.19 Metástase de suprarrenal. Imagem obtida em plano transversal por tomografia por emissão de pósitron/tomografia computadorizada revela presença de uma metástase suprarrenal de pequeno volume *(seta)*.

ainda mais difíceis de serem detectadas, apresentando sensibilidade de ~ 40%.[31]

2. Nos pacientes que apresentam lesões malignas que não são originadas do sistema nervoso central, ao acrescentar a obtenção de imagens do cérebro ao protocolo de mapeamento, modifica-se a conduta em < 1% dos pacientes.[32]

■ Suprarrenais

1. *Tumores e metástases das glândulas suprarrenais.* O FDG PET encontra aplicação útil na:
   a. Detecção de metástases, não suspeitas, de glândulas suprarrenais (**Fig. 10.19**).
   b. Investigação de massas suprarrenais inconclusivas, observadas na TC ou na RM.
2. *Acurácia*
   a. *Detecção de metástases suprarrenais (câncer do pulmão).* Sensibilidade de 100% e especificidade de 80%[33]
   b. Caracterizando a presença de lesões suprarrenais em pacientes com malignidade sabida. Sensibilidade de 98% e especificidade de 92%[34]
      • A combinação de dados obtidos da TC (medição em unidades Hounsfield), com os obtidos do PET, eleva a especificidade para 98%.[34]
      • Um corte (*cutoff*) de SUV de 3,1[34] ou a presença de captação pela glândula suprarrenal em intensidade mais que o dobro da captação revelada pelo fígado[35] podem ser aproveitados para diferenciar entre metástases e adenomas. Todavia, a interpretação visual é tão acurada quanto o emprego do SUV.[36]
      • A maioria das lesões das glândulas suprarrenais revela captação menor que a do fígado.[35]
      • A intensidade de captação não difere entre adenomas ricos de lipídios e pobres de lipídios.[34] Por isso, o PET é acurado nos casos onde a TC sem contraste é inconclusiva.[36]
      • A sensibilidade do PET é semelhante à da RM e superior à da TC.[37]
3. *Causas não metastáticas de captação pelas glândulas suprarrenais*
   a. A hiperplasia suprarrenal pode revelar a captação do FDG, assemelhando-se a metástases suprarrenais bilaterais (ver **Fig. 6.34**, p. 61).
   b. As neoplasias não metastáticas das suprarrenais apresentam captação do FDG, (ver Capítulo 6), porém elas podem ser diferenciadas das metástases, por meio de estudos pela TC ou pela RM.
   c. A hemorragia de suprarrenal, assim como a histoplasmose, pode apresentar a captação do FDG.[38,39]
   d. Aproximadamente 5% dos adenomas da suprarrenal revelam considerável captação do FDG.[40]
4. *Resultados falso-negativos.* Resultados falso-negativos podem ser observados em lesões < 1 cm, metástases originadas de tumores primários com baixa avidez para o FDG (p. ex., carcinoide) e lesões com hemorragia ou necrose.[38,40]

Referências

1. Rappeport ED, Loft A, Berthelsen AK et al. Contrast-enhanced FDG-PET/CT vs. SPIO-enhanced MRI vs. FDG-PET vs. CT in patients with liver metastases from colorectal cancer: a prospective study with intraoperative confirmation. Acta Radiol 2007;48(4):369-378
2. Kinkel K, Lu Y, Both M et al. Detection of hepatic metastases from cancers of the gastrointestinal tract by using noninvasive imaging methods (US, CT, MR imaging, PET): a meta-analysis. Radiology 2002;224(3):748-756
3. Sahani DV, Kalva SP, Fischman AJ et al. Detection of liver metastases from adenocarcinoma of the colon and pancreas: comparison of mangafodipir trisodium-enhanced liver MRI and whole-body FDG PET. AJR Am J Roentgenol 2005;185(1):239-246
4. Delbeke D, Martin WH, Sandler MP et al. Evaluation of benign vs malignant hepatic lesions with positron emission tomography. Arch Surg 1998;133(5):510-515
5. Aznar DL, Ojeda R, Garcia EU et al. Focal nodular hyperplasia (FNH): a potential cause of false-positive positron emission tomography. Clin Nucl Med 2005;30(9):636-637
6. Kawamura E, Habu D, Tsushima H et al. A case of hepatic inflammatory pseudotumor identified by FDGPET. Ann Nucl Med 2006;20(4):321-323
7. Guglielmi AN, Kim BY, Bybel B, Slain N. False-positive uptake of FDG in hepatic sarcoidosis. Clin Nucl Med 2006;31(3):175
8. Metser U, Miller E, Kessler A et al. Solid splenic masses: evaluation with 18F-FDG PET/CT. J Nucl Med 2005;46(1):52-59
9. Choi AY, Wax BN, Yung E. Focal F-18 fluorodeoxyglucose positron emission tomography uptake in a hyalinized nodule as a false-positive splenic metastasis in a patient with breast cancer and metastatic thyroid cancer. Clin Nucl Med 2005;30(12):799-800
10. Suzuki A, Kawano T, Takahashi N et al. Value of ^{18}F-FDG PET in the detection of peritoneal carcinomatosis. Eur J Nucl Med Mol Imaging 2004;31(10):1413-1420
11. Turlakow A, Yeung HW, Salmon AS et al. Peritoneal carcinomatosis: role of (18)F-FDG PET. J Nucl Med 2003;44(9):1407-1412
12. Lin EC. "Straight line" sign of diffuse peritoneal carcinomatosis on sagittal FDG positron emission tomographic images. Clin Nucl Med 2002;27(10):735-736
13. Crippa F, Leutner M, Belli F et al. Which kinds of lymph node metastases can FDG PET detect? A clinical study in melanoma. J Nucl Med 2000;41(9):1491-1494
14. Shim SS, Lee KS, Kim BT et al. Non-small cell lung cancer: prospective comparison of integrated FDG PET/CT and CT alone for preoperative staging. Radiology 2005;236(3):1011-1019
15. Lin EC, Siegal J. Pelvic anatomic localization using ureteral activity on FDG positron emission tomography. Clin Nucl Med 2003;28(10):836-837
16. Allen-Auerbach M, Yeom K, Park J et al. Standard PET/CT of the chest during shallow breathing is inadequate for comprehensive staging of lung cancer. J Nucl Med 2006;47(2):298-301
17. Juergens KU, Weckesser M, Stegger L et al. Tumor staging using whole-body high-resolution 16-channel PET-CT: does additional low-dose chest CT in inspiration improve the detection of solitary pulmonary nodules? Eur Radiol 2006;16(5):1131-1137
18. 0 JH, Yoo I, Kim SH et al. Clinical significance of small pulmonary nodules with little or no 18F-FDG uptake on PET/CT images of patients with nonthoracic malignancies. J Nucl Med 2007;48(1):15-21
19. Hsu WH, Hsu NY, Shen YY et al. Differentiating solitary pulmonary metastases in patients with extra-pulmonary neoplasms using FDG-PET. Cancer Invest 2003;21(1):47-52
20. Cook GJ, Fogelman I. The role of positron emission tomography in skeletal disease. Semin Nucl Med 2001;31(1):50-61
21. Kato H, Miyazaki T, Nakajima M et al. Comparison between whole-body positron emission tomography and bone scintigraphy in evaluating bony metastases of esophageal carcinomas. Anticancer Res 2005;25(6C):4439-4444
22. Liu FY, Chang JT, Wang HM et al. [18F]fluorodeoxyglucose positron emission tomography is more sensitive than skeletal scintigraphy for detecting bone metastasis in endemic nasopharyngeal carcinoma at initial staging. J Clin Oncol 2006;24(4):599-604
23. Ito S, Kato K, Ikeda M et al. Comparison of 18F-FDG PET and bone scintigraphy in detection of bone metastases of thyroid cancer. J Nucl Med 2007;48(6):889-895
24. Phan HT, Jager PL, Plukker JT, Wolffenbuttel BH, Dierckx RA, Links TP. Detection of bone metastases in thyroid cancer patients: bone scintigraphy or ^{18}F-FDG PET? Nucl Med Commun 2007;28(8):597-602
25. Nakamoto Y, Cohade C, Tatsumi M et al. CT appearance of bone metastases detected with FDG PET as part of the same PET/CT examination. Radiology 2005;237(2):627-634
26. Taira AV, Herfkens RJ, Gambhir SS, Quon A. Detection of bone metastases: assessment of integrated FDG PET/CT imaging. Radiology 2007;243(1):204-211
27. Nakai T, Okuyama C, Kubota T et al. Pitfalls of FDG-PET for the diagnosis of osteoblastic bone metastases in patients with breast cancer. Eur J Nucl Med Mol Imaging 2005;32(11):1253-1258
28. Tann M, Sandrasegaran K, Jennings SG, Skandarajah A, McHenry L, Schmidt CM. Positron-emission tomography and computed tomography of cystic pancreatic masses. Clin Radiol 2007;62(8):745-751
29. Israel O, Goldberg A, Nachtigal A et al. FDG-PET and CT patterns of bone metastases and their relationship to previously administered anti-cancer therapy. Eur J Nucl Med Mol Imaging 2006;33(11):1280-1284
30. Fujimoto R, Higashi T, Nakamoto Y et al. Diagnostic accuracy of bone metastases detection in cancer patients: comparison between bone scintigraphy and whole-body FDG-PET. Ann Nucl Med 2006;20(6):399-408
31. Rohren EM, Provenzale JM, Barboriak DP, Coleman RE. Screening for cerebral metastases with FDG PET in patients undergoing whole-body staging of non-central nervous system malignancy. Radiology 2003;226(1):181-187
32. Larcos G, Maisey MN. FDG-PET screening for cerebral metastases in patients with suspected malignancy. Nucl Med Commun 1996;17(3):197-198
33. Marom EM, McAdams HP, Erasmus JJ et al. Staging non-small cell lung cancer with whole-body PET. Radiology 1999;212(3):803-809

34. Metser U, Miller E, Lerman H et al. 18F-FDG PET/CT in the evaluation of adrenal masses. J Nucl Med 2006; 47(1):32-37
35. Blake MA, Slattery JM, Kalra MK et al. Adrenal lesions: characterization with fused PET/CT image in patients with proved or suspected malignancy–initial experience. Radiology 2006;238(3):970-977
36. Jana S, Zhang T, Milstein DM et al. FDG-PET and CT characterization of adrenal lesions in cancer patients. Eur J Nucl Med Mol Imaging 2006;33(1):29-35
37. Frilling A, Tecklenborg K, Weber F et al. Importance of adrenal incidentaloma in patients with a history of malignancy. Surgery 2004;136(6):1289-1296
38. Umeoka S, Koyama T, Saga T et al. High 18F-fluorode-oxyglucose uptake in adrenal histoplasmosis; a case report. Eur Radiol 2005;15(12):2483-2486
39. Votrubova J, Belohlavek 0, Jaruskova M et al. The role of FDG-PET/CT in the detection of recurrent colorectal cancer. Eur J Nucl Med Mol Imaging 2006;33(7):779-784
40. Chong 5, Lee KS, Kim HY et al. Integrated PET-CT for the characterization of adrenal gland lesions in cancer patients: diagnostic efficacy and interpretation pitfalls. Radiographics 2006;26(6):1811-1824

11

Resposta Terapêutica

Eugene C. Lin e Abass Alavi

Este capítulo é uma análise geral da tomografia por emissão de pósitron na avaliação de resposta terapêutica. Nos capítulos que seguem, encontram-se informações quanto ao papel do PET no que diz respeito a tumores específicos.

Princípios Gerais

A obtenção de imagens para a avaliação de resposta terapêutica pode ser dividida em 2 categorias: prognósticos inicial e tardio.

1. *Prognóstico inicial.* O objetivo da obtenção de imagens é avaliar a resposta durante o início da terapia. Nesse caso, o câncer tratado deve ser do tipo para o qual têm-se disponíveis terapias alternativas viáveis para o caso de a 1ª conduta terapêutica adotada ser ineficiente. Se houver falta de resposta, a terapia inicial pode ser modificada no começo da conduta terapêutica. O PET é particularmente valioso, pois frequentemente a resposta terapêutica inicial não revela alteração quando avaliada pelas modalidades convencionais de imagem.
2. *Prognóstico tardio.* Os objetivos da geração da obtenção de imagens são a avaliação da resposta após a complementação da terapia e para prognosticar resultados futuros. O PET é particularmente valioso, visto que as técnicas convencionais de imagem não conseguem distinguir entre um tumor e uma cicatriz.

Destaques

1. *Definição de resposta*
    a. Não existem critérios gerais aceitos para definir a resposta terapêutica que possa ser aplicada a todos os tumores. Os critérios gerais propostos são:[1]
    - *Doença metabólica progressiva:* aumento do valor de SUV em > 25% ou presença de novas lesões.
    - *Doença metabólica estável:* aumento do valor de SUV em < 25% e diminuição do valor em < 15%
    - *Resposta metabólica parcial:* Diminuição de 15 a 25% do SUV, após um ciclo único de quimioterapia ou diminuição em > 25% após mais de um ciclo de tratamento.
    - *Resposta metabólica completa:* resolução completa da captação do fluorodesoxiglicose (FDG). Esse fato geralmente é associado a um prognóstico bom, mesmo se a presença de doença microscópica não puder ser excluída.
    b. Todavia, a definição da resposta pode ser específica para o tumor em particular e num ponto específico da terapia. Os limiares publicados (intensidade da diminuição na atividade), para definir a resposta, geralmente são específicos para determinados tipos de tumores, para o intervalo de tempo e assim como para os métodos de tratamento. Esses parâmetros provavelmente são aplicáveis somente nesses cenários. Se forem empregados limiares de SUV retirados da literatura, o método para determinar o SUV e os intervalos de tempo escolhidos para obter imagens, após a terapia, deve ser replicado tão fielmente quanto possível.
    c. O que é uma mudan*ça significativa de SUV?*
    - A média de diferença entre medições sequenciais de SUV fica em torno de 10%.[2-4]
    - Para a maioria das lesões, alterações de SUV > 20% ficam fora da faixa de 95% de flutuação espontânea e podem ser consideradas, refletindo verdadeiras alterações no metabolismo de glicose.[3]

- No entanto, a faixa de flutuação espontânea depende do índice inicial do SUV. Quanto maior o SUV, menor é a faixa de flutuação.[3]
- Na prática, consideram-se significativos relatos de diferenças de SUV entre 20 e 25%, a não ser que o SUV inicial esteja muito elevado, nesse caso, consideram-se significativos as alterações de 10 a 15% no valor do mesmo.

2. *Medição da resposta*.[5] As medições dos valores de SUV são exequíveis para definir a reposta do tumor para a maioria dos casos, sendo o método mais fácil para implantar na prática clínica com intensa atividade.

    a. A discussão sobre as abordagens da cinética dos traçadores está além dos objetivos deste capítulo. No entanto, especialmente no caso de pacientes portadores de diabetes melito, podem beneficiar-se das abordagens da cinética dos traçadores, visto que o clareamento e a distribuição do FDG podem sofrer alterações.

    b. É muito importante padronizar os protocolos para a obtenção de imagens nos pacientes em acompanhamento, para a avaliação de resposta terapêutica. Os pacientes deveriam submeter-se à obtenção de imagens no mesmo instituto e pelo mesmo equipamento. Valores de SUV obtidos em instituições diferentes ou mediante PET e PET/tomografia computadorizada (TC) podem ser pobremente reprodutíveis.

3. *Resultados obtidos no meio do tratamento vs. obtidos pós-tratamento*.[6] Determinada dose de radioterapia ou de quimioterapia tipicamente vai matar a mesma fração de células mais do que o mesmo número, independente do tamanho do tumor. Portanto, pequenos tumores podem continuar exigindo, ainda, múltiplos ciclos de terapia para alcançar a cura. Isto acarreta em implicações para a interpretação dos resultados do PET à terapia. Como a resolução do PET é limitada para pequenos volumes de tumores, o PET provavelmente pode detectar somente o correspondente a algumas unidades logarítmicas (unidades log) iniciais (90% de redução na massa tumoral) da destruição das células do tumor. Assim, um tumor que se revela negativo ao exame com PET após terapia pode ainda precisar de múltiplos ciclos de terapia para ser eliminado. Os resultados obtidos pelo PET no meio do tratamento e os obtidos na fase pós-tratamento frequentemente apresentam implicações diferentes.

    a. *No meio do tratamento*. Os PET *scans* obtidos no meio do tratamento informam o ritmo de destruição das células tumorais. Um resultado de PET negativo, obtido após alguns ciclos de tratamento, significa que a taxa de destruição das células tumorais é suficiente para alcançar a cura, se a terapia for concluída. Embora o PET *scan* negativo possa ser verificado após um ritmo (curva) de muitas ou algumas unidades *log*, representando a destruição de células tumorais, mesmo caso se observem apenas algumas unidades *log* de resposta, ainda no início do tratamento, significa um ritmo rápido de resposta. Um PET scan positivo implica que a taxa de destruição das células tumorais possa ser inadequada para alcançar a cura, quando o ciclo inteiro se completar.

    b. *Pós-terapia*. Um PET *scan* positivo após completar a terapia, geralmente, indica uma taxa lenta de destruição de células tumorais e um câncer resistente, uma vez que vários ciclos de terapia não resultaram nem mesmo em algumas unidades *log* de destruição de células tumorais. Todavia, um PET scan negativo, obtido pós-tratamento, pode significar 2 implicações. Decorrente da resolução limitada do PET, um PET *scan* negativo, obtido após a conclusão do tratamento, não consegue distinguir entre algumas unidades *log* e muitas unidades *log* de destruição de células tumorais (*i. e.* entre lesão residual mínima e resposta completa). Assim um PET *scan* negativo obtido pós-tratamento caracteristicamente apresenta um valor preditivo menor quando comparado com o resultado negativo obtido pelo PET *scan* no meio do tratamento.

    c. No contexto pós-terapia prefere-se elevada sensibilidade mais que elevada especificidade, já que resultados falso-negativos geralmente são menos desejáveis que resultados falso-positivos.

    d. Respostas variadas por diferentes lesões num mesmo paciente (**Fig. 11.1**) indica heterogeneidade do tumor, que pode contribuir pela resistência do tumor ao tratamento.
        - No entanto, se existe ausência de resposta numa determinada região e presença de resposta em todas as demais regiões, deve ser considerada a possibilidade de etiologia não neoplásica para a região que não responde ao tratamento (**Fig. 11.2**).

4. *Resposta pelo tecido normal*. Elevada captação inflamatória observada na fase pós-radioterapia de tecido normal positivamente correlaciona-se com resposta tumoral. A radiossensibilidade do tecido normal pode correlacionar-se com a radiossensibilidade do tumor.[7]

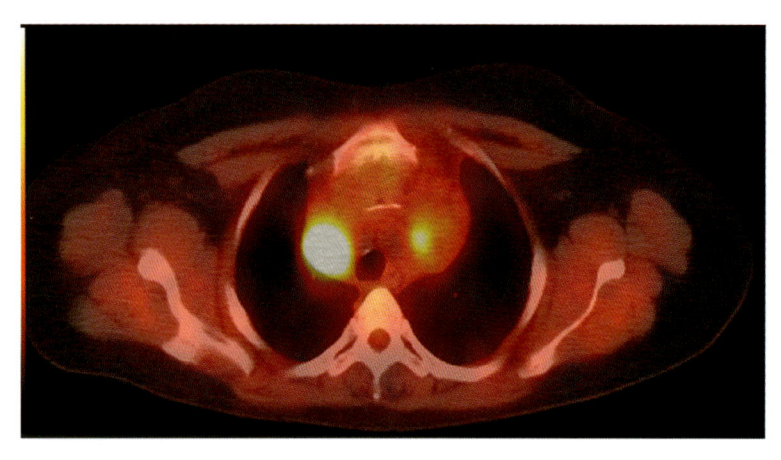

Fig. 11.1 Resposta de tumor misto. Imagem obtida por tomografia por emissão de pósitron/tomografia computadorizada, em incidência transversal, revela extensa adenopatia localizada nas regiões superior e anterior do mediastino, em um paciente portador de linfoma, fase pós-terapia. A maioria dos nódulos não apresenta elevada captação de fluorodesoxiglicose, embora 2 dos nódulos revelem elevada captação. Esse achado geralmente indica elevada resistência do tumor ao tratamento.

Armadilhas

1. *Efeitos do tratamento.* Veja no Capítulo 4 o tempo de espera mínimo recomendado para realizar o *scan*, após terapia. A quimioterapia e a radioterapia podem levar a resultados falso-positivos e falso-negativos.

   a. *Resultados falso-positivos*
   - Resultados falso-positivos geralmente são verificados logo após a terapia.
   - Um fenômeno de labareda, falso-positivo, tem sido descrito nos pacientes que respondem ao tratamento com tamoxifeno,[8] em pacientes submetidos à quimioterapia para o tratamento de metástases hepáticas, nas primeiras 2 semanas,[9] e em portadores de glioblastoma tratados com quimioterapia.[10] Em alguns casos, isto pode ser atribuído a uma melhor resposta à terapia.[8,10]
   - Todavia, o fenômeno de labareda observado em outras modalidades de imagem, como na cintilografia óssea, pode não resultar em um fenômeno de labareda semelhante nos estudos com PET.[11]
   - Após a radioterapia, a captação localizada em torno da periferia do tumor pode ser secundária a uma pseudocápsula fibrosa.[12]

   b. *Resultados falso-negativos*
   - Geralmente, observam-se resultados falso-negativos, causados por presumido "atordoamento" do tumor, por um tempo maior que quando resultados falso-positivos.

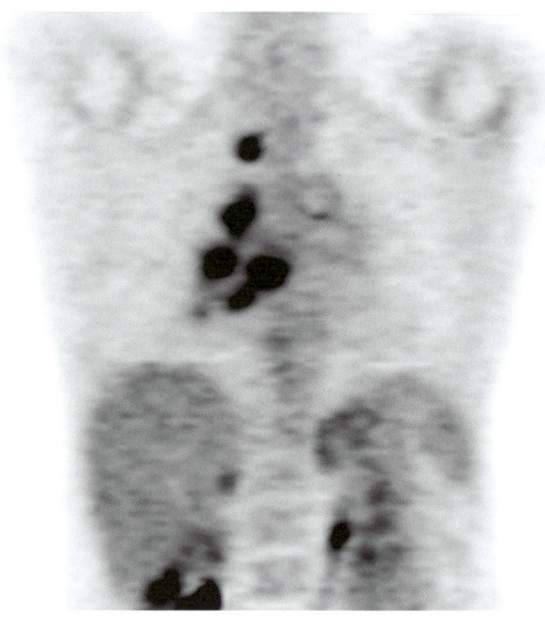

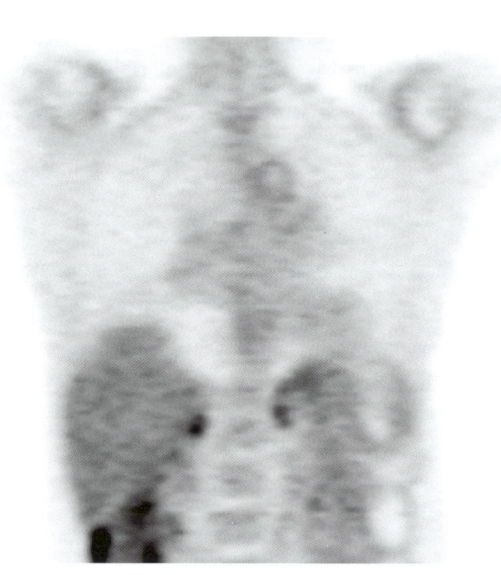

Fig. 11.2 Captação falso-positiva ou resposta mista? **(A)** Imagem obtida por tomografia por emissão de pósitron (PET), em incidência coronal, revela a presença de extensa doença pulmonar e no mediastino, acompanhada por captação suprarrenal bilateral, em um paciente portador de câncer pulmonar de pequenas células. Inicialmente, a captação suprarrenal foi interpretada como metástase suprarrenal. **(B)** PET *scan*, incidência coronal, obtido após terapia, revela resolução completa das captações pulmonar e mediastínica. A captação suprarrenal bilateral está ligeiramente aumentada. Essa falta de concordância em uma mesma região sugere que a captação suprarrenal não é de origem neoplásica; a captação era secundária à hiperplasia suprarrenal.

2. *Erros na medição do SUV.* Existem numerosas fontes de erro em potencial na medição do SUV, discutidos nos Capítulos 5 e 8. Algumas das fontes de erros de medição que dizem respeito especificamente à resposta terapêutica são:
   a. A diminuição no tamanho do tumor artificialmente diminuirá os SUVs pelo efeito de volume parcial.
   b. Alterações da atividade de fundo das áreas ao redor, entre os exames, podem afetar o grau de "vazamento para dentro" da atividade e por analogia afetar o valor do SUV.[13]
3. *Infecção.* A infecção sempre é uma causa em potencial para resultados falso-positivos, porém, deve ser considerada com maior ênfase em pacientes que tenham sido submetidos a terapias de supressão da medula óssea.
4. *Falta de estudo basal de PET.* A falta de exame basal de PET pode tanto levar a resultados falso-positivos como a falso-negativos.
   a. *Falso-positivos.* A verificação de elevados níveis de captação do FDG, após a terapia, pode não indicar necessariamente falha na terapia, se o nível anteriormente era ainda maior. Nesse caso a resposta pode ter sido parcial.
   b. *Falso-negativos.* Captação mínima de FDG pós-terapia pode não indicar resposta à terapia se anteriormente o acúmulo era mínimo também.
5. *Baixa captação pré-terapia do FDG.* Lesões que mostram baixa captação inicial de FDG (SUV < 3 ou quociente tumor/fundo < 5) podem apresentar menor índice percentual máximo de detecção do SUV.[14,15] Isso pode ser consequente à atividade de fundo apresentada pelo FDG não metabolizado, incluída na medição do SUV.[15] Isso sugere que as medições de SUV apresentam sensibilidade menor na detecção de respostas com baixa captação inicial de FDG. Medições da taxa metabólica do FDG podem ser mais úteis em lesões que apresentam baixa captação inicial.
6. *Lesões hepáticas e esplênicas.* Se no estadiamento inicial forem demonstrados envolvimentos hepático e esplênico, essas lesões geralmente devem ser acompanhadas com estudos obtidos através da TC ou do PET/TC, sofrendo realce por contraste. Essas lesões podem ser difíceis de serem detectadas por PET e PET/TC sem realce por contraste, caso diminuam de tamanho após a terapia.

Referências

1. Young H, Baum R, Cremerius U *et al.* Measurement of clinical and subclinical tumour response using PHfluorodeoxyglucose and positron emission tomography: review and 1999 EORTC recommendations. European Organization for Research and Treatment of Cancer (EORTC) PET Study Group. Eur J Cancer 1999;35(13):1773-1782
2. Minn H, Zasadny KR, Quint LE, Wahl RL. Lung cancer: reproducibility of quantitative measurements for evaluating 2-[F-18]-fluoro-2-deoxy-D-glucose- uptake at PET. Radiology 1995;196(1):167-173
3. Weber WA, Ziegler SI, Thodtmann R *et al.* Reproducibility of metabolic measurements in malignant tumors using FDG PET. J Nucl Med 1999;40(11):1771-1777
4. Nakamoto Y, Zasadny KR, Minn H, Wahl RL Reproducibility of common semi-quantitative parameters for evaluating lung cancer glucose metabolism with positron emission tomography using 2-deoxy-2-[^{18}F] fluoro-D-glucose. Mol Imaging Biol 2002;4(2):171-178
5. Avril NE, Weber WA. Monitoring response to treatment in patients utilizing PET. Radiol Clin North Am 2005;43(1):189-204
6. Kasamon YL, Jones RJ, Wahl RL. Integrating PET and PET/CT into the risk-adapted therapy of lymphoma. J Nucl Med 2007;48(1 Supp 1)19S-27S
7. Hicks RJ, MacManus MP, Matthews JP *et al.* Early FDG-PET imaging after radical radiotherapy for nonsmall-cell lung cancer: inflammatory changes in normal tissues correlate with tumor response and do not confound therapeutic response evaluation. Int J Radiat Oncol Biol Phys 2004;60(2):412-418
8. Mortimer JE, Dehdashti F, Siegel BA *et al.* Metabolic flare: indicator of hormone responsiveness in advanced breast cancer. J Clin Oncol 2001;19(11):2797-2803
9. Findlay M, Young H, Cunningham D *et al.* Noninvasive monitoring of tumor metabolism using fluorodeoxyglucose and positron emission tomography in colorectal cancer liver metastases: correlation with tumor response to fluorouracil. J Clin Oncol 1996;14(3):700-708
10. De Witte O, Hildebrand J, Luxen A, Goldman S. Acute effect of carmustine on glucose metabolism in brain and glioblastoma. Cancer 1994;74(10):2836-2842
11. Shimizu N, Masuda H, Yamanaka H *et al.* Fluorodeoxyglucose positron emission tomography scan of prostate cancer bone metastases with flare reaction after endocrine therapy. J Urol 1999;161(2):608-609
12. Aoki J, Endo K, Watanabe H *et al.* FDG-PET for evaluating musculoskeletal tumors: a review. J Orthop Sci 2003;8(3):435-441
13. Soret M, Bacharach SL, Buvat I. Partial-volume effect in PET tumor imaging. J Nucl Med 2007;48(6):932-945
14. McDermott GM, Welch A, Staff RT *et al.* Monitoring primary breast cancer throughout chemotherapy using FDG-PET. Breast Cancer Res Treat 2007;102(1):75-84
15. Doot RK, Dunnwald LK, Schubert EK *et al.* Dynamic and static approaches to quantifying ^{18}F-FDG uptake for measuring cancer response to therapy, including the effect of granulocyte CSF. J Nucl Med 2007;48(6):920-925
16. Juweid ME, Stroobants S, Hoekstra OS *et al.* Use of positron emission tomography for response assessment of lymphoma: consensus of the Imaging Subcommittee of International Harmonization Project in Lymphoma. J Clin Oncol 2007;25(5):571-578

12

Neoplasias Cerebrais

Eugene C. Lin e Abass Alavi

■ Tumores Cerebrais Primários[1]

Indicações Clínicas: C

A obtenção de imagens pela tomografia por emissão de pósitron (PET), embora não seja indicada na maioria dos tumores cerebrais, na fase inicial de diagnóstico, torna-se útil em situações específicas:

1. Determinando o melhor local para realizar a biópsia para definir corretamente o grau do tumor.
2. Definindo o grau metabólico do tumor: nesses pacientes, o grau de metabolismo da glicose correlaciona-se com o prognóstico e o desfecho (**Fig. 12.1**).
3. Avaliando a possível transformação de um glioma de baixo grau em um tumor de alto grau.

Destaques

1. *Fatores que afetam a captação do fluorodesoxiglicose (FDG)*
   a. *Corticosteroides.* Os corticosteroides diminuem o metabolismo da glicose no tecido cerebral normal, mas não afetam o metabolismo no interior dos tumores. Todavia, a administração de corticosteroides limitará a avaliação de tumores cerebrais, uma vez que a qualidade global e os detalhes anatômicos são negativamente afetados.[2,3] Muitos dos efeitos dos corticosteroides podem ser decorrentes do aumento dos níveis sanguíneos de glicose.
   b. *Doença de Cushing.* Pacientes portadores da doença de Cushing apresentam metabolismo cerebral da glicose diminuído.
   c. *Sedativos e anticonvulsivantes.* Os sedativos e os anticonvulsivantes podem também reduzir o metabolismo da glicose.
   d. *Edema cerebral.* A captação do FDG é substancialmente reduzida em qualquer região do cérebro que se encontra adjacente ao edema da substância branca, observada em imagens por ressonância magnética (RM) ou de tomografia computadorizada (TC). Provavelmente este é um processo reversível e deve desaparecer com a redução do grau de edema.[3] A diminuição da captação pela substância cinza, decorrente do edema, pode melhorar o contraste entre o tumor e as estruturas adjacentes.
   e. *Nível de glicose.* Elevados níveis sanguíneos de glicose diminuem a captação do FDG tanto no tumor quanto no córtex, mas ocorre maior queda da atividade cortical; assim, nos estados hiperglicêmicos, geralmente, observa-se um quociente maior tumor-atividade de fundo.
   f. *Hiperglicemia.* Apesar de a maioria dos pacientes, que se encontram no estado hiperglicêmicos, não deveria ser mapeada, os níveis elevados de glicose sanguíneos podem potencialmente favorecer a detecção de tumores próximo ou dentro do córtex.[4]
   g. *Geração de imagem tardia.* A geração de imagens tardias (3 a 8 horas pós-injeção) aumenta a captação pelo tumor comparado com o tecido normal, o que é muito importante para os tumores que se encontram próximos à substância cinza.[5]
2. *Índice padronizado de captação (SUV).* O SUV pode não ser tão útil no estudo do cérebro, pois não se correlaciona adequadamente com o metabolismo regional da glicose. Os quocientes obtidos da relação tumor-substância branca ou da relação tumor–córtex podem ser mais úteis.[6]

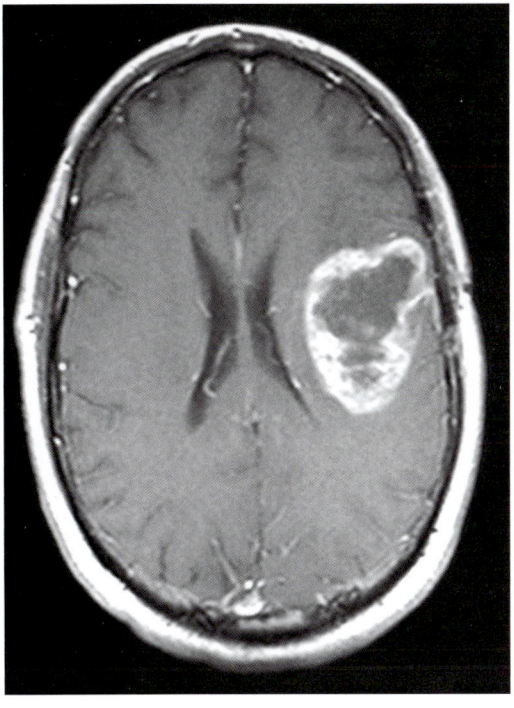

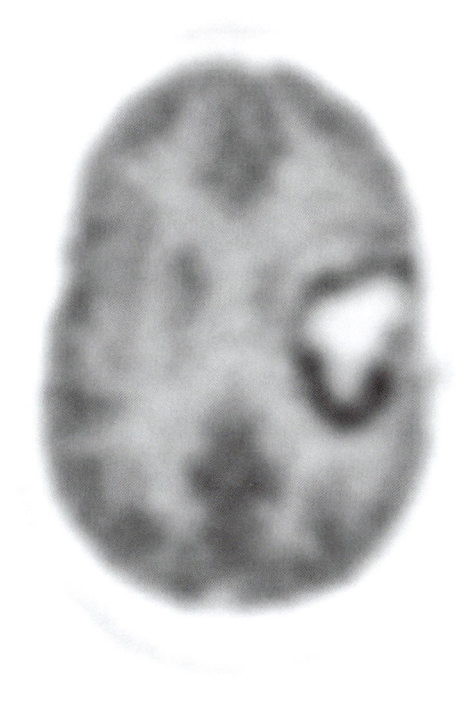

Fig. 12.1 Glioma de alto grau. **(A)** Imagem por ressonância magnética (RM), em plano axial, revela realce periférico em um glioma de alto grau, localizado na região frontal esquerda. **(B)** Imagem em plano axial, obtida pela tomografia por emissão de pósitron, revela intensa captação, maior que a observada na substância cinza, correspondendo ao realce visto na imagem obtido pela RM.

Armadilhas

1. *Resultados falso-negativos.* Pequenas neoplasias de baixo grau geralmente não são detectadas pelo PET, assim como uma minoria de tumores de alto grau.

2. *Resultados falso-positivos*

    a. Neoplasias de baixo grau como o astrocitoma pilocítico, o xantoastrocitoma pleomórfico, o ganglioglioma e o oligodendroglioma podem ser hipermetabólicos.[6,7]

    b. Lesões benignas como o meningioma (**Fig. 12.2**), o adenoma hipofisário (**Fig. 12.3**) e a histiocitose X podem ser hipermetabólicos.

    c. Crises convulsivas que ocorrem no momento da administração do FDG podem levar a resultados falso-positivos em razão da ativação do córtex adjacente ao sítio do tumor.

    d. Pode-se observar um fenômeno hipermetabólico de labareda no glioblastoma tratado por quimioterapia, se o PET for realizado 24 horas depois da 1ª dose.[8] Este fato pode predizer maior sobrevida.

■ Tumor *versus* Necrose por Irradiação[9]

Indicação clínica: B

Geralmente, nas imagens obtidas pela TC ou pela RM, é difícil diferenciar a recidiva do tumor *versus*

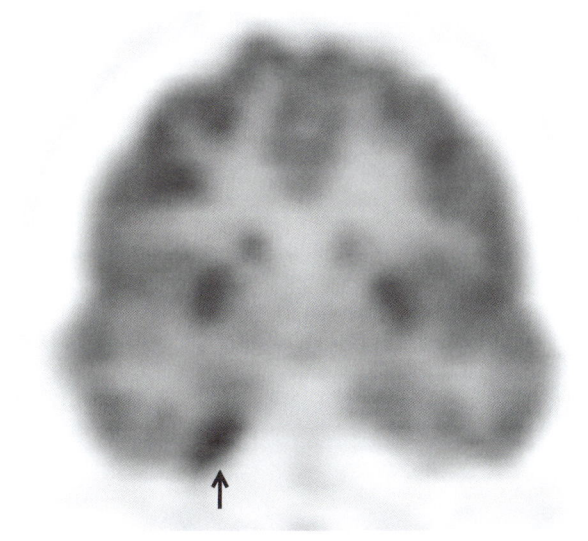

Fig. 12.2 Meningioma. Imagem obtida pela tomografia por emissão de pósitron, em plano coronal, revela a captação focal (*seta*) ao longo da face medial do lobo temporal direito, que corresponde a um meningioma.

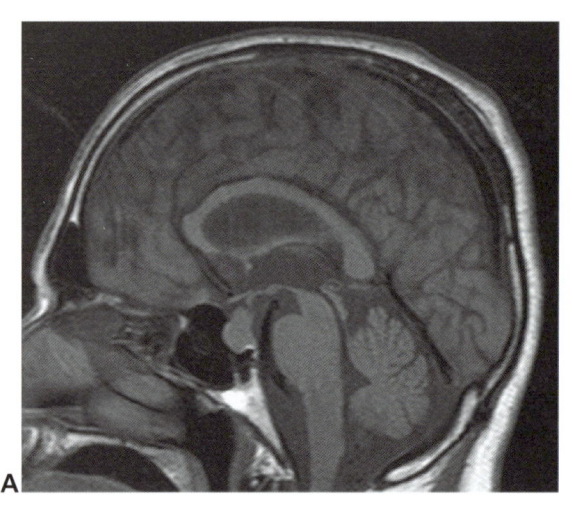

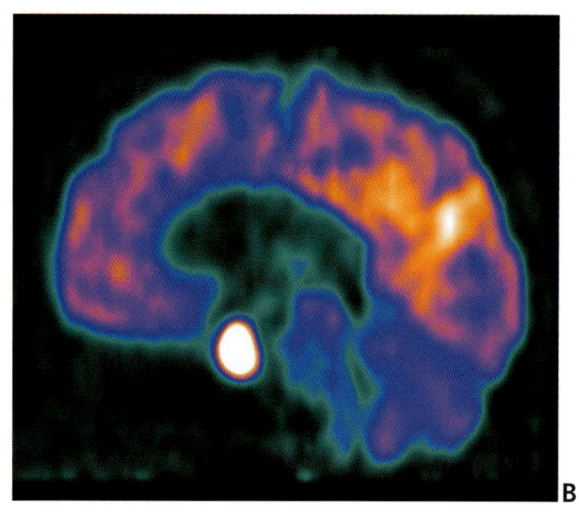

Fig. 12.3. Adenoma hipofisário. **(A)** Imagem por ressonância magnética, em plano, sagital T-1 ponderada, revela um macroadenoma hipofisário. **(B)** A imagem em plano sagital, gerada pela tomografia por emissão de pósitron, mostra intensa captação nesse adenoma.

necrose por irradiação, já que ambas as técnicas mostram realce do contraste. O PET é valioso nesta situação (**Figs. 12.4 e 12.5**). Esta é a principal razão para obter imagens pelo FDG PET, em pacientes com tumores cerebrais.

Acurácia/Comparação com Outras Modalidades

1. Acurácias descritas em estudos amplos variam entre 68 a 84%.
    - A especificidade (40 a 92%) varia mais que a sensibilidade (81 a 86%).
2. O registro concomitante de RM pode elevar a sensibilidade na pesquisa de recidiva tumoral.[10] A sensibilidade cai para 65% sem o registro concomitante de RM, comparada com 86% com registro.
3. As modalidades que competem são as tomografias por emissão de fóton única realizadas com tálio e a espectroscopia com MR (MRS). A obtenção de imagens pelo PET e pelo tálio podem apresentar acurácia comparável. O PET não tem sido comparado diretamente com a MRS em estudos amplos.

Destaques

1. *Correlação com técnicas de geração de imagens.* A correlação com imagens obtidas pela RM e pela TC é extremamente útil. Sem tal correlação, os achados pelo PET geralmente serão mal interpretados.
2. *Modificações pós-cirúrgicas.* As modificações pós-cirúrgicas geralmente não causam aumento significativo da captação e não interferirão com imagens de PET na investigação de recidiva de tumor.[7]
3. *Efeitos da irradiação*
    a. Na maioria dos casos, uma área hipometabólica será observada após a irradiação, adjacente e distante do tumor primitivo. Esse achado pode ser decorrente do edema.[9]
    b. Ocasionalmente, após a irradiação, pode ocorrer aumento de captação pelo tumor, provavelmente relacionado com a migração de macrófagos ao sítio da irradiação. Essa captação geralmente é difusa e moderada (entre as substâncias branca e cinza). Em casos raros, a captação é nodular e mais intensa que na substância cinza e não pode ser diferenciada de tumor recorrente.[7]
    c. A radioimunoterapia intracavitária pode levar ao aumento de acúmulo do FDG (contorno de elevada captação). Nesse caso, o aumento da atividade periférica geralmente não é consequente à presença do tumor. No entanto, caso a atividade se apresente de configuração nodular, torna-se provável a recidiva tumoral.
4. *Critérios de interpretação*
    a. O principal critério para diagnosticar recidiva de tumor através do PET é a captação relativamente aumentada, comparada com a substância branca adjacente e contralateral.
    b. A substância branca de localização ipsolateral pode ser menos indicada como referência porque:[11]
        - Células tumorais podem infiltrar-se em torno da lesão focal, causando captação difusa aumentada pela substância branca ipsolateralmente.

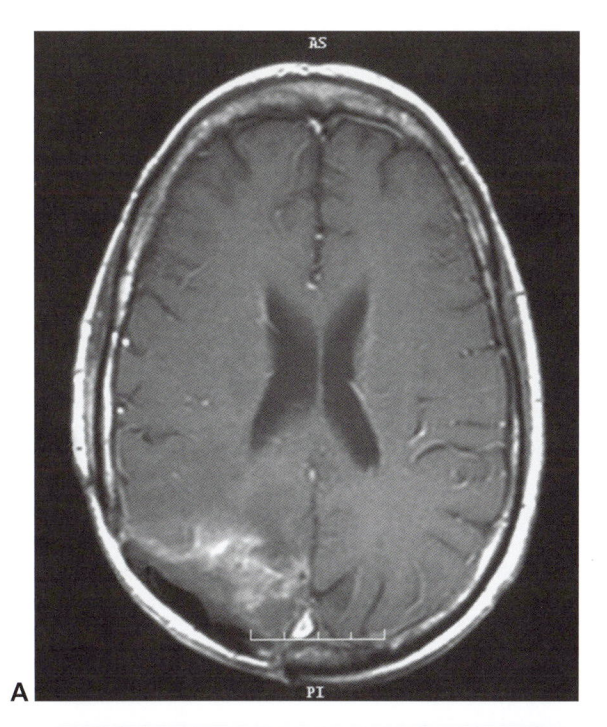

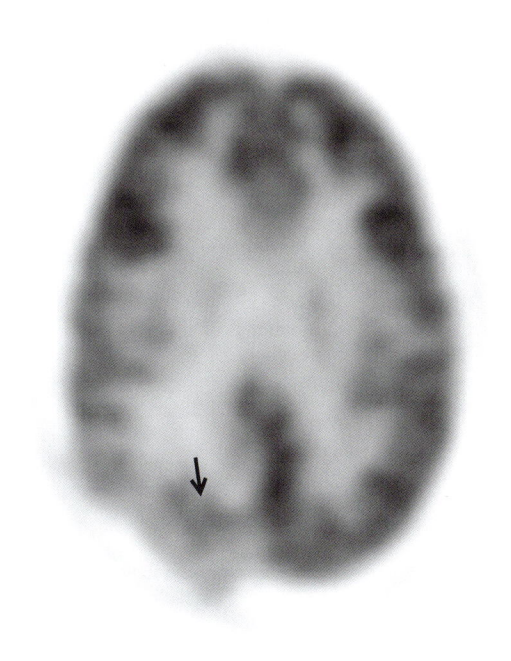

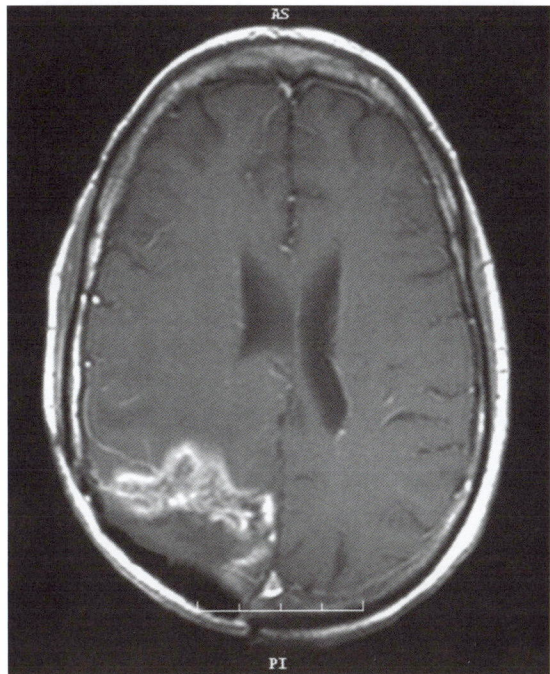

Fig. 12.4. Recidiva de tumor. **(A)** Imagem em plano axial, obtida pela imagem por ressonância magnética (RM), revela-se na margem do sítio de um glioma ressecado, localizado na região parietal direita, após sofrer irradiação, imagem duvidosa para o diagnóstico diferencial entre necrose por radiação *versus* tumor. **(B)** Imagem em plano axial, gerada pela tomografia por emissão de pósitron, revela elevada captação (*seta*) na área correspondente ao local de realce visto na RM, compatível com recidiva tumoral. Notar que isso é importante para diferenciar entre essa atividade e a da substância cinza normal, que diminui de intensidade após a irradiação. A correlação com RM mostrou que não existia substância cinza nesta região. **(C)** Imagem axial, para acompanhamento, obtida por meio da RM vários meses depois das imagens do PET, revela elevado realce ainda nesta região, que agora mostra a configuração exatamente idêntica à da captação observada nas imagens do PET.

- Áreas de encefalomalacia, decorrentes de cirurgia prévia, podem causar aparente diminuição da captação pela substância branca. Todavia, isso fica aparente quando comparam-se imagens de PET e RM.
c. A presença de captação maior que a substância cinza contralateral pode também ser usada como critério para estudo positivo (**Fig. 12.5**): isso eleva a especificidade, mas diminui a sensibilidade.[11] Não advogamos isso como um ótimo critério, uma vez que a maioria das recidiva tumoral será falso-positiva. O grau de captação, de fato, traduz a agressividade do tumor recorrente.
5. Tumores cerebrais de baixo grau geralmente são hipometabólicos; portanto, pode-se pensar que a diferenciação entre necrose por irradiação *versus* tumor pode representar um desafio nesses pacientes. Todavia, na maioria dos casos, a recidiva é tipicamente com tumores de alto grau e apresenta-se como hipermetabólico no PET.
6. Requisita-se um estudo com PET, especialmente ao se observar realce na RM, mas que não permite o diagnóstico diferencial entre tumor *versus*

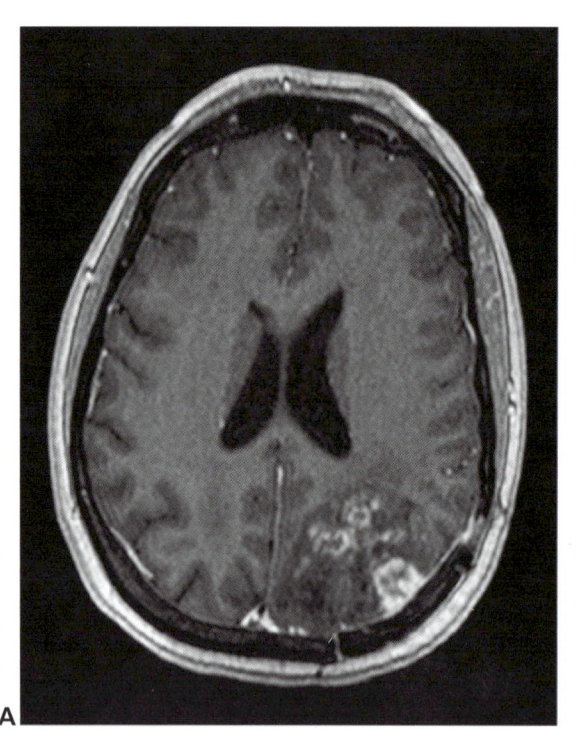

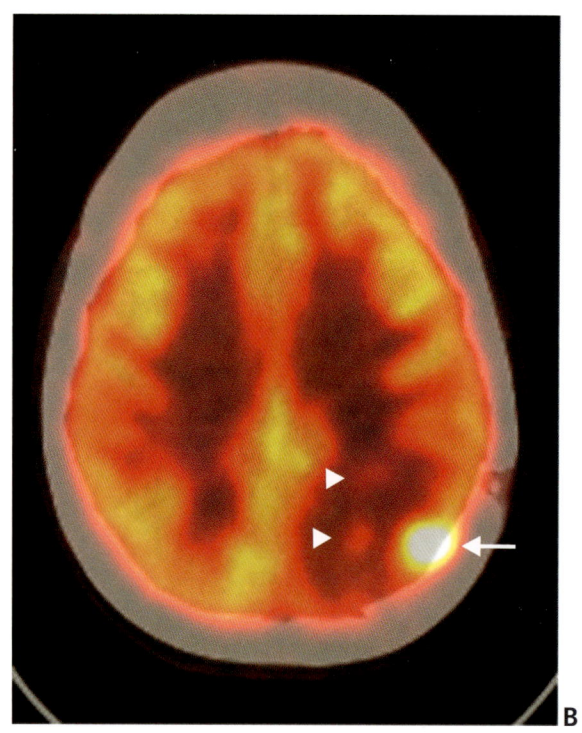

Fig. 12.5 Diferentes níveis de captação na recidiva tumoral. **(A)** Em uma imagem obtida pela imagem por ressonância magnética (RM), contraste-realçado, de um paciente que sofreu ressecção de um glioma localizado no lobo parietal esquerdo, após a irradiação, observam-se 3 focos com realce, no lobo parietal esquerdo. Em imagens obtidas pela tomografia por emissão de pósitron/tomografia computadorizada (PET/TC), em plano axial. **(B)** Os 2 focos de localização medial (*pontas de seta*), revelam moderada captação, maior que da substância branca. Recorrendo a esta intensidade de captação como critério para definir a recidiva de tumor, eleva-se a sensibilidade, mas diminui-se a especificidade. O foco periférico maior (*seta*) revela intensa captação, mais intensa que a revelada pela substância cinza. Usando esta intensidade de captação como critério para definir a recidiva de tumor, diminuir-se-á a sensibilidade, porém elevar-se-á a especificidade.

necrose por irradiação. É importante definir, na imagem do PET, a localização exata que corresponde à área de realce vista na RM, ou por comparação visual ou mediante o registro concomitante do conjunto de dados das 2 imagens.

- Qualquer área de captação aumentada no PET deve corresponder a uma área de realce na RM, antes que seja interpretada como atividade tumoral. Todavia, a área de captação observada no PET pode ser discretamente mais extensa que a área de realce verificada na RM (**Fig. 12.4**). Zonas de elevada captação definitivamente observadas fora da área de realce vista na RM podem representar outras etiologias, como foco convulsivo, localizado no córtex, na margem da lesão.

Armadilhas

1. Uma crise convulsiva no momento da administração do FDG pode induzir a resultados falso-positivos.
   - Focos de convulsões geralmente são observados no córtex, adjacentes ao sítio do tumor original.

2. Se o tumor recorrente apresentar um contorno delgado de tecido, o PET pode parecer negativo para a atividade tumoral, consequente ao efeito de volume parcial.
3. Pequenas lesões ativas, próximo ao córtex, podem ser difíceis de detectar, pela elevada atividade da substância cinza. Geralmente isto não apresenta problema, uma vez que o edema adjacente ou a irradiação aplicada antes, geralmente, levam à menor atividade da substância cinza e, portanto, melhoram o contraste com a lesão. A fusão de imagens com RM é muito útil e deve ser utilizada para minimizar os erros relativos a tais circunstâncias.

■ Linfoma *versus* Toxoplasmose

Indicação clínica: C

Num estudo limitado, o PET tem sido considerado efetivo na diferenciação entre linfoma e toxoplasmose.

1. A toxoplasmose é hipometabólica; os linfomas geralmente são ativos.

2. Todavia, a leucoencefalopatia multifocal progressiva pode ser hipometabólica e causar resultados falso-positivos.[12]

Referências

1. Fulham MJ. Central nervous system. In: R Wahl, ed. Principles and Practice of Positron Emission Tomography. Philadelphia, PA: Lippincott Williams & Wilkins; 2002:276-297
2. Fulham MJ, Brunetti A, Aloj L, Raman R, Dwyer AJ, Di CG. Decreased cerebral glucose metabolism in patients with brain tumors: an effect of corticosteroids. J Neurosurg 1995;83(4):657-664
3. Roelcke U, Blasberg RG, von Ammon K *et al.* Dexamethasone treatment and plasma glucose levels: relevance for fluorine-18-fluorodeoxyglucose uptake measurements in gliomas. J Nucl Med 1998;39(5): 879-884
4. Ishizu K, Nishizawa S, Yonekura Y *et al.* Effects of hyperglycemia on FDG uptake in human brain and glioma. J Nucl Med 1994;35(7):1104-1109
5. Spence AM, Muzi M, Mankoff DA *et al.* 18F-FDG PET of gliomas at delayed intervals: improved distinction between tumor and normal gray matter. J Nucl Med 2004;45(10):1653-1659
6. Benard F, Romsa J, Hustinx R. Imaging gliomas with positron emission tomography and single-photon emission computed tomography. Semin Nucl Med 2003;33(2):148-162
7. Wong TZ, van der Westhuizen GJ, Coleman RE. Positron emission tomography imaging of brain tumors. Neuroimaging Clin N Am 2002;12(4):615-626
8. De Witte O, Hildebrand J, Luxen A, Goldman S. Acute effect of carmustine on glucose metabolism in brain and glioblastoma. Cancer 1994;74(10):28362842
9. Hustinx R, Pourdehnad M, Kaschten B, Alavi A. PET imaging for differentiating recurrent brain tumor from radiation necrosis. Radiol Clin North Am 2005;43(1):35-47
10. Chao ST, Suh JH, Raja S, Lee SY, Barnett G. The sensitivity and specificity of FDG PET in distinguishing recurrent brain tumor from radionecrosis in patients treated with stereotactic radiosurgery. Int J Cancer 2001;96(3):191-197
11. Ricci PE, Karis JP, Heiserman JE, Fram EK, Bice AN, Drayer BP. Differentiating recurrent tumor from radiation necrosis: time for re-evaluation of positron emission tomography? AJNR Am J Neuroradiol 1998;19(3):407-413
12. Pierce MA, Johnson MD, Maciunas RJ *et al.* Evaluating contrast-enhancing brain lesions in patients with AIDS by using positron emission tomography. Ann Intern Med 1995;123(8):594-598

13
Câncer de Cabeça e Pescoço

Eugene C. Lin e Abass Alavi

■ Metástase cervical, Tumor Primário Desconhecido

Indicação Clínica: B

1. A tomografia por emissão de pósitron (PET) pode ser útil na identificação do tumor primário em pacientes com metástases em nódulos cervicais, apesar dos relatos quanto às variações de sensibilidade para tal (**Figs. 13.1 a 13.3**).
2. Além disso, o PET pode identificar a presença de metástases a distância, não suspeitas, e definir a lesão regional (nódulos > 3 cm, porém < 6 cm), em pacientes no estádio N2.
3. Recomendam-se realizar estudos com o PET, após o exame físico, e panendoscopia negativa. Num determinado estudo, o risco para encontrar um tumor primário subsequente ao estudo com PET e panendoscopia negativos era de 6%.[1]

Acurácia/Comparação com Outras Técnicas

1. As sensibilidades atribuídas ao PET variam (8 a 46%),[2,3] tendo sido relatado um número considerável de incidência de resultados falso-positivos. O resultado pode ser melhorado se recorrer ao estudo com o PET/tomografia computadorizada (TC), pois determinado estudo identificou o sítio do tumor primário em 68% dos pacientes.[4]
   - O PET pode revelar baixa sensibilidade na detecção de câncer oculto de tonsilas.[5]
2. Todavia, a capacidade global do PET é mais acurada que a das técnicas convencionais de imagem.[3]

Destaques/Armadilhas

1. As principais áreas a serem investigadas para localizar tumor primário são a região da nasofaringe, a base da língua (**Fig. 13.1**), as tonsilas (**Fig. 13.2**) e os seios piriformes (**Fig. 13.3**).
2. Geralmente, os tumores primários, que não são identificados pelo PET, são superficiais, encontrando-se numa profundidade < 4 mm.[6]

■ Estadiamento

Indicação Clínica: B

1. Apesar de os estudos com PET serem mais acurados que a TC ou a ressonância magnética (RM), no estadiamento de nódulos, ele não pode substituí-las no estadiamento de tumores no estádio (T). Embora, na maioria dos casos, o PET visualize a presença de tumores primários clinicamente evidenciados, ele não possui resolução para investigar a disseminação local.
2. *Aplicações específicas do PET*
   a. *Pescoço estádio N0.* Estadiamento do pescoço na fase N0 (clinicamente negativo para nódulos), especialmente em pacientes portadores de câncer oral ou orofaríngeo, onde a probabilidade para presença de metástases nodulares ocultas é maior.
      - A sensibilidade do PET varia nesse cenário, oscilando entre 33 a 67%.[7-9]
      - Nos pacientes que apresentam lesão na fase T4 (estádio 2 do crescimento tumoral), é mais provável a obtenção de resultados falso-negativos, sendo o PET menos útil.
      - O PET é mais útil para os pacientes com lesões nas fases T1 a T3, sendo que o emprego do PET nesta população pode reduzir para 15% a probabilidade de metástases ocultas no pescoço.[10]

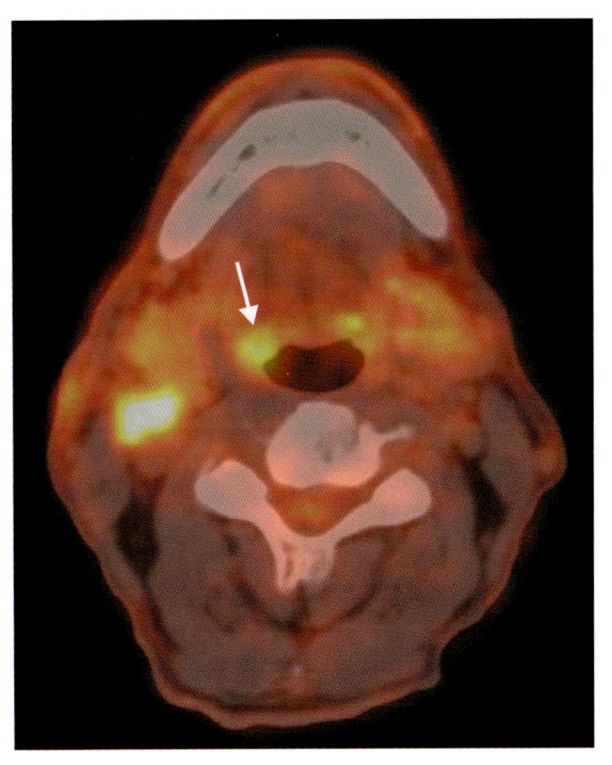

Fig. 13.1 Localização de tumor primário: base da língua. Imagem obtida por tomografia por emissão de pósitron/tomografia computadorizada, em corte transversal, em um paciente portador de nódulo maligno localizado no pescoço, à direita, revela captação pelo tumor primário que se encontra na base da língua, à direita *(seta)*.

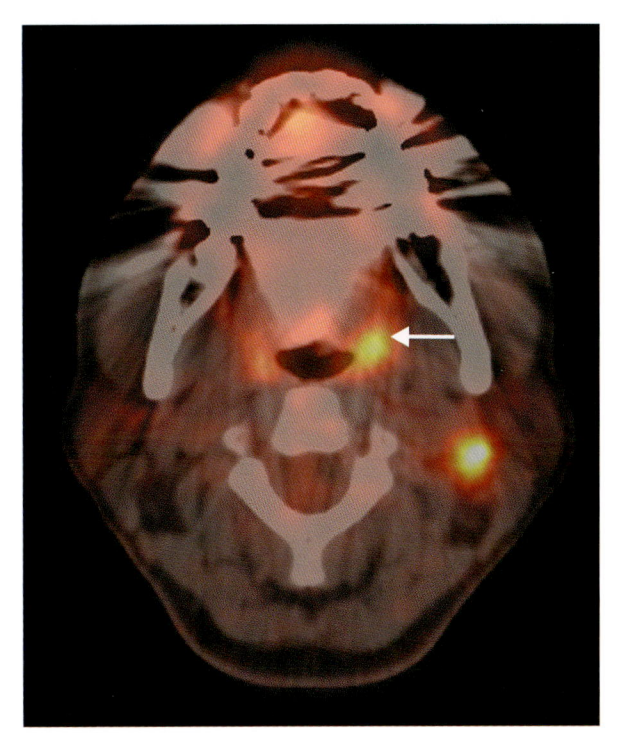

Fig. 13.2 Localização de tumor primário: tonsilas. Imagem obtida por tomografia por emissão de pósitron/tomografia computadorizada, em corte transversal, num paciente portador de um nódulo maligno localizado à esquerda do pescoço, revela captação pelo tumor primário que se encontra na tonsila esquerda *(seta)*.

- O PET não apresenta sensibilidade importante quando comparado com a biópsia de nódulo-sentinela, porém sua especificidade é alta.
- Uma das aplicações em potencial do PET é sua capacidade de acarretar a biópsia do nódulo sentinela, quando o PET for negativo e levar à dissecção do pescoço, quando o PET for positivo. Esta aplicação pode reduzir o número de dissecções do pescoço desnecessárias.[10]

b. *Detecção de metástases a distância*
- O PET pode detectar a presença de metástases a distância, sobretudo se elas se encontram no mediastino, na medula óssea e no fígado **(Fig. 13.4)**.
- O PET é especialmente útil na detecção de lesões do mediastino que se encontram nos estádios III e IV do câncer.

c. *Detecção de lesões sincrônicas.*[11,13] O PET pode detectar tumores suplementares que se encontram nos pulmões **(Fig. 13.5)** e no trato aerodigestório **(Fig. 13.6)**. A incidência global quanto à coincidência da presença de novos tumores primários fica entre 3 e 8%.

- *Lesões pulmonares coincidentes.* O PET apresenta acurácia de 80% para a detecção de tumores primários suplementares. Um estudo com o PET, que inclui o tórax, detectará lesões pulmonares não observadas na radiografia simples do tórax, todavia, de modo

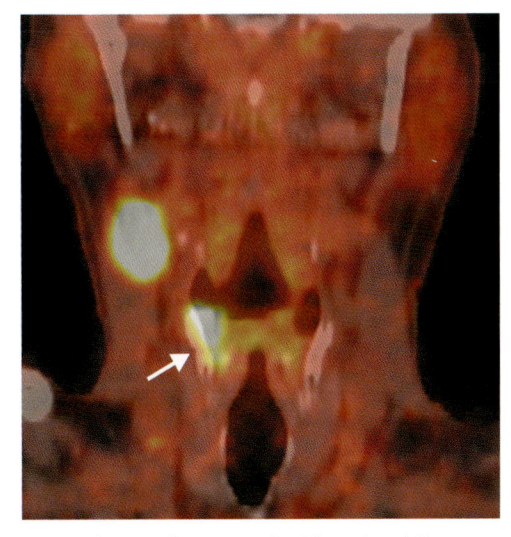

Fig. 13.3 Localização de tumor primário: seios piriformes. Imagem obtida por tomografia por emissão de pósitron/tomografia computadorizada, em corte coronal, em um paciente portador de nódulo maligno localizado no pescoço, à direita, revela captação pelo tumor primário que se encontra no seio piriforme direito *(seta)*.

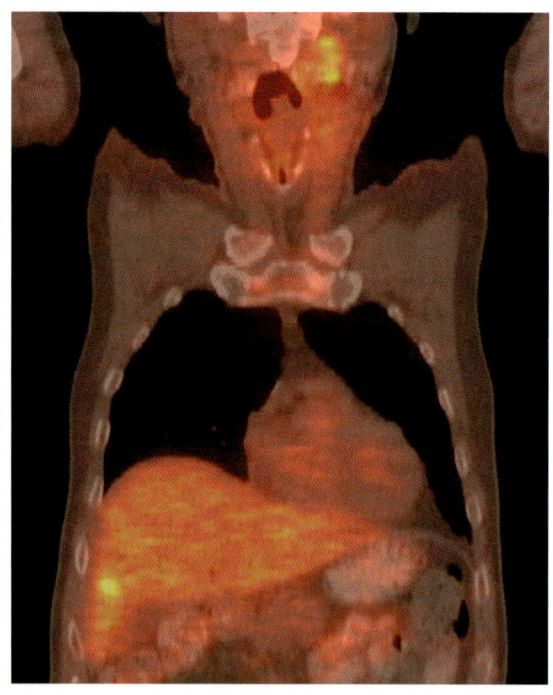

Fig. 13.4 Câncer metastático de cabeça e pescoço. Imagem obtida por tomografia por emissão de pósitron/tomografia computadorizada, em corte coronal, num paciente portador de câncer de cabeça e pescoço, revela presença de metástases em nódulos localizados no pescoço, à esquerda e no fígado.

geral, a TC apresenta maior sensibilidade que o PET para lesões pulmonares.

d. *Prognóstico*. A leitura do índice padronizado de captação (SUV), na fase pós-tratamento, é um fator de prognóstico independente.[13]

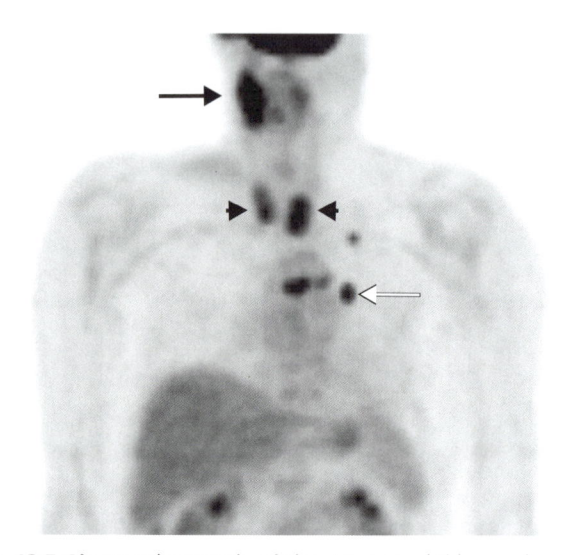

Fig. 13.5 Câncer pulmonar sincrônico. Imagem obtida em plano coronal, através de tomografia por emissão de pósitron, em um paciente portador de lesão maligna da parótida direita *(seta)*, revela presença de câncer pulmonar sincrônico, localizado no lobo superior esquerdo *(seta clara)*, apresentando metástases para o mediastino e outro nódulo que se encontra no ápice esquerdo. A captação pela tireoide *(pontas de setas)* não é específica, mas, nesse paciente, atribui-se à tireoidite.

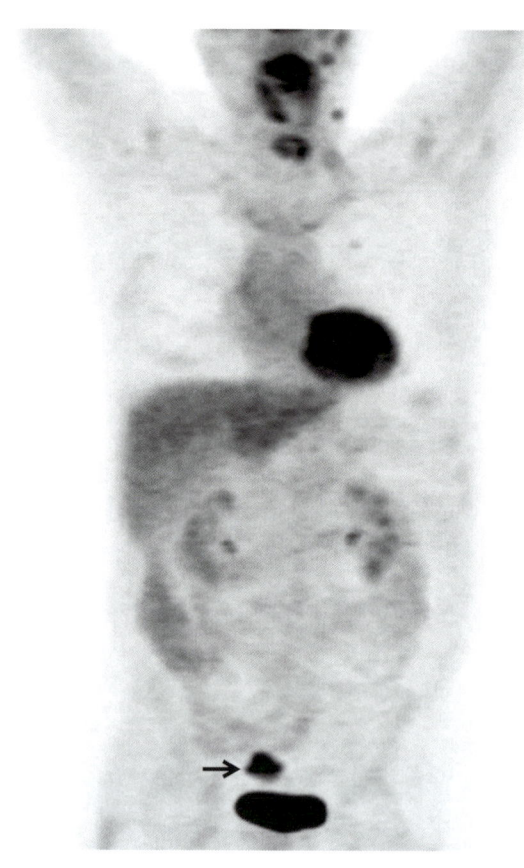

Fig. 13.6 Tumor de câncer de cólon sincrônico. Imagem obtida em plano coronal, através de tomografia por emissão de pósitron, em um paciente portador de câncer de cabeça e pescoço, acompanhado de nódulos metastáticos cervicais, revela também a presença de carcinoma sigmoide sincrônico *(seta)*.

Acurácia/Comparação com Outras Técnicas

1. *PET* versus *TC/RM*.[14] Vide **Tabela 13.1**.
2. O PET apresenta maior sensibilidade que a TC e a RM, sendo mais específico que a TC, RM e a ultrassonografia (US).[11]
3. *Metástases ósseas*. O PET pode apresentar maior sensibilidade que a cintilografia óssea na detecção de metástases no carcinoma de nasofaringe endêmico.

Destaques/Armadilhas

1. O conhecimento das regiões que comumente abrigam metástases cervicais originadas de diferentes tumores primários, assim como o conhecimento da sua incidência, ajuda a interpretação das imagens de PET.[17]
   a. Os tumores da cavidade oral revelam alta incidência de metástases, apesar de clinicamente apresentarem nódulos negativos.

Tabela 13.1 Sensibilidade e Especificidade da Tomografia por Emissão de Pósitron, Comparadas com as de Outras Técnicas de Imagem no Estadiamento do Câncer de Cabeça e Pescoço

	Sensibilidade %	Especificidade %
PET	87–90	80–93
TC/RM	61–97	21–100

TC, tomografia computadorizada, RM, imagem por ressonância magnética, PET, tomografia por emissão de pósitron.

b. Os tumores da laringe revelam baixa incidência de metástases, mesmo nos estádios avançados da doença.
c. Os tumores de laringe supraglóticos geralmente se disseminam para os nódulos localizados bilateralmente (**Fig. 13.7**).
d. Os tumores da nasofaringe geralmente se disseminam para os nódulos localizados bilateralmente e para o triângulo posterior (**Fig. 13.8**).

2. *Volume do mapeamento.* Torna-se útil a inclusão das regiões do abdome e da pelve, no volume de mapeamento pelo PET, pela possível presença de tumores coincidentes e metástases a distância.
3. *Invasão óssea.* Nos pacientes portadores de câncer oral, o PET, quando comparado à TC, não melhora a identificação de infiltração óssea.[18]
4. *SUV.* A aplicação de cortes (*cutoff*) do SUV, tomando como base o tamanho, pode ser útil no estadiamento de nódulos. Num determinado estudo, a aplicação de cortes de SUV de: 1,9, 2,5 e 3,0 em linfonodos, medindo < 10 mm, 10 a 15 mm, e > 15 mm, propiciou sensibilidade de 79% e especificidade de 99%, para o estadiamento de nódulos.[19]
5. *Protocolo dedicado à cabeça e pescoço.* O emprego de um protocolo dedicado ao estudo de cabeça e pescoço (maior tempo de aquisição, reconstrução do estudo mediante maior número de contagens e menor tamanho de *pixels*) melhora a detecção de lesões em pequenos nódulos.[20] Todavia, os valores SUVs, obtidos quando se emprega um PET dedicado, são significativamente maiores que os verificados quando se usa um PET-padrão. Por isso, os valores de SUVs, obtidos por meio de um estudo obtido mediante um PET dedicado, não podem ser comparados com aqueles obtidos por um estudo mediante um PET-padrão.

▪ Recidiva

Indicação Clínica: A

O PET é muito importante para a detecção da recidiva de lesões, pois a TC e a RM têm capacidade limitada na investigação do pescoço nas fases pós-cirúrgica/pós-terapêutica.

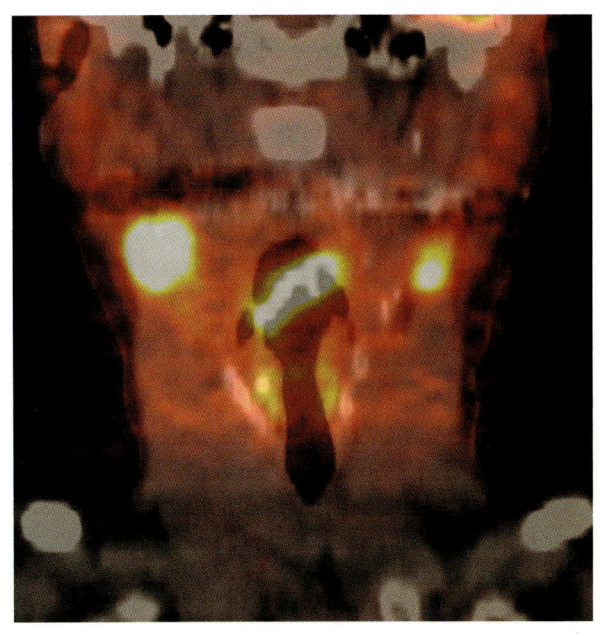

Fig. 13.7 Câncer supraglótico metastático. Imagem obtida por tomografia por emissão de pósitron/tomografia computadorizada, em corte coronal, revela a presença de um câncer supraglótico acompanhado de metástase para os nódulos bilaterais do pescoço. Os cânceres supraglóticos são propensos a apresentar metástases nodulares bilaterais.

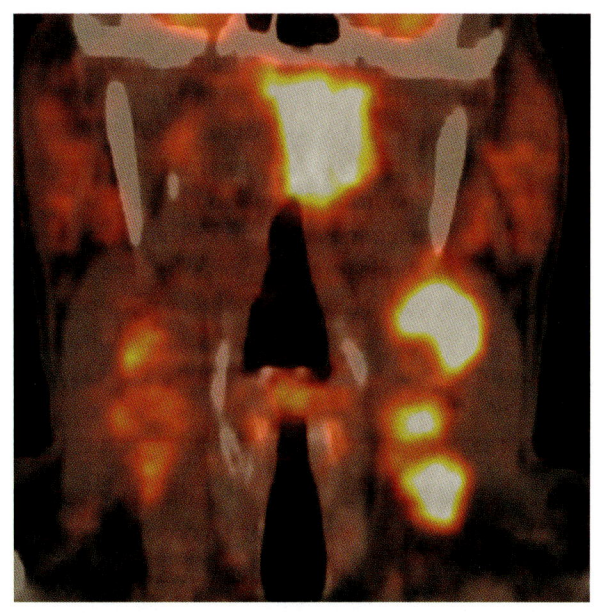

Fig. 13.8 Câncer metastático da nasofaringe. Imagem obtida por tomografia por emissão de pósitron/tomografia computadorizada, em corte coronal, revela a presença de um volumoso câncer da nasofaringe, à esquerda, acompanhado de metástases para os nódulos bilaterais do pescoço. Os cânceres da nasofaringe são propensos a apresentar metástases nodulares bilaterais.

Tabela 13.2 Sensibilidade e Especificidade da Tomografia por Emissão de Pósitron, Comparadas com o Emprego de Radionuclídeos na Detecção de Recidiva de Lesão

	Sensibil. %	Especif. %
PET	100	96
Tc-99 m-sestamibi	73	96
Tc-99 m-tetrofosmina	64	96

PET, tomografia por emissão de pósitrons, Tc, tecnécio.

Acurácia

1. *Global*. Sensibilidade entre 84 e 100%, especificidade entre 61 e 93%.[21]
2. *Por região*[22]
   a. *Local*. Sensibilidade 97%, especificidade 79%.
   b. *Regional*. Sensibilidade 92%, especificidade 95%.
   c. *A distância*. Sensibilidade 94%, especificidade 95%.
3. O PET apresenta sensibilidade e especificidade para lesões que se encontram em sítios regionais e a distância. Na cabeça e no pescoço, a especificidade é baixa pelos resultados falso-positivos acarretados pela presença de inflamação decorrente de infecção ou de outros processos.[22] A principal importância do PET está no seu elevado valor preditivo negativo.[23]
4. Na presença de resultado negativo obtido pelo PET, não há necessidade de biópsia.
5. Quando o PET revela-se positivo, porém a biópsia é negativa, deve-se realizar um mapeamento de acompanhamento. A verificação de atividade de pouca intensidade no estudo de acompanhamento indica que o resultado inicial provavelmente era um falso-positivo por causa de um processo inflamatório.[24]

Comparação com Outras Técnicas[25]

1. *Outros radionuclídeos*. O PET revela maior sensibilidade que o sestamibi, a tetrofosmina ou o tálio; a especificidade é comparável. Todavia, a combinação do sestamibi ou da tetrofosmina com a TC passa a ser comparável com o PET (Tabela 13.2).[25,26]
2. *RM*.[27] Ver **Tabela 13.3**.

Destaques

1. *SUV*. A aplicação de cortes (*cutoff*) de 3,0 a 3,2 tem sido empregada para a detecção de recidiva.[22,28] No entanto, a observação de valores de SUV, crescendo num estudo de PET obtido em 2 fases, tem maior importância que uma medição única do valor de SUV.
2. Nas estruturas normais, a radioterapia tem pouco efeito sobre a intensidade de captação do FDG. Verifica-se a captação discretamente aumentada, na maioria das vezes pelos músculos, na fase inicial pós-radioterapia e que é atribuída à presença de inflamação.

Armadilhas

1. *Atordoamento tumoral*. Um adiamento do estudo pelo PET, pelo menos para 4 meses, após a aplicação da radioterapia, pode ser útil para evitar resultados falso-negativos, decorrentes de um presumido "atordoamento" do tumor.[29]
2. *Captação pela laringe*. A captação do FDG pela laringe pode normalmente ser observada, sobretudo na sua porção posterior (ver Capítulo 6).
   a. É melhor adotar, como critério de anormalidade, a presença de captação assimétrica em vez da captação absoluta pela laringe.
   b. A apresentação de captação na porção anterior é mais sugestiva para a presença de um processo maligno que a verificação da captação pelas estruturas posteriores.
   c. Por outro lado, a captação pela laringe pode apresentar-se de forma assimétrica, pelas modificações pós-operatórias ou por causa de paralisia de pregas vocais.
3. *Fase pós-operatória*. Resultados falso-positivos particularmente são difíceis de evitar quando se investiga recidiva. Além das áreas de captação tipicamente fisiológicas, podem ser observados ainda padrões de captação anormal decorrentes da distorção pós-operatória da anatomia normal ou, então, como resultado da presença de inflamação pós-cirúrgica ou pós-terapêutica. Todavia, os processos *hardware* de reconstrução, tipicamente, não interferem com a interpretação. Regiões que sofreram osteotomia revelam a captação ligeiramente maior (em média 25%), porém menos intensa com relação à captação verificada nos tumores.[30] O PET/TC pode ser empregado em casos gerais, com níveis de acurácia aceitáveis.

Tabela 13.3 Sensibilidade e Especificidade da Tomografia por Emissão de Pósitron (PET), Comparadas com a Ressonância Magnética (RM) na Detecção de Recidiva de Lesão

	Sensibilidade %	Especificidade %
PET	100	93
RM	62	43

■ Reposta Terapêutica/ Prognóstico[31]

Indicação Clínica: B

As aplicações potenciais do PET na avaliação da resposta terapêutica são:

1. *Investigação quanto à presença de lesões residuais, após radioterapia ou quimioterapia.* O PET é útil na investigação de resposta terapêutica pós-aplicação de quimioterapia de indução pós-cirúrgica, de protocolos de quimioterapia, objetivando a preservação do órgão e de radioterapia definitiva.[11,12]
   a. *Pós-quimiorradioterapia.* Nos pacientes portadores de câncer escamoso de cabeça e pescoço, os programas de quimioterapia que tentam preservar as funções orgânicas (p. ex., laringe e língua), geralmente, alcançam controle regional no sítio primário. No entanto, é mais provável que se verifique a presença de tumor residual na presença de lesões nodulares cervicais (especialmente quando no estádio N2 ou N3), mesmo que se verifique uma resposta clínica completa. Em pacientes portadores de lesões nodulares em estado adiantado, a dissecção do pescoço, após o tratamento, frequentemente reduz a recidiva regional. O papel do PET, na predição quanto à necessidade de dissecção do pescoço, pós-tratamento, é controverso. O PET/TC não parece ser superior à TC com realce com contraste, para predizer a persistência de lesão no pescoço.[32] Alguns estudos sugerem no caso de pescoço com estádio N positivo,[33] o PET é um preditor confiável para ausência de tumor residual após quimioterapia, porém este dado não é confirmado por outros estudos.[34]
   b. *Pós-radioterapia.* Na presença de lesões do pescoço, em estado avançado, há controvérsias quanto à importância da dissecção do pescoço, após a aplicação de radioterapia definitiva. Determinado estudo sugere que o exame com o PET/TC é mais acurado que o exame com a TC, para avaliar a resposta terapêutica dentro desse quadro.[35] Alguns poucos dados sugerem que na ausência de linfadenopatia residual e no estudo de PET negativo, a dissecção do pescoço pode ser impedida.[36] Porém, na presença de importante linfadenopatia residual (> 2 cm) e em um estudo negativo com o PET, torna-se necessário recorrer a maior número de estudos, antes de impedir a dissecção do pescoço.[37]

2. *Prognóstico.* O PET é útil tanto na predição de resultados iniciais como nos tardios.
   a. *Tumor primário.* A leitura de um SUV alto (> 10), no tumor primário, tem relação direta com desfecho reservado.[38]
   b. *Nódulos.* A leitura do SUV dos nódulos não prediz o prognóstico.[39]
   c. *Predição precoce.* A verificação de baixa atividade metabólica pelo tumor, após um ciclo de quimioterapia ou radioterapia, prediz recuperação completa e maior sobrevida.
   d. *Predição tardia.* A leitura de elevados valores de SUV, após o tratamento, prediz recidiva local e menor sobrevida.

Acurácia/Comparação com outras Técnicas

Pós-radioterapia.[35] Ver **Tabela 13.4**.

Armadilhas

1. O valor do PET é limitado no que diz respeito à avaliação da resposta à quimioterapia adjuvante pós-cirúrgica.
   a. As reações inflamatórias pós-cirúrgicas podem levar a respostas falso-positivas, tornando, portanto, não acurada a avaliação das respostas subsequentes.
   b. A presença de lesão residual microscópica não pode ser detectada.
2. À semelhança do que ocorre em todos os quadros, deve-se deixar passar um intervalo de tempo considerável, entre a aplicação da radioterapia e a obtenção de imagens pelo PET. Tipicamente, é comum observar resultados falso-negativos, se o mapeamento for realizado logo no início da fase pós-radioterapia. Alguns estudos sugerem que um intervalo de 4 a 8 semanas é adequado[35,36] para a avaliação da resposta terapêutica, porém outros estudos sugerem um período de espera de 12 semanas ou mais.[37] Se for considerada a possibilidade de dissecção do pescoço, pós-radiotera-

Tabela 13.4 Sensibilidade e Especificidade da Tomografia por Emissão de Pósitron, Comparadas com as de Outras Técnicas de Imagem na Avaliação de Resposta Terapêutica

	Sensibilidade %	Especificidade %
PET/TC	77	93
TC	92	47

TC, tomografia computadorizada, PET, tomografia por emissão de pósitron.

pia, o PET pode ser mais útil se for possível realizá-lo mais cedo, de forma acurada, após a terapia (dentre 12 semanas), uma vez que quando se realiza a dissecção tardia do pescoço, a instalação de fibrose pode aumentar as dificuldades técnicas, assim como a morbidade.[40]

3. A presença de osteorradionecrose pode levar a resultados falso-positivos.[41]

■ Planejamento da Radioterapia

Indicação Clínica: B

As aplicações em potencial que o PET apresenta no planejamento de radioterapia são:[42]

1. Corregistro do PET e da TC de planejamento de tratamento.
2. Detecção pelo PET de lesões adicionais/a distância.
3. Avaliação aproximada do volume tumoral: A avaliação aproximada do volume tumoral pelo PET é mais próxima da observada na peça cirúrgica que a propiciada pela TC ou RM, embora todas as técnicas de imagem superestimem a extensão do tumor.

■ Caracterização dos Tumores de Cabeça e Pescoço

Indicação Clínica: D

1. *Lesões da parótida.* O PET não consegue distinguir entre tumores benignos e malignos da parótida.[43] Os tumores Warthin e os adenomas pleomórficos podem revelar a captação do fluorodesoxiglicose (FDG). Os tumores das glândulas salivares de elevado grau tendem a apresentar maior intensidade de captação que a revelada pelos tumores de baixo grau, porém existe considerável sobreposição das intensidades de captação.[44] O PET e o PET/TC podem ser superiores com relação à TC, no estadiamento de pacientes sabidamente portadores de lesões malignas das glândulas salivares.[44-46]
2. *Massas císticas do pescoço.* O PET/TC pode não ser acurado na identificação de lesões malignas nos adultos que apresentam massas císticas do pescoço.[47]

■ PET/TC

O PET/TC é de importância particular na avaliação de cabeça e pescoço, dada a anatomia complexa e a relativa ausência de reparos anatômicos nas imagens obtidas apenas pelo PET.

1. O emprego do PET/TC, comparado com o PET isolado, diminuirá a fração de lesões não conclusivas em 53% e melhorará muito a localização das lesões (ver **Fig. 8.1**, p. 90), melhorará ligeiramente a acurácia e alterará a conduta em 18% dos casos.[11,12]
2. Deve-se prestar atenção particular à possibilidade de localização equivocada, nos estudos com o PET/TC, em razão dos movimentos da cabeça que podem ocorrer no intervalo entre os estudos pela TC e pelo PET (ver **Figs. 8.6**, p. 93 e **8.7**, p. 94).
3. Se não for possível dispor do PET/TC ou da possibilidade de fusão com a TC ou a RM, os reparos anatômicos que podem potencialmente ser utilizados para auxiliar na localização incluem as tonsilas, o palato, a língua, o soalho da boca, as glândulas salivares, a mandíbula e a coluna cervical.

Referências

1. Miller FR, Karnad AB, Eng T, Hussey DH, Stan MH, Otto RA. Management of the unknown primary carcinoma: long-term follow-up on a negative PET scan and negative panendoscopy. Head Neck 2008;30(1):28-34
2. Kole AC, Nieweg OE, Pruim J *et al.* Detection of unknown occult primary tumors using positron emission tomography. Cancer 1998;82(6):1160-1166
3. Greven KM, Keyes JW Jr, Williams DW III *et al.* Occult primary tumors of the head and neck: lack of benefit from positron emission tomography imaging with 2-[F-18]fluoro-2-deoxy-D-glucose. Cancer 1999;86(1):114-118
4. Wartski M, Le Stanc E, Gontier E *et al.* In search of an unknown primary tumour presenting with cervical metastases: performance of hybrid FDG-PET-CT. Nucl Med Commun 2007;28(5):365-371
5. Nabili V, Zaia B, Blackwell KE, Head CS, Grabski K, Sercarz JA. Positron emission tomography: poor sensitivity for occult tonsillar cancer. Am J Otolaryngol 2007;28(3):153-157
6. Hannah A, Scott AM, Tochon-Danguy H *et al.* Evaluation of 18F-fluorodeoxyglucose positron emission tomography and computed tomography with histopathologic correlation in the initial staging of head and neck cancer. Ann Surg 2002;236(2):208-217
7. Ng SH, Yen TC, Chang JT *et al.* Prospective study of [^{18}F]fluorodeoxyglucose positron emission tomography and computed tomography and magnetic resonance imaging in oral cavity squamous cell carcinoma with palpably negative neck. J Clin Oncol 2006;24(27):4371-4376
8. Schoder H, Carlson DL, Kraus DH *et al.* ^{18}F-FDG PET/CT for detecting nodal metastases in patients with oral cancer staged N0 by clinical examination and CT/MRI. J Nucl Med 2006;47(5):755-762
9. Wensing BM, Vogel WV, Marres HA *et al.* FDG-PET in the clinically negative neck in oral squamous cell carcinoma. Laryngoscope 2006;116(5):809-813

10. Kovacs AF, Dobert N, Gaa J et al. Positron emission tomography in combination with sentinel node biopsy reduces the rate of elective neck dissections in the treatment of oral and oropharyngeal cancer. J Clin Oncol 2004;22(19):3973-3980
11. Schoder H, Yeung HW. Positron emission imaging of head and neck cancer, including thyroid carcinoma. Semin Nucl Med 2004;34(3):180-197
12. Schoder H, Yeung HW, Gonen M et al. Head and neck cancer: clinical usefulness and accuracy of PET/CT image fusion. Radiology 2004;231(1):65-72
13. Kim SY, Roh JL, Kim MR et al. Use of ^{18}F-FDG PET for primary treatment strategy in patients with squamous cell carcinoma of the oropharynx. J Nucl Med 2007;48(5):752-757
14. Schoder H, Yeung HW. Positron emission imaging of head and neck cancer, including thyroid carcinoma. Semin Nucl Med 2004;34(3):180-197
15. Stuckensen T, Kovacs AF, Adams S. Baum RP. Staging of the neck in patients with oral cavity squamous cell carcinomas: a prospective comparison of PET, ultrasound, CT and MRI. J Craniomaxillofac Surg 2000;28(6):319-324
16. Liu FY, ChangJT,WangHM,etal.[^{18}F]fluorodeoxyglucose positron emission tomography is more sensitive than skeletal scintigraphy for detecting bone metastasis in endemic nasopharyngeal carcinoma at initial staging. J Clin Oncol 2006;24(4):599-604
17. Lowe VJ, Stack BC Jr. Esophageal cancer and head and neck cancer. Semin Roentgenol 2002;37(2):140-150
18. Goerres GW, Schmid DT, Schuknecht B, Eyrich GK. Bone invasion in patients with oral cavity cancer: comparison of conventional CT with PET/CT and SPECT/CT. Radiology 2005;237(1):281-287
19. Murakami R, Uozumi H, Hirai T et al. Impact of FDGPET/CT imaging on nodal staging for head-and-neck squamous cell carcinoma. Int J Radiat Oncol Biol Phys 2007;68(2):377-382
20. Yamamoto Y, Wong TZ, Turkington TG, Hawk TC, Coleman RE. Head and neck cancer: dedicated FDG PET/CT protocol for detection-phantom and initial clinical studies. Radiology 2007;244(1):263-272
21. Kutler DI, Wong RJ, Schoder H, Kraus DH. The current status of positron-emission tomography scanning in the evaluation and follow-up of patients with head and neck cancer. Curr Opin Otolaryngol Head Neck Surg 2006;14(2):73-81
22. Wong RJ, Lin DT, Schoder H et al. Diagnostic and prognostic value of [(18)F]fluorodeoxyglucose positron emission tomography for recurrent head and neck squamous cell carcinoma. J Clin Oncol 2002;20(20):4199-4208
23. Ryan WR, Fee WE Jr, Le QT, Pinto HA. Positron-emission tomography for surveillance of head and neck cancer. Laryngoscope 2005;115(4):645-650
24. Terhaard CH, Bongers V, van Rijk PP, Hordijk GJ. F-18-fluoro-deoxy-glucose positron emission-tomography scanning in detection of local recurrence after radiotherapy for laryngeal/pharyngeal cancer. Head Neck 2001;23(11):933-941
25. Kao CH, Shiau YC, Shen YY, Yen RF. Detection of recurrent or persistent nasopharyngeal carcinomas after radiotherapy with technetium-99 m methoxyisobutylisonitrile single photon emission computed tomography and computed tomography: comparison with 18-fluoro-2-deoxyglucose positron emission tomography. Cancer 2002;94(7):1981-1986
26. Kao CH, Tsai SC, Wang JJ et al. Comparing 18-fluoro-2-deoxyglucose positron emission tomography with a combination of technetium 99 m tetrofosmin single photon emission computed tomography and computed tomography to detect recurrent or persistent nasopharyngeal carcinomas after radiotherapy. Cancer 2001;92(2):434-439
27. Yen RF, Hung RL, Pan MH et al. 18-fluoro-2-deoxyglucose positron emission tomography in detecting residual/recurrent nasopharyngeal carcinomas and comparison with magnetic resonance imaging. Cancer 2003;98(2):283-287
28. Yao M, Luo P, Hoffman HT et al. Pathology and FDG PET correlation of residual lymph nodes in head and neck cancer after radiation treatment. Am J Clin Oncol 2007;30(3):264-270
29. Keyes JW Jr, Watson NE Jr, Williams DW 111 et al. FDG PET in head and neck cancer. AJR Am J Roentgenol 1997;169(6):1663-1669
30. Oliver C, Muthukrishnan A, Mountz J, Deeb E, Johnson J, Deleyiannis F. Interpretability of PET/CT imaging in head and neck cancer patients following composite mandibular resection and osteocutaneous free flap reconstruction. Head Neck 2008;30(2):187-193
31. Kostakoglu L, Goldsmith SJ. PET in the assessment of therapy response in patients with carcinoma of the head and neck and of the esophagus. J Nucl Med 2004;45(1):56-68
32. Chen AY, Vilaseca I, Hudgins PA et al. PET-CT vs contrast-enhanced CT: what is the role for each after chemoradiation for advanced oropharyngeal cancer? Head Neck 2006;28(6):487-495
33. Brkovich VS, Miller FR, Karnad AB et al. The role of positron emission tomography scans in the management of the N-positive neck in head and neck squamous cell carcinoma after chemoradiotherapy. Laryngoscope 2006;116(6):855-858
34. Gourin CG, Williams HT, Seabolt WN et al. Utility of positron emission tomography-computed tomography in identification of residual nodal disease after chemoradiation for advanced head and neck cancer. Laryngoscope 2006;116(5):705-710
35. Andrade RS, Heron DE, Degirmenci B et al. Posttreatment assessment of response using FDG-PET/CT for patients treated with definitive radiation therapy for head and neck cancers. Int J Radiat Oncol Biol Phys 2006;65(5):1315-1322
36. Kim SY, Lee SW, Nam SY et al. The feasibility of ^{18}F-FDG PET scans 1 month after completing radiotherapy of squamous cell carcinoma of the head and neck. J Nucl Med 2007;48(3):373-378
37. Yao M, Smith RB, Graham MM et al. The role of FDG PET in management of neck metastasis from head-and-neck cancer after definitive radiation treatment. Int J Radiat Oncol Biol Phys 2005;63(4):991-999
38. Halfpenny W, Hain SF, Biassoni L et al. FDG-PET. A possible prognostic factor in head and neck cancer. Br J Cancer 2002;86(4):512-516
39. Schwartz DL, Rajendran J, Yueh B et al. FDG-PET prediction of head and neck squamous cell cancer outcomes. Arch Otolaryngol Head Neck Surg 2004;130(12):1361-1367
40. Frank SJ, Chao KS, Schwartz DL et al. Technology insight: PET and PET/CT in head and neck tumor staging and

radiation therapy planning. Nat Clin Pract Oncol 2005;2(10):526-533

41. Liu SH, Chang JT, Ng SH, Chan SC, Yen TC. False positive fluorine-18 fluorodeoxy-D-glucose positron emission tomography finding caused by osteoradionecrosis in a nasopharyngeal carcinoma patient. Br J Radiol 2004; 77(915):257-260

42. Daisne JF, Duprez T, Weynand B *et al.* Tumor volume in pharyngolaryngeal squamous cell carcinoma: comparison at CT, MR imaging, and FDG PET and validation with surgical specimen. Radiology 2004;233(1):93-100

43. Rubello D, Nanni C, Castellucci P *et al.* Does 18F-FDG PET/CT play a role in the differential diagnosis of parotid masses. Panminerva Med 2005;47(3):187-189

44. Roh JL, Ryu CH, Choi SH *et al.* Clinical utility of 18FFDG PET for patients with salivary gland malignancies. J Nucl Med 2007;48(2):240-246

45. Otsuka H, Graham MM, Kogame M, Nishitani H. The impact of FDG-PET in the management of patients with salivary gland malignancy. Ann Nucl Med 2005;19(8):691-694

46. Jeong HS, Chung MK, Son Yl *et al.* Role of ^{18}F-FDG PET/CT in management of high-grade salivary gland malignancies. J Nucl Med 2007;48(8):1237-1244

47. Ferris RL, Branstetter BF, Nayak JV. Diagnostic utility of positron emission tomography-computed tomography for predicting malignancy in cystic neck masses in adults. Laryngoscope 2005;115(11):1979-1982

14

Câncer da Tireoide

Eugene C. Lin e Abass Alavi

■ Nódulos da Tireoide

Indicação Clínica: C

A tomografia por emissão de pósitron possui papel limitado na avaliação inicial de nódulos da tireoide, pois embora se verifique captação por nódulos da tireoide, esse achado frequentemente é considerado casual (Fig. 14.1).

Acurácia: Diferenciando entre Nódulos Benignos e Malignos

1. *PET.* Sensibilidade de 100% e especificidade de 63%.[1]
   - Esses valores foram obtidos mediante índices de captação padronizados (SUV), aplicando-lhes um corte (*cutoff*) de 2,0.
2. *SUV.* Numerosos cortes (*cutoff*) em SUVs foram sugeridos para distinguir nódulos benignos de malignos. Essa informação deve ser utilizada com cuidado, uma vez que os cortes mencionados nas publicações científicas variam muito (entre 2,0 e 8,5).[2] Num determinado estudo,[3] os SUVs foram incapazes de distinguir entre os nódulos benignos os malignos. Para fins práticos, é preciso ampliar as investigações sobre as captações focais observadas na tireoide, já que a malignidade não pode ser descartada, considerando apenas o índice de SUV.

Destaques

1. Ambos os tipos de nódulos tireoidianos: benignos e malignos apresentam elevada concentração do fluorodesoxiglicose (FDG), porém os nódulos malignos são mais ativos metabolicamente que aqueles que não abrigam câncer.
   a. A maioria dos nódulos malignos da tireoide > 1 cm apresentará captação do FDG.

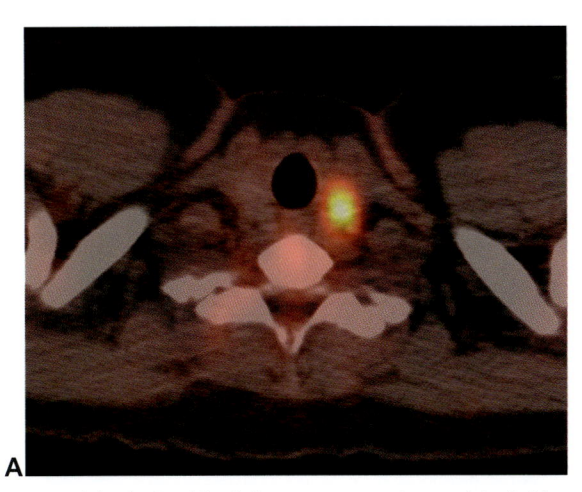

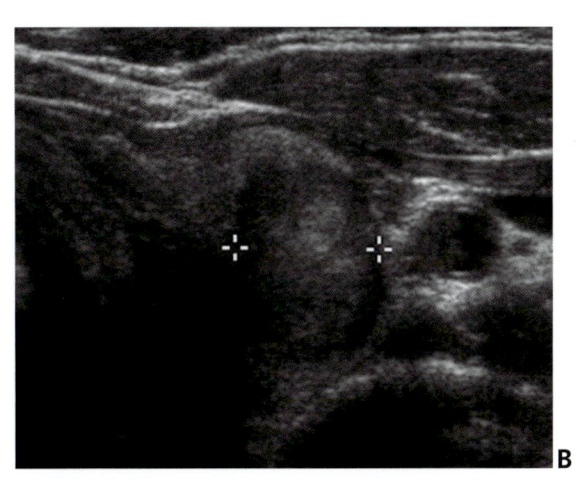

Fig. 14.1 Nódulo da tireoide. **(A)** Imagem em plano axial, obtida pela tomografia por emissão de pósitron/tomografia computadorizada, revela a captação focal no lobo esquerdo da tireoide. **(B)** A ultrassonografia confirma a presença de nódulo no lobo esquerdo da tireoide.

b. Aproximadamente 1/3 dos nódulos benignos da tireoide apresenta captação do FDG.[4]
c. Os adenomas de células de Hürthle geralmente apresentam elevada captação.[4,5]
d. Os valores dos SUVs de neoplasias foliculares assim como de nódulos benignos da tireoide sobrepõem-se.[6]

2. Entre 14 e 50% dos nódulos da tireoide incidentalmente detectados em imagens obtidas pelo PET serão malignos.[7,8]
3. *Correlação com TC.* A correlação com imagens de tomografia computadorizada (TC) pode ser útil para definir se a captação de FDG pela tireoide denota benignidade ou malignidade. As características enumeradas a seguir sugerem a captação benigna da tireoide:[9]
   a. A área de concentração do FDG corresponde a uma lesão com atenuação muito baixa (< 25 unidades Hounsfield [HU] na TC).
   b. Na TC não se observa a presença de nódulo que corresponda à área de captação do FDG.
   c. A concentração de FDG é difusa.
4. *Nódulos identificados da tireoide.* O PET pode ser útil na investigação de pacientes sabidamente portadores de nódulo da tireoide. A ausência de concentração de FDG em um nódulo da tireoide > 1 cm apresenta elevado valor preditivo negativo para malignidade.[4] Todavia, o PET frequentemente vai falhar na detecção de carcinomas com diâmetro < 1 cm.[5] Os valores preditivos positivo e negativo gerais são de 75 e 83% respectivamente.[5]

Armadilhas

1. *Simulação de nódulo da tireoide.* Estruturas que se encontram adjacentes à glândula da tireoide podem parecer nódulos da mesma. Antes de diagnosticar a presença de nódulo tireoidiano pelo PET, torna-se necessária a correlação anatômica.
   a. *Nódulos.* Linfonodos verificados medialmente ao pescoço podem estar localizados adjacentes à glândula tireoide (**Fig. 14.2**).
   b. *Pregas vocais.* A captação assimétrica exibida pelas pregas vocais, consequente à paralisia das mesmas, pode assemelhar-se a concentração tireoidiana (conforme observada na **Fig. 6.14**, p. 49).
   c. Os adenomas da paratireoide podem apresentar captação.
2. *Concentração difusa.* A concentração difusa (p. ex., consequente à tireoidite) pode mascarar a captação pelo nódulo da tireoide.

■ Câncer da Tireoide Recidivante[10-12]

Indicação Clínica: B

No câncer da tireoide, a principal indicação do PET é a localização de doença metastática em pacientes que apresentam elevado nível de tireoglobulina e cintilo-

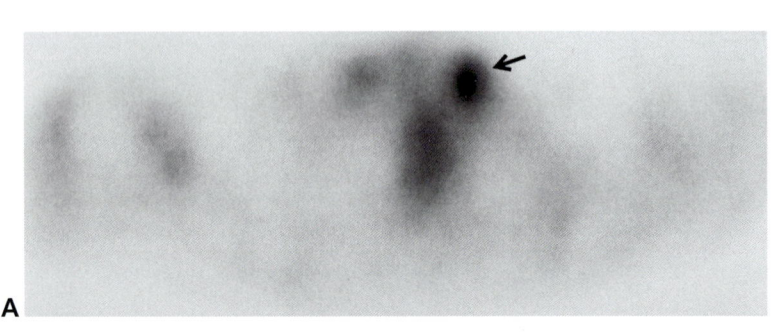

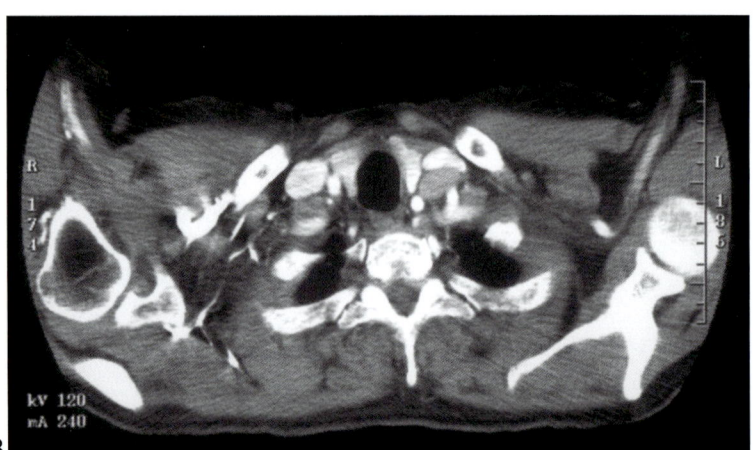

Fig. 14.2 Nódulo localizado na região medial do pescoço, simulando nódulo da tireoide.
(A) A presença de captação focal localizada na região medial do pescoço (*seta*), observada na tomografia por emissão de pósitron, em plano axial, levanta a suspeita de tratar-se de nódulo da tireoide. **(B)** Imagem obtida por tomografia computadorizada mostra a presença de um nódulo de localização medial *(seta)*, imediatamente lateral ao lobo esquerdo da tireoide, que corresponde à área de captação do fluorodesoxiglicose. Reciprocamente, um nódulo tireoidiano pode simular um nódulo localizado no pescoço.

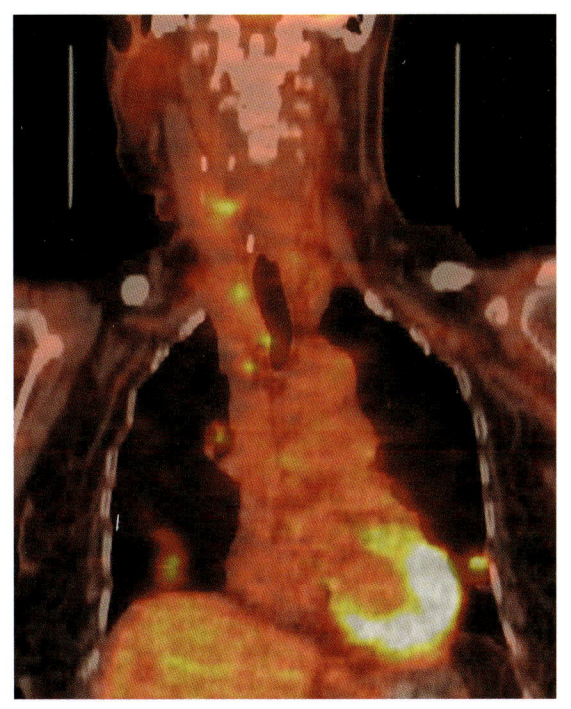

Fig. 14.3 Câncer da tireoide recidivante. Imagem em plano coronal obtida pela tomografia por emissão de pósitron/tomografia computadorizada revela a presença de doença metastática em nódulos localizados à direita do pescoço, assim como no mediastino superior e nos pulmões.

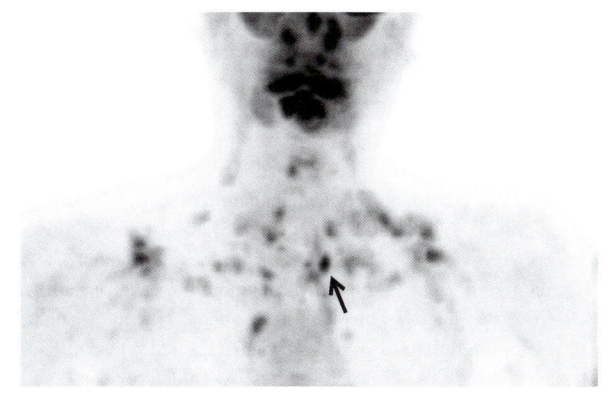

Fig. 14.5 Captação pela gordura marrom e metástases nodulares. A presença de captação extensa pela gordura marrom no pescoço, nas regiões supraclaviculares e no mediastino superior, observada em uma imagem em plano coronal, obtida mediante tomografia por emissão de pósitron (PET), limita seriamente a avaliação de um paciente com suspeita de câncer metastático da tireoide. Um único nódulo metastático encontrava-se localizado no mediastino superior (*seta*). Essa captação é ligeiramente mais intensa que a revelada pela gordura marrom, porém, por outro lado, mostra uma aparência similar. Foi necessária a realização de PET/tomografia computadorizada para identificar esse nódulo.

grafia negativa do corpo inteiro, obtida com radioiodo (**Figs. 14.3** a **14.5**).

1. *Elaboração da investigação.*[10] Nos pacientes portadores de elevados níveis de tireoglobulina, com cintilografia negativa do corpo inteiro com radioiodo, os seguintes parâmetros devem ser considerados para definir a utilidade do PET:
    a. *Candidato à cirurgia.* Se for decidido pela intervenção cirúrgica, o PET *scan* pode ser muito útil para localizar os sítios da doença. Se a possibilidade de cirurgia não for considerada, então a localização da doença é menos importante, e deve-se optar pela aplicação de radioiodoterapia com altas doses de iodo radioativo, sem mais investir na imagenologia.
    b. *Geração de imagem anatômica.* Já que as metástases geralmente se restringem ao pescoço e à região torácica, métodos de geração de imagens anatômicas, tais como a ultrassonografia e a TC de tórax, podem ser inicialmente considerados, antes de realizar estudos com o PET.
    c. *Exposição anterior ao radioiodo.* A indicação do PET deve ser enfatizada nos casos em que a exposição a elevadas doses cumulativas de radioiodo contraindica ou limita o prosseguimento com a radioiodoterapia.
2. *Histologia.* Além da utilidade do PET no carcinoma papilífero e folicular, ele é útil também:
    a. Nas células de Hürthle, subtipo do câncer folicular.[13]
    b. Nas células insulares, subtipo de câncer folicular.[14]
    c. No carcinoma medular da tireoide, com níveis de calcitonina em ascensão.[15]

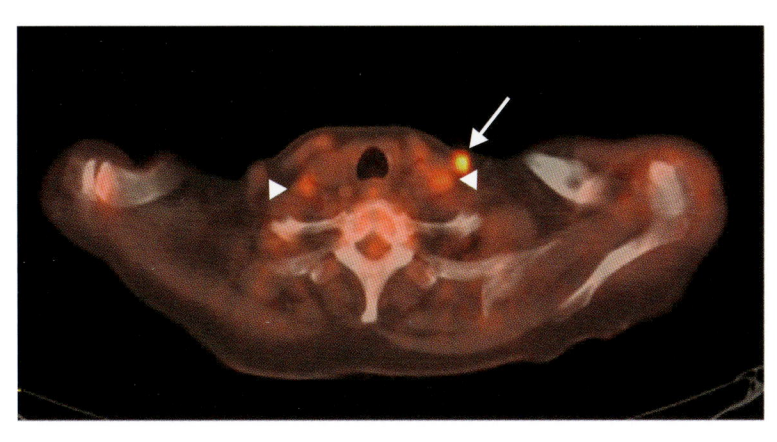

Fig. 14.4 Captação muscular e metástase nodular. Imagem em plano axial, obtida mediante tomografia por emissão de pósitron/tomografia computadorizada, revela elevada captação por nódulo localizado à esquerda do pescoço (*seta*), secundário a câncer da tireoide metastática. Notar a proximidade do nódulo à captação pelo músculo (*pontas de setas*).

3. *Prognóstico.* Um grande número de sítios de doenças, metabolicamente ativos e que apresentam elevados SUVs (> 10), é preditor negativo claro para definir sobrevida.[16]
4. Outras indicações importantes para o PET.
    a. Como complementação para a elaboração diagnóstica convencional em pacientes sabidamente portadores de sítios de neoplasia.
    b. Pacientes apresentando cintilografia com radioiodo negativa e níveis normais de marcadores séricos, porém com elevada suspeita clínica de recaída.
    c. Avaliação de resultado pós-tratamento.

Acurácia

1. *Carcinoma papilífero/folicular*
    a. *PET.* Sensibilidade de 75% e especificidade de 90%.[17]
    b. *PET/TC.* Sensibilidade de 75% e especificidade de 91%.[18]
    c. A acurácia diagnóstica do PET/TC é de 93% quando comparada com os 78% do PET isoladamente.
    d. O PET torna-se muito útil quando o nível de tireoglobulina é > 10 ng/mL, e a cintilografia com radioiodo é negativa.
    e. A sensibilidade é maior (85%) para pacientes com cintilografia negativa com radioiodo.[17]
2. *Carcinoma de células de Hürthle*: PET. Sensibilidade de 96% e especificidade de 95%.[13]
3. *Carcinoma medular da tireoide*: PET. Sensibilidade de 78% e especificidade de 79%.[15]
4. *Região anatômica*
    a. O PET é muito útil na detecção de linfonodos cervicais metastáticos.[19] No entanto, para o estadiamento inicial, a ultrassonografia e a TC com realce contrastado são comparáveis ao PET quanto à acurácia na detecção de linfonodos cervicais metastáticos.[20]
    b. No carcinoma medular da tireoide, o PET é muito importante para a detecção de metástases localizadas nas regiões cervical e supraclavicular, assim como no mediastino.
    c. *Metástases ósseas.* Sensibilidade de 85% e especificidade de 100%, no carcinoma diferenciado da tireoide.[21]

Comparação com Outras Modalidades

1. *Câncer papilífero/folicular.*[17] Ver **Tabela 14.1**.
    a. *Correlação entre as captações do FDG e do radioiodo.* Geralmente existe uma correlação inversa entre as captações do FDG e do radioiodo,

Tabela 14.1 Sensibilidade e Especificidade da Tomografia por Emissão de Pósitron (PET) Comparadas com Outros Radionuclídeos no Câncer Papilífero/Folicular

	Sensibilidade %	Especificidade %
PET	75	90
Iodo-131	50	99
Sestamibi/Tálio	53	92

nas metástases da tireoide (fenômeno do *flip-flop*). Metástases mal diferenciadas apresentam captação do FDG porém revelam nenhuma ou um mínimo de captação do radioiodo, sendo que o contrário é verdadeiro para as metástases bem diferenciadas. Cintilografias realizadas com receptores de somatostatina, marcados com o radiotraçador ^{99m}Tc depreotide, são também capazes de detectar a presença de lesão, no contexto de tireoglobulina detectável e cintilografia com radioiodo negativa. O fenômeno *flip-flop* pode aparecer também entre o FDG e o ^{99m}Tc depreotide; por exemplo, lesões pobremente diferenciadas podem revelar captação de FDG, porém um mínimo ou nenhuma captação do depreotide.[22]

b. Lesões FDG-positivas são resistentes ao tratamento com altas doses de iodo-131.[23] Após a aplicação de radioiodoterapia, os níveis de tireoglobulina em pacientes com estudos negativos de PET são muito mais propensos a se normalizarem do que em pacientes com estudos positivos de PET.[24]

c. A captação do FDG correlaciona-se com as concentrações de tálio e de sestamibi.[17,25] Todavia, prefere-se o FDG ao tálio ou à sestamibi, pela sua resolução superior e sensibilidade maior.

d. *Metástases ósseas.* Determinado estudo sugere que o exame com PET para a pesquisa de metástases ósseas é comparável com a cintilografia óssea, quanto à sensibilidade, porém é superior no que diz respeito à especificidade e à acurácia.[21] Por outro lado, um outro estudo[26] sugere que a cintilografia óssea pode identificar metástases ósseas que são negativas ao estudo com PET.

2. *Carcinoma medular da tireoide.*[15] Determinado estudo[14] sugere que não existe relação entre os níveis de calcitonina e a detecção de lesões (as lesões menos diferenciadas que apresentam a captação do FDG podem secretar menos calcitonina). Contrariamente, outro estudo[27] sugere que

o PET é muito útil, se o nível de calcitonina for > 1.000 ng/mL, e de aplicação limitada, se o nível de calcitonina for < 500 ng/mL (**Tabela 14.2**).

Destaques

1. *Nível de tireoglobulina*. Nos pacientes que apresentam cintilografia do corpo inteiro com radioiodo negativa e elevada tireoglobulina, o PET é mais útil a partir de níveis de tireoglobulina > 10 ng/mL.[28]
2. *Retirada do hormônio tireoidiano/hormônio TSH recombinante humano (TSHrh)*. Apesar da cintilografia com radioiodo ser muito útil quando é realizada em pacientes com elevados níveis de TSH (mediante a retirada do hormônio tireoidiano ou a administração de TSH recombinante), existem vários outros fatores que devem ser considerados no que diz respeito à obtenção de imagens através do FDG-PET:
   a. Apesar de os carcinomas da tireoide poderem elevar sua necessidade metabólica pós-estimulação com TSH, os tumores que captam o FDG geralmente são mal diferenciados e podem ser menos dependentes do TSH.
   b. No hipotireoidismo, quando estimulado por TSH, pode ocorrer diminuição da atividade metabólica da glândula, bem como queda da atividade metabólica das células tumorais.
3. *Retirada do hormônio tireoidiano*. Estudos controversos relatam tanto elevada quanto baixa sensibilidade, perante níveis elevados de TSH, após a retirada do hormônio tiroidiano.[17,29,30]
   - Os resultados discrepantes podem representar os efeitos conflitantes decorrentes do elevado metabolismo tumoral, acarretado pelo estímulo do TSH e da queda do metabolismo consequente ao hipotireoidismo.
4. *TSH recombinante*. A detecção de uma lesão é maior quando se aplica TSH recombinante, comparada com os resultados obtidos pela supressão do TSH.[31] O emprego do TSH recombinante outorga 2 vantagens sobre a retirada de hormônio tireoidiano: poupam-se os pacientes de um prolongado estado de hipotireoidismo, assim como se evitam os possíveis efeitos negativos do hipotireoidismo sobre a captação do FDG pelo tumor. No entanto, considerando o elevado custo econômico do TSH recombinante, não fica claro se seu emprego é custo-efetivo na maioria dos quadros clínicos.
5. *Tireoglobulina e TSH*. Nos pacientes com níveis de tireoglobulina > 100 ng/mL, provavelmente o estímulo com TSH não é necessário em razão da elevada sensibilidade do PET para essas subpopulações.

Armadilhas

1. *Metástases pulmonares*. O PET apresenta baixa sensibilidade para metástases pulmonares originadas do câncer da tireoide com diâmetro < 1 cm. Caso haja suspeita clínica de metástases pulmonares, deve-se realizar uma TC torácica.
2. *Músculo/gordura marrom*. A captação pelos músculos do pescoço ou pela gordura marrom pode ser confundida com doença cervical ou com presença de nódulos afetados no mediastino (**Figs. 14.4 e 14.5**). A correlação anatômica é necessária para evitar tais erros: isto é de suma importância quando se trata de câncer da tireoide, em que a prevalência de nódulos cervicais afetados é alta.
3. *Pregas vocais*. A atividade unilateral de pregas vocais pode induzir a resultados falso-positivos (como se observa na **Fig. 6.14**, p. 49).

Referências

1. Kresnik E, Gallowitsch HJ, Mikosch P *et al.* Fluorine-18-fluorodeoxyglucose positron emission tomography in the preoperative assessment of thyroid nodules in an endemic goiter area. Surgery 2003;133(3):294-299
2. Bloom AD, Adler LP, Shuck JM. Determination of malignancy of thyroid nodules with positron emission tomography. Surgery 1993;114(4):728-734
3. Bogsrud TV, Karantanis D, Nathan MA *et al.* The value of quantifying ^{18}F-FDG uptake in thyroid nodules found incidentally on whole-body PET-CT. Nucl Med Commun 2007;28(5):373-381
4. de Geus-Oei LF, Pieters GF, Bonenkamp JJ *et al.* ^{18}F-FDG PET reduces unnecessary hemithyroidectomies for thyroid nodules with inconclusive cytologic results. J Nucl Med 2006;47(5):770-775
5. Mitchell JC, Grant F, Evenson AR *et al.* Preoperative evaluation of thyroid nodules with 18FDG-PET/CT. Surgery 2005;138(6):1166-1174
6. Kim JM, Ryu JS, Kim TY *et al.* "F-fluorodeoxyglucose positron emission tomography does not predict malignancy in thyroid nodules cytologically diagnosed as follicular neoplasm. J Clin Endocrinol Metab 2007;92(5):1630-1634
7. Chen YK, Ding HJ, Chen KT *et al.* Prevalence and risk of cancer of focal thyroid incidentaloma identified by 18F-fluorodeoxyglucose positron emission tomography for cancer screening in healthy subjects. Anticancer Res 2005;25(2B):1421-1426
8. Kang KW, Kim SK, Kang HS *et al.* Prevalence and risk of cancer of focal thyroid incidentaloma identified by 18F-fluorodeoxyglucose positron emission tomography for metastasis evaluation and cancer screening in healthy subjects. J Clin Endocrinol Metab 2003;88(9):4100-4104

9. Choi JY, Lee KS, Kim HJ et al. Focal thyroid lesions incidentally identified by integrated "F-FDG PET/CT: clinical significance and improved characterization. J Nucl Med 2006;47(4):609-615

10. Haugen BR, Lin EC. Isotope imaging for metastatic thyroid cancer. Endocrinol Metab Clin North Am 2001;30(2):469-492

11. Larson SM, Robbins R. Positron emission tomography in thyroid cancer management. Semin Roentgenol 2002;37(2):169-174

12. Zhuang H, Kumar R, Mandel S, Alavi A. Investigation of thyroid, head, and neck cancers with PET. Radiol Clin North Am 2004;42(6):1101-1111 viii.

13. Pryma DA, Schoder H, Gonen M et al. Diagnostic accuracy and prognostic value of 18F-FDG PET in Hürthle cell thyroid cancer patients. J Nucl Med 2006;47(8):1260-1266

14. Diehl M, Graichen S, Menzel C et al. F-18 FDG PET in insular thyroid cancer. Clin Nucl Med 2003;28(9):728-731

15. Diehl M, Risse JH, Brandt-Mainz K et al. Fluorine-18 fluorodeoxyglucose positron emission tomography in medullary thyroid cancer: results of a multicentre study. Eur J Nucl Med 2001;28(11):1671-1676

16. Wang W, Larson SM, Fazzari M et al. Prognostic value of [18F]fluorodeoxyglucose positron emission tomographic scanning in patients with thyroid cancer. J Clin Endocrinol Metab 2000;85(3):1107-1113

17. Grunwald F, Kalicke T, Feine U et al. Fluorine-18 fluorodeoxyglucose positron emission tomography in thyroid cancer: results of a multicentre study. Eur J Nucl Med 1999;26(12):1547-1552

18. Palmedo H, Bucerius J, Joe A et al. Integrated PET/CT in differentiated thyroid cancer: diagnostic accuracy and impact on patient management. J Nucl Med 2006;47(4):616-624

19. Chung JK, So Y, Lee JS et al. Value of FDG PET in papillary thyroid carcinoma with negative 131I whole-body scan. J Nucl Med 1999;40(6):986-992

20. Jeong HS, Baek CH, Son VI et al. Integrated 18F-FDG PET/CT for the initial evaluation of cervical node level of patients with papillary thyroid carcinoma: cornparison with ultrasound and contrast-enhanced CT. Clin Endocrinol (Oxf) 2006;65(3):402-407

21. Ito S, Kato K, Ikeda M et al. Comparison of ^{18}F-FDG PET and bone scintigraphy in detection of bone metastases of thyroid cancer. J Nucl Med 2007;48(6):889-895

22. Rodrigues M, Li S, Gabriel M et al. 99 mTc-depreotide scintigraphy versus 18F-FDG-PET in the diagnosis of radioiodine-negative thyroid cancer. J Clin Endocrinol Metab 2006;91(10):3997-4000

23. Wang W, Larson SM, Tuttle RM et al. Resistance of [18F]-fluorodeoxyglucose-avid metastatic thyroid cancer lesions to treatment with high-dose radioactive iodine. Thyroid 2001;11(12):1169-1175

24. Salvatore B, Paone G, Klain M et al. Fluorodeoxyglucose PET/CT in patients with differentiated thyroid cancer and elevated thyroglobulin after total thyroidectomy and (131)1 ablation. QJ Nucl Med Mol Imaging 2008;52(1):2-8

25. Shiga T, Tsukamoto E, Nakada K et al. Comparison of (18)F-FDG, (131)1-Na, and (201)T1 in diagnosis of recurrent or metastatic thyroid carcinoma. J Nucl Med 2001;42(3):414-419

26. Phan HT, Jager PL, Plukker JT, Wolffenbuttel BH, Dierckx RA, Links TP. Detection of bone metastases in thyroid cancer patients: bone scintigraphy or 18F-FDG PET? Nucl Med Commun 2007;28(8):597-602

27. Ong SC, Schoder H, Patel SG et al. Diagnostic accuracy of 18F-FDG PET in restaging patients with medullary thyroid carcinoma and elevated calcitonin levels. J Nucl Med 2007;48(4):501-507

28. Schluter B, Bohuslavizki KH, Beyer W et al. Impact of FDG PET on patients with differentiated thyroid cancer who present with elevated thyroglobulin and negative 131I scan. J Nucl Med 2001;42(1):71-76

29. Grunwald F, Biersack HJ. FDG PET in thyroid cancer: thyroxine or not? J Nucl Med 2000;41(12):1996-1998

30. van Tol KM, Jager PL, Piers DA et al. Better yield of (18)fluorodeoxyglucose-positron emission tomography in patients with metastatic differentiated thyroid carcinoma during thyrotropin stimulation. Thyroid 2002;12(5):381-387

31. Chin BB, Patel P, Cohade C et al. Recombinant human thyrotropin stimulation of fluoro-D-glucose positron emission tomography uptake in well-differentiated thyroid carcinoma. J Clin Endocrinol Metab 2004;89(1):91-95

32. Stokkel MP, Duchateau CS, Dragoiescu C. The value of FDG-PET in the follow-up of differentiated thyroid cancer: a review of the literature. Q J Nucl Med Mol Imaging 2006;50(1):78-87

15

Neoplasias Torácicas

Eugene C. Lin e Abass Alavi

■ Nódulos Pulmonares Solitários

Indicação Clínica: A

A tomografia por emissão de pósitron (PET) é uma modalidade de exame consagrada para a investigação de nódulos pulmonares solitários. Favorece muito o parâmetro custo-benefício e 69%.[1]

1. Quando a probabilidade pré-teste para malignidade é muito baixa, na maioria das circunstâncias, basta a observação para analisá-los.
2. Quando a probabilidade pré-teste é elevada, deve-se recorrer à biópsia/ressecção. Na vigência de estudos negativos pelo PET, na presença de probabilidade pré-teste de 80%, a probabilidade para malignidade ainda é de 14%.

Acurácia

1. *PET.* Sensibilidade, 97%, especificidade, 78%.[2]
2. *PET/TC.* Sensibilidade, 97%, especificidade, 85%.[3]
   - A incorporação dos achados obtidos através da tomografia computadorizada (TC) aos parâmetros de interpretação das imagens de PET/TC (p. ex., a presença de um nódulo altamente suspeito, verificado no exame pela TC, será interpretada como positiva, mesmo na vigência de um estudo negativo pelo PET), a sensibilidade da TC e a especificidade do PET tornam-se sinérgicas. Esta abordagem outorga elevada sensibilidade em comparação com o estudo isolado pelo PET, sendo especialmente útil para nódulos < 1 cm.
3. Um estudo negativo pelo PET indica que o nódulo apresenta alta probabilidade para ser benigno, porém, mesmo assim, estudos de acompanhamento tornam-se necessários, uma vez que um pequeno número de nódulos pode ser maligno, embora revelem baixa captação do fluorodesoxiglicose (FDG).
   - Na presença de um estudo negativo de PET, é importante respeitar a probabilidade pré-teste para malignidade.
4. Um resultado positivo indica que muito provavelmente o nódulo é maligno.
   - Apesar de os estudos pelo PET poderem revelar resultados falso-positivos, o PET revela elevada especificidade quando comparado com as demais técnicas que competem com ele.
5. Um estudo negativo pelo PET, geralmente, é mais acurado que um resultado positivo, já que achados falso-negativos são menos frequentes que lesões malignas falso-positivas.

Comparação com Outras Técnicas

1. *TC dinâmica com **realce** pelo meio de **contraste**.* Sensibilidade, 98%, especificidade, 58%.[4]
   - Em 2 estudos que comparam o PET com a TC com realce pelo meio de contraste, o PET revela sensibilidade ligeiramente menor, e especificidade muito maior, em um dos estudos[5], e maior sensibilidade e especificidade comparável, no outro estudo.[6] De modo geral, o PET é mais acurado que a TC com realce pelo meio de contraste na avaliação de nódulos pulmonares. A TC deve ser utilizada principalmente no estudo de nódulos < 1 cm, na falta de disponibilidade do PET ou em pacientes com baixo risco.
2. *^{99m}Tc depreotide (análogo da somatostatina).* O PET revela maior sensibilidade que o ^{99m}Tc depreotide, com especificidade comparável.[7,8]

3. O PET pode ser útil após um exame dinâmico positivo obtido pela TC com contraste, se deseja evitar biópsia.
   - Em torno da metade das lesões falso-positivas, observadas nos estudos com TC contrastada, podem apresentar-se como sendo verdadeiro-negativas nos estudos pelo PET.[9]
4. O PET apresenta uma vantagem adicional sobre as outras técnicas, quando se realiza um estudo pelo PET para investigar um nódulo pulmonar solitário que se revela positivo para malignidade, pois nesses casos, o PET torna-se a modalidade mais acurada para o estadiamento.

Destaques

1. *Interpretação.*[10] Um nódulo é considerada positiva para natureza maligna, se:
   a. *Índice padronizado de captação (SUV).* SUV > 2,5.
   b. *Análise visual.* A intensidade é maior que a observada no mediastino (**Fig. 15.1**).
      - As análises visual e mediante o SUV são comparáveis quanto à acurácia.
   c. Limites menores (SUV > 2,0 e intensidade igual ou maior que a do mediastino) têm sido também empregados com sucesso.[3]
   d. *Nódulos pequenos.* É preciso cautela na análise de nódulos pequenos, uma vez que nódulos < 1 cm, os valores de SUV serão consideravelmente baixos em razão dos efeitos de volume parcial. Os limites de análise visual devem ser diminuídos também.
      - Se um nódulo < 1 cm revela alguma captação de FDG, deve ser considerado potencialmente maligno.[11]

2. *Que tamanho de nódulo pulmonar deve ser investigado?*
   a. Tem sido relatada a detecção de malignidade em nódulos tão pequenos quanto 5 mm.[12] Do ponto de vista prático, o PET tem sido mais bem empregado em nódulos de tamanho > 1 cm (a TC dinâmica com **realce** pelo meio de **contraste** é um método alternativo para nódulos < 1 cm).
      - Por outro lado, existem algumas poucas evidências alegando que o PET pode ser acurado para nódulos ≤ 1 cm.[13]
   b. Nódulos pequenos que se encontram nas porções superior e anterior dos pulmões oferecem condições melhores para a investigação pelo PET, quando comparadas com outras localizações, porque:
      - Existe menor mobilidade respiratória nos pulmões superiores.
      - A presença de significativo espalhamento, oriundo do fígado na porção inferior dos pulmões, mascara a presença de pequenas lesões.
      - Verifica-se a presença de atividade de fundo normal, nas porções posterior e inferior dos pulmões, sobretudo quando o estudo com o PET é adquirido durante a expiração, que pode diminuir o contraste entre a lesão e os tecidos adjacentes, limitando, portanto, a detectabilidade da mesma.
      - Artefatos causados pelo registro equivocado dos movimentos respiratórios (observados nos estudos com PET/TC, mas não nos obtidos pelo PET) podem diminuir artificialmente a captação pelos nódulos pulmonares que se encontram próximo ao diafragma.

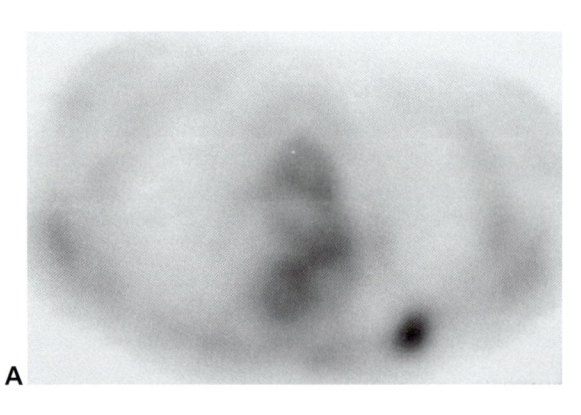

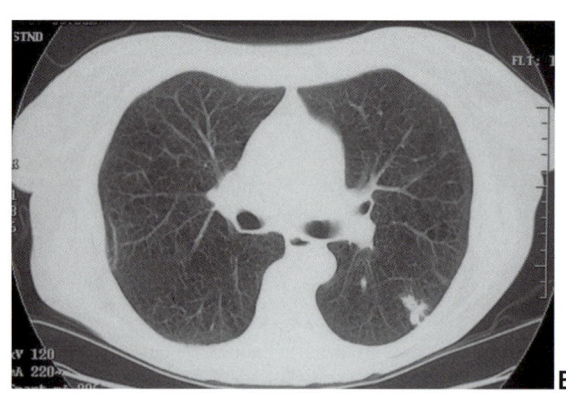

Fig. 15.1 Nódulo pulmonar periférico. **(A)** Tomografia por emissão de pósitron (PET), obtida em plano transversal, revela presença de captação focal, de localização periférica, no tórax esquerdo. O PET geralmente encontra dificuldade na localização de lesões periféricas, não sendo possível definir se esta lesão se localiza no pulmão ou na parede torácica. **(B)** Imagem no plano transversal, obtida por tomografia computadorizada, no mesmo nível, revela presença de um nódulo de aspecto irregular, que corresponde à captação de fluorodesoxiglicose (FDG). A intensidade da captação de FDG por este nódulo é compatível com lesão maligna.

c. Deve-se considerar o emprego do PET para nódulos < 1 cm, nos pacientes com risco intermediário, caso se investigue rigorosamente a presença de nódulos negativos.[14-16]

3. *Tempo de mapeamento.* O mapeamento deve iniciar-se ~ 50 minutos após a injeção do FDG, a fim de separar da melhor forma as lesões benignas das malignas.[17]

4. *Mapeamento em 2 tempos.* A acurácia melhora quando se obtêm imagens 1 e 3 horas depois (empregando como sinal de malignidade o limite de 10% de elevação no valor do SUV).[18] As lesões malignas revelam aumento da captação nas imagens tardias, ao passo que as lesões inflamatórias benignas se apresentam estáveis ou com menor atividade no 2º mapeamento.

    a. Esta técnica pode ser especialmente útil nas lesões inconclusivas que apresentam SUVs de ~2,5.

    b. Lesões benignas (particularmente os granulomas), às vezes, podem revelar captação em ascensão, porém esta situação é tipicamente menos observada que no caso de lesões malignas. Todavia, a intensidade de captação nas lesões malignas não deve diminuir.[19]

5. *Histologia.* Os carcinomas de células escamosas revelam maior intensidade de captação do FDG quando comparados com os adenocarcinomas ou carcinomas de grandes células.[20]

6. *Atelectasias arredondadas.* As atelectasias arredondadas, geralmente, não revelam a captação do FDG (**Fig. 15.2**). O PET pode ser empregado para diferenciar entre atelectasias arredondadas atípicas e tumores malignos.[21]

Armadilhas

1. *Resultados falso-positivos.* Processos granulomatosos/inflamatórios em atividade (tuberculose, infecção fúngica, nódulo reumatoide, sarcoide, lipoide, pneumonia, granulomatose por talco, pseudotumor inflamatório), tumores benignos (hemangioma esclerosante, leiomioma).[22]

2. *Resultados falso-negativos.* Carcinoma bronquioalveolar (especialmente em lesões que não apresentam componente invasivo) (**Fig. 15.3**), adenocarcinoma diferenciado, carcinoide, carcinoma mucoepidermoide,[22] pequenas lesões.

    a. A maioria dos nódulos malignos pulmonares falso-positivos, observados nas imagens obtidas pelo PET, é adenocarcinomas diferenciados.[23]

    b. A sensibilidade apresentada pelo PET para a forma multifocal do carcinoma bronquioalveolar é consideravelmente elevada quando comparada com a apresentada para a forma solitária.[24]

    c. A média da leitura do SUV, num tumor pulmonar carcinoide, é 3,0.[25]

    d. A taxa de resultados falso-negativos pode ser maior, caso o PET seja empregado para investigar nódulos detectados durante a triagem torácica pela TC, uma vez que esses nódulos, caso malignos, tendem a se apresentar menores e/ou de grau baixo.[26]

3. *Opacidades em vidro fosco.* O PET não deve ser utilizado para avaliar áreas de opacidade em vidro fosco, observadas na TC (sensibilidade, 10%, especificidade, 20%).[27]

    a. A obtenção de resultados falso-negativos é comum na presença de carcinoma bronquioalveolar.

    b. A obtenção de resultados falso-positivos é comum na presença de pneumonia.

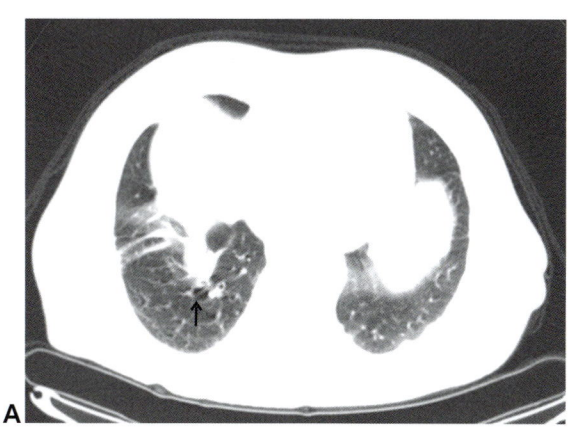

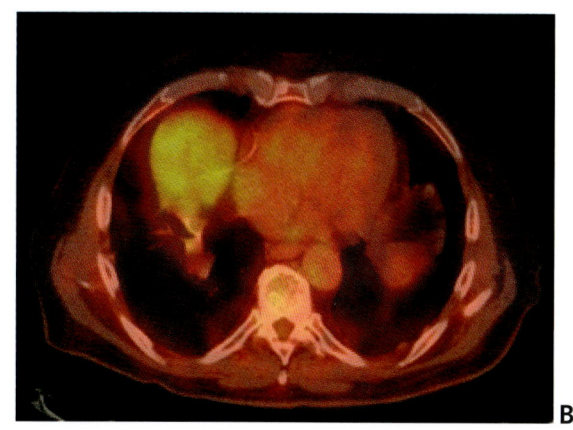

Fig. 15.2 Atelectasia arredondada. **(A)** Imagem no plano transversal, obtida por tomografia computadorizada (TC), revela a presença de atelectasia arredonda, na base do pulmão direito *(seta)*. **(B)** Imagem correspondente, obtida pela tomografia por emissão de pósitron/TC, não revela a captação na área da atelectasia arredondada.

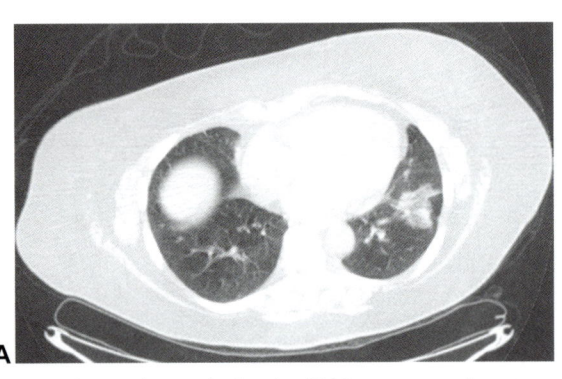

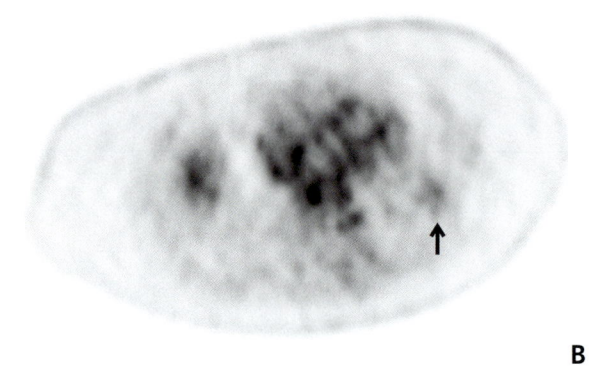

Fig. 15.3 Carcinoma bronquioalveolar. **(A)** Imagem no plano transversal, obtida por tomografia computadorizada, revela a presença de opacidade em vidro fosco, na parte inferior do lobo esquerdo, decorrente de carcinoma bronquioalveolar. **(B)** Tomografia por emissão de pósitron, obtida em plano transversal, revela a presença de discreta captação do fluorodesoxiglicose *(seta)* pela lesão.

4. *Ausência de correlação com a TC.* Um foco de captação de FDG, localizado no pulmão, não deve ser considerado como representante de um nódulo, se não existe uma imagem correspondente na TC, uma vez que esta última pode detectar quase qualquer nódulo que se encontra no pulmão. Esta afirmação pode não ser verdadeira se a TC realizada durante a respiração (como parte do exame com o PET/TC) é empregada para fins de correlação, uma vez que pequenos nódulos pulmonares podem não ser detectados. Na ausência de lesões correspondentes na TC, considere as seguintes possibilidades:

   a. *Registro equivocado pelo PET/TC* (ver Capítulo 7). Se o estudo for obtido através do PET/TC, a captação verificada no PET e o nódulo pulmonar podem sofrer registro equivocado e se apresentarem em regiões diferentes, uma com relação ao outro. Além disso, uma lesão que se encontra na cúpula hepática pode parecer que está na base do pulmão, pelo registro equivocado (ver **Fig. 8.10**).

   b. *Injeção de coágulo.* A injeção de coágulo radioativo (após aspiração sanguínea), que se encontra na seringa, pode levar ao aparecimento de focos quentes nos pulmões, sem imagem correlata na TC (ver **Fig. 6.22** p. 55). Fenômeno semelhante é observado em imagens de perfusão pulmonar durante cintilografias de ventilação-perfusão.

5. *Lesões que apresentam a captação do FDG e do SUV < 2,5.* Existem algumas evidências que levam lesões com SUV < 2,5 a serem obrigadas a continuar sua estratificação por meio de análise visual da captação. Num determinado estudo,[22] lesões, que revelavam visualização de captação fraca ou nenhuma, apresentavam probabilidade muito baixa para malignidade, enquanto lesões que eram visualmente evidentes apresentavam probabilidade de 60% para malignidade, mesmo que o SUV fosse < 2,5. Os autores desse estudo propuseram um corte *(cutoff)* de 1,6 do SUV. Um outro estudo sugere recorrer a um corte *(cutoff)* de 2,0 do SUV, para nódulos < 1 cm.[28] Na prática, recomendamos que sejam relatados os desencontros entre os achados observados pela análise visual e a leitura do SUV (p. ex., análise visual da captação maior que a verificada no mediastino, porém SUV < 2,5), como suspeitos de malignidade. Esta afirmação é especialmente verdadeira para pequenos nódulos, cujo SUV pode apresentar-se artificialmente baixo pelos efeitos de volume parcial. Caso um nódulo não se apresente de pequeno tamanho (> 2 cm) e observa-se a captação menos intensa que a verificada no mediastino, com SUV < 2,5, devemos descrevê-lo como provavelmente benigno. Pequenos nódulos (entre 1 e 2 cm), com a captação definitivamente menor que a observada no mediastino e com SUV < 2,5, são mais problemáticos. Caso esses nódulos apresentarem um SUV > 1,6, pelo menos vamos recomendar estudos de acompanhamento mais detalhados. Além disso, no caso desses nódulos, vamos atribuir maior peso às características reveladas pela TC. Nódulos < 1 cm não podem ser diagnosticados pelo PET como sendo benignos, mesmo que não se verifique a captação do FDG.[29]

6. *Nódulos na base dos pulmões.* Na investigação de nódulos que se encontram próximos aos hemidiafragmas, a aplicação do PET/TC deve ser com cautela. Os SUVs desses nódulos podem artificialmente ser menores, pelo artefato de registro fotopênico equivocado, acarretado pelos movimentos respiratórios.

■ Metástase Pulmonar *versus* Nódulo Benigno

Indicação Clínica: C

O PET pode ser utilizado para investigar uma lesão pulmonar indefinida num paciente sabidamente portador de um tumor primário. Existem dados muito raros versando sobre esta aplicação do PET. Notar que, neste quadro, uma metástase não pode ser distinguida de uma outra causa de captação, incluindo o carcinoma broncogênico.

Acurácia

Recorrendo a um corte *(cutoff)* de 2,5 do SUV ou aplicando um quociente lesão: ruído de fundo de 3,0, o PET pode diferenciar entre metástase pulmonar e nódulo benigno, com uma acurácia de 91%.[30]

■ Estadiamento de Câncer Pulmonar de Células não Pequenas

Indicação Clínica: A

1. O PET é uma técnica-padrão para estadiar o câncer de pulmão de células não pequenas (*non small cell lung cancer*: NSCLC).
2. O acréscimo do estudo com o PET, à investigação convencional, impedirá cirurgias desnecessárias entre 1 em cada 5 pacientes[31] e levar à alteração do estadiamento definido pelas técnicas convencionais em metade dos pacientes.[32]
3. O PET é útil tanto no estadiamento de lesões do mediastino como das que se encontram a distância.
4. *Estadiamento mediastinal*[16]
   a. O PET é muito útil no estadiamento de pacientes que, nas imagens obtidas pela TC, apresentam nódulos sem aumento, localizados no mediastino e sem evidência clínica da presença de metástases sistêmicas.
   b. Nos pacientes portadores de nódulos mediastinais aumentados de tamanho, o PET geralmente é de pouca utilidade, uma vez que um estudo de PET negativo não pode descartar a realização de medianoscopia pela possibilidade de resultados falso-negativos.
   c. O PET possui papel limitado nos tumores em estágio clínico I (periférico), já que a incidência de metástase pulmonar é baixa.
5. *Estadiamento a distância*[16]
   a. O PET é mais útil em pacientes que apresentam avaliação clínica positiva, sugerindo presença de metástases sistêmicas (estágio clínico IV) ou que apresentam evidências radiológicas de aumento do tamanho dos linfonodos mediastinais (estágio clínico III).
   • Nestes casos, o PET deverá ser realizado em associação ao exame do crânio pela TC ou pela RM.
   b. O PET pode ser útil também na detecção de metástases a distância em pacientes portadores de tumores no estágio clínico II (sobretudo tumores de localização central ou adenocarcinomas).
   c. O PET possui papel limitado para tumores no estágio clínico I (periféricos), uma vez que a suspeita de incidência de metástases a distância é baixa.

Acurácia e Comparação com Outras Técnicas

1. *Estadiamento mediastinal*[33]
   a. PET
   • O PET é superior à TC para lesões no estágio N0, N2 e N3, porém não para lesões no estágio N1.
   • No estudo de nódulos que se encontram no mediastino superior, o PET revela menor frequência de resultados falso-positivos.
   • O PET revela menor frequência de achados falso-negativos nos adenocarcinomas e de achados falso-positivos no carcinoma de células escamosas.
   b. *PET vs. TC*[34]. **Tabela 15.1**.
   c. *PET/TC*. O PET/TC apresenta acurácia superior, comparado com a TC ou o PET separadamente, assim como é superior à técnica de correlação visual entre a TC e o PET para o estadiamento de tumores e nódulos.[35]
   • *Estágio do tumor*. O PET/TC é superior ao PET no estadiamento T (tumor). No que toca à participação da TC, ela permite a definição do tamanho do tumor e sua extensão aos tecidos moles adjacentes. O PET/TC é ideal para investigar as invasões da parede torácica e do mediastino (**Fig. 15.4**). As vantagens do PET/TC quando comparadas com as oferecidas pelo PET, provavelmente são mais significativas para o estadiamento T do que para o estadiamento nodular.[36]

Tabela 15.1 Sensibilidade e Especificidade da Tomografia por Emissão de Pósitron (PET) *versus* Tomografia Computadorizada (TC) no Estadiamento Mediastinal do Câncer de Pulmão de Células não Pequenas

	Sensibilidade %	Especificidade %
PET	83	87
TC	68	76

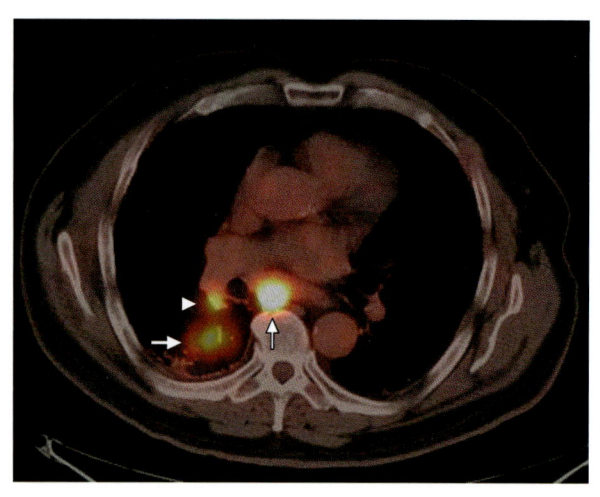

Fig. 15.4 Metástases mediastinal e hilar. Tomografia por emissão de pósitron/tomografia computadorizada, obtida em plano transversal, revela a presença de um carcinoma localizado no lobo direito inferior, *(seta)* acompanhado por metástases nodulares que se localizam na região hilar, à direita *(ponta de seta)* e na região subcarinal *(seta clara)*.

- *Estadiamento nodular.* O PET/TC eleva a confiança no diagnóstico de lesões nodulares e diminui consideravelmente na obtenção de resultados inconclusivos.
- O PET/TC apresenta maior sensibilidade com relação ao PET isoladamente, na avaliação de nódulos de localização hilar esquerda, subaórticos, e paratraqueal direita, e apresenta maior acurácia para nódulos localizados nas regiões subcarinal e interlobares.[37]

2. *Estadiamento a distância*[16]
    a. *PET.* O PET detectará a presença de metástases a distância, insuspeitas, em ~10% dos pacientes.[32]
    b. *PET/TC.* No caso das metástases a distância, o PET/TC é útil principalmente em definir a localização exata das anomalias observadas no estudo com o FDG.[35]

3. *Metástases de medula óssea*
    a. *PET.* Sensibilidade, 92%, especificidade, 99%[38]
    b. O PET, quando comparado com a cintilografia óssea, apresenta sensibilidade igual ou maior e especificidade maior, no diagnóstico de metástases da medula óssea, originadas do carcinoma pulmonar (**Fig. 15.5**).
    c. O PET é mais útil na detecção de metástases da medula óssea, originadas do carcinoma pulmonar, do que na detecção de outras neoplasias primárias, porque nesta doença maligna, as lesões ósseas frequentemente se apresentam na forma lítica.

4. *Metástases suprarrenais* (**Fig. 15.6**). Sensibilidade, 100%, especificidade, 80%.[18]

5. *Metástases cerebrais*
    a. *PET.* Sensibilidade, 60%.[38]
    b. Não pode substituir a TC ou a RM.

6. *Lesões malignas* versus *lesões benignas da pleura.* O PET pode ser aplicado para diferenciar entre lesões maligna e benigna da pleura. Ele pode avaliar tanto as presenças de derrame pleural (**Fig. 15.7**), como de espessamento pleural.
    a. *PET.* Sensibilidade, 97%, especificidade, 89%.[39]
    b. *Intensidade da captação.* A verificação de captação intensa é altamente preditiva para malignidade; no entanto, a verificação de captação moderada deve ser interpretada com cautela, pois pode ser também decorrente da presença de infecção ou de outros distúrbios inflamatórios.
        - Um corte *(cutoff)* de 2,2 do valor do SUV propicia a acurácia de 82% para a diferenciação entre os processos pleurais malignos e benignos.[40]

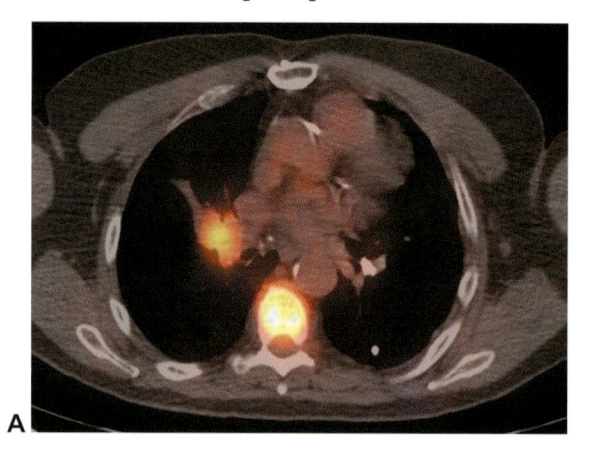

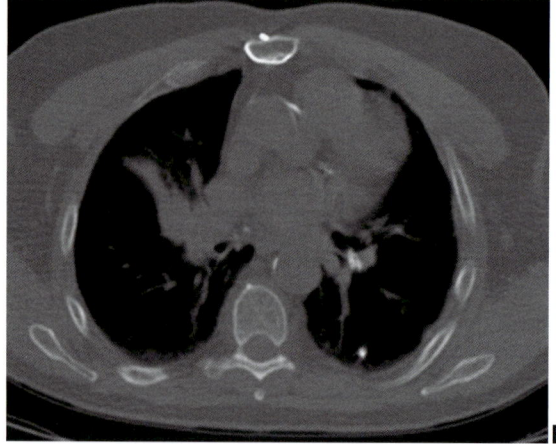

Fig. 15.5 Metástases ósseas. **(A)** Tomografia por emissão de pósitron/tomografia computadorizada (PET/TC), obtida em plano transversal, revela a presença de câncer no pulmão direito, que metastatiza para um corpo vertebral. **(B)** A metástase não é visível na TC.

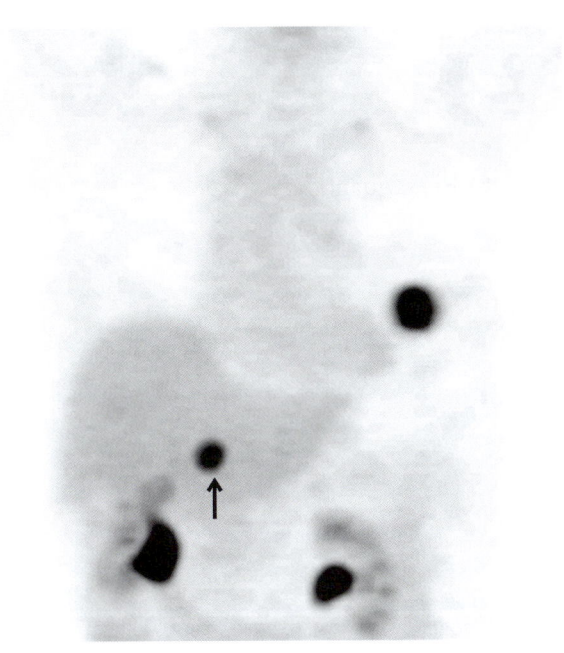

Fig. 15.6 Metástases suprarrenais. Imagem obtida em plano coronal, por meio de tomografia por emissão de pósitron, revela a presença de câncer no pulmão esquerdo que metastatiza para a glândula suprarrenal direita *(seta)*.

- Metástases pleurais, originadas de tumores primários do tórax, tendem a apresentar maior captação que as metástases originadas de tumores primários extratorácicas.
c. É necessária a correlação com métodos de imagem anatômicos, para descobrir a presença de resultados falso-positivos decorrentes da presença de captação periférica, porém não pleural (p. ex., arco costal) (ver **Fig. 6.41**, p. 64).

Destaques
1. *Os estudos positivos do mediastino, obtidos através do PET, exigem mediastinoscopia?* Os resultados positivos obtidos pelo PET devem ser confirmados através de mediastinoscopia ou da amostragem do linfonodo, antes de excluir a opção de cirurgia. A taxa de resultados falso-positivos nos estudos do mediastino pelo PET fica entre 13 e 22%.[16] Todavia, o PET é útil na adoção de métodos mais invasivos na amostragem de nódulos do mediastino.
2. A confirmação pode não ser evitada, caso a probabilidade pré-teste para metástases seja muito alta (> 85 a 90%); por exemplo, caso se verifique na TC a presença de infiltração difusa do mediastino.
3. *Os estudos negativos do mediastino, obtidos através do PET, evitam a necessidade de mediastinoscopia?* A mediastinoscopia pode potencialmente ser evitada, antes da toracotomia, caso o estudo pelo PET for negativo. A taxa de resultados falso-negativos dos estudos do mediastino pelo PET é de 5 a 8%, comparada com a média da taxa de resultados falso-negativos de 9%, propiciados pela mediastinoscopia.[16] No entanto, a mediastinoscopia pode detectar lesões microscópicas, que passarão despercebidas pelo PET. É importante levar em consideração os seguintes fatores:
a. *Probabilidade pré-teste*. Geralmente, indica-se a mediastinoscopia, caso a probabilidade pré-teste para envolvimento nodular do mediastino seja alta (p. ex., tumor central, adenocarcinoma, envolvimento do hilo). O valor preditivo negativo do PET é bem menor na presença de nódulos N1, PET-positivos e/ou na presença de tumores primários de localização central.[41] Os pacientes que se encontram no estágio clínico 1 (N0), após investigação pelo PET/TC e TC, podem ter dispensado a mediastinoscopia. Todavia, esta afirmação não é confirmada por um determinado estudo em que a sensibilidade do PET/TC para metástases nodulares do mediastino, no estágio T1 NSCLC, era apenas de 42%.[42] Os seguintes casos podem beneficiar-se da mediastinoscopia:[43,44]
- Pacientes cujo estadiamento clínico pelo PET/ TC é N1.
- Adenocarcinoma.
- Tumores que se encontram nos lobos superiores (especialmente no lobo superior direito) ou tumores de localização central.
- Tumores revelando SUV ≥ 10.
- Linfonodos > 15 mm, observados no eixo curto da TC.
b. *Aumento do tamanho de linfonodo*. Se linfonodos de tamanho aumentado, observados nas imagens obtidas pela TC e pelo PET, parecem ser

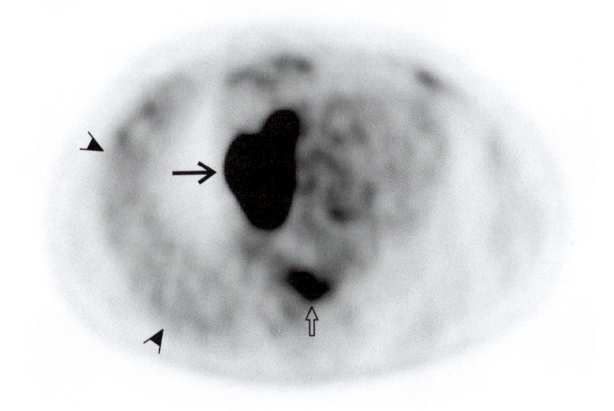

Fig. 15.7 Derrame maligno. Imagem obtida em plano transversal, por tomografia por emissão de pósitron, revela a presença de captação por derrame maligno, à direita *(pontas de setas)*, em um paciente portador de volumoso carcinoma pulmonar, de localização central no pulmão direito *(seta)*. Observa-se também a presença de metástase óssea *(seta clara)*.

negativos, deve-se considerar a possibilidade de aplicar mediastinoscopia. Este conceito se aplica mais para nódulos moderadamente aumentados. Todavia, na presença de aumento considerável do linfonodo, é menos provável que o PET revele resultados falso-negativos. Cargas tumorais bastante elevadas para causar considerável aumento nodular, comumente, mostram intensa captação do FDG. A sensibilidade do PET/TC é maior para nódulos > 1 cm, porém a especificidade e a acurácia são menores.[45]

c. *Captação pelo tumor primário.* Não está clara a relação entre a captação apresentada pelo tumor primário e a observada no mediastino. A presença de baixa captação pelo tumor primário pode ser associada a sítios metastáticos hipometabólicos. No entanto, em alguns casos, a verificação de baixa captação pelo tumor primário pode ser preditivo de uma menor possibilidade para metástases linfonodulares.[46]

4. *Padrão da captação.* O conhecimento do modelo-padrão da disseminação linfática de lesões pulmonares, conforme a localização, ajuda a evitar resultados falso-positivos. Por exemplo lesões malignas localizadas no lobo superior esquerdo, geralmente, metastatizam primeiro para os nódulos da janela aortopulmonar. Quando múltiplos nódulos estão envolvidos, o 1º nível de drenagem nodular, geralmente, é mais intensa (ver **Fig. 10.11**, p. 110). Este conceito pode ajudar na distinção entre lesões metastáticas e causas benignas de adenopatia, como a sarcoidose, onde geralmente os nódulos se apresentam com intensidade semelhante (ver **Fig. 10.12**, p. 111).

5. Pacientes portadores de outras patologias pulmonares (p. ex., pneumonite intersticial, tuberculose) revelam maior probabilidade para apresentar resultados falso-positivos, mesmo se estiverem inativas.

6. *SUVs e análise visual de nódulos mediastinais*
    a. *Corte (cutoff) do SUV.* Cortes do SUV, na ordem de 2,5 a 5,3, têm sido empregados para distinguir entre adenopatias benignas e malignas.[47,48] Determinado estudo[49] sugere empregar um SUV de 2,5, já que, nos casos PET-negativos, o elevado valor preditivo negativo resultante de 96% pode permitir a omissão de mediastinoscopia. Porém, nesse estudo, a maior acurácia diagnóstica, obteve-se com um SUV de 4,5. Como a captação por lesões granulomatosas é comum nos nódulos mediastinais, elevados cortes da leitura de SUVs minimizarão os resultados falso-positivos e conseguirão a mais elevada acurácia. Por outro lado, pode-se arguir que cortes menores de SUV, apesar de serem menos acurados, são preferidos uma vez que o objetivo da obtenção de imagens pelo PET é conseguir menores índices de resultados falso-negativos que evitarão a aplicação de mediastinoscopia nos casos PET-negativos.
    b. Não está claro se o emprego de SUVs é superior à interpretação visual (considerando como positivas as captações mais intensas que as observadas no mediastino); num determinado estudo, não se verificou a diferença,[47] enquanto, em um outro, a aplicação dos critérios visuais levou ao superdiagnóstico.[50]

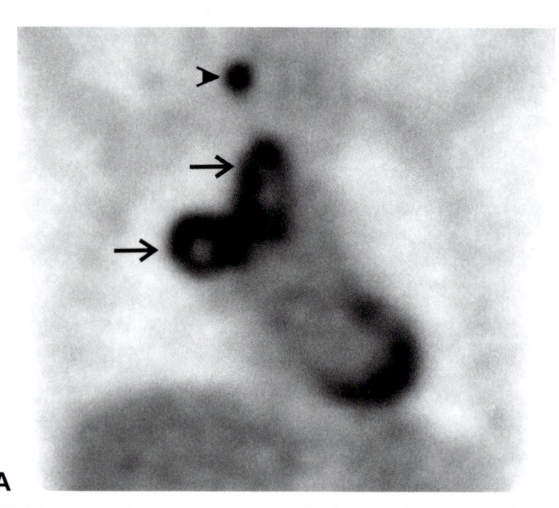

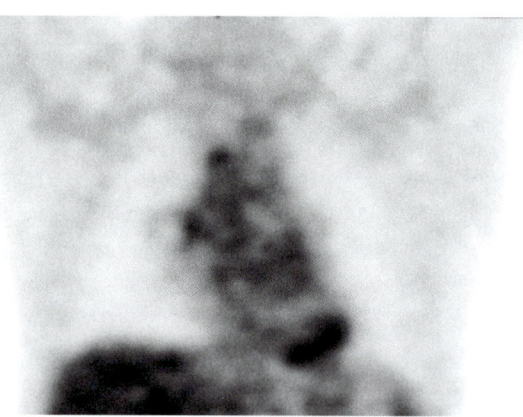

Fig. 15.8 Acompanhamento pós-terapêutico de câncer de pulmão. **(A)** Imagem obtida em plano coronal, por tomografia por emissão de pósitron, revela a presença de captação por nódulos necróticos localizados à direita do hilo e, no mediastino *(setas)*, assim como a presença de um nódulo supraclavicular direito *(ponta de seta)*. **(B)** Imagem em plano coronal, obtida mediante o PET, na fase pós-terapêutica, mostra que a atividade supraclavicular está resolvida e que as atividades observadas nas regiões hilar e mediastinal têm diminuído.

Armadilhas

1. Na população portadora de câncer de pulmão, frequentemente, observa-se a presença de discreta captação nodular, na região hilar bilateral, de etiologia inflamatória, assim como em pacientes sem nenhuma doença de base conhecida.
2. Nódulos localizados no mediastino e na região hilar, falso-positivos, revelam achados histológicos compatíveis com a hiperplasia folicular, deposição de pigmentos antracóticos e infiltrado macrofágico.[51] A presença de captação de FDG por um nódulo mediastínico ou hilar pode ser suspeita de representar um resultado falso-positivo, se:
   a. Os nódulos estão calcificados.
   b. Os nódulos, verificados numa imagem de TC sem contraste, apresentam maior atenuação que a observada nos vasos que os cercam.
3. Em pacientes portadores de artrite reumatoide, diabetes, tuberculose e pneumonia, observa-se mais frequentemente estadiamento nodular não acurado.[52]
4. A maior taxa de resultados não acurados se verifica na estação nodal 4 (para traqueal inferior), seguidos da estação nodal 7 (mediastinal inferior) e da estação nodal 9 (ligamento pulmonar).[52]
5. A hiperplasia suprarrenal pode revelar captação aumentada. Nos pacientes portadores de carcinoide ou tumores de pequenas células, a hiperplasia suprarrenal pode mimetizar presença de metástases suprarrenais bilaterais (ver **Fig. 6.34**, p. 61).
6. A instalação anterior de pleurodese por talco pode levar ao aumento de captação pela pleura, provavelmente decorrente da presença de inflamação.
7. A presença de disseminação pleural, sem derrame causado por adenocarcinomas pulmonares, frequentemente se apresenta configurando pequenos nódulos pleurais e espessamento irregular da pleura. Esta imagem é aquém da capacidade resolutiva do PET, sendo que nos pacientes que apresentam adenocarcinoma pulmonar periférico, esses achados observados na parte de estudo pela TC, num exame com PET/TC, devem ser relatados como suspeitos de disseminação pleural, mesmo na ausência de captação do FDG.[53]
8. Os resultados falso-positivos podem levar ao estadiamento M1 incorreto; a presença de lesão metastática, identificada pelo PET, exige confirmação adicional, sobretudo se localizada em um único sítio.[54]

■ Prognóstico e Resposta Terapêutica no Câncer de Pulmão de Células não Pequenas[55,56]

Indicação Clínica: B

O PET apresenta várias aplicações potenciais na avaliação da resposta terapêutica e na definição prognóstica do câncer de pulmão de células não pequenas (NSCLC): prognóstico de tumores recentemente diagnosticados, reestadiamento após terapia neoadjuvante, avaliação precoce da resposta terapêutica e reestadiamento após a conclusão da terapia.[57] No caso de reestadiamento, o PET revela ser útil principalmente nas lesões nos estágios III e IV, este acompanhado de metástase solitária. Nesses casos, o ideal é realizar o estudo com PET 2 a 3 meses após o término da terapia. O PET pode não ser útil no reestadiamento de lesões no estágio I ou II.[58]

1. *Prognóstico.* O PET pode ser uma ferramenta útil na identificação de pacientes com elevado risco para recidiva; o que pode auxiliar na conduta terapêutica do NSCLC (câncer de pulmão de células não pequenas) que se encontra nos estágios I e II ressecados.[59] A maioria das evidências sugere que a intensidade de captação pelo tumor e o estágio determinado pelo PET[60,61] são preditores independentes da sobrevida do paciente, embora em um dos estudos, a captação do FDG pelo tumor não propicie informação prognóstica adicional.[62] Ao contrário do que ocorre com o tumor primário, a capacidade prognóstica do valor do SUV de nódulo regional é menos certa.[63] O PET propicia também informações quanto ao prognóstico de tumores que tendem a apresentar menor captação do FDG, tais como o carcinoma bronquioalveolar e os adenocarcinomas que se encontram no estádio I. Nesses tumores, mesmo a captação do FDG relativamente de baixa intensidade, (SUV ≥ 2,5 para o carcinoma bronquioalveolar e 3,3 para o adenocarcinoma no estádio I), associa-se a um prognóstico reservado.[64,65] No câncer de pulmão que recidiva, o SUV do tumor recidivante também é um fator independente de prognóstico para a sobrevida.[66] O PET pode apresentar também valor prognóstico após a aplicação de terapia neoadjuvante no NSCLC que se encontra no estágio III.[67]
2. *Predição precoce.* Informações preliminares indicam que as modificações na captação do FDG, precocemente observadas, durante a aplicação de radioterapia e/ou quimioterapia, podem predizer

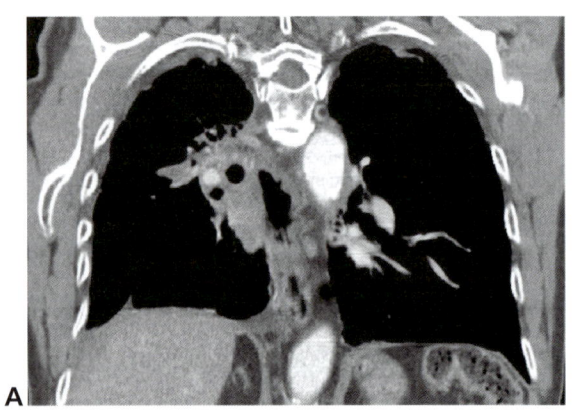

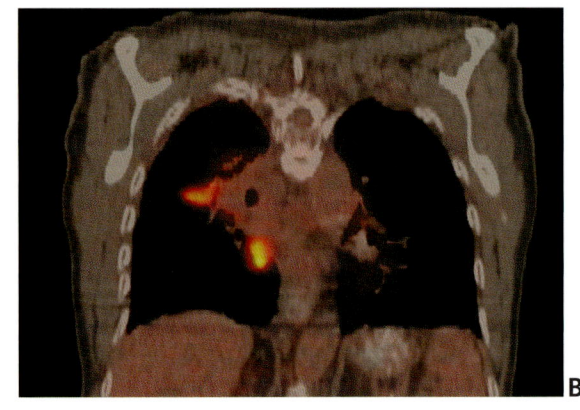

Fig. 15.9 Recidiva de câncer de pulmão. **(A)** Tomografia computadorizada (TC), obtida em plano coronal, com realce mediante contraste, em um paciente portador de câncer de pulmão (fase pós-radioterapia), revela a presença de extenso tecido mole ocupando a região hilar direita. Nesse caso, não é possível distinguir entre tumor e fibrose. **(B)** Imagem obtida no mesmo nível, em plano coronal, mediante tomografia por emissão de pósitron/TC, revela a presença de 2 pequenos focos tumorais no tecido mole que se encontra na região hilar.

a resposta a estas intervenções. Num determinado estudo,[68] os exames pelo PET, realizados 1 e 3 semanas após o início da quimioterapia, foram capazes de predizer a sobrevida do paciente.

3. *Predição tardia.* O PET revela um papel potencial, no reestadiamento ou na predição de resposta, após a aplicação de terapia de indução, nas lesões que revelam evolução local (**Fig. 15.8**). Nos pacientes que se submetem à terapia neoadjuvante, antes da cirurgia de ressecção planejada, é muito importante a verificação do clareamento tumoral dos linfonodos mediastinais. A sobrevida é maior nos pacientes que apresentam clareamento mediastinal e ressecção total da lesão, sendo que frequentemente evita-se a ressecção cirúrgica, quando, após a terapia de indução, verifica-se a presença de tumor residual nos nódulos mediastinais. Os parâmetros que podem ser investigados incluem viabilidade do tumor residual, persistência da lesão no mediastino e presença de lesões a distância. Todavia as informações disponíveis sobre o reestadiamento pelo PET (sobretudo no caso de lesões no estágio IIIA-N2), após a aplicação de terapia neoadjuvante, são controversas. Apesar de PET ou de o PET/TC poderem ser mais acurados na avaliação da resposta do que a TC[69] ou a repetição da mediastinoscopia,[70] a acurácia publicada varia entre 50 e 95%.[15-17] Geralmente o PET revela menor acurácia na investigação do mediastino após a aplicação da terapia de indução que na investigação de pacientes sem tratamento. Nesta aplicação, o PET/TC revela a sensibilidade maior que a apresentada pelo PET, sem comprometer a especificidade.[72]

Na maioria dos casos, a confirmação histológica ainda é necessária, porém o PET pode ser útil para guiar a mediastinoscopia ou os procedimentos endoscópicos, ou na detecção de lesões metastáticas extratorácicas.

a. *Tumor primário* O PET revela sensibilidade, porém não especificidade, na detecção de lesão residual no tumor primário.[73]
b. *Nódulos mediastinais.* O PET é específico, porém revela limitada sensibilidade, no reestadiamento de nódulos mediastinais.[73]
c. *Nódulos hilares.* Após a aplicação de quimioterapia neoadjuvante, o PET mostra-se mais acurado que a TC na detecção de tumor residual, exceto no caso dos nódulos N1, onde o PET e a TC são comparáveis.

4. *Planejamento da radioterapia.* O PET mostra-se útil na definição do campo da radioterapia, especialmente nos casos em que nas imagens obtidas pela TC, observa-se a presença de atelectasia por obstrução.

Destaques e Armadilhas

1. O PET passa a ser especialmente útil, quando a presença de cicatrizes pós-tratamento e de espessamento pleural limita o papel da TC na avaliação da lesão.
2. A pneumonite por irradiação revela um contorno linear característico e intensa captação difusa (ver **Fig. 6.23**, p. 55). Nos exames com o PET, pode ser verificada a presença de captação, antes de observar os achados radiológicos. A recidiva tumoral revela a captação mais focal e geralmente pode ser diferenciada da pneumonite por irradia-

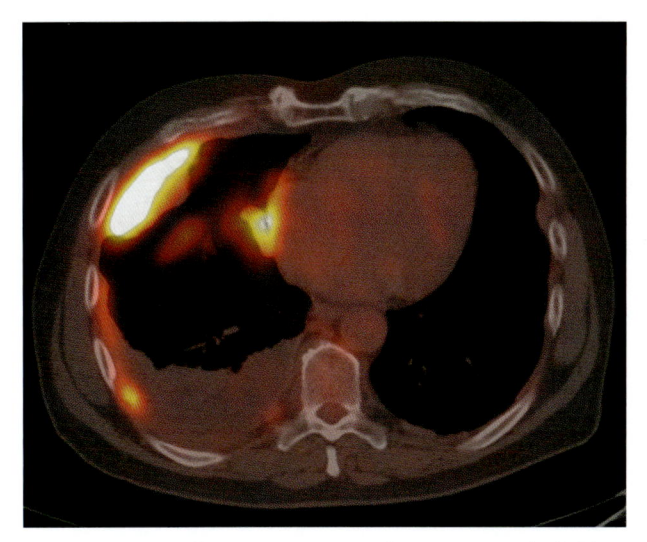

Fig. 15.10 Mesotelioma. Imagem em plano transversal, obtida mediante tomografia por emissão de pósitron/tomografia computadorizada, revela a captação pelas pleuras medial e lateral, em um paciente portador de mesotelioma.

ção. Todavia, ocasionalmente, na fase precoce, a pneumonite por irradiação pode revelar captação heterogênea, por isso, se possível, a obtenção de imagens pelo PET deve ser adiada por 3 a 6 meses, após a aplicação da radioterapia.[74]

Recidiva do Câncer de Pulmão de Células não Pequenas[55,75]

Indicação Clínica: B

O PET é útil na investigação de recidiva local após a aplicação de tratamento.

1. Nas imagens obtidas pela TC, é comum a presença de anomalias residuais do tórax, decorrentes do tratamento. O PET pode distinguir entre recidiva local e alterações pós-tratamento (**Fig. 15.9**), com uma sensibilidade de 97 a 100% e especificidade de 62 a 100%. A especificidade é menor em razão dos resultados falso-positivos decorrentes de reações inflamatórias pós-terapia.
2. O PET se mostra mais acurado que a TC, na detecção de recidiva local de lesões.
3. O PET/TC revela sensibilidade comparável com a apresentada pelo PET, para recidiva, mas mostra especificidade substancialmente elevada.[76]
4. A leitura do SUV do tumor que recidiva é um fator independente para definir a sobrevida.[66]

Câncer Pulmonar de Pequenas Células

Indicação Clínica: C

Informações limitadas revelam que o PET e o PET/TC são mais acurados que as técnicas convencionais de imagem no estadiamento e no acompanhamento do câncer de pulmão de pequenas células, mostrando acurácia superior para linfonodos mediastinal, hilar e extratorácico, assim como para metástases a distância e metástases da medula óssea. O PET ou o PET/TC, quando comparados com os métodos convencionais de imagem, podem levar à alteração do estágio em 10 a 17% dos pacientes.[77-79]

Mesotelioma

Indicação Clínica: C

1. O PET pode revelar sensibilidade limitada na definição da extensão de tumor local (**Fig. 15.10**) (particularmente é difícil detectar a presença de discreta extensão subdiafragmática), assim como das metástases nodulares do mediastino. O principal valor do PET reside na sua capacidade em identificar metástases extratorácicas, evitando toracotomia.[80]
2. A verificação de intensa captação no tumor primário associa-se à presença de lesão N2 e sobrevida curta.
3. A leitura de SUV > 10 associa-se à sobrevida curta.[81]
4. O tumor fibroso localizado na pleura (mesotelioma benigno) apresenta tipicamente uma captação baixa (SUV < 2,5).[82]
5. A maioria dos processos pleurais benignos apresenta SUV < 2,2.[37]

Referências

1. Gambhir SS, Shepherd JE, Shah BD *et al.* Analytical decision model for the cost-effective management of solitary pulmonary nodules. J Clin Oncol 1998;16(6):2113-2125
2. Gould MK, Maclean CC, Kuschner WG *et al.* Accuracy of positron emission tomography for diagnosis of pulmonary nodules and mass lesions: a meta-analysis. JAMA 2001;285(7):914-924
3. Kim SK, Allen-Auerbach M, Goldin J *et al.* Accuracy of PET/CT in characterization of solitary pulmonary lesions. J Nucl Med 2007;48(2):214-220
4. Swensen SJ, Viggiano RW, Midthun DE *et al.* Lung nodule enhancement at CT: multicenter study. Radiology 2000;214(1):73-80
5. Christensen JA, Nathan MA, Mullan BP *et al.* Characterization of the solitary pulmonary nodule: ^{18}F-FDG

PET versus nodule-enhancement CT. AJR Am J Roentgenol 2006;187(5):1361-1367

6. Yi CA, Lee KS, Kim BT et al. Tissue characterization of solitary pulmonary nodule: comparative study between helical dynamic CT and integrated PET/CT. J Nucl Med 2006;47(3):443-450

7. Blum J, Handmaker H, Lister-James J, Rinne N. A multicenter trial with a somatostatin analog (99 m)Tc depreotide in the evaluation of solitary pulmonary nodules. Chest 2000;117(5):1232-1238

8. Ferran N, Ricart Y, Lopez M et al. Characterization of radiologically indeterminate lung lesions: 99 mTcdepreotide SPECT versus ^{18}F-FDG PET. Nucl Med Commun 2006;27(6):507-514

9. Rohren EM, Lowe VJ. Update in PET imaging of nonsmall cell lung cancer. Semin Nucl Med 2004;34(2):134-153

10. Lowe VJ, Fletcher JW, Gobar L et al. Prospective investigation of positron emission tomography in lung nodules. J Clin Oncol 1998;16(3):1075-1084

11. Hagge RJ, Coleman RE. Positron emission tomography: lung cancer. Semin Roentgenol 2002;37(2):110-117

12. Marom EM, Sarvis S, Herndon JE, Patz EF Jr. T1 lung cancers: sensitivity of diagnosis with fluorodeoxyglucose PET. Radiology 2002;223(2):453-459

13. Herder GJ, Golding RP, Hoekstra OS et al. The performance of (18)F-fluorodeoxyglucose positron emission tomography in small solitary pulmonary nodules. Eur J Nucl Med Mol Imaging 2004;31(9):1231-1236

14. Detterbeck FC, Falen S, Rivera MP et al. Seeking a home for a PET, part 1: Defining the appropriate place for positron emission tomography imaging in the diagnosis of pulmonary nodules or masses. Chest 2004;125(6):2294-2299

15. Detterbeck FC, Vansteenkiste JF, Morris DE et al. Seeking a home for a PET, part 3: Emerging applications of positron emission tomography imaging in the management of patients with lung cancer. Chest 2004;126(5):1656-1666

16. Detterbeck FC, Falen S, Rivera MP et al. Seeking a home for a PET, part 2: Defining the appropriate place for positron emission tomography imaging in the staging of patients with suspected lung cancer. Chest 2004;125(6):2300-2308

17. Lowe VJ, DeLong DM, Hoffman JM, Coleman RE. Optimum scanning protocol for FDG-PET evaluation of pulmonary malignancy. J Nucl Med 1995;36(5):883887

18. Demura Y, Tsuchida T, Ishizaki T et al. 18F-FDG accumulation with PET for differentiation between benign and malignant lesions in the thorax. J Nucl Med 2003;44(4):540-548

19. Nunez R, Kalapparambath A, Varela J. Improvement in sensitivity with delayed imaging of pulmonary lesions with FDG-PET. Rev Esp Med Nucl 2007;26(4):196-207

20. de Geus-Oei LF, Krieken JH, Aliredjo RP et al. Biological correlates of FDG uptake in non-small cell lung cancer. Lung Cancer 2007;55(1):79-87

21. McAdams HP, Erasums JJ, Patz EF et al. Evaluation of patients with round atelectasis using 2-[^{18}F]-fluoro2-deoxy-D-glucose PET. J Comput Assist Tomogr 1998;22(4):601-604

22. Shim SS, Lee KS, Kim BT et al. Focal parenchymal lung lesions showing a potential of false-positive and false-negative interpretations on integrated PET/CT. AJR Am J Roentgenol 2006;186(3):639-648

23. Hashimoto Y, Tsujikawa T, Kondo C et al. Accuracy of PET for diagnosis of solid pulmonary lesions with 18F-FDG uptake below the standardized uptake value of 2.5.J Nucl Med 2006;47(3):426-431

24. Heyneman LE, Patz EF. PET imaging in patients with bronchioloalveolar cell carcinoma. Lung Cancer 2002;38(3):261-266

25. Kruger S, Buck AK, Blumstein NM et al. Use of integrated FDG PET/CT imaging in pulmonary carcinoid tumours. J Intern Med 2006;260(6):545-550

26. Lindell RM, Hartman TE, Swensen SJ et al. Lung cancer screening experience: a retrospective review of PET in 22 non-small cell lung carcinomas detected on screening chest CT in a high-risk population. AIR Am J Roentgenol 2005;185(1):126-131

27. Nomori H, Watanabe K, Ohtsuka T et al. Evaluation of F-18 fluorodeoxyglucose (FDG) PET scanning for pulmonary nodules less than 3 cm in diameter, with special reference to the CT images. Lung Cancer 2004;45(1):19-27

28. Veronesi G, Bellomi M, Veronesi U et al. Role of positron emission tomography scanning in the management of lung nodules detected at baseline computed tomography screening. Ann Thorac Surg 2007;84(3):959-965

29. O JH, Yoo IR, Kim SH et al. Clinical significance of small pulmonary nodules with little or no ^{18}F-FDG uptake on PET/CT images of patients with nonthoracic malignancies. J Nucl Med 2007;48(1):15-21

30. Hsu WH, Hsu NY, Shen YY et al. Differentiating solitary pulmonary metastases in patients with extra-pulmonary neoplasms using FDG-PET. Cancer Invest 2003;21(1):47-52

31. van Tinteren H, Hoekstra OS, Smit EF et al. Effectiveness of positron emission tomography in the preoperative assessment of patients with suspected non-small-cell lung cancer: the PLUS multicentre randomised trial. Lancet 2002;359(9315):1388-1393

32. Pieterman RM, van Putten JW, Meuzelaar JJ et al. Preoperative staging of non-small-cell lung cancer with positron-emission tomography. N Engl J Med 2000;343(4):254-261

33. Alongi F, Ragusa P, Montemaggi P, Bona CM. Combining independent studies of diagnostic fluorodeoxyglucose positron-emission tomography and computed tomography in mediastinal lymph node staging for non-small cell lung cancer. Tumori 2006;92(4):327-333

34. Ebihara A, Nomori H, Watanabe K et al. Characteristics of advantages of positron emission tomography over computed tomography for N-staging in lung cancer patients. Jpn J Clin Oncol 2006;36(11):694-698

35. Lardinois D, Weder W, Hany TF et al. Staging of non-small-cell lung cancer with integrated positron-emission tomography and computed tomography. N Engl J Med 2003;348(25):2500-2507

36. Czernin J, Allen-Auerbach M, Schelbert HR. Improvements in cancer staging with PET/CT: literature-based evidence as of September 2006. J Nucl Med 2007;48(Suppl 1):78S-88S

37. Cerfolio RJ, Ojha B, Bryant AS et al. The accuracy of integrated PET-CT compared with dedicated PET alone for the staging of patients with nonsmall cell lung cancer. Ann Thorac Surg 2004;78(3):1017-1023

38. Marom EM, McAdams HP, Erasmus JJ et al. Staging non-small cell lung cancer with whole-body PET. Radiology 1999;212(3):803-809

39. Duysinx B, Nguyen D, Louis R *et al.* Evaluation of pleural disease with 18-fluorodeoxyglucose positron emission tomography imaging. Chest 2004;125(2):489-493
40. Duysinx BC, Larock MP, Nguyen D *et al.* "18F-FDG PET imaging in assessing exudative pleural effusions. Nucl Med Commun 2006;27(12):971-976
41. Verhagen AF, Bootsma GP, Tjan-Heijnen VC *et al.* FDG-PET in staging lung cancer: how does it change the algorithm? Lung Cancer 2004;44(2):175-181
42. Kim BT, Lee KS, Shim SS *et al.* Stage Ti non-small cell lung cancer: preoperative mediastinal nodal staging with integrated FDG PET/CT-a prospective study. Radiology 2006;241(2):501-509
43. Cerfolio RJ, Bryant AS, Eloubeidi MA. Routine mediastinoscopy and esophageal ultrasound fine-needle aspiration in patients with non-small cell lung cancer who are clinically N2 negative: a prospective study. Chest 2006;130(6):1791-1795
44. de Langen AJ, Raijmakers P, Riphagen I *et al.* The size of mediastinal lymph nodes and its relation with metastatic involvement: a meta-analysis. Eur J Cardiothorac Surg 2006;29(1):26-29
45. At-Sarraf N, Gately K, Lucey J, Wilson L, McGovern E, Young V. Lymph node staging by means of positron emission tomography is less accurate in non-small cell lung cancer patients with enlarged lymph nodes: Analysis of 1145 lymph nodes. Lung Cancer 2008;60(1):62-68
46. Nomori H, Watanabe K, Ohtsuka T *et al.* Fluorine 18-tagged fluorodeoxyglucose positron emission tomographic scanning to predict lymph node metastasis, invasiveness, or both, in clinical T1 N0 M0 lung adenocarcinoma. J Thorac Cardiovasc Surg 2004;128(3):396-401
47. Vansteenkiste JF, Stroobants SG, De Leyn PR *et al.* Lymph node staging in non-small-cell lung cancer with FDG-PET scan: a prospective study on 690 lymph node stations from 68 patients. J Clin Oncol 1998;16(6):2142-2149
48. Bryant AS, Cerfolio RJ, Klemm KM, Ojha B. Maximum standard uptake value of mediastinal lymph nodes on integrated FDG-PET-CT predicts pathology in patients with non-small cell lung" cancer. Ann Thorac Surg 2006;82(2):417-422
49. Hellwig D, Graeter TP, Ukena D *et al.* 18F-FDG PET for mediastinal staging of lung cancer: which SUV threshold makes sense? J Nucl Med 2007;48(11):1761-1766
50. Hara M, Shiraki N, Itoh M *et al.* A problem in diagnosing N3 disease using FDG-PET in patients with lung cancer-high false positive rate with visual assessment. Ann Nucl Med 2004;18(6):483-488
51. Shim SS, Lee KS, Kim BT *et al.* Non-small cell lung cancer: prospective comparison of integrated FDG PET/CT and CT alone for preoperative staging. Radiology 2005;236(3):1011-1019
52. At-Sarraf N, Aziz R, Doddakula K *et al.* Factors causing inaccurate staging of mediastinal nodal involvement in non-small cell lung cancer patients staged by positron emission tomography. Interact Cardiovasc Thorac Surg 2007;6(3):350-353
53. Shim SS, Lee KS, Kim BT *et al.* Integrated PET/CT and the dry pleural dissemination of peripheral adenocarcinoma of the lung: diagnostic implications. J Comput Assist Tomogr 2006;30(1):70-76
54. Reed CE, Harpole DH, Posther KE *et al.* Results of the American College of Surgeons Oncology Group Z0050 trial: the utility of positron emission tomography in staging potentially operable non-small cell lung cancer. J Thorac Cardiovasc Surg 2003;126(6):1943-1951
55. Vansteenkiste JF, Stroobants SG. Positron emission tomography in the management of non-small cell lung cancer. Hematol Oncol Clin North Am 2004;18(1):269-288
56. Kostakoglu L, Goldsmith SJ. ^{18}F-FDG PET evaluation of the response to therapy for lymphoma and for breast, lung, and colorectal carcinoma. J Nucl Med 2003;44(2):224-239
57. Bunyaviroch T, Coleman RE. PET evaluation of lung cancer. J Nucl Med 2006;47(3):451-469
58. Podoloff DA, Advani RH, Allred C *et al.* NCCN task force report: positron emission tomography (PET)/computed tomography (CT) scanning in cancer. J Natl Compr Canc Netw 2007;5(Suppl 1):51-522
59. Pilot G, Siegel BA, Govindan R. Prognostic value of fluorodeoxyglucose positron emission tomography in non-small cell lung cancer: a review. J Thorac Oncol 2006;1(2):152-159
60. Cerfolio RJ, Bryant AS, Ohja B, Bartolucci AA. The maximum standardized uptake values on positron emission tomography of a non-small cell lung cancer predict stage, recurrence, and survival. J Thorac Cardiovasc Surg 2005;130(1):151-159
61. Kramer H, Post WJ, Pruim J, Groen HJ. The prognostic value of positron emission tomography in non-small cell lung cancer: analysis of 266 cases. Lung Cancer 2006;52(2):213-217
62. Vesselle H, Freeman JD, Wiens L *et al.* Fluorodeoxyglucose uptake of primary non-small cell lung cancer at positron emission tomography: new contrary data on prognostic role. Clin Cancer Res 2007;13(11):3255-3263
63. de Geus-Oei LF, van der Heijden HF, Corstens FH, Oyen WJ. Predictive and prognostic value of FDG-PET in nonsmall-cell lung cancer: a systematic review. Cancer 2007;110(8):1654-1664
64. Ohtsuka T, Nomori H, Watanabe K *et al.* Prognostic significance of [(18)F]fluorodeoxyglucose uptake on positron emission tomography in patients with pathologic stage I lung adenocarcinoma. Cancer 2006;107(10):2468-2473
65. Raz DJ, Odisho AY, Franc BL, Jablons DM. Tumor fluoro-2-deoxy-D-glucose avidity on positron emission tomographic scan predicts mortality in patients with early-stage pure and mixed bronchioloalveolar carcinoma. J Thorac Cardiovasc Surg 2006;132(5):1189-1195
66. Hellwig D, Groschel A, Graeter TP *et al.* Diagnostic performance and prognostic impact of FDG-PET in suspected recurrence of surgically treated non-small cell lung cancer. Eur J Nucl Med Mol Imaging 2006;33(1):13-21
67. Dooms C, Vansteenkiste J. Positron emission tomography in nonsmall cell lung cancer. Curr Opin Pulm Med 2007;13(4):256-260
68. Nahmias C, Hanna WT, Wahl LM, Long MJ, Hubner KF, Townsend DW. Time course of early response to chemotherapy in non-small cell lung cancer patients with ^{18}F-FDG PET/CT. J Nucl Med 2007;48(5):744-751
69. Cerfolio RJ, Bryant AS, Ojha B. Restaging patients with N2 (stage ilia) non-small cell lung cancer after neoadjuvant chemoradiotherapy: a prospective study. J Thorac Cardiovasc Surg 2006;131(6):1229-1235

70. De Leyn P, Stroobants S, De Weyer W et al. Prospective comparative study of integrated positron emission tomography-computed tomography scan compared with remediastinoscopy in the assessment of residual mediastinal lymph node disease after induction chemotherapy for mediastinoscopy-proven stage IIIA-N2 non-small-cell lung cancer: a Leuven Lung Cancer Group Study. J Clin Oncol 2006;24(21):3333-3339
71. Knoepp UVV, Ravenel JG. Computed tomography and PET imaging in non-small cell lung cancer. Crit Rev Oncol Hematol 2006;58(1):15-30
72. Vansteenkiste J, Dooms C. Positron emission tomography in nonsmall cell lung cancer. Curr Opin Oncol 2007;19(2):78-83
73. Ryu JS, Choi NC, Fischman AJ et al. FDG-PET in staging and restaging non-small cell lung cancer after neoadjuvant chemoradiotherapy: correlation with histopathology. Lung Cancer 2002;35(2):179-187
74. Bruzzi JF, Munden RF. PET/CT imaging of lung cancer. J Thorac Imaging 2006;21(2):123-136
75. Vansteenkiste J, Fischer BM, Dooms C, Mortensen J. Positron-emission tomography in prognostic and therapeutic assessment of lung cancer: systematic review. Lancet Oncol 2004;5(9):531-540
76. Keidar Z, Haim N, Guralnik L et al. PET/CT using ^{18}F-FDG in suspected lung cancer recurrence: diagnostic value and impact on patient management. J Nucl Med 2004;45(10):1640-1646
77. Bradley JD, Dehdashti F, Mintun MA et al. Positron emission tomography in limited-stage small-cell lung cancer: a prospective study. J Clin Oncol 2004;22(16):3248-3254
78. Brink I, Schumacher T, Mix M et al. Impact of[18F]FDG-PET on the primary staging of small-cell lung cancer. Eur J Nucl Med Mol Imaging 2004;31(12):16141620
79. Fischer BM, Mortensen J, Langer SW et al. A prospective study of PET/CT in initial staging of small-cell lung cancer: comparison with CT, bone scintigraphy and bone marrow analysis. Ann Oncol 2007;18(2):338-345 Epub 2006
80. Flores RM, Akhurst T, Gonen M et al. Positron emission tomography defines metastatic disease but not locoregional disease in patients with malignant pleural mesothelioma. J Thorac Cardiovasc Surg 2003;126(1):11-16
81. Flores RM, Akhurst T, Gonen M et al. Positron emission tomography predicts survival in malignant pleural mesothelioma. J Thorac Cardiovasc Surg 2006;132(4):763-768
82. Cortes J, Rodriguez J, Garcia-Velloso MJ et al. [(18)F]-FDG PET and localized fibrous mesothelioma. Lung 2003;181(1):49-54

16
Câncer de Mama

Eugene C. Lin, Marie E. Lee e Abass Alavi

■ Detecção de Massas Mamárias

Indicação Clínica: B

A tomografia por emissão de pósitron (PET) apresenta sensibilidade para a detecção de lesões mamárias que são > 1 cm, porém não é utilizada de forma corriqueira como técnica de triagem em razão de seu custo. O PET pode apresentar melhor relação custo-benefício com equipamentos de PET dedicados para o mapeamento de mamas. A mamografia por emissão de pósitron (MEP) de alta resolução é um equipamento aprovado para a obtenção de imagens das mamas, aplicando-lhes uma compressão suave. As vantagens que a MEP apresenta são: maior resolução espacial, menor tempo para obter imagens e atenuação reduzida pelo tecido mole. A MEP pode ser importante para definir a extensão da lesão no planejamento de cirurgia, na detecção de lesões multifocais ou bilaterais e para monitorar a resposta à terapia. Testes objetivando avaliar a MEP comparada com a obtenção de imagens das mamas pela imagem por ressonância magnética (RM) estão em curso.

Não raras vezes, lesões das mamas são detectadas como achados incidentais durante estudos com o PET para outras indicações e devem ser relatadas quando descobertas.

Acurácia

1. *PET.* Sensibilidade, 89%, especificidade, 80%.[1]
2. *MEP.* Sensibilidade, 90%, especificidade, 86%.[2]
    - A MEP foi capaz de identificar a presença de carcinoma ductal *in situ* em 10 dos 11 casos.
3. *Volume do tumor.* A sensibilidade está altamente dependente do volume[3] e do grau[4] do tumor.
    a. A taxa de detecção de tumores T1a e b (< 1 cm) é baixa, e tumores < 0,5 cm (T1a) provavelmente não serão detectados.
    b. A sensibilidade eleva-se consideravelmente para lesões T2 (2 a 5 cm) e lesões T3 (> 5 cm).

Comparação com Outras Técnicas
1. *Tecnécio (Tc) 99m sestamibi*
    a. As sensibilidades do PET e do sestamibi para a detecção de lesões da mama são comparáveis.[5]
    b. Na imagens obtidas pelo PET, os tumores mostram maior intensidade de captação com relação ao tecido normal quando comparadas com as obtidas pelo sestamibi.
2. *Imagens das mamas mediante RM com realce pelo meio de contraste*
    a. O PET revela menor sensibilidade, porém mostra maior especificidade que a RM na caracterização e na detecção de lesões da mama.[6]
    b. A RM revela sensibilidade superior para lesões < 1 cm e para o carcinoma lobular.

Destaques

1. *Índice de captação padronizado (SUV).* Um valor de SUV de 2,0 e um quociente dado pela relação tumor-atividade de fundo no valor de 2,5, ambos são cortes *(cutoffs)* potenciais que permitem diferenciar entre benignidade e malignidade.[7-9]
    a. Todavia, como existem poucos dados sobre o SUV de lesões de mama, qualquer captação focal anormal do fluorodesoxiglicose (FDG) deverá ser submetida a investigações mais extensas.
    b. De modo geral, o câncer de mama apresenta atividade metabólica menos intensa do que a maioria das doenças malignas.
2. *Captação mamária incidental.* Às vezes, incidentalmente, verifica-se a captação do FDG pela mama, sendo associada à elevada verossimilhança de doença maligna.[10] A 1ª investigação de ano-

malia na mama, incidentalmente detectada pelos estudos com PET, deve incluir o exame-padrão aplicado nessas situações: exame físico e mamografia. Imagens obtidas pela RM, com realce pelo meio de contraste, podem particularmente ser úteis após uma 1ª investigação com resultados negativos, pela elevada sensibilidade da RM na detecção de lesões de mama. Em determinadas situações, a ultrassonografia também pode ser útil.

3. *Obtenção de imagens tardias/sequência em 2 tempos.* Imagens tardiamente obtidas aumentam a visualização pelo PET.[11] Os tumores acumularão o FDG ao longo do tempo, enquanto o tecido mamário normal revelará queda ou ausência de modificação na captação do FDG. A obtenção de imagens em 2 tempos melhora a sensibilidade e a acurácia do PET na detecção do câncer de mama primário, sobretudo nos carcinomas não invasivos, invasivos de tamanho pequeno e invasivos lobulares, assim como mistos.[12]

4. *Mamas densas.* As mamas densas revelam captação mais intensa do FDG, porém não de forma significativa, portanto não interferirá na detecção de lesões de mama. Mesmo na presença de mamas densas, o SUV máximo do tecido normal geralmente é relativamente baixo (< 1).[13]

5. *Receptores de estrogênio e progesterona.* Os tumores que apresentam receptores de estrogênio (RE) positivos revelam menor SUV que os tumores que apresentam RE negativo. Quanto à presença de receptores de progesterona, a captação do FDG não é afetada.[14]

Armadilhas

1. *Falsos-negativos.* Pequenas lesões, carcinomas lobulares invasivos, carcinomas tubulares, carcinomas *in situ* e tumores ER positivos.

2. *Falsos-positivos*

   a. *Inflamatório.* Abscessos, inflamação de tecido mole, tuberculose e sarcoidose.

   b. *Traumático.* Pós-biópsia, hematoma, seroma (**Fig. 16.1**) (frequentemente revela padrão de captação anelar).

   c. *Neoplasias benignas.* Adenoma ductal, displasia fibrosa, fibroadenomas (raros, a maioria dos fibroadenomas não revela captação significativa).[3]

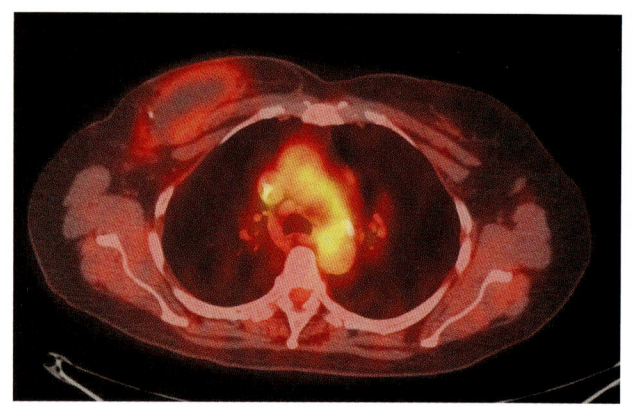

Fig. 16.1 Seroma de mama. Imagem em plano axial, obtida mediante tomografia por emissão de pósitron/tomografia computadorizada, revela a captação periférica ao redor de um seroma de mama direita.

Estadiamento do Câncer de Mama

Indicação Clínica: B

O PET apresenta relativamente baixa sensibilidade para metástases nodulares alojadas na região axilar, porém revela elevada especificidade. Apesar de o PET não poder substituir a biópsia do nódulo sentinela, um estudo de PET positivo sugere que se deve realizar a dissecção do nódulo sentinela axilar em vez da sua biópsia.[15,16] Por outro lado, na prática, a maioria dos cirurgiões vai procurar por uma prova patológica, levando-os a biopsiar nódulos anormais observados na ultrassonografia, antes de os dissecar. O PET é superior à TC na detecção de metástases nodulares localizadas no mediastino e na cadeia mamária interna.[17] O PET apresenta sensibilidade relativa na detecção de metástases a distância, sendo muito útil em estadiamento na vigência de circunstâncias específicas:[18,19]

1. O tumor primário é T3 ou T4.

2. Estágio 4 da doença.

3. Planeja-se terapia neoadjuvante, sem dissecção axilar ou amostragem do nódulo sentinela.

4. Achados equivocados podem ser observados nas imagens obtidas pela TC, pela ultrassonografia ou pela RM.

5. A lesão primária encontra-se no quadrante medial ou superior, o que indica elevado risco de metástases para a cadeia mamária interna ou para a região supraclavicular. Pacientes com tumores de mama localizados no quadrante interno são 6 vezes mais propensas de apresentar metástases extra-axilares isoladas, identificadas pelo PET.[20]

Acurácia e Comparação com Outras Técnicas

1. **Doença multifocal: PET.** Sensibilidade, 92%, especificidade, 90%.
   a. O PET é superior às técnicas de imagem convencionais (mamografia e ultrassonografia combinadas).
   b. Todavia, a RM com realce por meio de contraste apresenta maior sensibilidade que o PET (**Fig. 16.2**).[6,21]
2. **Estadiamento axilar**
   a. Na maioria dos pacientes o PET não substitui a dissecção de nódulos axilares.
   b. *PET:* Sensibilidade, 61%, especificidade, 80%.[22]
3. **Outros grupos nodulares.** O PET é mais exato que a TC, no diagnóstico de metástases nodulares localizadas na cadeia mamária interna (**Fig. 16.3**) e metástases nodulares que se encontram na região do mediastino (**Fig. 16.4** e **Tabela 16.1**).[17,23]
4. **Estadiamento a distância.** O PET apresenta sensibilidade de 84 a 93% e especificidade de 55 a 86% para a detecção de metástases a distância.[17] Em 8% dos casos de pacientes que apresentam câncer de mama local avançado, o acréscimo do PET à investigação de estadiamento resultará na detecção de metástases a distância, não levantadas pelas técnicas de imagem convencionais.[24]

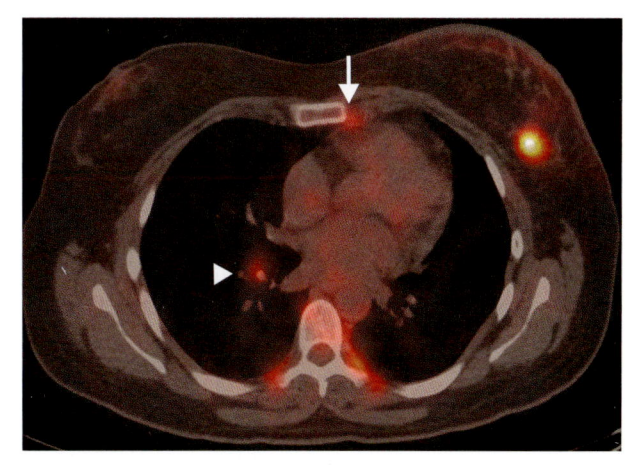

Fig. 16.3 Câncer de mama metastático. Imagem em plano axial, obtida mediante tomografia por emissão de pósitron/tomografia computadorizada, revela a presença de câncer primário de mama esquerda, acompanhado por um nódulo localizado na cadeia mamária interna *(seta)* e por metástases pulmonares *(ponta de seta)*. Observa-se também a captação pela gordura marrom localizada na região paravertebral.

5. **Metástases da medula óssea**
   a. As sensibilidades totais do PET e da cintilografia óssea são comparáveis, porém o PET revela especificidade superior.[25]

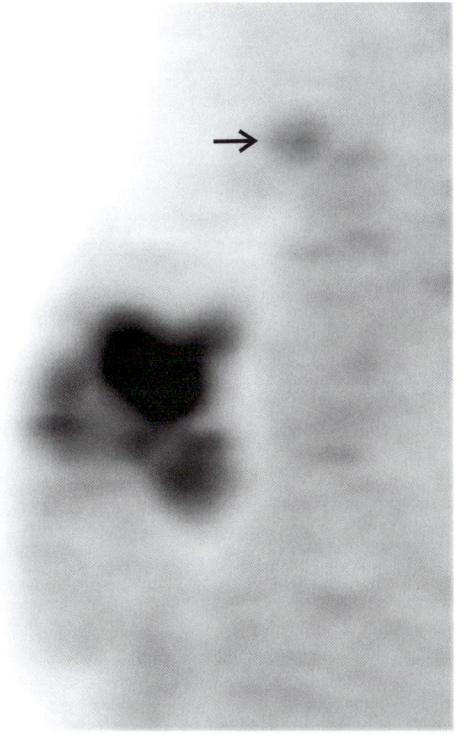

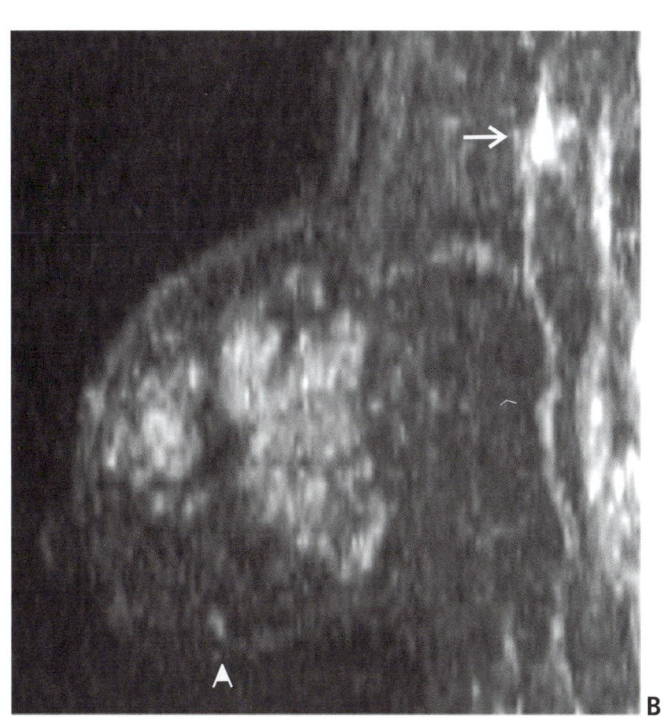

Fig. 16.2 Imagens de câncer de mama multifocal, obtidas por meio tomografia por emissão de pósitron (PET) e ressonância magnética (RM). **(A)** Imagem em plano sagital, obtida mediante PET, revela a presença de câncer de mama multifocal. Observa-se também a captação por um nódulo axilar *(seta)*. **(B)** Imagem em plano sagital, com realce por meio de contraste, da mesma paciente, obtida pela RM, revela as lesões com realce correspondendo às áreas que mostram captação aumentada nas imagens do PET. Observa-se, também, o realce do nódulo axilar que revela a captação do fluorodesoxiglicose *(seta)*. Todavia, a imagem da RM mostra a presença de um pequeno tumor localizado na região inferior da mama *(ponta de seta)* não revelado pelo PET.

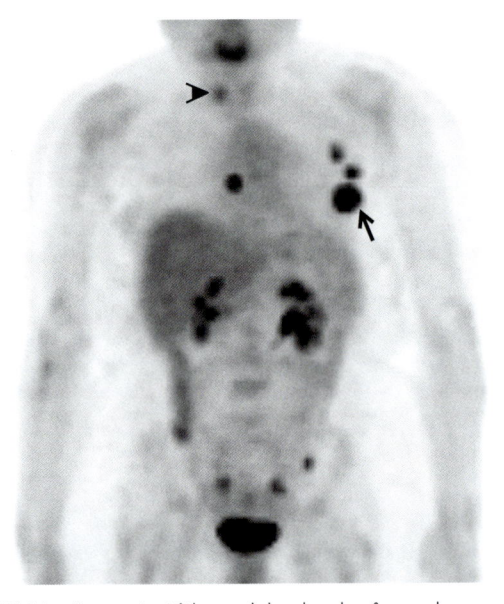

Fig. 16.4 Lesões metastáticas originadas de câncer de mama. Imagem em plano coronal, obtida mediante tomografia por emissão de pósitron, revela a captação aumentada em um câncer da mama esquerda *(seta)*. Verifica-se a presença de metástases nos linfonodos da região axilar esquerda, no mediastino e no osso ilíaco esquerdo. Incidentalmente, observa-se a presença de captação por um nódulo localizado no lobo direito da tireoide *(ponta de seta)*.

b. O PET é superior à cintilografia óssea na detecção de metástases osteolíticas, porém é inferior na visualização de metástases osteoblásticas. O PET é mais sensível que a cintilografia óssea nas metástases líticas mistas e escleróticas e consideravelmente mais sensível para metástases não visualizadas (não detectadas pela TC).[26] De modo geral, os estudos com FDG PET não podem substituir a cintilografia óssea na detecção de metástases ósseas no câncer de mama por sua relativa baixa sensibilidade (56 a 74%)[26,27] para metástases blásticas. Todavia, muitas metástases blásticas não detectadas pelo PET, potencialmente, podem ser localizadas no momento de estudo pela TC, nos exames com PET/TC.

c. Pacientes que apresentam tumores mais agressivos podem beneficiar-se mais dos estudos com PET pela elevada possibilidade de apresentarem metástases osteolíticas nesses tipos de doenças malignas.

Destaques

Estadiamento da região axilar[22]

1. Um corte (*cutoff*) de SUV > 2,3 revela sensibilidade de 60% e especificidade de 100% para nódulos metastáticos da região axilar.[28]
2. Múltiplos focos de captação observados na região axilar são específicos, mas não apresentam sensibilidade.
3. O PET mostra maior sensibilidade na detecção de lesões em pacientes com câncer T2 ou T3 (> 2 cm).
4. A sensibilidade eleva-se à medida que a captação do FDG pelo tumor primário eleva-se, e a carga do tumor da região axilar aumenta.[29]
5. A sensibilidade aumenta para tumores primários volumosos, porém a especificidade é mais elevada para pequenas lesões.
6. O PET possui pequeno papel no estadiamento dos pacientes com nódulos axilares palpáveis, uma vez que esses pacientes sofrerão dissecção dos linfonodos axilares (DLNA), após sua confirmação como nódulos metastáticos pelo exame patológico.[30]
7. Um estudo negativo de PET não deve descartar a DLNA.
8. Um estudo positivo de PET é útil, uma vez que, no câncer de mama, a taxa de resultados falso-positivos na região axilar é relativamente baixa, e a identificação de múltiplos focos de captação eleva ainda mais a especificidade.
9. Da mesma forma, a identificação de múltiplos focos de captação na região axilar pode potencialmente prevenir a DLNA em pacientes que recebem quimioterapia neoadjuvante.
10. Pacientes que revelam estudo positivo da região axilar obtido pelo PET potencialmente podem sofrer biópsia do linfonodo sentinela e prosseguir submetendo-se à DLNA.[31]

Armadilhas

A presença de metástases na região esternal e de metástases nodulares localizadas na cadeia mamária interna pode causar confusão na interpretação de imagens obtidas pelo PET, pela possível contiguidade. Essas metástases devem ser facilmente diferenciadas pelo PET/TC.

Tabela 16.1 Sensibilidade e Especificidade da Tomografia por Emissão de Pósitron (PET) *versus* Tomografia Computadorizada (TC), no Diagnóstico de Metástases Nodulares Localizadas na Cadeia Mamária Interna e no Mediastino

	Sensibilidade %	Especificidade %
PET	85	90
TC	54	85

■ Recidiva do Câncer de Mama[32,33]

Indicação Clínica: B

O PET é exato na detecção de recidiva tumoral tanto de localização regional, quanto a distância, sendo útil em ambos os tipos de pacientes: assintomáticos com elevados níveis de marcadores tumorais, assim como naqueles com suspeita clínica de recidiva e marcadores tumorais negativos. O PET pode ser empregado para investigar suspeita de recidiva ou para identificar lesões multifocais regionais ou a distância, na presença de recidiva local. Entre 16 e 30% dos pacientes que apresentam recidiva local revelam metástases a distância, identificados pelo PET.[34] O PET é muito útil quando se planeja radioterapia local agressiva, pois a detecção de lesões adicionais frequentemente altera a conduta.

Acurácia e Comparação com Outras Técnicas

1. *Acurácia global.* O PET e o PET/TC são mais exatos que a TC (**Tabela 16.2**).[35,36]
2. *PET/TC.* O PET/TC revela ~ 10% de aumento na acurácia diagnóstica, quando comparado com o PET isolado.[37]

Destaques e Armadilhas

1. *Recidiva local*
   a. O PET é útil na diferenciação entre recidiva local e alterações pós-operatórias. A TC/RM geralmente apresenta limitações nesta particularidade.
      - As regiões onde o PET se revela especialmente útil são a parede torácica (**Fig. 16.5**) e a região do plexo braquial (**Fig. 16.6**).
      - Todavia, os estudos de imagem anatômicos, frequentemente, ainda são necessários para definir as relações com as estruturas adjacentes (p. ex., invasão neurovascular).
   b. O PET é útil na avaliação de nódulos mamários axilares, supraclaviculares, mediastinais e da cadeia mamária interna.
      - Todavia, caso o paciente tenha sofrido dissecção de um linfonodo axilar, a sensibilidade para metástases de linfonodos axilares diminui.[38]

Tabela 16.2 Sensibilidade e Especificidade da Tomografia por Emissão de Pósitron (PET) e PET/TC *versus* Tomografia Computadorizada (TC), na Detecção de Recidiva de Tumor de Câncer de Mama

	Sensibilidade %	Especificidade %
PET/TC	85	76
TC	70	47

2. *Recidiva a distância*
   a. O PET detecta maior número de metástases de linfonodos que as técnicas de imagem convencionais.
   b. O PET deve ser aplicado em conjunto com a cintilografia óssea na detecção de metástases ósseas.
3. *Níveis elevados de marcadores tumorais*
   a. A sensibilidade do PET é > 90% na detecção de recidiva em pacientes, com níveis de marcadores tumorais elevados, mas assintomáticos.
   b. O uso do PET deve ser considerado em pacientes que revelam imagens convencionais equivocadas e elevação dos marcadores tumorais, mas assintomáticos.
   c. A verossimilhança de detecção de recidiva é maior na vigência de níveis sanguíneos de (CA) 15-3 > 60 U/mL.[39]
   d. Resultados falso-negativos são observados em pacientes que apresentam câncer lobular invasivo e elevado nível de CA 15-3.

■ Resposta Terapêutica e Prognóstico do Câncer de Mama[40,41]

Indicação Clínica: B

1. O PET é útil na avaliação da resposta à terapia de indução aplicada na doença avançada, assim como durante a quimioterapia pré-cirúrgica (**Fig. 16.7**). Em determinado relato, os exames com PET frequentemente modificaram a conduta terapêutica em pacientes com suspeita de recidiva local ou, então, já com provas da recidiva, enquanto eram avaliadas para a aplicação de terapia agressiva, assim como em pacientes sabidamente portadores de metástases, enquanto eram avaliadas quanto à resposta terapêutica.[43]
2. *Prognóstico.* A verificação de SUV > 3,0 no tumor de mama primário geralmente é associada à sobrevida reservada.

Acurácia e Comparação com Outras Técnicas

1. *Predição inicial.* Modificações na captação do FDG, observadas após 1 a 3 ciclos de quimioterapia,[43,44] predizem quanto à resposta patológica e à sobrevida de portadores de tumores de mama com evolução local e metastáticos.
   a. Uma queda de SUV > 55% aquém do valor básico pode diferenciar entre aqueles que revelam resposta ao 1ª ciclo de quimioterapia e aqueles que não mostram resposta, com uma acurácia de 88%.[45]

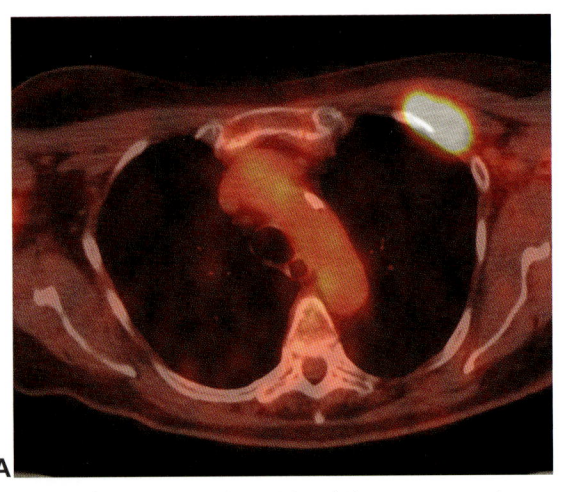

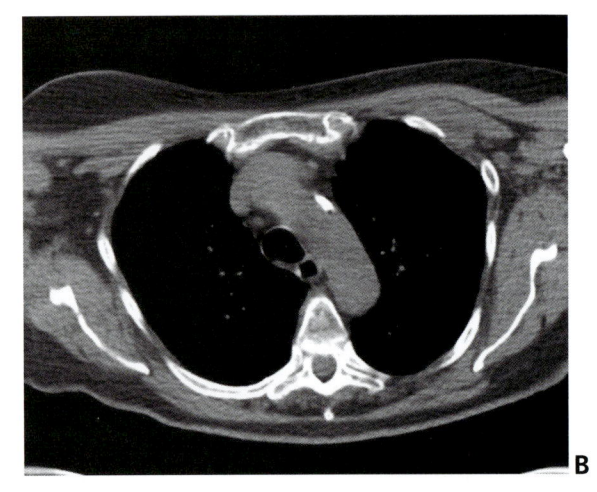

Fig. 16.5 Metástases na parede torácica. **(A)** Imagem em plano axial de paciente com câncer de mama, obtida mediante tomografia por emissão de pósitron, revela metástases na parede torácica esquerda. **(B)** As metástases são de difícil visualização na imagem correspondente obtida pela TC.

  b. Por outro lado, pacientes que revelam captação diminuída podem ainda estar com doença residual microscópica.

  c. Um exame adicional de PET, após maior número de ciclos de quimioterapia, pode auxiliar na confirmação dos resultados iniciais.

2. *Resposta pós-terapêutica.* Após a aplicação da terapia, o PET é mais exato que as técnicas convencionais de imagem, para predizer os resultados.[46]

  a. Todavia, após o término da quimioterapia, a sensibilidade é baixa para as lesões linfonodulares, sendo que estudos negativos com PET apresentam valor preditivo muito baixo para a avaliação da resposta completa.[41] Essa situação é particularmente verídica para as lesões nodulares localizadas na região axilar.

  b. O PET pode ser especialmente útil na avaliação dos resultados de tratamento no câncer de mama com predomínio de envolvimento ósseo.

Destaques e Armadilhas

1. O PET e a RM são complementares na monitoração de resposta. O PET prediz a ausência de resposta de forma mais exata que a RM. Quando o PET prediz a reposta, a RM é capaz de definir a extensão de doença residual de forma exata.[48] No entanto, a MEP (mamografia por emissão de pósitron) pode potencialmente ser mais superior que o PET na monitoração da resposta terapêutica.

2. O PET é menos efetivo para predizer a resposta de tumores que apresentam baixa captação do FDG. Em determinado estudo, o PET foi capaz de predizer a resposta somente em tumores com um quociente tumor-atividade de fundo > 5.[49]

3. Nos pacientes tratados com tamoxifeno, aqueles que mostram resposta ao tratamento, inicialmente, podem revelar elevada atividade decorrente do fenômeno de labareda (*flare*) metabólico, provavelmente em razão de uma reação inflama-

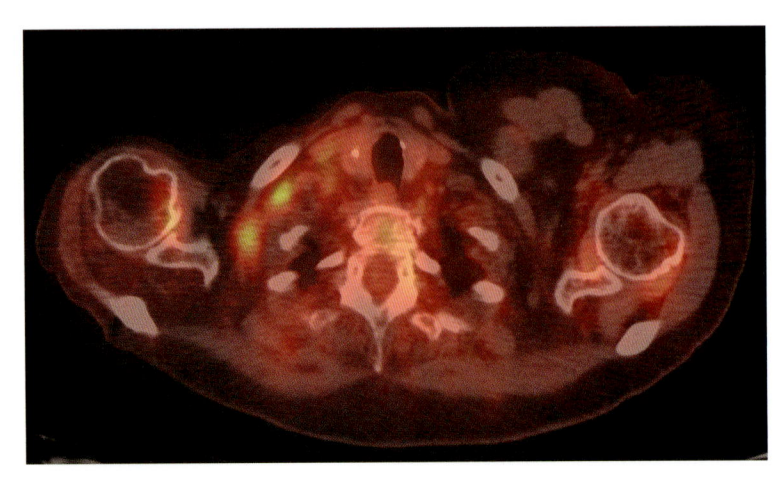

Fig. 16.6 Lesão no plexo braquial. Imagem em plano axial, obtida mediante tomografia por emissão de pósitron/tomografia computadorizada, em uma paciente com câncer de mama, revela captação decorrente à recidiva na região do plexo braquial direito.

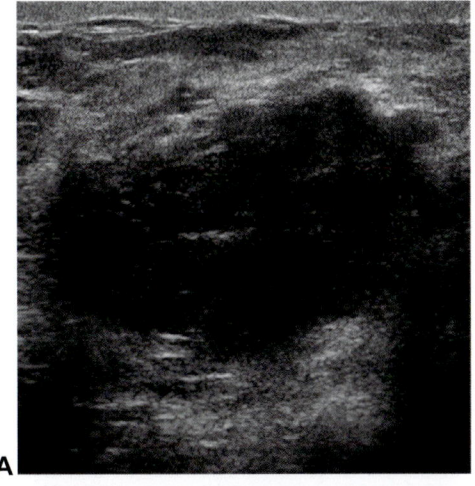

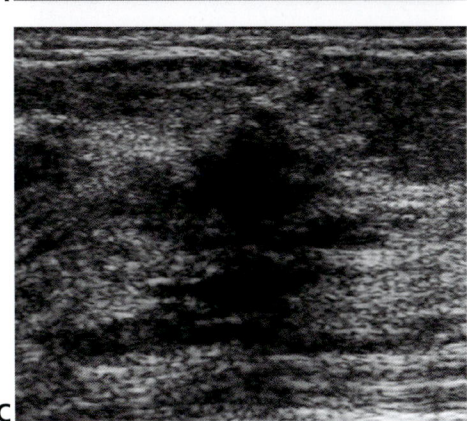

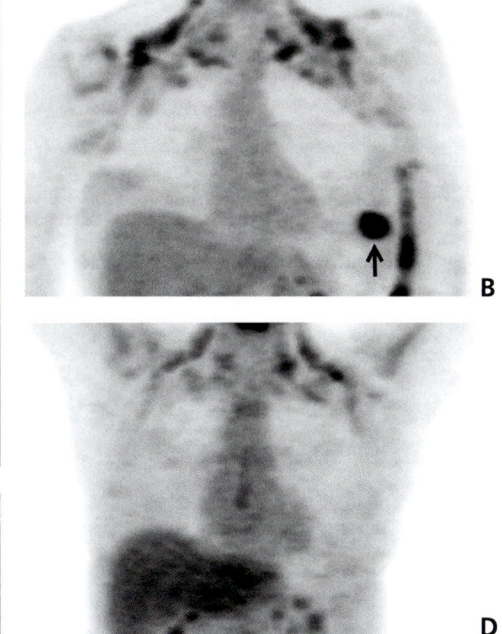

Fig. 16.7 Câncer de mama: resposta à terapia neoadjuvante. **(A)** A ultrassonografia mostra a presença de volumoso câncer na mama esquerda **(B)** que, na imagem em plano coronal, obtida mediante tomografia por emissão de pósitron (PET), revela intensa captação *(seta)*. Após a aplicação de terapia neoadjuvante, a massa se apresenta bem menor **(C)** na ultrassonografia e não é visualizada **(D)** pelo PET.

tória. Isto é observado 7 a 10 dias após a aplicação da terapia, porém se desconhece a evolução temporal que pode variar.[50]

Referências

1. Samson DJ, Flamm CR, Pisano ED, Aronson N. Should FDG PET be used to decide whether a patient with an abnormal mammogram or breast finding at physical examination should undergo biopsy? Acad Radiol 2002;9(7):773-783
2. Berg WA, Weinberg IN, Narayanan D *et al.* High-resolution fluorodeoxyglucose positron emission tomography with compression ("positron emission mammography") is highly accurate in depicting primary breast cancer. Breast] 2006;12(4):309-323
3. Avril N, Rose CA, Schelling M *et al.* Breast imaging with positron emission tomography and fluorine-18 fluorodeoxyglucose: use and limitations. J Clin Oncol 2000;18(20):3495-3502
4. Kumar R, Chauhan A, Zhuang H *et al.* Clinicopathologic factors associated with false negative FDG-PET in primary breast cancer. Breast Cancer Res Treat 2006;98(3):267-274
5. Yutani K, Shiba E, Kusuoka H *et al.* Comparison of FDG-PET with MIBI-SPECT in the detection of breast cancer and axillary lymph node metastasis. J Comput Assist Tomogr 2000;24(2):274-280
6. Heinisch M, Gallowitsch HJ, Mikosch P *et al.* Comparison of FDG-PET and dynamic contrast-enhanced MRI in the evaluation of suggestive breast lesions. Breast 2003;12(1):17-22
7. Dehdashti F, Mortimer JE, Siegel BA *et al.* Positron tomographic assessment of estrogen receptors in breast cancer: comparison with FDG-PET and in vitro receptor assays. J Nucl Med 1995;36(10):1766-1774
8. Dehdashti F, Siegel BA. Evaluation of breast and gynecologic cancers by positron emission tomography. Semin Roentgenol 2002;37(2):151-168
9. Levine EA, Freimanis RI, Perrier ND *et al.* Positron emission mammography: initial clinical results. Ann Surg Oncol 2003;10(1):86-91
10. Korn RL, Yost AM, May CC *et al.* Unexpected focal hypermetabolic activity in the breast: significance in patients undergoing 18F-FDG PET/CT. AJR Am J Roentgenol 2006;187(1):81-85
11. Boerner AR, Weckesser M, Herzog H *et al.* Optimal scan time for fluorine-18 fluorodeoxyglucose positron emission tomography in breast cancer. Eur J Nucl Med 1999;26(3):226-230
12. Mavi A, Urhan M, Yu JQ *et al.* Dual time point 18F-FDG PET imaging detects breast cancer with high sensitivity and correlates well with histologic subtypes. J Nucl Med 2006;47(9):1440-1446
13. Vranjesevic D, Schiepers C, Silverman DH *et al.* Relationship between ^{18}F-FDG uptake and breast density in women with normal breast tissue. J Nucl Med 2003;44(8):1238-1242

14. Mavi A, Cermik TF, Urhan M *et al.* The effects of estrogen, progesterone, and C-erbB-2 receptor states on 18F-FDG uptake of primary breast cancer lesions. J Nucl Med 2007;48(8):1266-1272
15. Kumar R, Zhuang H, Schnall M *et al.* FDG PET positive lymph nodes are highly predictive of metastasis in breast cancer. Nucl Med Commun 2006;27(3):231-236
16. Veronesi U, De Cicco C, Galimberti VE *et al.* A comparative study on the value of FDG-PET and sentinel node biopsy to identify occult axillary metastases. Ann Oncol 2007;18(3):473-478
17. Quon A, Gambhir SS. FDG-PET and beyond: molecular breast cancer imaging. J Clin Oncol 2005;23(8):1664-1673
18. Wahl RL. Current status of PET in breast cancer imaging, staging, and therapy. Semin Roentgenol 2001;36(3):250-260
19. Wahl RL. PET imaging in breast cancer. In: Valk PE, Bailey DL, Townsend DW, Maisey MN, eds. Positron Emission Tomography: Basic Science and Clinical Practice. London, UK: Springer-Verlag; 2003:595-610
20. Tran A, Pio BS, Khatibi B *et al.* ^{18}F-FDG PET for staging breast cancer in patients with inner-quadrant versus outer-quadrant tumors: comparison with long-term clinical outcome. J Nucl Med 2005;46(9):1455-1459
21. Rieber A, Schirrmeister H, Gabelmann A *et al.* Preoperative staging of invasive breast cancer with MR mammography and/or PET: boon or bunk? Br J Radiol 2002;75(898):789-798
22. Wahl RL, Siegel BA, Coleman RE, Gatsonis CG. Prospective multicenter study of axillary nodal staging by positron emission tomography in breast cancer: a report of the staging breast cancer with PET Study Group. J Clin Oncol 2004;22(2):277-285
23. Eubank WB, Mankoff DA, Takasugi J *et al.* 18fluorodeoxyglucose positron emission tomography to detect mediastinal or internal mammary metastases in breast cancer. J Clin Oncol 2001;19(15):3516-3523
24. van der Hoeven JJ, Krak NC, Hoekstra OS *et al.* 18F-2-fluoro-2-deoxy-D-glucose positron emission tomography in staging of locally advanced breast cancer. J Clin Oncol 2004;22(7):1253-1259
25. Ohta M, Tokuda Y, Suzuki Y *et al.* Whole body PET for the evaluation of bony metastases in patients with breast cancer: comparison with 99 mTc-MDP bone scintigraphy. Nucl Med Commun 2001;22(8):875-879
26. Nakai T, Okuyama C, Kubota T *et al.* Pitfalls of FDGPET for the diagnosis of osteoblastic bone metastases in patients with breast cancer. Eur J Nucl Med Mol Imaging 2005;32(11):1253-1258
27. Abe K, Sasaki M, Kuwabara Y *et al.* Comparison of 18FDG-PET with 99 mTc-HMDP scintigraphy for the detection of bone metastases in patients with breast cancer. Ann Nucl Med 2005;19(7):573-579
28. Chung A, Liou D, Karlan S *et al.* Preoperative FDG-PET for axillary metastases in patients with breast cancer. Arch Surg 2006;141(8):783-788
29. van der Hoeven JJ, Hoekstra OS, Comans EF *et al.* Determinants of diagnostic performance of [F18]fluorodeoxyglucose positron emission tomography for axillary staging in breast cancer. Ann Surg 2002;236(5):619-624
30. Greco M, Crippa F, Agresti R *et al.* Axillary lymph node staging in breast cancer by 2-fluoro-2-deoxy-Dglucose-positron emission tomography: clinical evaluation and alternative management. J Natl Cancer Inst 2001;93(8):630-635
31. Lovrics PJ, Chen V, Coates G *et al.* A prospective evaluation of positron emission tomography scanning, sentinel lymph node biopsy, and standard axillary dissection for axillary staging in patients with early stage breast cancer. Ann Surg Oncol 2004;11(9):846853
32. Eubank WB, Mankoff DA, Vesselle HJ *et al.* Detection of locoregional and distant recurrences in breast cancer patients by using FDG PET. Radiographics 2002;22(1):5-17
33. Siggelkow W, Rath W, Buell U, Zimny M. FDG PET and tumour markers in the diagnosis of recurrent and metastatic breast cancer. Eur J Nucl Med Mol Imaging 2004;31(Suppl 1):S118-S124
34. Tafra L. Positron emission tomography (PET) and mammography (PEM) for breast cancer: importance to surgeons. Ann Surg Oncol 2007;14(1):3-13
35. Gallowitsch HJ, Kresnik E, Gasser J *et al.* F-18 fluorodeoxyglucose positron-emission tomography in the diagnosis of tumor recurrence and metastases in the follow-up of patients with breast carcinoma: a comparison to conventional imaging. Invest Radiol 2003;38(5):250-256
36. Radan L, Ben-Haim S, Bar-Shalom R *et al.* The role of FDG-PET/CT in suspected recurrence of breast cancer. Cancer 2006;107(11):2545-2551
37. Czernin J, Allen-Auerbach M, Schelbert HR. Improvements in cancer staging with PET/CT: literature-based evidence as of September 2006. J Nucl Med 2007;48(Suppl 1):78S-88S
38. Hubner KF, Smith GT, Thie JA *et al.* The potential of F-18-FDG PET in breast cancer: detection of primary lesions, axillary lymph node metastases, or distant metastases. Clin Positron Imaging 2000;3(5):197-205
39. Aide N, Huchet V, Switsers O *et al.* Influence of CA 15-3 blood level and doubling time on diagnostic performances of 18F-FDG PET in breast cancer patients with occult recurrence. Nucl Med Commun 2007;28(4):267-272
40. Kostakoglu L, Goldsmith SJ. 18F-FDG PET evaluation of the response to therapy for lymphoma and for breast, lung, and colorectal carcinoma. J Nucl Med 2003;44(2):224-239
41. Krak NC, Hoekstra OS, Lammertsma AA. Measuring response to chemotherapy in locally advanced breast cancer: methodological considerations. Eur J Nucl Med Mol Imaging 2004;31(Suppl 1):S103-S111
42. Eubank WB, Mankoff D, Bhattacharya M *et al.* Impact of FDG PET on defining the extent of disease and on the treatment of patients with recurrent or metastatic breast cancer. AJR Am J Roentgenol 2004;183(2):479-486
43. Couturier O, Jerusalem G, N'Guyen JM, Hustinx R. Sequential positron emission tomography using [18F]fluorodeoxyglucose for monitoring response to chemotherapy in metastatic breast cancer. Clin Cancer Res 2006;12(21):6437-6443
44. Rousseau C, Devillers A, Sagan C *et al.* Monitoring of early response to neoadjuvant chemotherapy in stage II and III breast cancer by [^{18}F]fluorodeoxyglucose positron emission tomography. J Clin Oncol 2006;24(34):5366-5372
45. Schelling M, Avril N, Nahrig J *et al.* Positron emission tomography using [(18)F]fluorodeoxyglucose for monitoring primary chemotherapy in breast cancer. J Clin Oncol 2000;18(8):1689-1695

46. Vranjesevic D, Filmont JE, Meta J et al. Whole-body (18)F-FDG PET and conventional imaging for predicting outcome in previously treated breast cancer patients. J Nucl Med 2002;43(3):325-329
47. Stafford SE, Gralow JR, Schubert EK et al. Use of serial FDG PET to measure the response of bone-dominant breast cancer to therapy. Acad Radiol 2002;9(8):913-921
48. Chen X, Moore MO, Lehman CD et al. Combined use of MRI and PET to monitor response and assess residual disease for locally advanced breast cancer treated with neoadjuvant chemotherapy. Acad Radio! 2004;11(10):1115-1124
49. McDermott GM, Welch A, Staff RT et al. Monitoring primary breast cancer throughout chemotherapy using FDG-PET. Breast Cancer Res Treat 2007;102(1):75-84
50. Mortimer JE, Dehdashti F, Siegel BA et al. Metabolic flare: indicator of hormone responsiveness in advanced breast cancer. J Clin Oncol 2001;19(11):2797-2803

17

Tumores Estromais Gástricos, Esofágicos e Gastrointestinais

Eugene C. Lin e Abass Alavi

■ Câncer Gástrico

Indicação Clínica: C

1. As aplicações potenciais da tomografia por emissão de pósitron (PET), em pacientes portadores de câncer gástrico, são: estadiamento, detecção de recidiva, definição de prognóstico e avaliação de resposta terapêutica. No entanto, seu papel clínico não é bem definido.
2. *Prognóstico*
   a. A taxa de sobrevida nos pacientes que revelam elevada intensidade de captação do fluorodesoxiglicose (FDG) pelo tumor primário é significativamente menor que naqueles cujo tumor mostra captação menor de FDG.[1] Todavia, como os carcinomas mucinosos e de células em anel de sinete tipicamente mostram baixa captação do FDG; a menor captação do FDG não significa necessariamente um prognóstico melhor.
   b. A obtenção de um PET negativo, após tratamento cirúrgico curativo, associa-se à sobrevida significativamente maior.[2]
3. *Resposta terapêutica (predição inicial).* O PET obtido 14 dias após o início da quimioterapia prediz a resposta terapêutica.[3]

Acurácia e Comparação com Outras Técnicas

1. *PET.* Sensibilidade, 71%, especificidade, 74% (câncer gástrico avançado, metastático ou recorrente)[4]
2. *Tumor primário.* O PET não tem papel na detecção de tumores primários de câncer gástrico. Relata-se que a taxa de detecção oscila entre 17% (tumores < 3 cm) até 96%.[5,6]
   a. A presença de uma intensidade de captação maior do FDG associa-se à maior profundidade de invasão, volume do tumor e metástases de linfonodos.[1]
   b. Os carcinomas de células em anel de sinete, assim como os mucinosos, revelam baixa captação do FDG.[7,8]
   c. *Metástases nodulares.* A sensibilidade atribuída ao PET para a detecção de metástases nodulares (**Fig. 17.1**) varia substancialmente (23 a 78%).[1,4]

O principal valor do PET na detecção de metástases nodulares resume-se à sua especificidade (78 a 96%).[4,5,9]

   a. As acurácias atribuídas ao PET e à tomografia computadorizada (TC), na detecção de me-

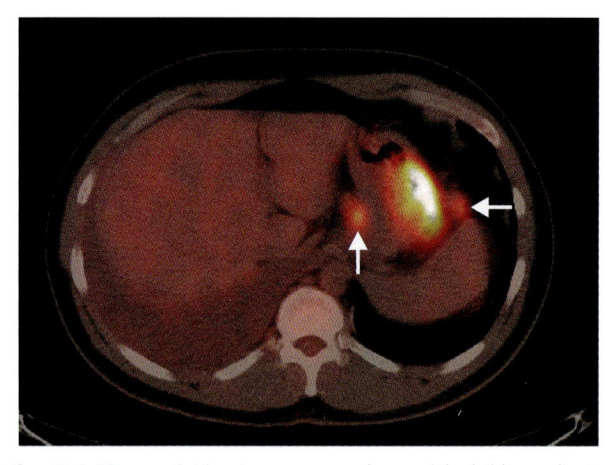

Fig. 17.1 Câncer gástrico. Imagem em plano axial, obtida mediante tomografia por emissão de pósitron/tomografia computadorizada, revela a captação em um câncer gástrico primário, acompanhado de 2 nódulos metastáticos na região *(setas)*.

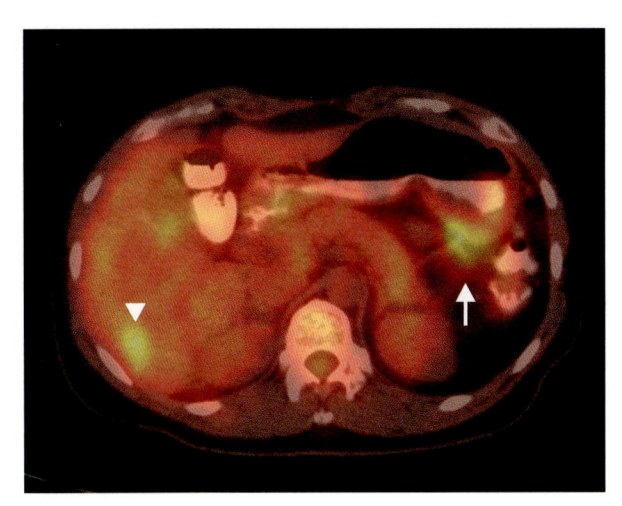

Fig. 17.2 Câncer gástrico metastático. Imagem em plano axial, obtida mediante tomografia por emissão de pósitron/tomografia computadorizada, revela a captação em um câncer gástrico *(seta)* com metástase para o fígado *(ponta de seta)*.

tástases nodulares locais e a distância, assemelham-se.[7]
b. A TC apresenta maior sensibilidade na detecção de metástase de nódulos linfáticos N1 e N2, porém o PET é mais específico.
4. *Regiões do corpo*[7]
a. A acurácia é elevada para a lesão primária, assim como para as metástases hepáticas (**Fig. 17.2**), de linfonodos e lesões pulmonares.
b. A acurácia é baixa para doenças da pleura e peritoneal, assim como para metástase da medula óssea. A acurácia pode também ser baixa para pequenos nódulos perigástricos, caso sejam mascarados por causa da captação pelo tumor primário.
5. *Tumor gástrico recidivante.* Sensibilidade, 70%, especificidade, 69%.[3]

Destaques e Armadilhas

1. *Histologia.* Os carcinomas de células em anel de sinete, assim como os mucinosos revelam baixa captação do FDG.
2. *Morfologia.* A quantidade de captação pelo tumor primário pode não se correlacionar com a histopatologia.
   a. Os tumores mal diferenciados podem apresentar menor captação em razão da infiltração difusa na parede gástrica.
   b. Os tumores bem diferenciados podem apresentar maior captação por causa da formação de massa.
3. *Outras patologias.* A presença de intensa captação gástrica do FDG pode ser secundária a outras etiologias que não o câncer gástrico.
   a. A elevada captação difusa pode ser decorrente da presença de gastrite ou linfoma.
   b. A elevada captação focal pode ser decorrente da presença de úlcera ou linfoma.
4. *Remanescente gástrico.* Pode ser difícil a diferenciação entre captação fisiológica por um remanescente gástrico e um tumor recorrente. A ingestão de água pode ser útil. A captação de FDG pela presença de lesão gástrica maligna persistirá após a ingestão de água.[10]

■ Detecção de Câncer Primário de Esôfago

Indicação Clínica: D

O PET tem papel limitado na investigação de tumores primários do esôfago.

1. *Detecção*
   a. O PET pode detectar tumores primários que apresentam profundidade de invasão T1b ou maior, porém os tumores *in situ*, os classificados como T1a, não são detectáveis.[11]
   b. A taxa de detecção global do PET para o carcinoma primário do esôfago é de 80%. No entanto, isto depende do estágio T. A taxa de detecção de tumores T3 e T4 aproxima-se de 100%, mas a taxa de detecção de tumores T1 é de 43%.[12]
   c. O PET não pode definir o estágio T.
2. *Intensidade de captação*[13]
   a. A quantidade de captação correlaciona-se de forma positiva com a profundidade da invasão pelo tumor, a presença de linfonodos metastáticos e a invasão linfática.
   b. Os adenocarcinomas e os carcinomas de células escamosas especialmente apresentam graus de captação do FDG semelhantes, embora os adenocarcinomas que se encontram na junção gastroesofágica ou próximos à mesma, frequentemente, revelam menor captação por seu padrão de crescimento difuso e/ou pela histopatologia mucinosa.[14,15]
   c. A maioria das evidências sugere que a taxa de sobrevida é baixa na vigência de elevada captação do FDG pelo tumor primário, porém nem todos os estudos confirmam isso.[14]
3. *Armadilhas*
   a. A presença de captação focal discreta na junção gastroesofágica pode ser secundária à esofagite ou pode ser considerada uma variante normal (ver **Fig. 6.27**, p. 57). Um SUV < 4 na junção gastroesofágica levanta suspeita de malignidade.[16]

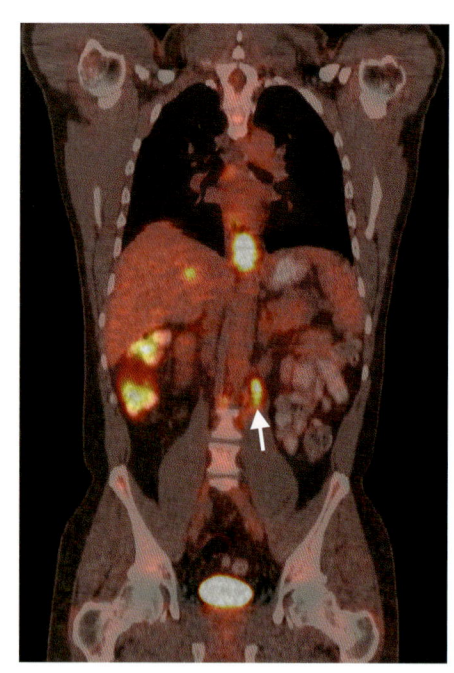

Fig. 17.3 Câncer de esôfago metastático. Imagem em plano coronal, obtida mediante tomografia por emissão de pósitron/tomografia computadorizada, de um paciente com câncer de esôfago distal, revela a presença de nódulos metastáticos localizados no fígado e na região retroperitoneal *(seta)*.

b. As hérnias de hiato podem levar a extensas áreas de captação na junção gastroesofágica.
c. Estenoses benignas podem apresentar considerável captação do FDG após a dilatação.

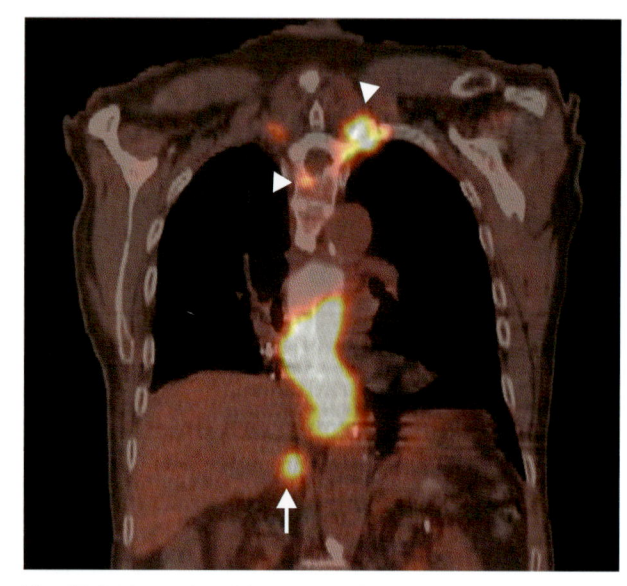

Fig. 17.4 Câncer de esôfago metastático. Imagem em plano coronal, obtida mediante tomografia por emissão de pósitron/tomografia computadorizada, de um paciente portador de câncer de esôfago, revela intensa captação pelo tumor primário e pelas metástases suprarrenal *(seta)* e óssea *(pontas de setas)*.

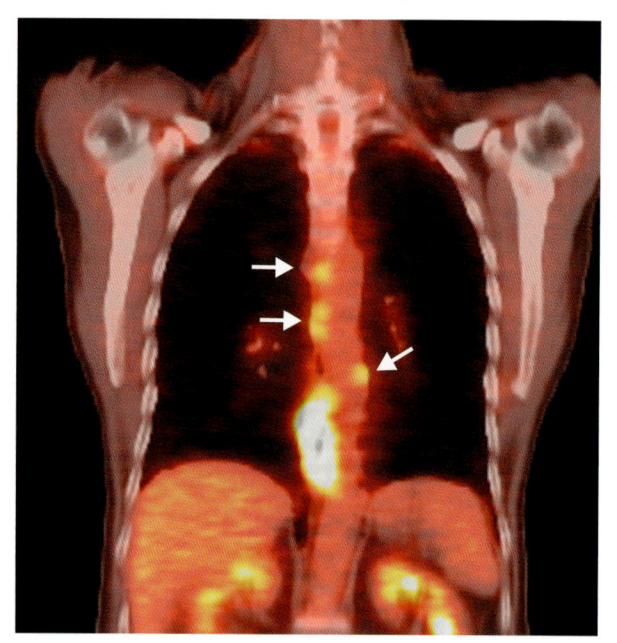

Fig. 17.5 Câncer de esôfago com metástases localizadas na região. Imagem em plano coronal, obtida mediante tomografia por emissão de pósitron/tomografia computadorizada (PET/TC), revela presença de múltiplas metástases de câncer de esôfago distal, para nódulos paraesofágicos localizados na região *(setas)*. Apesar de a sensibilidade da ultrassonografia endoscópica geralmente ser mais sensível para a detecção desses nódulos, um resultado PET positivo é mais específico para doença metastática.

d. Os leiomiomas do esôfago podem revelar captação do FDG.[17]
e. *Registro equivocado da respiração.* Nas imagens obtidas pelo PET/TC, os artefatos acarretados pelo registro equivocado da respiração, (que é mais evidente na região peridiafragmática), podem levar a leituras erradas do SUV dos tumores do esôfago que se encontram na sua região distal.[18]

■ Estadiamento do Câncer de Esôfago

Indicação Clínica: A

1. A combinação do PET com a ultrassonografia endoscópica (USE) pode ser a técnica de estadia-

Tabela 17.1 Sensibilidade e Especificidade da Tomografia por Emissão de Pósitron (PET) *versus* Tomografia Computadorizada (TC) e Ultrassonografia Endoscópica (USE) na Detecção de Lesões Nodulares de Localização Regional, no Câncer de Esôfago

	Sensibilidade %	Especificidade %
PET	22	91
TC/USE	83	45

Tabela 17.2 Sensibilidade e Especificidade da Tomografia por Emissão de Pósitron (PET) versus Tomografia Computadorizada (TC) e Ultrassonografia Endoscópica (USE) na Detecção de Nódulos a Distância, no Câncer de Esôfago

	Sensibilidade %	Especificidade %
PET	77	90
TC/USE	46	69

Tabela 17.4 Sensibilidade e Especificidade da Tomografia por Emissão de Pósitron (PET) versus Cintilografia Óssea na Detecção de Metástases Ósseas, no Câncer de Esôfago

	Sensibilidade %	Especificidade %
PET	92	94
Cintilografia óssea	77	84

mento do câncer de esôfago que mais favorece a relação custo-benefício.[19]

2. O principal valor do PET está na[20]:
   a. Detecção de metástases a distância (**Figs. 17.3 e 17.4**).
   b. Melhora da especificidade do estadiamento de linfonodos.
3. No entanto, o PET pode não ser rotineiramente útil em pacientes portadores de câncer de esôfago na fase de estágio inicial (T ≤ 2), uma vez que esses pacientes apresentam baixa incidência de metástases linfáticas.[21]
4. O benefício incremental total da acurácia de estadiamento pelo PET, comparada com a da TC, é de 14%.[12] O PET identificará a presença de metástases a distância insuspeitas, em 5 a 8% dos pacientes que não evidenciam presença de metástases após a investigação convencional.
5. *Prognóstico.* A verificação de tumores com maior extensão nos estudos com o PET, associada ao elevado número de linfonodos positivos observados nas imagens de PET, prediz taxa de sobrevida curta.[23]

Acurácia[24]

1. **PET: localização regional.** Sensibilidade, 51%, especificidade, de 94%.
2. **PET: metástases a distância.** Sensibilidade, 67%, especificidade, 97%.
3. **PET/TC: localização regional.** Sensibilidade, 94%, especificidade, 92%.[25]
   - Acurácia significativamente maior que o PET isoladamente.

Tabela 17.3 Sensibilidade e Especificidade da Tomografia por Emissão de Pósitron (PET) versus Tomografia Computadorizada (TC) e Ultrassonografia Endoscópica (USE) na Detecção de Metástases a Distância (Nodulares e Outras), no Câncer de Esôfago

	Sensibilidade %	Especificidade %
PET	69	93
TC	46	74

Comparação com Outras Técnicas

1. *Nódulos localizados na região.*[21] O PET não apresenta sensibilidade para lesões localizadas na região e não pode substituir o estadiamento na região, propiciada por TC/USE, porém os resultados positivos do PET para lesões nodulares são mais específicos que os propiciados por TC/USE (**Fig. 17.5**). Uma grande percentagem de grupos nodulares falso-negativos, observados no PET, encontra-se na vizinhança imediata do tumor primário.[12] A USE detectará o maior número de nódulos patológicos localizados na região periesofágica e no eixo celíaco que o PET ou a TC (**Tabela 17.1**).[26]
2. *Nódulos a distância* (**Tabela 17.2**).[21]
3. *Metástases a distância (nodulares e outras) (Tabela 17.3).*[27]
4. *Metástases ósseas.* O PET pode ser mais exato que a cintilografia óssea na detecção de metástases ósseas (**Tabela 17.4**).[28]

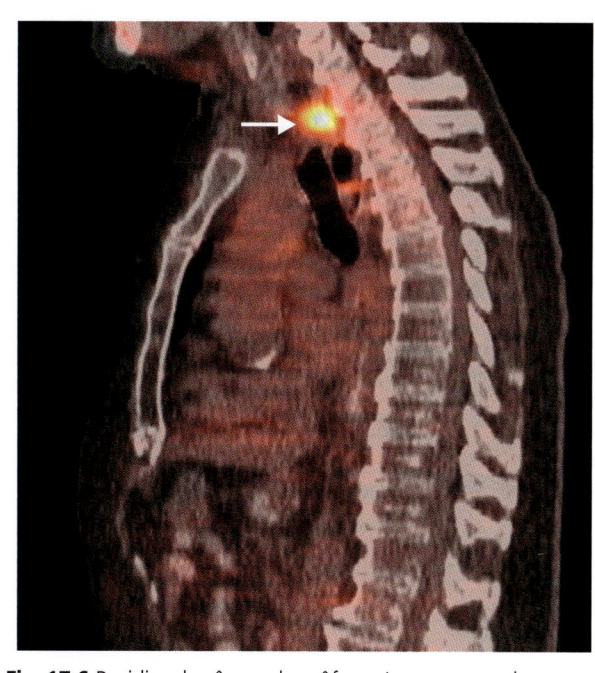

Fig. 17.6 Recidiva de câncer de esôfago. Imagem em plano sagital, obtida mediante tomografia por emissão de pósitron/tomografia computadorizada (PET/TC) em um paciente portador de câncer de esôfago, fase pós-esofagoectomia com rechaço do estômago revela recidiva na anastomose proximal *(seta).*

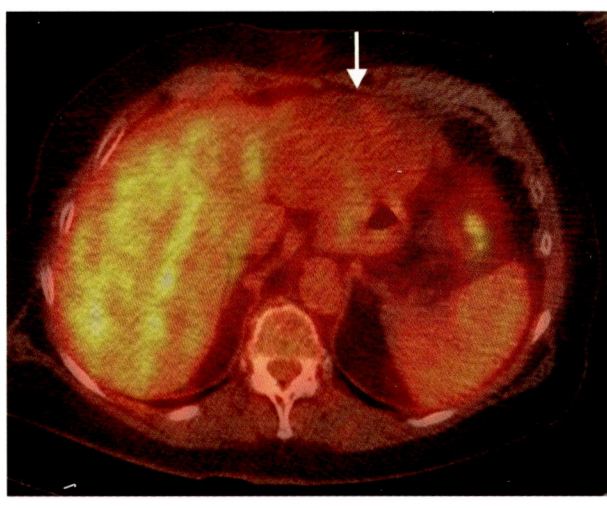

Fig. 17.7 Tumor estromal gastrointestinal (GIST). Tomografia por emissão de pósitron (PET) com resultado negativo. Imagens em plano axial obtidas mediante PET/tomografia computadorizada revelam a presença de volumoso tumor de GIST *(seta)*, sem captação significativa de fluorodesoxiglicose.

Armadilhas

1. A captação na região do hilo deve ser interpretada com cuidado, uma vez que se trata de uma área que mais comumente revela resultados falso-positivos para a captação nodular, sobretudo em tabagistas e em regiões geográficas, onde as doenças granulomatosas são endêmicas.[25,29]
2. As metástases pequenas, intracapsulares de localização regional, revelam elevada taxa de resultados falso-negativos.[27]
3. A captação pelo tumor primário pode mascarar os nódulos anormais que se encontram nas suas adjacências.
4. *Nódulos gastro-hepáticos* versus *nódulos celíacos*. Nódulos linfáticos gastro-hepáticos ressecáveis devem ser diferenciados de nódulos celíacos não regionais, que tipicamente são não ressecáveis. Isto pode ser difícil, uma vez que nódulos gastro-hepáticos de localização mais baixa podem parecer próximos ao eixo celíaco.[18]
5. *Regiões anatômicas*. O PET apresenta a maior acurácia para as regiões do pescoço, do tórax superior e do abdome, porém revela baixa sensibilidade para as regiões torácicas média e inferior.[13]
5. *Neoplasias sincrônicas*. O PET detectará neoplasias primárias sincrônicas, não esperadas, em 5,5% dos pacientes com câncer do esôfago.[30] Sítios que revelam a captação patológica devem ser

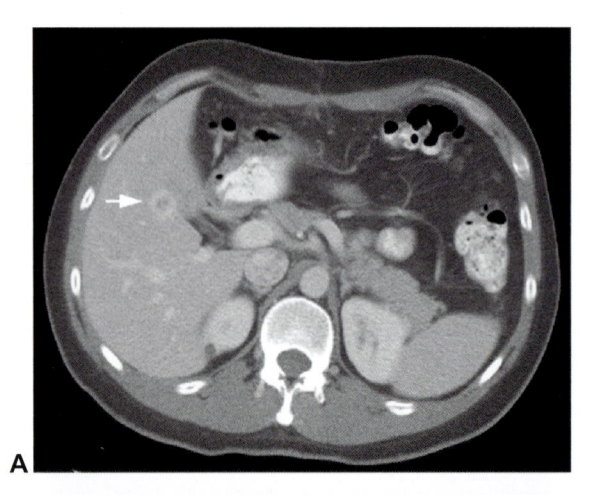

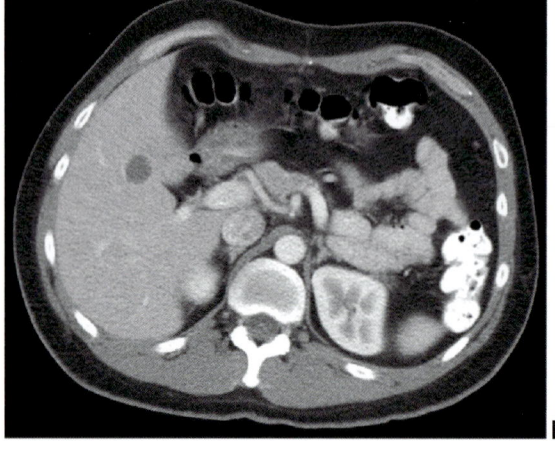

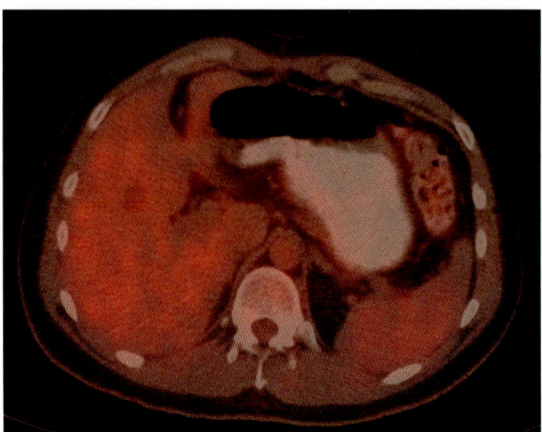

Fig. 17.8 Tumor estromal gastrointestinal (GIST): resposta terapêutica. **(A)** Imagem em plano axial, obtida mediante tomografia computadorizada (TC), revela metástases hepáticas com realce *(seta)*, originadas de um GIST. **(B)** Após tratamento com mesilato de imatinib, as metástase apresentam-se agora completamente hipodensas e parecem estar ligeiramente maiores. Metástases originadas do GIST são difíceis de acompanhar pela TC, uma vez que, após o tratamento, elas modificam principalmente sua densidade mais do que seu volume, embora na verdade possam aumentar de volume também logo depois do tratamento. **(C)** Imagem obtida por tomografia de emissão de pósitron, após a terapia, revela a ausência de captação pelas metástases hepáticas.

confirmados por outros métodos antes de serem atribuídos a metástases.

■ Recidiva do Câncer de Esôfago

Indicação Clínica: C

O PET apresenta acurácia na detecção de recidiva do câncer de esôfago (**Fig. 17.6**), porém não revela superioridade clara com relação às técnicas de imagem convencionais. Nos pacientes com recidiva, o SUV e o estado da doença, verificados nos estudos pelo PET/TC, predizem a taxa de sobrevida.[31]

Acurácia

- **PET.** Sobrevida, 94%, especificidade, 82%.[12]

Armadilhas

O PET não mostra acurácia para o diagnóstico de recidiva perianastomótica, pois a presença de inflamação geralmente leva a resultados falso-positivos. Em sítios localizados, a especificidade do PET/TC é apenas de 50%, embora sua sensibilidade esteja elevada.[31]

■ Resposta do Câncer de Esôfago à Terapia[33]

Indicação Clínica: B

O PET é útil na avaliação da resposta à quimioterapia neoadjuvante. Pode ser empregado para predizer ambos os resultados: inicial e tardio.

1. O PET pode ser útil no prognóstico tanto após a quimioterapia quanto depois da quimiorradioterapia, incluindo pós-quimiorradioterapia definitiva.[34] Modificações na captação do FDG, observadas após a terapia, correlacionam-se com a resposta histopatológica e o tempo de sobrevida, que pode ser avaliado somente 2 semanas após a aplicação da terapia. As modificações relativas na captação do FDG são melhores preditores dos resultados do tratamento que os valores absolutos de SUV.[35] Existem dados conflitantes a respeito do SUV pré-terapia questionando se pode ser associado à resposta e ao prognóstico.[36]
2. No entanto, o PET não pode diferenciar entre a presença mínima de doença residual e uma resposta completa (a recidiva local pode ainda ocorrer após uma queda significativa da atividade do FDG). Num determinado estudo,[34] 2/3 dos pacientes que apresentavam SUV < 2,5 na fase pós-quimioterapia revelavam a presença de tumor na peça cirúrgica, e dois terços dos pacientes revelavam a presença de linfonodos positivos durante a cirurgia, que não tinham sido detectados pelo PET. Portanto, a esofagoectomia deve permanecer como uma opção, mesmo se o PET se revelar normal após a aplicação da terapia.
3. *Metástases intervalares.* Existem evidências conflitantes quanto à efetividade do PET na detecção de metástases intervalares pós-terapia neoadjuvante do carcinoma de esôfago (que pode descartar a ressecção cirúrgica). Num determinado estudo, relata-se que detectaram metástases intervalares inesperadas em 8% dos pacientes,[37] porém em um outro estudo o PET não demonstrou sensibilidade para metástases intervalares.[38]

Acurácia e Comparação com Outras Técnicas

1. *Avaliação da resposta à terapia neoadjuvante.* Os valores de acurácia do PET e da USE assemelham-se, porém, a USE às vezes é inexequível nas fases pós-quimioterapia e pós-radioterapia. A acurácia da TC apresenta-se significativamente menor que a do PET e a da USE.[39]
2. Uma larga faixa de valores de corte (*cutoff*) (30 a 80%) para reduzir o SUV tem sido relatada como capaz de discriminar entre responsivos e não responsivos ao tratamento.[40]
3. *Predição inicial.* Uma queda de 35% na intensidade de captação do FDG (14 dias após início da quimioterapia) prediz a resposta com 93% de sensibilidade e 95% de especificidade.[41]
4. *Predição tardia*
   a. Uma queda de 52% na intensidade de captação do FDG (3 semanas após término do tratamento) detecta a resposta com 100% de sensibilidade e 55% de especificidade.[42]
   b. A verificação de um SUV ≥ 4, na fase pós-terapia, é o melhor preditor para um resultado reservado e uma sobrevida de curta duração,[43] superior ao propiciado através do volume da massa observada pela USE ou da espessura de parede visto na TC.

Armadilhas

1. *Esofagite.* Após a aplicação da radioterapia neoadjuvante, a presença de esofagite pode interferir com a avaliação ideal para verificar a resposta ao tratamento.[44] Ao contrário dos pulmões, o esôfago pode reagir já na fase inicial da irradiação, e pode ser observado aumento de atividade no decurso da radioterapia.[45] O prazo necessário para obter as imagens após a terapia, com o intuito de evitar a captação decorrente de esofagite causada

pela radioterapia, não está bem estabelecido. Têm sido propostos prazos entre 2 a 12 semanas pós-radioterapia.[46] Uma outra abordagem possível é a de mapear logo de início (< 2 semanas) após a radioterapia, antes que a esofagite tenha tempo para evoluir.[18]

2. *Ulceração esofágica.* A presença de ulcerações induzidas pela quimioterapia podem levar a achados falso-positivos de lesões malignas residuais. A endoscopia é muito útil para elevar a acurácia nesses casos. Na ausência de ulcerações à endoscopia, um SUV ≥ 4 é altamente preditivo de doença residual.[47]

■ Tumores Estromais Gastrointestinais

Indicação Clínica: A

A TC é a técnica de imagem-padrão para o tumor estromal gastrointestinal (GIST: *gastrintestinal estromal tumor*). O PET pode ser útil na obtenção de imagens de GIST primário, quando se torna necessário detectar a resposta inicial ao tratamento com o imatinib (p. ex., para a decisão quanto à conduta cirúrgica após o tratamento com imatinib em tumores do reto). O PET pode ser útil também na avaliação de lesões metastáticas equivocadas.[48] Acresce-se a isso, também, a utilidade do PET para predizer o potencial em malignidade do GIST, antes da cirurgia.[49] Todavia, o PET é menos sensível que a TC, antes do tratamento; Aproximadamente 20% das lesões detectadas pela TC não revelam a captação do FDG (**Fig. 17.7**).[50] Particularmente, o PET é menos sensível na detecção de metástases hepáticas.[51]

O principal valor do PET no GIST é na avaliação da resposta ao tratamento com mesilato de imatinib (**Fig. 17.8**). Modificações no volume do tumor na TC (particularmente de metástases hepáticas), frequentemente, não ficam aparentes até a fase final da terapia. Em vez disso, nos estudos com a TC, os tumores vão revelar queda da atenuação. Após a terapia com imatinib, ocorre a rápida queda na intensidade de captação do FDG. O PET pode ser mais útil que a TC para predizer a resposta à terapia, porém a TC detecta o maior número de lesões.[52] A redução do SUV 1 semana após o tratamento prediz avanço livre da sobrevida.[53]

Destaques

1. Os critérios do PET para definir uma boa resposta incluem uma queda de SUV < 70% e uma queda para um SUV absoluto < 2,5.[54]

2. Nos primeiros 6 meses de tratamento, os tumores podem aumentar de volume (provavelmente secundário à hemorragia, edema ou degeneração mixoide) apesar das evidências de regressão clínica e as observadas nas imagens do PET.

3. Lesões que evidenciam captação do FDG (~20%) podem ser acompanhadas pela TC, mediante a avaliação das modificações na atenuação.

4. A recidiva após a resposta parcial ao imatinib aparece como uma área focal de captação do FDG dentro de uma massa volumosa. Essa imagem se correlaciona com um nódulo com realce pelo meio de contraste, observado na TC.[55]

Referências

1. Mochiki E, Kuwano H, Katoh H et al. Evaluation of 18F-2-deoxy-2-fluoro-D-glucose positron emission tomography for gastric cancer. World J Surg 2004;28(3):247-253
2. De Potter T, Flamen P, Van CE et al. Whole-body PET with FDG for the diagnosis of recurrent gastric cancer. Eur J Nucl Med Mol Imaging 2002;29(4):525-529
3. Ott K, Fink U, Becker K et al. Prediction of response to preoperative chemotherapy in gastric carcinoma by metabolic imaging: results of a prospective trial. J Clin Oncol 2003;21(24):4604-4610
4. Yoshioka T, Yamaguchi K, Kubota K et al. Evaluation of 18F-FDG PET in patients with a metastatic, or recurrent gastric cancer. J Nucl Med 2003;44(5):690-699
5. Kim SK, Kang KW, Lee JS et al. Assessment of lymph node metastases using 18F-FDG PET in patients with advanced gastric cancer. Eur J Nucl Med Mol Imaging 2006;33(2):148-155
6. Mukai K, Ishida Y, Okajima K et al. Usefulness of preoperative FDG-PET for detection of gastric cancer. Gastric Cancer 2006;9(3):192-196
7. Chen J, Cheong JH, Yun MJ et al. Improvement in preoperative staging of gastric adenocarcinoma with positron emission tomography. Cancer 2005;103(11):2383-2390
8. Stahl A, Ott K, Weber WA et al. FDG PET imaging of locally advanced gastric carcinomas: correlation with endoscopic and histopathological findings. Eur J Nucl Med Mol Imaging 2003;30(2):288-295
9. Yun M, Lim JS, Noh SH et al. Lymph node staging of gastric cancer using (18)F-FDG PET: a comparison study with CT. J Nucl Med 2005;46(10)1582-1588
10. Yun M, Choi HS, Yoo E et al. The role of gastric distention in differentiating recurrent tumor from physiologic uptake in the remnant stomach on 18F-FDG PET. J Nucl Med 2005;46(6):953-957
11. Himeno S, Yasuda S, Shimada H et al. Evaluation of esophageal cancer by positron emission tomography. Jpn J Clin Oncol 2002;32(9):340-346
12. Kato H, Miyazaki T, Nakajima M et al. The incremental effect of positron emission tomography on diagnostic accuracy in the initial staging of esophageal carcinoma. Cancer 2005;103(1):148-156

13. Kato H, Kuwano H, Nakajima M *et al.* Comparison between positron emission tomography and computed tomography in the use of the assessment of esophageal carcinoma. Cancer 2002;94(4):921-928
14. Dam HQ, Manzone TM, Sagar W. Evolving role of (18)F-fluorodeoxyglucose positron emission tomography in the management of esophageal carcinoma. Surg Oncol Clin N Am 2006;15(4):733-749
15. Esteves FP, Schuster DM, Halkar RK. Gastrointestinal tract malignancies and positron emission tomography: an overview. Semin Nucl Med 2006;36(2):169-181
16. Salaun PY, Grewal RK, Dodamane I *et al.* An analysis of the 18F-FDG uptake pattern in the stomach. J Nucl Med 2005;46(1):48-51
17. Meirelles GS, Ravizzini G, Yeung HW, Akhurst T. Esophageal leiomyoma: a rare cause of false-positive FDG scans. Clin Nucl Med 2006;31(6):342-344
18. Bruzzi JF, Munden RF, Truong MT *et al.* PET/CT of esophageal cancer: its role in clinical management. Radiographics 2007;27(6):1635-1652
19. Wallace MB, Nietert PJ, Earle C *et al.* An analysis of multiple staging management strategies for carcinoma of the esophagus: computed tomography, endoscopic ultrasound, positron emission tomography, and thoracoscopy/laparoscopy. Ann Thorac Surg 2002;74(4):1026-1032
20. Flamen P, Lerut A, Van CE *et al.* Utility of positron emission tomography for the staging of patients with potentially operable esophageal carcinoma. J Clin On-col 2000;18(18):3202-3210
21. Lerut T, Flamen P, Ectors N *et al.* Histopathologic validation of lymph node staging with FDG-PET scan in cancer of the esophagus and gastroesophageal junction: a prospective study based on primary surgery with extensive lymphadenectomy. Ann Surg 2000;232(6):743-752
22. Meyers BF, Downey RJ, Decker PA *et al.* The utility of positron emission tomography in staging of potentially operable carcinoma of the thoracic esophagus: results of the American College of Surgeons Oncology Group Z0060 trial. J Thorac Cardiovasc Surg 2007;133(3):738-745
23. Choi JY, Jang HJ, Shim YM *et al.* 18F-FDG PET in patients with esophageal squamous cell carcinoma undergoing curative surgery: prognostic implications. J Nucl Med 2004;45(11):1843-1850
24. van Westreenen HL, Westerterp M, Bossuyt PM *et al.* Systematic review of the staging performance of ^{18}F-fluorodeoxyglucose positron emission tomography in esophageal cancer. J Clin Oncol 2004;22(18):3805-3812
25. Yuan S, Yu Y, Chao KS *et al.* Additional value of PET/CT over PET in assessment of locoregional lymph nodes in thoracic esophageal squamous cell cancer. J Nucl Med 2006;47(8):1255-1259
26. Konski A, Doss M, Milestone B *et al.* The integration of 18-fluoro-deoxy-glucose positron emission tomography and endoscopic ultrasound in the treatment-planning process for esophageal carcinoma. Int J Radiat Oncol Biol Phys 2005;61(4):1123-1128
27. Luketich JD, Friedman DM, Weigel TL *et al.* Evaluation of distant metastases in esophageal cancer: 100 consecutive positron emission tomography scans. Ann Thorac Surg 1999;68(4):1133-1136
28. Kato H, Miyazaki T, Nakajima M *et al.* Comparison between whole-body positron emission tomography and bone scintigraphy in evaluating bony metastases of esophageal carcinomas. Anticancer Res 2005;25(6C):4439-4444
29. Yoon YC, Lee KS, Shim YM *et al.* Metastasis to regional lymph nodes in patients with esophageal squamous cell carcinoma: CT versus FDG PET for presurgical detection prospective study. Radiology 2003;227(3):764-770
30. van Westreenen HL, Westerterp M, Jager PL *et al.* Synchronous primary neoplasms detected on 18F-FDG PET in staging of patients with esophageal cancer. J Nucl Med 2005;46(8):1321-1325
31. Guo H, Zhu H, Xi Y *et al.* Diagnostic and prognostic value of ^{18}F-FDG PET/CT for patients with suspected recurrence from squamous cell carcinoma of the esophagus. J Nucl Med 2007;48(8):1251-1258
32. Flamen P, Lerut A, Van Cutsem E *et al.* The utility of positron emission tomography for the diagnosis and staging of recurrent esophageal cancer. J Thorac Cardiovasc Surg 2000;120(6):1085-1092
33. Kostakoglu L, Goldsmith SJ. PET in the assessment of therapy response in patients with carcinoma of the head and neck and of the esophagus. J Nucl Med 2004;45(1):56-68
34. Konski AA, Cheng JD, Goldberg M *et al.* Correlation of molecular response as measured by 18-FDG positron emission tomography with outcome after chemoradiotherapy in patients with esophageal carcinoma. Int J Radiat Oncol Biol Phys 2007;69(2): 358-363
35. Wieder HA, Ott K, Lordick F *et al.* Prediction of tumor response by FDG-PET: comparison of the accuracy of single and sequential studies in patients with adenocarcinomas of the esophagogastric junction. Eur J Nucl Med Mol Imaging 2007;34(12):1925-1932
36. Ott K, Weber W, Siewert JR. The importance of PET in the diagnosis and response evaluation of esophageal cancer. Dis Esophagus 2006;19(6):433-442
37. Bruzzi JF, Swisher SG, Truong MT *et al.* Detection of interval distant metastases: clinical utility of integrated CT-PET imaging in patients with esophageal carcinoma after neoadjuvant therapy. Cancer 2007;109(1):125-134
38. Downey RJ, Akhurst T, Ilson D *et al.* Whole body 18FDG-PET and the response of esophageal cancer to induction therapy: results of a prospective trial. J Clin Oncol 2003;21(3):428-432
39. Westerterp M, van Westreenen HL, Reitsma JB *et al.* Esophageal cancer: CT, endoscopic US, and FDG PET for assessment of response to neoadjuvant therapy-systematic review. Radiology 2005;236(3):841-851
40. Sloof GW. Response monitoring of neoadjuvant therapy using CT, EUS, and FDG-PET. Best Pract Res Clin Gastroenterol 2006;20(5):941-957
41. Weber WA, Ott K, Becker K *et al.* Prediction of response to preoperative chemotherapy in adenocarcinomas of the esophagogastric junction by metabolic imaging. J Clin Oncol 2001;19(12):3058-3065
42. Brucher BL, Weber W, Bauer M *et al.* Neoadjuvant therapy of esophageal squamous cell carcinoma: response evaluation by positron emission tomography. Ann Surg 2001;233(3):300-309
43. Swisher SG, Maish M, Erasmus JJ *et al.* Utility of PET, CT, and EUS to identify pathologic responders in esophageal cancer. Ann Thorac Surg 2004;78(4):1152-1160
44. Gillham CM, Lucey JA, Keogan M *et al.* (18)FDG uptake during induction chemoradiation for oesophageal cancer fails

to predict histomorphological tumour response. Br J Cancer 2006;95(9):11741179

45. Kong FM, Frey KA, Quint LE et al. A pilot study of [^{18}F]fluorodeoxyglucose positron emission tomography scans during and after radiation-based therapy in patients with non small-cell lung cancer. J Clin Oncol 2007;25(21):3116-3123

46. Wieder HA, Brucher BL, Zimmermann F et al. Time course of tumor metabolic activity during chemoradiotherapy of esophageal squamous cell carcinoma and response to treatment. J Clin Oncol 2004;22(5):900-908

47. Erasmus JJ, Munden RF, Truong MT et al. Preoperative chemo-radiation-induced ulceration in patients with esophageal cancer: a confounding factor in tumor response assessment in integrated computed tomographic-positron emission tomographic imaging.
J Thorac Oncol 2006;1(5):478-486

48. Blay JY, Bonvalot S, Casali P et al. Consensus meeting for the management of gastrointestinal stromal tumors. Report of the GIST Consensus Conference of 20-21 March 2004, under the auspices of ESMO. Ann Oncol 2005;16(4):566-578

49. Kamiyama Y, Aihara R, Nakabayashi T et al. ^{18}F-fluorodeoxyglucose positron emission tomography: useful technique for predicting malignant potential of gastrointestinal stromal tumors. World J Surg 2005;29(11):1429-1435

50. Choi H, Charnsangavej C, de Castro Faria S et al. CT evaluation of the response of gastrointestinal stromal tumors after imatinib mesylate treatment: a quantitative analysis correlated with FDG PET findings. AJR Am J Roentgenol 2004;183(6):1619-1628

51. Goldstein D, Tan BS, Rossleigh M, Haindl W. Walker B, Dixon J. Gastrointestinal stromal tumours: correlation of F-FDG gamma camera-based coincidence positron emission tomography with CT for the assessment of treatment response—an AGITG study. Oncology 2005;69(4):326-332

52. Goerres GW, Stupp R, Barghouth G et al. The value of PET, CT and in-line PET/CT in patients with gastrointestinal stromal tumours: long-term outcome of treatment with imatinib mesylate. Eur J Nucl Med Mol Imaging 2005;32(2):153-162

53. Schuetze SM. Utility of positron emission tomography in sarcomas. Curr Opin Oncol 2006;18(4):369-373

54. Choi H, Charnsangavej C, Faria SC et al. Correlation of computed tomography and positron emission tomography in patients with metastatic gastrointestinal stromal tumor treated at a single institution with imatinib mesylate: proposal of new computed tomography response criteria.
J Clin Oncol 2007; 25(13):1753-1759

55. Shankar S, vanSonnenberg E, Desai J, Dipiro PJ, Van Den Abbeele A, Demetri GD. Gastrointestinal stromal tumor: new nodule-within-a-mass pattern of recurrence after partial response to imatinib mesylate. Radiology 2005;235(3):892-898

18
Linfomas

Eugene C. Lin e Abass Alavi

■ Estadiamento

Indicação Clínica: A1

A tomografia por emissão de pósitron (PET) é uma técnica-padrão para estadiar tanto a doença de Hodgkin (DH) (HD: *Hodgkin disease*) como o linfoma não Hodgkin (LNH) (NHL: *non-Hodgkin lymphoma*) (Figs. 18.1 a 18.3).
1. *Doença de Hodgkin.* Na DH, o PET pode ser útil em qualquer estágio da doença, porém é bem mais útil nos estádios I e II da doença, onde uma mudança de estágio modificará a conduta da enfermidade. No total, o PET, em média, muda a conduta em 14% dos pacientes.[2]
2. *LNH.* No LNH, o PET pode ser útil em qualquer estágio, porém é bem mais importante no estadiamento de doença agressiva. É muito útil como teste básico quando o exame com PET se destina a monitorar a resposta terapêutica.
   a. *Estágio.* O PET pode ser mais útil no estádio I da doença (alguns centros aplicam a mesma terapia para todos os estágios do LNH agressivo, exceto quando no estádio I.
   b. *Histologia.* O PET pode ser importante no estadiamento de LNH folicular de grau baixo, mas o PET é de valor questionável em outros subtipos de LNH de grau baixo, tais como nos linfomas linfocíticos de pequenas células e no tecido linfoide mucosa-associado (MALT: *mucose-associated lymphoid-type* (MALT).[3] O PET pode ser potencialmente valoroso no estudo do linfoma de células do manto (LCM).

Acurácia
1. *PET.* Sensibilidade, 90%, especificidade, 91,5%.[4]
   a. *DH.* Sensibilidade, 93%, especificidade, 88%.
   b. *LNH.* Sensibilidade, 87%, especificidade, 94%.
2. *PET/tomografia computadorizada (TC).* Melhor acurácia no estadiamento em 9%.[5]
3. *Subtipo histológico.* O PET apresenta sensibilidade variável, conforme o subtipo histológico do linfoma.[6] Geralmente, na prática clínica, o PET mostra elevada sensibilidade nas 3 principais classes desta malignidade: linfomas difusos de grandes células B, linfomas foliculares e doença de Hodgkin.

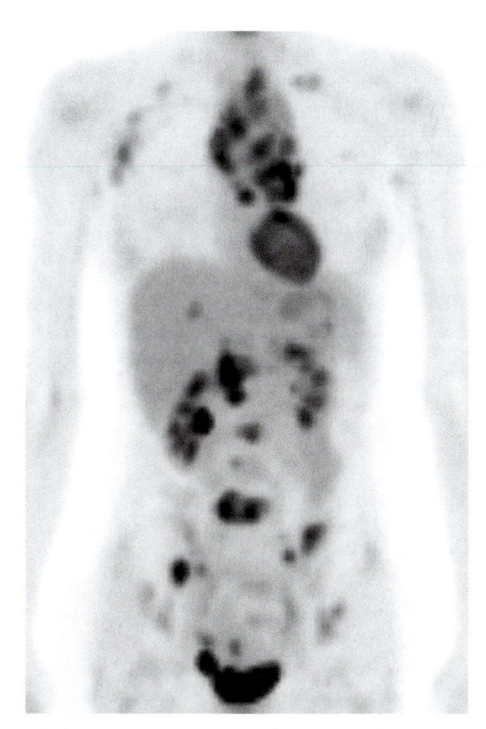

Fig. 18.1 Linfoma extenso. Imagem de tomografia por emissão de pósitron, em plano coronal, de paciente portador de linfoma não Hodgkin, revela a captação por nódulos localizados nas regiões mediastinal, supraclavicular, axilar e retroperitoneal, assim como no fígado e na medula óssea (pelve e coluna lombar).

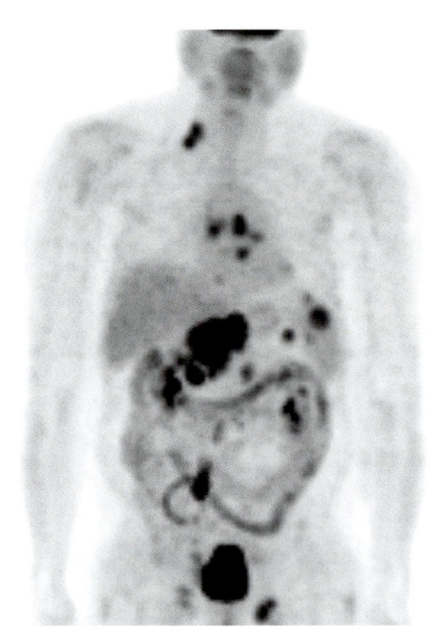

Fig. 18.2 Linfoma extenso. Imagem de tomografia por emissão de pósitron, em plano coronal de paciente portador de linfoma não Hodgkin, revela a captação por nódulos localizados nas regiões mediastinal, supraclavicular, abdominal, pélvica e inguinal, assim como no baço.

a. *Doença de Hodgkin.* Todos os diferentes subtipos da doença de Hodgkin apresentam captação substancial do FDG, embora as diferenças na intensidade da captação entre cada subtipo sejam significativas. O tipo de celularidade mista revela maior captação, seguida do subtipo de esclerose nodular e do tipo nodular com predominância linfocítica.[7] No entanto, a captação do fluorodesoxiglicose (FDG) mesmo no subtipo menos ávido (com predominância linfocítica) é muito elevada.

b. *Linfoma não Hodgkin.* A sensibilidade do PET para o LNH de baixo grau depende da histologia. A sensibilidade é excelente no linfoma folicular, moderada no linfoma de zona marginal e baixa no linfoma linfocítico de pequenas células.[8] Os linfomas com maiores graus geralmente são mais ávidos por FDG, porém a sensibilidade no linfoma de células T periférico é moderada.[6] Pacientes com LNH e índice de captação padronizado (SUV) > 10 apresentam elevada verossimilidade com doença agressiva.[9]

- *Linfoma folicular.* O PET é exato para ambos os tipos de linfoma folicular nodular: indolente e agressivo.[10] O linfoma folicular de grau baixo do trato gastrointestinal revela captação considerável do FDG,[11] porém a intensidade de captação ainda é menor que a do LNH de grau elevado. Todavia a sensibilidade na detecção de envolvimento da medula óssea por linfomas foliculares é limitada.[12]

- *Linfoma de zona marginal (LZM).* O PET apresenta boa sensibilidade na detecção do LZM, porém mostra baixa sensibilidade na detecção do LZM nodular (particularmente para o LZM esplênico).[13,14]

- *Linfoma de tecido linfoide mucosa-associado.* O PET apresenta sensibilidade variável no linfoma tipo MALT. A sensibilidade para pacientes portadores de doença avançada é bem maior que para aqueles que se encontram no estágio inicial da doença.[15] A sensibilidade do PET para um linfoma MALT típico é baixa, porém linfomas tipo MALT com características plasmáticas, geralmente, revelam captação substancial do FDG.[16] Os linfomas tipo MALT do trato gastrointestinal tipicamente mostram baixa captação do FDG.[11]

- *Linfoma de células T periférico.* O PET revela alta sensibilidade para sítios nodulares e nodulares não cutâneos, porém mostra baixa sensibilidade para sítios cutâneos,[17] assim como para envolvimento de medula óssea.[18] A captação do FDG nos linfomas de células T cutâneos é mais provável de ocorrer no estádio IV da doença.[2]

4. *Regiões anatômicas.* O PET apresenta maior sensibilidade para a região torácica que para as regiões abdome/pele.[19]

5. *Envolvimento da medula óssea.* O PET é capaz de detectar sítios de envolvimento da medula óssea que não tenham propiciado amostras mediante biópsia da crista ilíaca. Os primeiros ensaios sugeriram que o PET apresentava maior sensibilidade e especificidade que a cintilografia óssea ou a TC para avaliar o envolvimento da medula óssea. Todavia, estudos posteriores sugerem sensibilidade menor para o envolvimento de medula óssea, sobretudo no caso de LNH de grau baixo.[6] Particularmente, apesar de o PET apresentar boa sensibilidade para o linfoma nodular folicular,[10] sua sensibilidade é limitada ao envolvimento da medula óssea.[12] A sensibilidade e a especificidade global do PET para envolvimento de medula óssea (comparada com a biópsia de medula óssea) são: 51% e 95%, respectivamente.[20] A sensibilidade é maior para a DH e o LNH de grau alto.

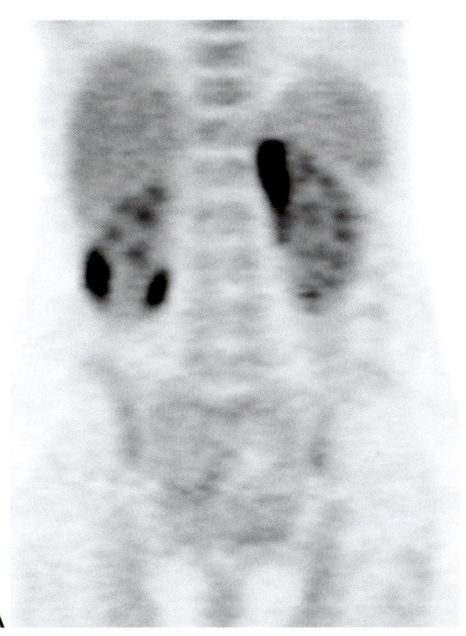

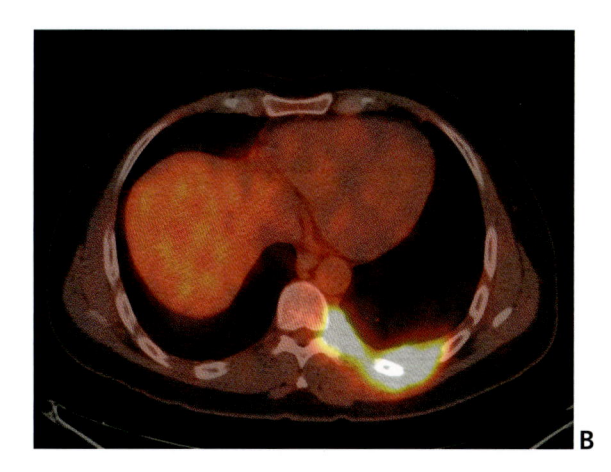

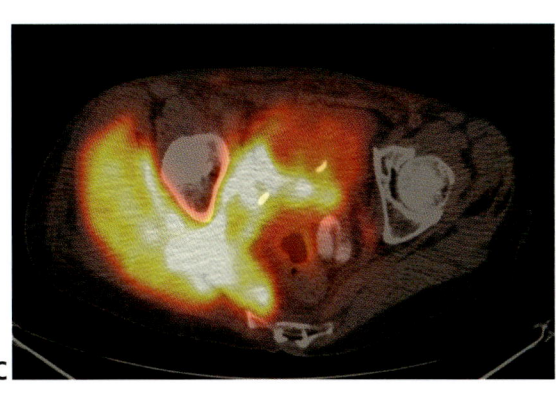

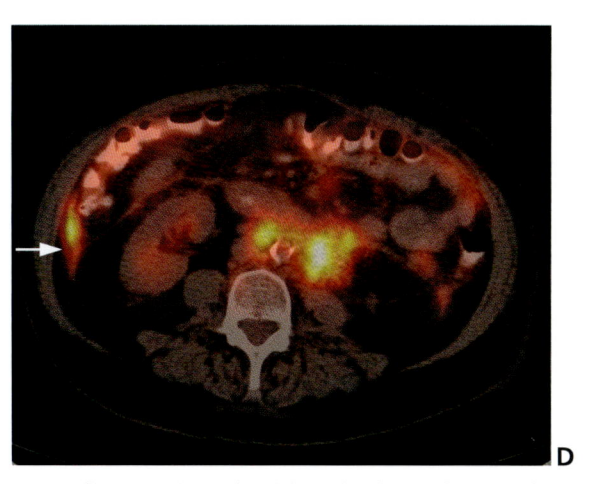

Fig. 18.3 Linfoma: extensão da doença. Imagens obtidas mediante tomografia por emissão de pósitron (PET) e PET/tomografia computadorizada, de diferentes pacientes, portadores de linfoma não Hodgkin, revelam a doença envolvendo **(A)** o espaço perirrenal, **(B)** a pleura, **(C)** os músculos e **(D)** o peritônio *(seta)*.

6. *Doença esplênica.* O PET apresenta exatidão de 97% para o diagnóstico de envolvimento esplênico na DH.

    a. Esses dados foram obtidos considerando a maior intensidade de captação pelo baço, quando comparada com a do fígado, como evidência de doença esplênica.

    b. O PET é particularmente mais exato na detecção de envolvimento esplênico focal do que o gálio ou a TC.

Comparação com Outras Técnicas

1. *PET versus TC.* O PET e a TC revelam especificidades comparáveis, porém o PET é ~ 15% mais sensível.[19]

    a. A principal vantagem do PET sobre a TC é sua capacidade em detectar a presença de nódulos no tórax e na periferia; já no abdome e na pelve, o PET e a TC propiciam resultados comparáveis.[22,23]

    b. O PET e a TC são concordantes no estadiamento de 80 a 90% dos pacientes portadores de linfomas difusos de grandes **células B**, assim como foliculares. Em contrapartida, o PET e a TC apresentam menor probabilidade de concordância no estadiamento da DH (60 a 80%).[24] Em ambas as situações, a discordância do PET geralmente resulta em superestadiamento. No entanto, a alta taxa de discordância na DH sugere que ambos, o PT e a TC, devem ser utilizados no estadiamento da DH.

2. *PET/TC versus TC.* O PET/TC (com baixa dose e TC sem realce pelo meio de contraste) é mais sensível e específico que a TC com realce pelo meio de contraste, para ambas as doenças: nodular e extranodular.

a. O PET/TC é especialmente valioso na exclusão de doença, quando comparado com a TC.
   - Um problema comumente observado nos estudos com a TC é a obtenção de resultados falso-positivos acarretados pela opacidade pulmonar, interpretado como linfoma; esta pode ser diagnosticada com acurácia pelo PET.
b. *Doença nodular* (**Tabela 18.1**).
c. *Doença extranodular* (**Tabela 18.2**).
3. *PET/TC versus gálio*. O PET é superior ao gálio tanto para o estadiamento quanto para o acompanhamento de linfomas.[25]

Destaques e Armadilhas

1. *Timo*. É importante reconhecer a hiperplasia do timo como uma entidade distinta, nos pacientes que apresentam captação no mediastino anterior. A hiperplasia do timo (como se observa nas **Figs. 6.19**, p. 52 e **6.20**, p. 53) é uma reação comum que segue à quimioterapia e por isso deve ser considerada como um fenômeno esperado.
2. *Atividade difusa de medula óssea*. A captação pela medula óssea, observada após a terapia com a estimulação do fator de colônia granulocítico (G-CSF) (como se observa na **Fig. 6.30**, p. 59), pode mimetizar ou obscurecer a infiltração linfomatosa da medula óssea.
3. *Atividade focal de medula óssea*. Sempre considerar a possibilidade de história de biópsia da medula óssea, como causa de captação focal no íleo posterior.
4. *Baço*
   a. A captação esplênica observada após a terapia com G-CSF pode mimetizar o envolvimento esplênico (como se observa na **Fig. 6.30**, p. 59).
   b. O baço é uma região comum de resultados falso-positivos de etiologia infecciosa/inflamatória.
5. *Linfomas de grau baixo*. Certos linfomas de grau baixo, como os linfomas linfocíticos de pequenas células, tipicamente não apresentam captação substancial do FDG e podem não ser detectados com elevada sensibilidade pelo PET. Nesses casos, uma imagem positiva obtida pelo PET geralmente revela vaga captação moderada.

Tabela 18.1 Sensibilidade e Especificidade da Tomografia por emissão de Pósitron/Tomografia Computadorizada (PET/TC) *versus* Tomografia Computadorizada (TC) na Detecção de Lesões Nodulares

	Sensibilidade %	Especificidade %
PET/TC	94	100
TC	88	86

Tabela 18.2 Sensibilidade e Especificidade da Tomografia por Emissão de Pósitron/Tomografia Computadorizada (PET/TC) *versus* Tomografia Computadorizada (TC) na Detecção de lesões extranodulares

	Sensibilidade %	Especificidade %
PET/TC	88	100
TC	50	90

■ Resposta Terapêutica[26-28]

Indicação Clínica: A

1. O PET, cada mais vez mais, se emprega como técnica-padrão para avaliar a resposta terapêutica tanto pela DH, quanto pelo LNH agressivo (**Fig. 18.4**). É especialmente útil nos estágios tardios da doença, quando a resposta à quimioterapia é substancialmente menor com relação à observada nos estágios iniciais.
2. *Prognóstico inicial*. O PET é útil como indicador de prognóstico após a aplicação de um ou alguns ciclos de quimioterapia de 1ª linha, ou então no meio do tratamento, à DH ou ao LNH. O PET pode predizer a resposta, a sobrevida livre de evolução da doença e a sobrevida global. Na DH avançada, o PET pode ser superior a indicadores de padrões de prognóstico, tal como o escore de prognóstico internacional.[29] A ausência de resposta sugere que o protocolo do tratamento deve ser modificado (p. ex., quimioterapia de 2ª linha com transplante de medula). Todavia, mesmo que o PET revele resposta completa, a conduta de tratamento inicial deve ser completada, uma vez que não se pode excluir a presença de doença residual mínima.
   - No caso de linfomas agressivos, a obtenção de um estudo de PET negativo após o 1º ciclo de quimioterapia prediz a possibilidade de sobrevida livre de evolução de forma melhor que quando se verifica a resposta negativa de um estudo de PET após complementar a quimioterapia.
3. *Prognóstico tardio*. No término da quimioterapia, quando a presença de massa residual é um desafio sério para a TC, o PET pode determinar exatamente a natureza de tais achados (fibrose *vs.* doença residual). Este é um quadro mais comum na DH onde tipicamente existe resposta substancial ao tratamento, porém sem ser completa.
4. *LNH de grau baixo*. O papel do PET na terapia de LNH de grau baixo não está claro nesse momento. Determinado estudo sugere que o PET é exato na avaliação diagnóstica de linfomas foliculares de graus 1 e 2 tratados.[30]

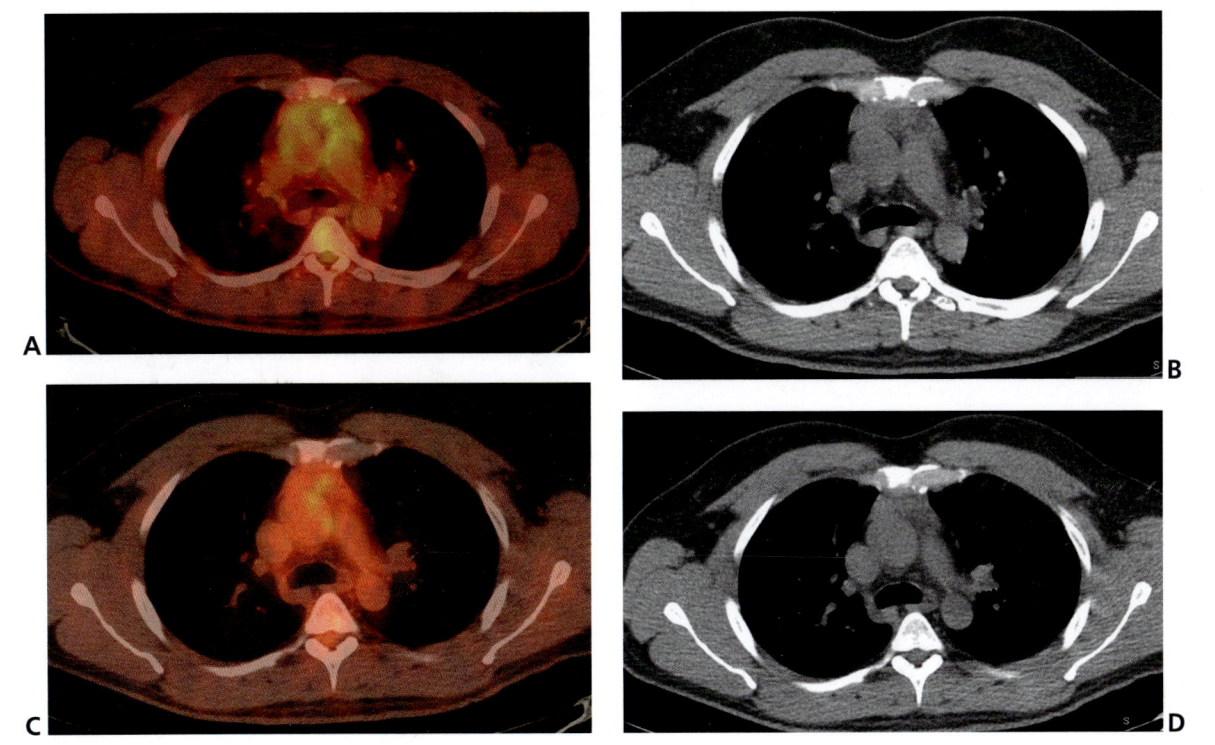

Fig. 18.4 Resposta terapêutica do linfoma. **(A)** Imagens em plano axial, obtidas mediante tomografia por emissão de pósitron (PET)/tomografia computadorizada (TC) e **(B)** TC, revelam presença de massa no mediastino anterior, em um paciente com doença de Hodgkin, na fase pós-terapêutica. A massa mostra a captação maior que a observada no mediastino e deve ser interpretada como doença residual. **(C)** Após o prosseguimento da terapia, a intensidade de captação do fluorodesoxiglicose é semelhante à observada no mediastino, e **(D)** a massa revela-se menor nas imagens da TC. Como a massa residual ainda revela volume > 2 cm, o estudo pode ser interpretado como negativo para a presença de doença. Caso o volume da massa fosse < 2 cm, para definir o estudo como negativo, não se deve observar a captação com intensidade maior que a atividade de fundo.

Acurácia

1. *Avaliação da resposta inicial*[31]
   a. Sensibilidade, 79% e especificidade, 92%.
   b. Valor preditivo positivo (VPP), 90%, valor preditivo negativo (VPN), 81%.
2. *Avaliação pós-tratamento*[32]
   a. DH. Sensibilidade, 84%, especificidade, 90%.
   b. LNH. Sensibilidade, 72%, especificidade, 100%.

O valor preditivo do PET depende do tipo da doença antes da terapia. A DH, em particular, nos seus estágios iniciais, apresenta maior taxa de resposta que o NH e assim apresentará menor probabilidade pré-teste para doença residual na fase pós-terapia. Desse modo, um estudo negativo de PET nos estágios iniciais da DH prediz resposta completa, porém um estudo positivo de PET razoavelmente apresenta taxas de resultados falso-positivos. O contrário é verdadeiro para a DH e LNH em estágios avançados, já que apresentam maior probabilidade pré-teste para a doença residual após a terapia. Nesses casos, um estudo negativo de PET não exclui a presença de doença residual mínima, porém um PET positivo prediz o insucesso do tratamento.[3]

Embora a principal massa do tumor no LNH seja formada de células malignas, a principal massa do tumor na DH é um infiltrado inflamatório benigno. Na DH, a captação do FDG pode ocorrer por causa do componente inflamatório, assim como pela presença de células malignas.[33] Acresce-se a isso que os pacientes portadores de DH, frequentemente, são submetidos à irradiação, que pode acarretar modificações inflamatórias. Na DH, junto com a menor probabilidade pré-teste para a doença residual, esses fatores podem contribuir para o menor VPP do PET, comparada com o LNH. Todavia, na DH, o VPP do PET ainda é substancialmente maior que o obtido pela TC.

1. *LNH*
   a. No LNH de grau alto, um estudo positivo de PET é altamente preditivo para doenças residual/recorrente e recidiva da doença (VPP, 92 a 100%).
   b. Um estudo negativo de PET não exclui completamente a presença de doença residual

mínima, sendo que existe ainda a possibilidade de recaída tardia (VPN, 83 a 88%).
   c. Precisam-se realizar estudos de acompanhamento nos pacientes com LNH e exames de PET negativos.
2. *DH* (ver também a seção de massa residual pós-terapia).[33]
   a. O VPN de um estudo de PET obtido no meio do tratamento é elevado (pelo menos 94%).
   b. Todavia, o VPP é mais variável (~ 62% a 90%).
3. *Massa residual pós-terapia*
   a. *PET.* Sensibilidade entre 71 e 100%, especificidade entre 69 e 100%.
   b. *PET.* VPN entre 80 e 100%, VPP entre 25 e 100%.
   c. Um exame negativo é muito útil para excluir doença, sobretudo nos estádios 1 ou 2 da DH. O VPN fica entre 80 e 100%.
      - Nos pacientes em estádios I ou II da DH e que apresentam estudo negativo com o PET, imagens de acompanhamento não são necessárias. No entanto, não está claro se é possível omitir a aplicação de radioterapia na DH em estágio inicial que apresente um estudo de PET negativo após quimioterapia de 1ª linha.[34]
      - Nos pacientes que se encontram nos estádios III e IV da DH e revelam estudo de PET negativo, é necessário obter imagens para acompanhamento.
   d. Perante o VPP variável (25 a 100%) e a baixa probabilidade pré-teste nos estádios I e II na DH, deve-se considerar enfaticamente a necessidade de confirmação de resultados positivos.

Comparação com Outras Técnicas
1. *TC.* O PET e a TC apresentam sensibilidades comparáveis, porém o PET é muito mais específico (69 a 92%) que a TC (4 a 31%).
2. *Cintilografia óssea.* O PET apresenta menor número de resultados falso-positivos que a cintilografia óssea. Particularmente, o PET frequentemente pode avaliar, de forma exata, a resposta de lesões ósseas quando a cintilografia óssea é falso-positiva.

Destaques
1. *Uma imagem basal pré-tratamento é útil*
   a. Caso a doença verificada no estudo com PET, na fase de pré-tratamento, não revele atividade, o FDG PET não deve ser empregado para monitorar a resposta terapêutica. Os resultados falso-positivos se elevarão caso estudos basais com o PET não sejam obtidos de forma rotineira.
   b. A aquisição de estudos basais diminuirá também os resultados falso-positivos. Como as recidivas ocorrem em regiões que previamente abrigavam lesões observadas no estudo basal, a presença de anomalias verificadas no acompanhamento com estudos de PET, em sítios fora dessas áreas, deve ser interpretada com cautela (p. ex., devem-se considerar etiologias inflamatórias).
   c. Os estudos basais são úteis, porém não são mandatórios, nos pacientes portadores de subtipos de linfomas que rotineiramente demonstram avidez para o FDG, como a DH e o linfoma difuso de células B. Os estudos basais são mandatórios em pacientes portadores de subtipos de linfomas que revelam avidez variável para o FDG, como os linfomas MALT.[35]
2. *SUV.* Na avaliação de massas residuais, após a terapia, o emprego dos SUVs não supera a análise visual.
3. Recomendações para a interpretação de imagens de PET no término da terapia (por Subcomitê de Imagem do Projeto Internacional em Harmonização de Linfomas).[35]
   a. Massas residuais ≥ 2 cm: a observação de captação mais intensa que o compartimento vascular do mediastino deve ser considerada como doença.
   b. Massas residuais < 2 cm: a observação de qualquer captação mais intensa que a verificada no fundo da imagem deve ser interpretada como doença.
   c. Nódulos pulmonares ≥ 1,5 cm: a captação maior que a verificada no compartimento vascular do mediastino deve ser considerada como lesão. A ausência de captação por nódulos < 1,5 cm não exclui a presença de lesão; todavia, a observação de novos nódulos na presença de resposta completa por todas as regiões que previamente abrigavam lesões é altamente suspeita de serem de origem infecciosa/inflamatória.
   d. Lesões hepáticas ou esplênicas ≥ 1,5 cm: captação maior ou igual à observada no fígado ou no baço, respectivamente, deve ser interpretada como lesão.
   e. Lesões hepáticas ou esplênicas < 1,5 cm: captação maior que a observada no fígado ou no baço, respectivamente, deve ser considerada como lesão.

f. *Captação esplênica difusa*: a presença de captação esplênica difusa, maior que a observada no fígado, deve ser considerada como secundária a linfoma, a não ser que tenha ocorrido administração recente de citocina.
g. *Medula óssea*: a presença de captação focal ou multifocal pela medula, geralmente, é secundária a linfoma. A captação medular difusa geralmente é secundária à hiperplasia.
- Nos pacientes com DH, a captação medular difusa, frequentemente, é secundária à hiperplasia mieloide reativa.[36]
- Nos pacientes com linfoma difuso de células B, a presença isolada de positividade residual, envolvendo a medula óssea, não prediz insucesso do tratamento subsequente.[37]

4. *Captação residual mínima*. A presença de captação residual mínima no foco de uma lesão previamente observada pode ser difícil de interpretar. Na DH, consegue-se um valor preditivo máximo quando imagens provisórias revelando captação residual mínima são consideradas como negativas. No LNH, pacientes que revelam captação residual mínima comportam-se como se fossem pacientes com PET negativo nos estágios iniciais e como se fossem pacientes com PET positivo nos estágios finais.[2]

Armadilhas

1. A presença de captação fora dos sítios da doença inicial pode representar achados falso-positivos.
2. Nos pacientes imunocomprometidos, sempre deve-se considerar a possibilidade de etiologia infecciosa.
3. Geralmente não se recomenda a obtenção de imagens pelo PET, logo após a aplicação de radioterapia. Todavia, caso os pacientes são submetidos à varredura para geração de imagens, logo após a aplicação de radioterapia, buscando linfoma, tem-se como achado típico: captação discreta e não focal no campo da irradiação que geralmente distingue-se das regiões que abrigam lesões malignas.[38]

Pré-Transplante de Células-Tronco Autólogas[31]

Indicação Clínica: C

A quimioterapia com altas doses (QAD) e o transplante de células-tronco autólogas (TCTA) são aplicados nos pacientes que apresentam recidiva de LNH ou DH, após quimioterapia convencional. Todavia os pacientes devem permanecer quimiossensitivos. O PET auxilia a predizer quais pacientes vão beneficiar-se do transplante. Alguns poucos estudos sugerem que a obtenção de um PET positivo antes da aplicação da QAD e a realização do TCTA prediz prognóstico reservado. O risco de insucesso do tratamento aumenta ainda mais se o PET permanecer positivo após o TCTA.[39] Todavia, nem todos os pacientes que revelam estudo positivo de PET após a quimioterapia de indução apresentarão recidiva e geralmente existem poucas opções terapêuticas além da QAD e do TCTA. Assim, um estudo de PET positivo obtido após a quimioterapia de indução não deve excluir os pacientes de se submeterem ao transplante, porém as abordagens modificadas, mantendo ainda a QAD e o TCTA ou terapias experimentais, podem ser consideradas. A obtenção de estudos sequenciais com PET, antes do tratamento, pode predizer o resultado de forma melhor que um único estudo de PET.[40]

Destaques

1. A realização de estudos com PET, imediatamente antes do transplante, propicia VPPs superiores quando comparados com os obtidos na fase inicial da terapia de recuperação.[2] Após a terapia de recuperação, clones de resistência tornar-se-ão aparentes, quando sítios de lesões com histologias sensíveis são destruídos.
2. O valor prognóstico do PET é maior antes do transplante que após o mesmo, pois o metabolismo da glicose pode estar temporariamente diminuído após a terapia intensiva.
3. Pacientes com resultados negativos obtidos por estudos com o PET antes do TCTA podem ser tratados sem a obtenção de imagens pós-TCTA.[39]

Acurácia

- *PET*. VPP, 84% e VPN, 83%.[31]

Recidiva

Indicação Clínica: C

Estudos limitados sugerem que o PET pode ser útil na detecção de recidiva subclínica tanto na DH quanto no LNH.

Referências

1. Burton C, Ell P, Linch D. The role of PET imaging in lymphoma. Br J Haematol 2004;126(6):772-784

2. Kirby AM, Mikhaeel NG. The role of FDG PET in the management of lymphoma: what is the evidence base? Nucl Med Commun 2007;28(5):335-354
3. Israel 0, Keidar Z, Bar-Shalom R. Positron emission tomography in the evaluation of lymphoma. Semin Nucl Med 2004;34(3):166-179
4. Isasi CR, Lu P, Blaufox MD. A metaanalysis of ^{18}F-2-deoxy-2-fluoro-D-glucose positron emission tomography in the staging and restaging of patients with lymphoma. Cancer 2005;104(5)1066-1074
5. Allen-Auerbach M, Quon A, Weber WA et al. Comparison between 2-deoxy-2-[^{18}F]fluoro-o-glucose positron emission tomography and positron emission tomography/computed tomography hardware fusion for staging of patients with lymphoma. Mol Imaging Biol 2004;6(6):411-416
6. Elstrom R, Guan L, Baker G et al. Utility of FDG-PET scanning in lymphoma by WHO classification. Blood 2003;101(10):3875-3876
7. Hutchings M, Loft A, Hansen M. et al. Different histopathological subtypes of Hodgkin lymphoma show significantly different levels of FDG uptake. Hematol Oncol 2006;24(3):146-150
8. Karam M, Novak L, Cyriac J et al. Role of fluorine-18 fluoro-deoxyglucose positron emission tomography scan in the evaluation and follow-up of patients with low-grade lymphomas. Cancer 2006;107(1):175-183
9. Schoder H, Noy A, Gonen M et al. Intensity of 18fluoro deoxyglucose uptake in positron emission tomography distinguishes between indolent and aggressive non-Hodgkin's lymphoma. J Clin Oncol 2005;23(21):4643-4651
10. Wohrer 5, Jaeger U, Kletter K et al. ^{18}F-fluoro-deoxyglucose positron emission tomography (^{18}F-FDG-PET) visualizes follicular lymphoma irrespective of grading. Ann Oncol 2006;17(5):780-784
11. Phongkitkarun S, Varavithya V, Kazama T et al. Lymphomatous involvement of gastrointestinal tract: evaluation by positron emission tomography with (18)F-fluorodeoxyglucose. World J Gastroenterol 2005;11(46):7284-7289
12. 18uster D, Chiang S, Andreadis C et al. Can [^{18}F]fluorodeoxyglucose positron emission tomography imaging complement biopsy results from the iliac crest for the detection of bone marrow involvement in patients with malignant lymphoma? Nucl Med Commun 2006;27(1):11-15
13. Hoffmann M, Kletter K, Becherer A et al. ^{18}F-fluorodeoxyglucose positron emission tomography (^{18}F-FDGPET) for staging and follow-up of marginal zone B-cell lymphoma. Oncology 2003;64(4):336-340
14. Tsukamoto N, Kojima M, Hasegawa M et al. The usefulness of (18)18-fluorodeoxyglucose positron emission tomography ((18)F-FDG-PET) and a comparison of (18)F-FDG-PET with (67)gallium scintigraphy in the evaluation of lymphoma: relation to histologic subtypes based on the World Health Organization classification. Cancer 2007;110(3):652-659
15. Perry C, Herishanu Y, Metzer U et al. Diagnostic accuracy of PET/CT in patients with extranodal marginal zone MALT lymphoma. Eur J Haematol 2007;79(3):205-209
16. Hoffmann M, Wohrer S, Becherer A et al. ^{18}F-fluoro-deoxy-glucose positron emission tomography in lymphoma of mucosa-associated lymphoid tissue: histology makes the difference. Ann Oncol 2006;17(12):1761-1765
17. Bishu S, Quigley JM, Bishu SR et al. Predictive value and diagnostic accuracy of F-18-fluoro-deoxy-glucose positron emission tomography treated grade 1 and 2 follicular lymphoma. Leuk Lymphoma 2007;48(8):1548-1555
18. Kako S, Izutsu K, Ota Y et al. 18DG-PET in T-cell and NKcell neoplasms. Ann Oncol 2007;18(10):1685-1690
19. Schiepers C, 18ilmont JE, Czernin J. PET for staging of Hodgkin's disease and non-Hodgkin's lymphoma. Eur J Nucl Med Mol Imaging 2003;30(Suppl 1):S82-588
20. Pakos EE, 18otopoulos AD, Ioannidis JP. ^{18}F-FDG PET for evaluation of bone marrow infiltration in staging of lymphoma: a meta-analysis. J Nucl Med 2005;46(6):958-963
21. Rini JN, Manalili EY, Hoffman MA et al. F-18 DG versus Ga-67 for detecting splenic involvement in Hodgkin's disease. Clin Nucl Med 2002;27(8):572-577
22. Jerusalem G, Beguin Y, Najjar F et al. Positron emission tomography (PET) with ^{18}F-fluorodeoxyglucose (^{18}F-FDG) for the staging of low-grade non-Hodgkin's lymphoma (NHL). Ann Oncol 2001;12(6):825-830
23. Buchmann I, Reinhardt M, Elsner K et al. 2-(fluorine18)fluoro-2-deoxy-D-glucose positron emission tomography in the detection and staging of malignant lymphoma: a bicenter trial. Cancer 2001;91(5):889899
24. Seam P, Juweid ME, Cheson BD. The role of FDG-PET scans in patients with lymphoma. Blood 2007;110(10):3507-3516
25. Jhanwar YS, Straus DJ. The role of PET in lymphoma. J Nucl Med 2006;47(8):1326-1334
26. Reske SN. PET and restaging of malignant lymphoma including residual masses and relapse. Eur J Nucl Med Mol Imaging 2003;30(Suppl 1):589-596
27. Spaepen K, Stroobants 5, Verhoef G, Mortelmans L Positron emission tomography with [(18)F]FDG for therapy response monitoring in lymphoma patients. Eur J Nucl Med Mol Imaging 2003;30(Suppl 1):597-S105
28. Kostakoglu L Goldsmith SJ. ^{18}F-FDG PET evaluation of the response to therapy for lymphoma and for breast, lung, and colorectal carcinoma. J Nucl Med 2003;44(2):224-239
29. Gallamini A, Hutchings M, Rigacci L et al. Early interim2-[^{18}F]fluoro-2-deoxy-D-glucosepositronemission tomography is prognostically superior to international prognostic score in advanced-stage Hodgkin's lymphoma: a report from a joint Italian-Danish study. J Clin Oncol 2007;25(24):3746-3752
30. Bishu S, Quigley JM, Schmitz J et al. F-18-fluorodeoxy-glucose positron emission tomography in the assessment of peripheral T-cell lymphomas. Leuk Lymphoma 2007;48(8):1531-1538
31. Jerusalem G, Hustinx R, Beguin Y, Fillet G. Evaluation of therapy for lymphoma. Semin Nucl Med 2005;35(3):186-196
32. Zijlstra JM, Lindauer-van der Werf G, Hoekstra OS et al. ^{18}F-fluoro-deoxyglucose positron emission tomography for post-treatment evaluation of malignant lymphoma: a systematic review. Haematologica 2006;91(4):522-529
33. Kasamon YL, Jones RJ, Wahl RL. Integrating PET and PET/CT into the risk-adapted therapy of lymphoma. J Nucl Med 2007; 48(1 Suppl)19S-27S
34. Brepoels L Stroobants S, Verhoef G. PET and PET/CT for response evaluation in lymphoma: current practice and developments. Leuk Lymphoma 2007;48(2):270-282
35. Juweid ME, Stroobants S, Hoekstra OS et al. Use of positron emission tomography for response assessment of lymphoma:

consensus of the Imaging Subcommittee of International Harmonization Project in Lymphoma.
J Clin Oncol 2007;25(5):571-578
36. Elstrom RL, Tsai DE, Vergilio JA, Downs LH, Alavi A, Schuster SJ. Enhanced marrow [^{18}F]fluorodeoxyglucose uptake related to myeloid hyperplasia in Hodgkin's lymphoma can simulate lymphoma involvement in marrow. Clin Lymphoma 2004;5(1):62-64
37. Ng AP, Wirth A, Seymour JF *et al.* Early therapeutic response assessment by (18)FDG-positron emission tomography during chemotherapy in patients with diffuse large B-cell lymphoma: isolated residual positivity involving bone is not usually a predictor of subsequent treatment failure. Leuk Lymphoma 2007;48(3):596-600
38. Castellucci P, Zinzani P, Nanni C *et al.* ^{18}F-FDG PET early after radiotherapy in lymphoma patients. Cancer Biother Radiopharm 2004;19(5):606-612
39. Filmont JE, Gisselbrecht C, Cuenca X *et al.* The impact of pre- and post-transplantation positron emission tomography using 18-fluorodeoxyglucose on poor-prognosis lymphoma patients undergoing autologous stem cell transplantation. Cancer 2007;110(6):1361-1369
40. Schot BW, Pruim J, van Imhoff GW *et al.* The role of serial pre-transplantation positron emission tomography in predicting progressive disease in relapsed lymphoma. Haematologica 2006;91(4):490-495

19
Melanoma

Eugene C. Lin e Abass Alavi

■ Estadiamento Inicial e Recidiva

Indicação Clínica: A

A tomografia por emissão de pósitron (PET) é muito útil para o estadiamento de doença de alto risco, na fase de diagnóstico, assim como para a investigação da recidiva de doença, caso se planeje a cirurgia. O método apresenta papel potencial para avaliar a resposta terapêutica e monitorar a possibilidade de recidiva, porém, nesses contextos, o valor exato do PET não é bem definido.

1. *Estadiamento inicial*[1,2]
   a. O PET, na fase inicial de diagnóstico, é uma técnica útil no estadiamento regional e na distância de melanomas de alto risco (**Figs. 19.1 a 19.4**).
   b. O valor do PET no estadiamento inicial depende do estágio que se encontra a doença.
      • O PET é muito útil no estádio III da doença, com metástases regionais de linfonodos.
         ◊ A detecção de doença a distância provavelmente influenciará o prognóstico e a conduta.
         ◊ Vinte e dois por cento dos pacientes terão seu estágio de doença mais bem definido pelo PET.[3]
      • PET apresenta participação mínima, para não dizer nenhuma, nas doenças nos estádios I e II.
         ◊ Nesses estágios, a prevalência de doença nodular é baixa, e a biópsia de nódulo sentinela apresenta valor preditivo negativo (NPV: *negative predictive value*) bem maior que o PET. A sensibilidade do PET para metástases linfonodulares em melanoma é apenas de 17%, referente à linfadenectomia do nódulo sentinela.[4]
         ◊ O PET pode ser muito importante, com razão de verossimilhança pré-teste bem elevada, para metástases a distância; como, por exemplo, no melanoma localizado no tronco e nos braços, com espessura de Breslow > 4 mm, na presença de ulceração ou elevado ritmo mitótico.[4] No entanto, deve-se notar que nos estádios I e II da doença, a possível presença de doença a distância, identificada pelo PET, apresenta elevada taxa de resultados falso-positivos.[5]

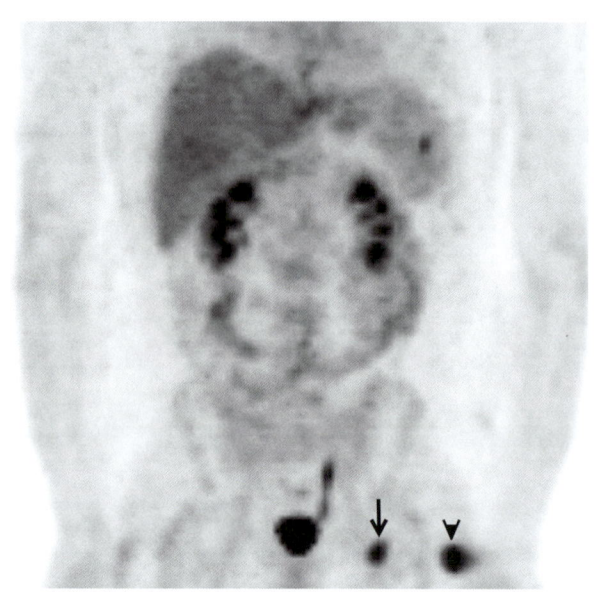

Fig. 19.1 Melanoma primário e metástases. Imagem obtida, em plano coronal, gerada mediante tomografia por emissão de pósitron, revela a captação por um melanoma primário localizado na coxa esquerda *(ponta e seta)*, assim como mostra a presença de metástase nodular localizada na região inguinal esquerda *(seta)* e de metástase esplênica.

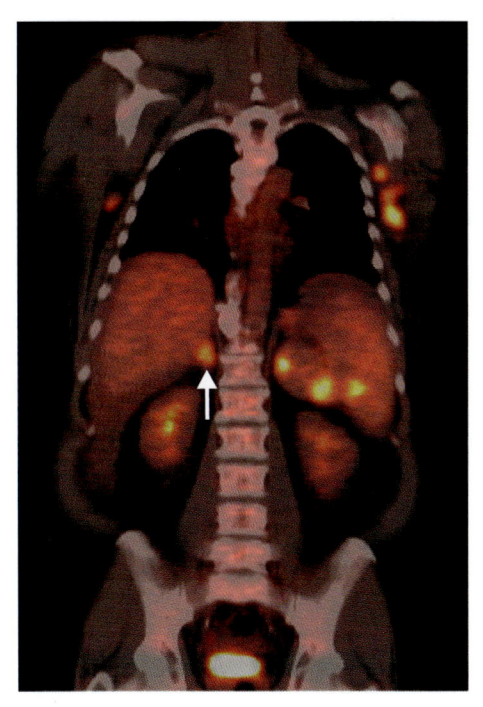

Fig. 19.2 Metástases de melanoma. Imagem em plano coronal, gerada mediante tomografia por emissão de pósitron/tomografia computadorizada, revela presença de metástase na glândula suprarrenal direita *(seta)*, no baço e em nódulos axilares.

- Eventualmente, o PET pode ser importante no estádio IV da doença.
  - O PET geralmente não é útil quando existem múltiplas metástases, já que a detecção de metástases adicionais não modificará a conduta. No entanto, o PET poderia ser útil nessas situações para avaliar os resultados, caso as terapias experimentais sejam aplicadas.
- Nos pacientes portadores de doença, que potencialmente podem ser tratadas com cirurgia (metástases a distância: única ou limitada), o PET auxilia na detecção de doença adicional que poderá contraindicar a conduta cirúrgica.
  c. O PET é mais útil na identificação de doença a distância que na detecção de metástases regionais, perante o papel consolidado da obtenção de imagens e da biópsia do linfonodo sentinela. O PET ou quaisquer outras técnicas de imagem de rotina não podem substituir a biópsia de linfonodo sentinela, pois as mesmas não detectarão micrometástases.[6]
     - Todavia, se for empregado nas lesões intermediárias de alto risco, um resultado positivo de PET pode guiar a biópsia para os nódulos regionais apropriados.[7]
     - Se o PET for negativo, deve-se realizar biópsia do linfonodo sentinela, uma vez que as micrometástases podem passar despercebidas.
     - De modo geral, existe um papel distinto e apropriado para ambos: o PET e a biópsia de linfonodo sentinela. Mas, conforme a indicação clínica, devem ser utilizados individualmente ou em conjunto.

2. *Doença recidivante*[1,2]
   a. O PET é uma técnica-padrão na avaliação de melanoma recidivante. É útil no:
      - Diagnóstico de doença recidivante ou metastática.
      - Estadiamento, pré-tratamento de doença recidivante.
   b. A principal indicação do PET na presença de recidiva é quando se planeja a cirurgia.
      - A detecção de sítios adicionais de doença evitará cirurgias desnecessárias.
      - Achados equivocados, observados em métodos convencionais de imagem, podem ser caracterizados.

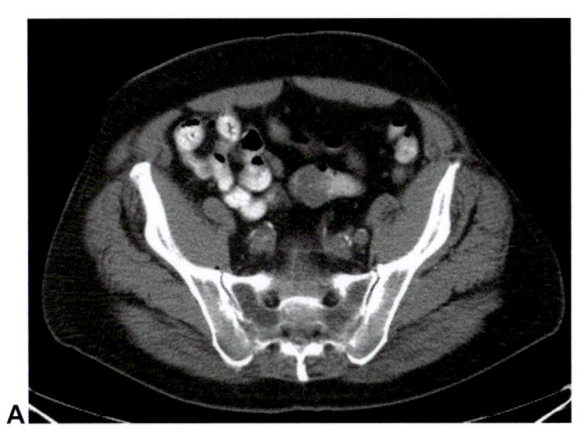

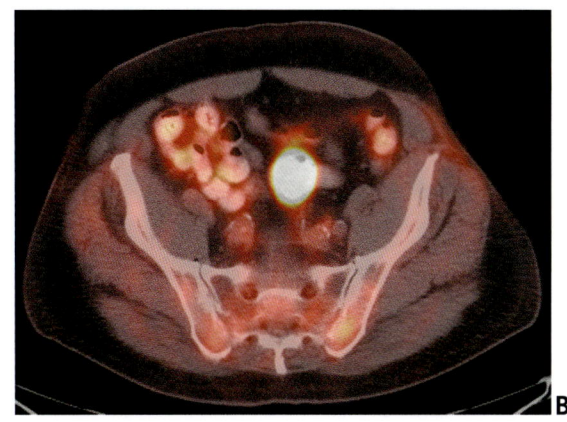

Fig. 19.3 Metástase intestinal. **(A)** Tomografia computadorizada (TC) em plano axial e **(B)** tomografia por emissão de pósitron/tomografia computadorizada (PET/TC) revelam metástase intestinal de melanoma. Ocorre intensa captação nesta lesão metastática, que é mais facilmente identificada pelo PET que pela TC.

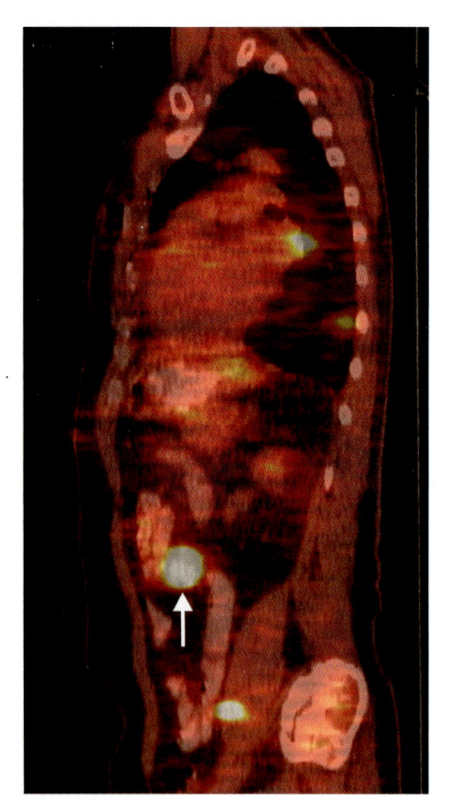

Fig. 19.4 Melanoma metastático. Imagem em plano sagital, gerada mediante tomografia por emissão de pósitron/tomografia computadorizada, revela presença de metástase no hilo, na base do pulmão, no músculo psoas e em um nódulo mesentérico *(seta)*.

3. *Prognóstico*
   - A leitura de elevado índice de captação padronizado (SUV) nas metástases de linfonodos é um fator de prognóstico negativo independente para a sobrevida livre de doença.[8] No entanto, não se verifica impacto sobre a sobrevivência de modo geral.

Acurácia e Comparação com outras Modalidades

1. *PET.* Sensibilidade de 79% e especificidade de 86% (incluindo tanto o estadiamento inicial quanto a recidiva):[9]
   a. O PET é mais exato no estadiamento sistêmico do que no regional.
   b. A acurácia é baixa em lesões delgadas < 1,5 mm.[10]
2. *PET/TC*[11]
   a. O PET/TC apresenta acurácia total de 97% para os estádios N e M, comparado com as de 93% do PET e de 79% da TC.
   b. A principal importância do PET/TC, comparada com a do PET, é sua elevada acurácia para o estádio M. A sensibilidade do PET é comparável com a do PET/TC para todas as regiões, exceto nos pulmões, porém, por outro lado, o PET/TC é mais específico.
3. *Metástase a distância.* O PET apresenta maior sensibilidade que a TC, com especificidade comparável.[12]
   a. *Regiões do corpo*
      - O PET é mais sensível que a TC nas lesões da pele e metástases em linfonodos, em tecido mole, no fígado, na medula óssea e no intestino (**Fig. 19.3**).[12,13] No entanto, a imagem por ressonância magnética (RM) é mais sensível que o PET na detecção de metástases hepáticas.[14]
      - A TC é mais sensível na detecção de metástases nos pulmões e no cérebro.
   b. Em pacientes portadores de doença avançada, no estádio IV, quando se considera ressecção cirúrgica, recomenda-se a obtenção de imagens através do PET, associadas às obtidas por métodos convencionais, uma que vez apresentam sensibilidade e especificidade maior quando comparadas com as imagens obtidas isoladamente mediante o PET ou por técnicas de imagem convencionais.[15]

Destaques e Armadilhas

1. No melanoma, o PET apresenta limitações no estudo do cérebro, pulmões e fígado. Na suspeita de metástases pulmonares ou cerebrais, o PET deve ser complementado com imagens do cérebro obtidas pela TC ou pela RM e do tórax obtidas pela TC. As metástases pulmonares do melanoma, frequentemente, são muito diminutas e indetectáveis pelo PET. A RM substancialmente é mais sensível que o PET na detecção de metástases hepáticas de melanoma.[14]
2. *Teor de melanina.* O teor de melanina não influencia a possibilidade de detecção da lesão pelo PET.
3. *Metástases pulmonares.* Apesar de o PET apresentar sensibilidade limitada para a detecção de metástases pulmonares, ele ainda é útil na avaliação dos pulmões. A especificidade maior (92% *vs.* 70% do PET *versus* da TC, respectivamente, é útil na avaliação de lesões pulmonares indefinidas observadas na TC.)
4. *Lesões periféricas.* Lesões dérmicas ou subcutâneas podem passar despercebidas nas imagens que não sofreram correção de atenuação, pela elevada atividade apresentada pela pele nessas imagens. Por ouro lado, é também possível que lesões subcutâneas possam também ser mais bem observadas em

imagens sem correção de atenuação, pela ausência de atenuação das estruturas centrais.
5. Considerando que o melanoma apresenta potencial para liberar metástases para uma larga gama de regiões anatômicas, quando comparado com a maioria das neoplasias, resultados falso-positivos frequentemente são mais preocupantes neste tipo de câncer que nos outros tipos. A ampla gama de exames normais/variantes benignos e artefatos observados nas imagens obtidas pelo PET pode levar a achados falso-positivos. Por causa disso, é preciso íntima correlação da clínica com a radiologia para evitar tais erros. Deve-se obter, se for possível, a confirmação dos sítios de doenças suspeitadas, para que se adote a conduta ideal.
6. *Interpretação.* A acurácia diagnóstica de melanoma pelo PET/TC pode melhorar com a aplicação de princípios rigorosos na interpretação (p. ex., achados discretos são considerados negativos).[16]
7. *Extensão do mapeamento.* Determinado estudo[17] sugere que nos portadores de melanoma, a inclusão das extremidades inferiores e do crânio no mapeamento pouco contribui.

Referências

1. Friedman KP, Wahl RL. Clinical use of positron emission tomography in the management of cutaneous melanoma. Semin Nucl Med 2004;34(4):242-253
2. Kumar R, Alavi A. Clinical applications of fluorodeoxyglucose-positron emission tomography in the management of malignant melanoma. Curr Opin Oncol 2005;17(2):154-159
3. Bastiaannet E, Oyen WJ, Meijer S *et al.* Impact of [18F]fluorodeoxyglucose positron emission tomography on surgical management of melanoma patients. Br J Surg 2006;93(2):243-249
4. Belhocine TZ, Scott AM, Even-Sapir E *et al.* Role of nuclear medicine in the management of cutaneous malignant melanoma. J Nucl Med 2006;47(6):957-967
5. Wagner JD. Fluorodeoxyglucose positron emission tomography for melanoma staging: refining the indications. Ann Surg Oncol 2006;13(4):444-446
6. Wagner JD, Schauwecker D, Davidson D *et al.* Prospective study of fluorodeoxyglucose-positron emission tomography imaging of lymph node basins in melanoma patients undergoing sentinel node biopsy. J Clin Oncol 1999;17(5):1508-1515
7. Abella-Columna E, Valk PE. Positron emission tomography imaging in melanoma and lymphoma. Semin Roentgenol 2002;37(2):129-139
8. Bastiaannet E, Hoekstra OS, Oyen WJ *et al.* Level of fluorodeoxyglucose uptake predicts risk for recurrence in melanoma patients presenting with lymph node metastases. Ann Surg Oncol 2006;13(7):919-926
9. Mijnhout GS, Hoekstra OS, van Tulder MW *et al.* Systematic review of the diagnostic accuracy of (18)Ffluorodeoxyglucose positron emission tomography in melanoma patients. Cancer 2001;91(8):1530-1542
10. Prichard RS, Hill AD, Skehan SJ, O'Higgins NJ. Positron emission tomography for staging and management of malignant melanoma. Br J Surg 2002;89(4):389-396
11. Reinhardt MJ, Joe AY, Jaeger U *et al.* Diagnostic performance of whole body dual modality 18F-FDG PET/CT imaging for N- and M-staging of malignant melanoma: experience with 250 consecutive patients. J Clin Oncol 2006;24(7):1178-1187
12. Holder WD Jr, White RL Jr, Zuger JH *et al.* Effectiveness of positron emission tomography for the detection of melanoma metastases. Ann Surg 1998;227(5):764-769
13. Fuster D, Chiang S, Johnson G *et al.* Is 18F-FDG PET more accurate than standard diagnostic procedures in the detection of suspected recurrent melanoma? J Nucl Med 2004;45(8):1323-1327
14. Ghanem N, Altehoefer C, Hogerle S *et al.* Detect-ability of liver metastases in malignant melanoma: prospective comparison of magnetic resonance imaging and positron emission tomography. Eur J Radiol 2005;54(2):264-270
15. Finkelstein SE, Carrasquillo JA, Hoffman JM *et al.* A prospective analysis of positron emission tomography and conventional imaging for detection of stage IV metastatic melanoma in patients undergoing metastasectomy. Ann Surg Oncol 2004;11(8):731-738
16. Falk MS, Truitt AK, Coakley FV *et al.* Interpretation, accuracy and management implications of FDG PET/CT in cutaneous malignant melanoma. Nucl Med Commun 2007;28(4):273-280
17. Niederkohr RD, Rosenberg J, Shabo G, Quon A. Clinical value of including the head and lower extremities in 18F-FDG PET/CT imaging for patients with malignant melanoma. Nucl Med Commun 2007;28(9):688-695

20
Tumores Hepatobiliares

Eugene C. Lin e Abass Alavi

■ Carcinoma Hepatocelular[1,2]

Indicações Clínicas: C

O principal valor da tomografia por emissão de pósitron (PET) está na detecção de doenças extra-hepáticas e na monitoração de tratamentos.

1. *Detecção de tumor primitivo*
   a. O PET apresenta sensibilidade limitada para o carcinoma hepatocelular bem diferenciado (HCC: *hepatocellular carcinoma*) (**Fig. 20.1**).
   b. O PET não possui nenhum papel na triagem de pacientes com HCC portadores de cirrose.[3]
2. *Doenças extra-hepáticas*
   a. O tumor primitivo deve apresentar captação do fluorodesoxiglicose (FDG) para que os resultados obtidos pelo PET sejam válidos.
   b. O PET pode detectar doenças a distância para estadiamento e verificação de recidiva, modificando a conduta em até 30% dos pacientes.[4]
   c. O PET pode ser útil em portadores de HCC tratados que apresentam α-fetoproteína sérica em ascensão e estudos por técnicas de imagem convencionais normais. Nesses casos, a acurácia do PET na detecção de recidiva é de 74%.[5]
3. *Monitorando terapia.* O PET é mais exato que a tomografia computadorizada (TC) (após a injeção de solução oleosa iodada) para a avaliação de viabilidade tumoral pós-quimioembolização (**Fig. 20.2**).[6] O PET pode também detectar a recidiva pós-ablação por radiofrequência antes da TC.[7]
4. *Prognóstico*
   a. Um quociente de índice padronizado de captação (SUV) (SUV: tumor com relação a não tumor) > 2, verificado após ressecção, prediz diagnóstico reservado.[8]
   b. A recidiva do tumor é mais provável após transplante hepático, em pacientes portadores de HCC PET-positivo.[9]

Acurácia e Comparação com Outras Modalidades

1. *Detecção de lesão primitiva*
   a. PET. Sensibilidade, 50 a 70%[10,11]
      • A baixa sensibilidade deve-se à baixa captação pelo HCC bem diferenciado.
      • Os tumores que são visualizados pelo PET (**Fig. 20.1**) geralmente são de maior grau e de dimensões maiores, com elevados níveis de α-fetoproteína circulante.
   b. O PET é menos sensível que a TC, o mapeamento por imagem por ressonância magnética (RM) ou ultrassonografia.
2. *Doenças extra-hepáticas.*[12] O PET apresenta taxa de detecção relativamente elevada (83%) para metástases extra-hepáticas > 1 cm de diâmetro, porém possui taxa de detecção baixa para metástases < 1 cm.
   a. O PET pode detectar lesões que são negativas ou equivocadas pelos métodos de imagem convencionais.
   b. Pacientes que apresentam marcadores tumorais em elevação e têm exames negativos pelo PET, geralmente não possuem metástase extra-hepáticas; todavia os HCCs são frequentemente detectados no fígado, dentro de alguns meses. Por isso, os pacientes devem ser acompanhados de perto com a realização de imagens do fígado.

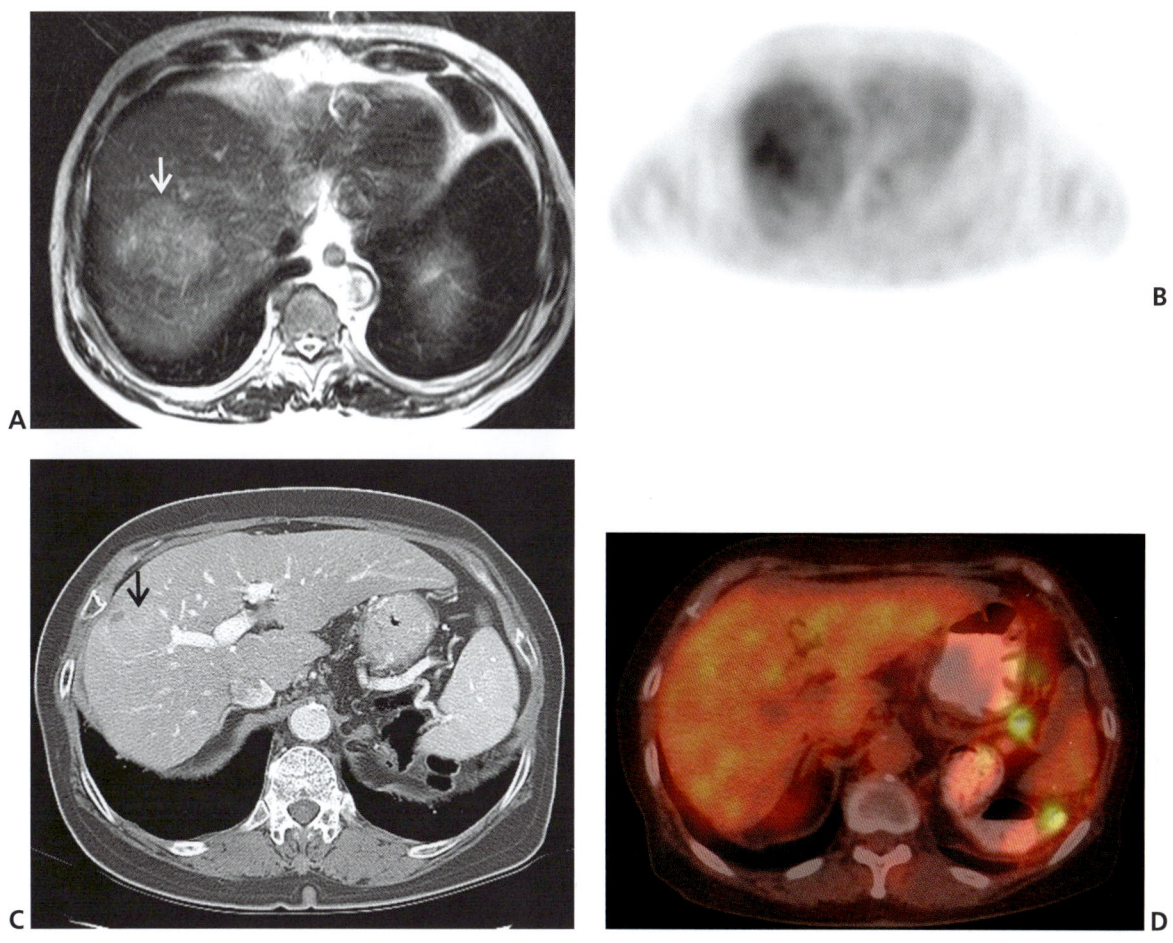

Fig. 20.1 Carcinoma hepatobiliar: Alto grau *versus* baixo grau. **(A)** Imagem obtida pela ressonância magnética, corte axial, T2-ponderada, revela à direita da cúpula do fígado área focal de hiperintensidade correspondente a um hepatoma *(seta)*. **(B)** Corte axial de uma imagem de tomografia por emissão de pósitron mostra elevada captação nesse hepatoma de alto grau. **(C)** Tomografia computadorizada axial (TC) de um paciente diferente revela lesão isodensa na sua maior parte, no lobo direito, com uma cápsula realçada e uma zona periférica de baixa densidade *(seta)*. **(D)** Imagem de PET/TC, corte axial, no mesmo nível, demonstra que esse hepatoma de baixo grau apresenta a captação igual à do fígado normal.

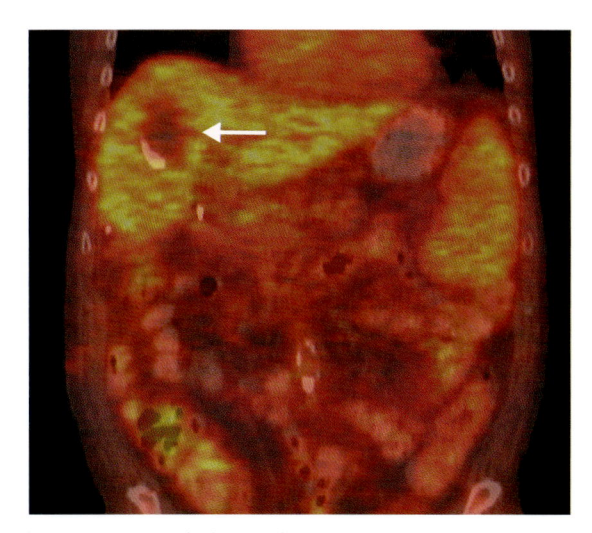

Fig. 20.2 Quimioembolização hepática. Imagem obtida pela tomografia por emissão de pósitron/tomografia computadorizada em incidência coronal demonstra a ausência de captação de fluorodesoxiglicose num hepatoma *(seta)*, após quimioembolização.

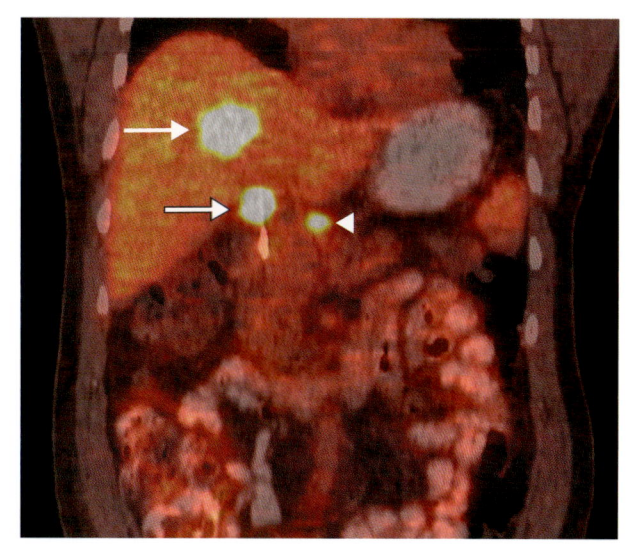

Fig. 20.3 Colangiocarcinoma metastático. Imagem em incidência coronal, obtida mediante tomografia por emissão de pósitron/tomografia computadorizada, demonstra ambos, colangiocarcinomas, intra-hepático *(seta)* e extra-hepático *(seta aberta)*, assim como uma metástase nodular local *(ponta de seta)*.

Destaques

1. **SUV.** Os HCCs geralmente apresentam menor SUV que as metástases ou colangiocarcinomas.[13]
2. **HCC fibrolamelar.** Os HCCs fibrolamelares que patologicamente são de grau baixo podem apresentar elevada captação de FDG (esses tumores possuem estroma fibrosa intratumoral, que são associados à elevada captação de FDG).[4]
3. **Obtenção de imagens tardias.** Imagens tardias obtidas de 2 ou 3 horas após o início do exame podem detectar mais lesões.[14]

Armadilhas

- *Cirrose/hepatite.* Pacientes portadores de cirrose ou de hepatite crônica podem apresentar atividade de FDG ligeiramente elevada no fígado, que poderia limitar a detecção de HCC.

■ Colangiocarcinoma[1]

Indicação Clínica: C

O PET pode detectar o tumor primitivo, linfonodos regionais (**Fig. 20.3**) e doença a distância (**Fig. 20.4**). O principal valor está na detecção de doença a distância. Em pacientes portadores de colangiocarcinoma e carcinoma de vesícula biliar, os achados pelo PET/TC modificam a conduta em 17% dos pacientes, com indicação cirúrgica *a priori*, após investigação inicial.[15]

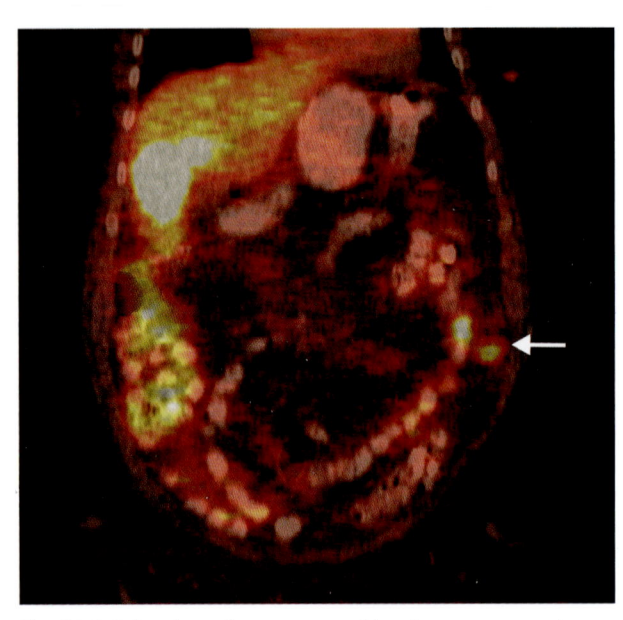

Fig. 20.4 Colangiocarcinoma metastático. Imagem coronal obtida por tomografia por emissão de pósitron/tomografia computadorizada revela a presença de volumoso colangiocarcinoma intra-hepático, localizado à direita, acompanhado de metástase peritoneal *(seta)* que se encontra na goteira parietocólica esquerda.

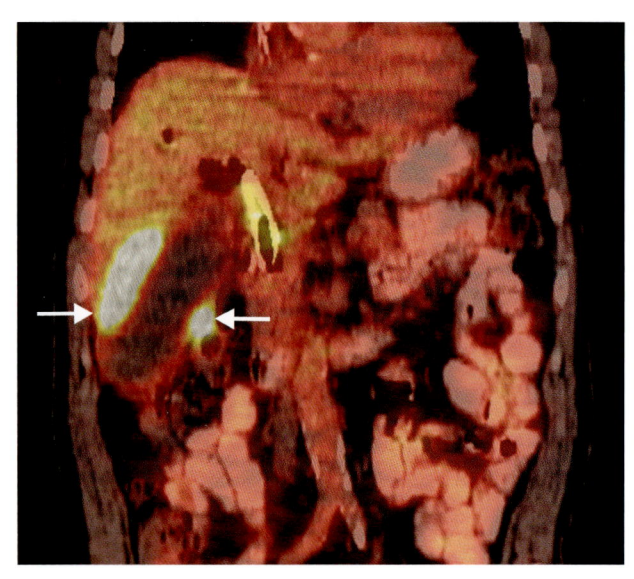

Fig. 20.5 Câncer de vesícula biliar. Imagem coronal obtida por tomografia por emissão de pósitron/tomografia computadorizada revela intensa captação pela parede da vesícula biliar *(setas)* secundária a carcinoma de vesícula biliar. Nota-se ainda a captação de origem inflamatória em torno de um *stent* colocado no ducto biliar comum.

1. *Tumor primitivo*
   a. O PET é altamente sensível na detecção de colangiocarcinoma.
   b. *Carcinoma de vesícula biliar.* O PET é altamente sensível na detecção de carcinoma de vesícula biliar (**Fig. 20.5**).[15]
      - Todavia pólipos benignos da vesícula biliar podem apresentar a captação do FDG.
   c. O PET é especialmente útil quando outras técnicas de imagem estão equivocadas.
   d. *Colangite esclerosante primária.* Estudos limitados sugerem que o PET pode ser importante para a detecção de colangiocarcinoma em pacientes com estenose de vias biliares e/ou colangite esclerosante primária.[16-18] No entanto, no contexto de colangite esclerosante primária, têm sido relatados resultados falso-positivos consequentes à inflamação.[18] Mapeamentos dinâmicos, em conjunto à determinação do clareamento metabólico do FDG, podem

Tabela 20.1 Sensibilidade e Especificidade da Tomografia por Emissão de Pósitron (PET) *versus* Tomografia Computadorizada (TC) na Detecção de Metástases de Linfonodos Regionais

	Sensibilidade %	Especificidade %
PET	38	100
TC	59	54

ser úteis para evitar resultados falso-positivos.[16]
- Um corte (*cutoff*) de SUV de 3,6 é útil para diferenciar entre estenoses benignas e malignas no hilo biliar.[17]

2. *Doenças metastáticas*
   a. O PET é mais sensível para detectar metástases a distância que para nódulos regionais disseminados.[19]
   b. Particularmente, na presença de colangiocarcinoma intra-hepático periférico, as metástases a distância são frequentemente detectadas.[20]

Acurácia e Comparação com Outros Métodos

1. *Tumor primitivo*
   a. Sensibilidade do PET, 92%, especificidade, 93%.[19]
   b. *Região anatômica.* A sensibilidade para o colangiocarcinoma peri-hilar é menor do que para o câncer intra-hepático e de ducto biliar comum.[21]
   c. *Global.* O PET é mais exato que a TC; no entanto, a sensibilidade para o câncer peri-hilar é menor que a apresentada pela TC.[21]

2. *Linfonodos regionais*[22]
   a. Tabela 20.1.
   b. O PET é menos sensível, porém mais específico que a TC para metástase de linfonodos regionais.

3. *Doença a distância.* O PET/TC é muito mais sensível que a TC na detecção de doença a distância.[15]

Armadilhas

1. O adenocarcinoma mucinoso pode ser falso-negativo.
2. Pode ser vista a captação falso-positiva pelo trato biliar pós-colocação recente de um *stent* (como se observa na **Fig. 6.33**, p. 60).
3. Distúrbios inflamatórios, tais como colangite esclerosante primária, colangite de qualquer etiologia e colecistites, podem levar a resultados falso-positivos.
4. A sensibilidade para carcinomatose é limitada.[23]
5. A sensibilidade para o colangiocarcinoma infiltrante é muito menor que para o colangiocarcinoma nodular.[23]

Referências

1. Hustinx R. PET imaging in assessing gastrointestinal tumors. Radiol Clin North Am 2004;42(6):1123-1139
2. Lin EC, Kuni CC. Radionuclide imaging of hepatic and biliary disease. Semin Liver Dis 2001;21(2):179-194
3. Teefey SA, Hildeboldt CC, Dehdashti F et al. Detection of primary hepatic malignancy in liver transplant candidates: prospective comparison of CT, MR imaging, US, and PET. Radiology 2003;226(2):533-542
4. Wudel LJ Jr, Delbeke D, Morris D et al. The role of [18F]fluorodeoxyglucose positron emission tomography imaging in the evaluation of hepatocellular carcinoma. Am Surg 2003;69(2):117-124
5. Chen YK, Hsieh DS, Liao CS et al. Utility of FDG-PET for investigating unexplained serum AFP elevation in patients with suspected hepatocellular carcinoma recurrence. Anticancer Res 2005;25(6C):4719-4725
6. Torizuka T, Tamaki N, Inokuma T et al. Value of fluorine-18-FDG-PET to monitor hepatocellular carcinoma after interventional therapy. J Nucl Med 1994;35(12):1965-1969
7. Paudyal B, Oriuchi N, Paudyal P et al. Early diagnosis of recurrent hepatocellular carcinoma with ^{18}F-FDG PET after radiofrequency ablation therapy. Oncol Rep 2007;18(6):1469-1473
8. Hatano E, Ikai I, Higashi T et al. Preoperative positron emission tomography with fluorine-18-fluorodeoxyglucose is predictive of prognosis in patients with hepatocellular carcinoma after resection. World J Surg 2006;30(9):1736-1741
9. Yang SH, Suh KS, Lee HW et al. The role of (18)F-FDGPET imaging for the selection of liver transplantation candidates among hepatocellular carcinoma patients. Liver Transpl 2006;12(11):1655-1660
10. Khan MA, Combs CS, Brunt EM et al. Positron emission tomography scanning in the evaluation of hepatocellular carcinoma. J Hepatol 2000;32(5):792-797
11. Trojan J, Schroeder O, Raedle J et al. Fluorine-18 FDG positron emission tomography for imaging of hepatocellular carcinoma. Am J Gastroenterol 1999;94(11):3314-3319
12. Sugiyama M, Sakahara H, Torizuka T et al. ^{18}F-FDG PET in the detection of extrahepatic metastases from hepatocellular carcinoma. J Gastroenterol 2004;39(10):961-968
13. Shiomi S, Nishiguchi S, Ishizu H et al. Usefulness of positron emission tomography with fluorine-18-fluorodeoxyglucose for predicting outcome in patients with hepatocellular carcinoma. Am J Gastroenterol 2001;96(6):1877-1880
14. Lin WY, Tsai SC, Hung GU. Value of delayed ^{18}F-FDG-PET imaging in the detection of hepatocellular carcinoma. Nucl Med Commun 2005;26(4):315-321
15. Petrowsky H, Wildbrett P, Husarik DB et al. Impact of integrated positron emission tomography and computed tomography on staging and management of gallbladder cancer and cholangiocarcinoma. J Hepatol 2006;45(1):43-50
16. Prytz H, Keiding S, Bjornsson E et al. Dynamic FDG-PET is useful for detection of cholangiocarcinoma in patients with PSC listed for liver transplantation. Hepatology 2006;44(6):1572-1580
17. Reinhardt MJ, Strunk H, Gerhardt T et al. Detection of Klatskin's tumor in extrahepatic bile duct strictures using delayed ^{18}F-FDG PET/CT: preliminary results for 22 patient studies. J Nucl Med 2005;46(7):1158-1163
18. Wakabayashi H, Akamoto S, Yachida S et al. Significance of fluorodeoxyglucose PET imaging in the diagnosis of

malignancies in patients with biliary stricture. Eur J Surg Oncol 2005;31(10):1175-1179

19. Kluge R, Schmidt F, Caca K *et al.* Positron emission tomography with [(18)F]fluoro-2-deoxy-D-glucose for diagnosis and staging of bile duct cancer. Hepatology 2001;33(5):1029-1035

20. Kim YJ, Yun M, Lee WJ *et al.* Usefulness of ^{18}F-FDG PET in intrahepatic cholangiocarcinoma. Eur J Nucl Med Mol Imaging 2003;30(11):1467-1472

21. Moon CM, Bang S, Chung JB *et al.* Usefulness of (18)F-fluorodeoxyglucose positron emission tomography in differential diagnosis and staging of cholangiocarcinomas. J Gastroenterol Hepatol 2008;23:759-765

22. Kato T, Tsukamoto E, Kuge Y *et al.* Clinical role of (18)F-FDG PET for initial staging of patients with extrahepatic bile duct cancer. Eur J Nucl Med Mol Imaging 2002;29(8):1047-1054

23. Anderson CD, Rice MH, Pinson CW *et al.* Fluorodeoxyglucose PET imaging in the evaluation of gallbladder carcinoma and cholangiocarcinoma. J Gastrointest Surg 2004;8(1):90-97

21
Câncer Pancreático

Eugene C. Lin e Abass Alavi

Massas pancreáticas e adenocarcinoma

Indicação Clínica: B

A tomografia por emissão de pósitron pode ser útil na diferenciação entre massas pancreáticas benignas e adenocarcinoma.

Acurácia e Comparação com outras Técnicas

1. *PET* (Tabela 21.1).
2. *Localização.* A sensibilidade para a detecção de neoplasias localizadas na região periampular do pâncreas é menor quando comparada com a das neoplasias que se encontram em outras localizações do pâncreas.[1]
3. *Tamanho do tumor.* A sensibilidade do PET não é afetada substancialmente pelo volume do tumor, se as lesões forem < 1 cm.
4. *Comparação com tomografia computadorizada (TC)*
   a. O PET é mais útil, comparada com a TC, para lesões < 2 cm.[2]
   b. Para lesões > 4 cm. A TC é superior, uma vez que os tumores pancreáticos volumosos frequentemente abrigam áreas de baixo metabolismo.
   c. Quando a TC não revela uma massa definida, uma imagem positiva de PET apresenta elevado valor preditivo para malignidade.[3]
   d. Quando a TC é inconclusiva, uma imagem positiva de PET é menos específica para malignidade, porém possui elevada sensibilidade.[3]

Destaques

1. *História clínica*[4]
   a. A ausência de achados clínicos e laboratoriais para pancreatite aguda não descarta a possibilidade de etiologia inflamatória para uma massa pancreática.
   b. A obtenção de proteína C-reativa pode ser útil, já que resultados falso-positivos consequentes à presença de inflamação são mais propensos de ocorrerem quando os níveis da proteína C-reativa estão elevados.
2. *Características de massas malignas* versus *massas inflamatórias*
   a. As lesões inflamatórias geralmente são mais difusas que focais.
   b. Todavia, pode ser observada a presença de pancreatite aguda ou crônica em decorrência de obstrução de ducto, associada à malignidade pancreática. Nessas situações, fica difícil distinguir, através do PET, tumor de pancreatite (Fig. 21.1).
   c. Embora a pancreatite crônica possa levar a resultados falso-positivos, a maioria dos pacientes (87%) portadores de pancreatite crônica apresenta exames negativos com PET. Contudo, nos pacientes com pancreatite crônica, a possibilidade da presença de malignidade deve

Tabela 21.1 Sensibilidade e Especificidade da Tomografia por Emissão de Pósitron (PET) *versus* às da Tomografia Computadorizada (TC), na Detecção do Câncer Pancreático

	Sensibilidade %	Especificidade %
PET	9	85
TC	65	62

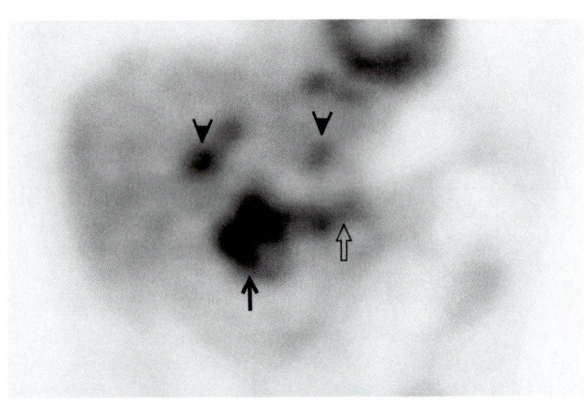

Fig. 21.1 Câncer pancreático metastático, acompanhado de pancreatite crônica. Imagem obtida por tomografia por emissão de pósitron, em plano coronal, revela a captação focal em um adenocarcinoma de cabeça de pâncreas *(seta sólida)*.
A elevada captação observada no corpo do pâncreas *(seta aberta)* não é um tumor e sim consequente à pancreatite crônica causada pela massa obstrutiva, localizada na cabeça do pâncreas. Verificam-se metástases hepáticas em ambos os lobos hepáticos: direito e esquerdo *(pontas de seta)*.

Tabela 21.2 Sensibilidade e Especificidade da Tomografia por Emissão de Pósitron (PET/TC) *versus* às da Tomografia Computadorizada, na Detecção de Tumores Císticos Malignos do Pâncreas

	Sensibilidade %	Especificidade %
PET/TC	86	91
TC	67 a 71	87 a 90

ser investigada, quando se obtêm exames positivos com o PET.

3. *Índice padronizado de captação (SUV)*
   a. Não existe consenso quanto ao valor de corte (*cutoff*) do SUV, para diferenciar entre benignidade e malignidade: os valores publicados oscilam entre 2,0 e 4,0.[6,7]
   b. Caso o paciente apresente história de pancreatite, a aplicação de elevados valores de *cutoff* ao SUV auxilia a evitar resultados falso-positivos, uma vez que lesões inflamatórias do pâncreas podem apresentar captação substancial.
   c. Os valores de SUV deveriam ser corrigidos de acordo com a glicemia, se for possível.

4. *Obtenção de imagens tardias*[8]
   a. A demora de 2 horas para a obtenção de imagens pode auxiliar na diferenciação entre lesões malignas e lesões inflamatórias benignas.
   b. As lesões malignas vão revelar a captação em ascensão ao longo do tempo, ao passo que as inflamatórias mostrarão a queda da captação.
   c. Todavia, 19% dos tumores malignos do pâncreas revelam queda na captação entre 1 e 2 horas.[9]

Armadilhas

1. *Hiperglicemia.* A hiperglicemia é um fator que gera confusão para todos os estudos oncológicos pelo PET, porém ela é ainda mais problemática no estudo do pâncreas pelo PET, em que ela induz a uma elevada taxa de resultados falso-negativos. No pacientes hiperglicêmicos, portadores de massa pancreática, o PET deve ser analisado com cautela.

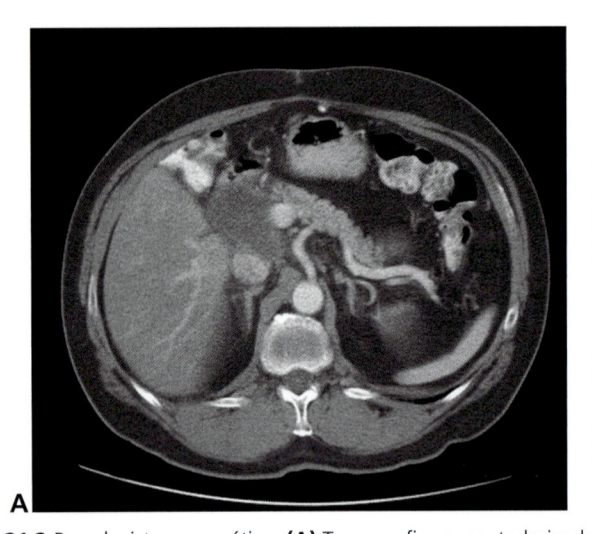

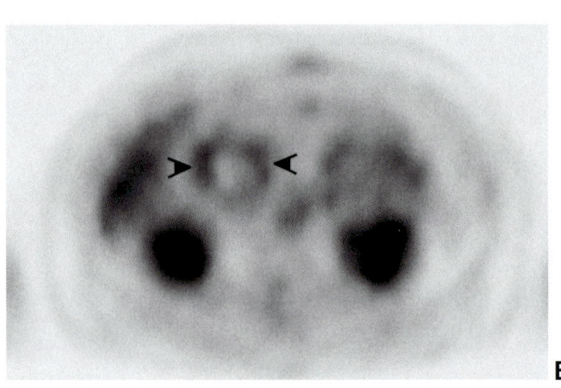

Fig. 21.2 Pseudocisto pancreático. **(A)** Tomografia computadorizada revela a presença de uma lesão cística na região da cabeça do pâncreas. **(B)** Imagem obtida por tomografia por emissão de pósitron, em plano axial e num nível ligeiramente mais inferior, revela a captação ao redor do cisto *(pontas de setas)*, porém sem mostrar a captação dento do cisto. Esse aspecto é compatível com a imagem de um pseudocisto.

- Se o nível plasmático de glicose for > 130 mg/dL, a taxa de detecção de malignidade pancreática é apenas de 42%.[10]
2. *Resultados falso-positivos.* Pancreatite (crônica, aguda, autoimune), lesões benignas (cistadenoma seroso, pseudocisto hemorrágico).
3. *Resultados falso-negativos.* Tumores na fase inicial, glicose elevada.

Tumores Císticos

Indicação Clínica: C

1. *Acurácia.* O PET e o PET/TC podem distinguir entre tumores císticos benignos e malignos (**Fig. 21.2**), com maior acurácia que a TC isoladamente, quando se aplica um *cutoff* de 2,5 ao SUV (**Tabela 21.2**).[11,12]
2. *Tumor intraductal mucinoso papilar* (IPMT: *intraductal papillary mucinous tumor*). Frequentemente o IPMT revela elevada captação do fluorodesoxiglicose (FDG).[13,14]
    a. O IPMT maligno revela maior captação que o IPMT benigno.
    b. Os componentes sólidos mostram maior captação que os componentes císticos.
    c. O componente cístico geralmente apresenta captação difusa maior que o pâncreas normal
3. *Tumores sólidos pseudopapilares.* Existem relatos de tumores sólidos pseudopapilares benignos com elevada captação.

Tumores das células das ilhotas

Indicação Clínica: C

1. A sensibilidade do PET é baixa (53%) (**Fig. 21.3**), porém comparável às da TC, da ressonância magnética (RM) e ultrassonografia.[14]
2. Tumores pequenos, não identificados por outros métodos de imagenologia, também não são identificados pelo PET.

Estadiamento

Indicação Clínica: B

1. O PET não pode substituir a TC, já que não pode avaliar a possibilidade de ressecção local. Todavia, pode identificar doenças local e a dis-

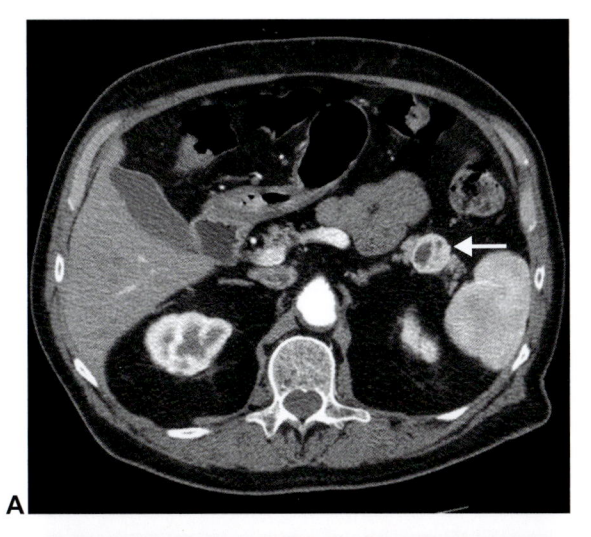

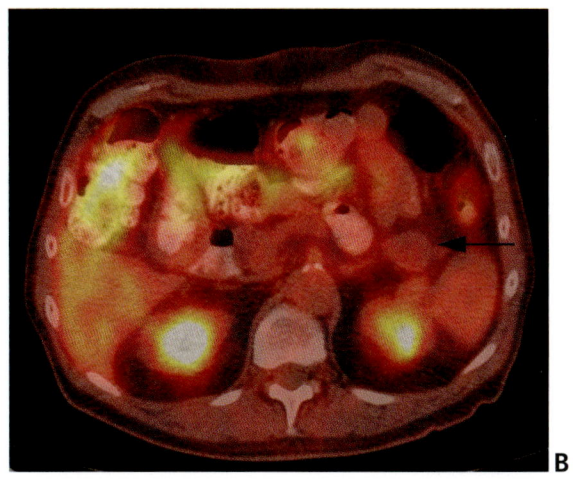

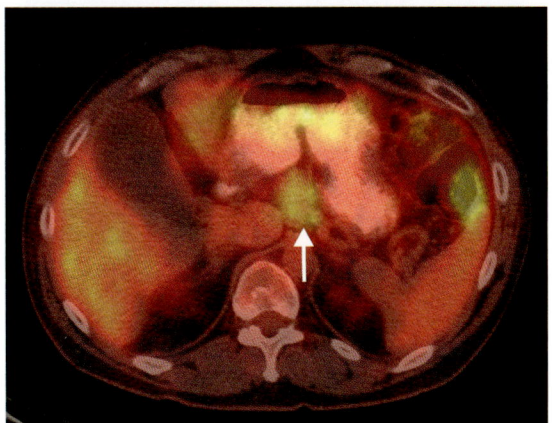

Fig. 21.3 Tumor de células de ilhotas de pâncreas, com captação heterogênea do fluorodesoxiglicose (FDG). **(A)** Imagem obtida mediante tomografia computadorizada (TC), em plano axial, revela a presença de tumor de células de ilhotas hipervascularizadas na cauda do pâncreas *(seta)*. **(B)** Imagem obtida mediante tomografia por emissão de pósitron (PET)/TC, em plano axial, revela a ausência de captação do FDG no tumor de células de ilhotes *(seta)*. **(C)** Imagem de PET/TC, em plano axial, de um outro paciente, revela a captação moderada do FDG em um tumor de células de ilhotas *(seta)* que se origina do corpo do pâncreas.

tância (**Fig. 21.4**) não observadas na TC e auxilia a evitar cirurgias desnecessárias.
- O emprego do PET ou do PET /TC evita cirurgia desnecessária, elevando o grau de estadiamento da doença em ~ 17% dos pacientes que originariamente tinham indicação cirúrgica por imagens de TC e angiografia.[16,17]
2. O PET é mais útil no estadiamento de metástases a distância que na doença nodal local.
3. O PET auxilia na avaliação de lesões hepáticas indefinidas, observadas na TC.[18,19]

Acurácia e Comparação com Outras Técnicas
1. *PET* Sensibilidade, 70%, especificidade, 93%.
2. *Acurácia por região*
    a. *Fígado*[21]
        - Elevada sensibilidade para metástases > 1 cm (97%).
        - Baixa sensibilidade para metástases < 1 cm (43%).
        - Elevada especificidade (95%).
    b. *Linfonodos.* Sensibilidade, 49%, especificidade, 63%.[22]
    c. *Metástases peritoneais.* Sensibilidade, 25% (não detecta disseminação microscópica).[22]
3. O PET e a TC são complementares na detecção de metástases a distância em pacientes com câncer pancreático. O PET pode deixar passar metástases hepática e pulmonar, porém consegue detectar metástases nodulares, peritoneais e ósseas que não foram observadas pela TC.[23]

Armadilhas
1. *Colestase.* A colestase consequente à dilatação biliar intra-hepática pode apresentar lesões hepáticas falso-positivos.
2. *Próteses* (**stents**) *biliares.* A inserção recente de um *stent* biliar pode levar ao aumento da captação ao longo da via que aloja o *stent*, que por sua vez pode simular metástases nodulares ou hepáticas, sobretudo se as imagens forem obtidas em plano axial (como se observa na **Fig. 6.33**, p. 60). Pode tornar-se difícil distinguir entre a captação ao longo do *stent* e a que se observa em uma lesão pancreática (**Fig. 21.5**).

Resposta Terapêutica e Prognóstico

Indicação Clínica: C

1. *Resposta terapêutica.* O PET pode avaliar a resposta à quimiorradiação neoadjuvante e à radioterapia intra-operatória.[2,17] O PET pode prognosticar a resposta antes da TC.
2. *Recidiva pós-cirúrgica.* O PET pode detectar recidiva de doença após a ressecção (**Fig. 21.6**).[24]
    a. Nesse contexto, o PET é útil, uma vez que se torna difícil investigar a região pancreática com a TC, após cirurgia ou irradiação, consequente à instalação de cicatrizes ou de inflamação.
    b. A TC deve ser a técnica de imagem de 1ª ordem para o acompanhamento, recorrendo ao

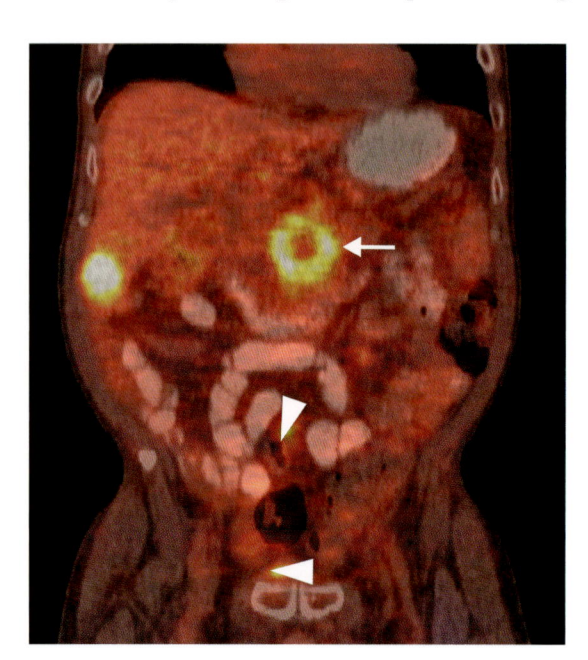

Fig. 21.4 Câncer metastático do pâncreas Imagem obtida por tomografia por emissão de pósitron/tomografia computadorizada, em plano coronal, revela a captação de forma anelar em um carcinoma necrosado do pâncreas (seta). Verificam-se uma lesão metastática do fígado e múltiplas metástases peritoneais (pontas de setas).

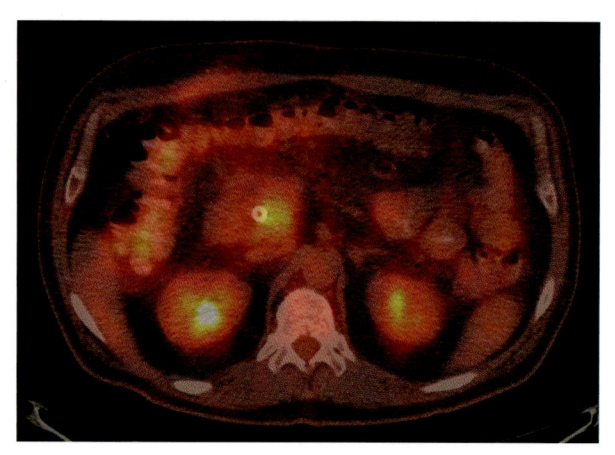

Fig. 21.5 Câncer pancreático. Observa-se a captação em um diminuto câncer da cabeça do pâncreas. Essa lesão pode ser diferenciada da captação de causa inflamatória ao longo do *stent*, pela sua localização excêntrica com relação ao mesmo.

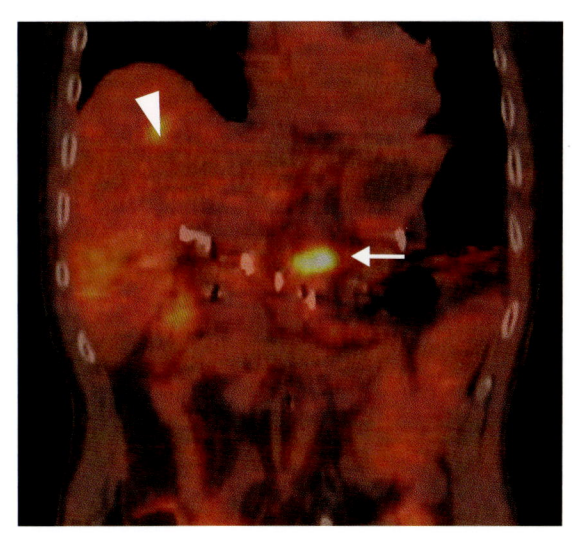

Fig. 21.6 Câncer pancreático recidivante. Imagem obtida mediante tomografia por emissão de pósitron/tomografia computadorizada, em plano coronal, revela recidiva no leito pancreático (seta), após o procedimento de Whipple. Verifica-se a presença de uma lesão metastática no fígado (ponta de seta).

PET, caso a TC propicie dados equivocados ou então quando a TC se revele negativa, enquanto os marcadores tumorais estão em ascensão.

c. O PET é superior à TC na detecção de recidivas de localização regionais, não regionais e extra-abdominais. A TC e a RM são superiores na detecção de metástases hepáticas.[25]

3. *Prognóstico*
   a. O grau de intensidade de captação inicial do FDG correlaciona-se com a sobrevida.[26-28]
   b. O grau de intensidade de captação do FDG, 1 mês após quimioterapia correlaciona-se com a sobrevida.[29]

Referências

1. Kalady MF, Clary BM, Clark LA et al. Clinical utility of positron emission tomography in the diagnosis and management of periampullary neoplasms. Ann Surg Oncol 2002;9(8):799-806
2. Rose DM, Delbeke D, Beauchamp RD et al. 18Fluorodeoxyglucose-positron emission tomography in the management of patients with suspected pancreatic cancer. Ann Surg 1999;229(5):729-737
3. Orlando LA, Kulasingam SL, Matchar DB. Meta-analysis: the detection of pancreatic malignancy with positron emission tomography. Aliment Pharmacol Ther 2004;20(10):1063-1070
4. Shreve PD. Focal fluorine-18 fluorodeoxyglucose accumulation in inflammatory pancreatic disease. Eur J Nucl Med 1998;25(3):259-264
5. van Kouwen MC, Jansen JB, van Goor H et al. FDG-PET is able to detect pancreatic carcinoma in chronic pancreatitis. Eur J Nucl Med Mol Imaging 2004;32(4):399-404
6. Delbeke D, Rose DM, Chapman WC et al. Optimal interpretation of FDG PET in the diagnosis, staging and management of pancreatic carcinoma. J Nucl Med 1999;40(11):1784-1791
7. Imdahl A, Nitzsche E, Krautmann F et al. Evaluation of positron emission tomography with 2-[^{18}F]fluoro2-deoxy-D-glucose for the differentiation of chronic pancreatitis and pancreatic cancer. Br J Surg 1999;86(2):194-199
8. Nakamoto Y, Higashi T, Sakahara H et al. Delayed (18)F-fluoro-2-deoxy-D-glucose positron emission tomography scan for differentiation between malignant and benign lesions in the pancreas. Cancer 2000; 89(12):2547-2554
9. Higashi T, Saga T, Nakamoto Y et al. Diagnosis of pancreatic cancer using fluorine-18 fluorodeoxyglucose positron emission tomography (FDG PET)–usefulness and limitations in "clinical reality." Ann Nucl Med 2003;17(4):261-279
10. Diederichs CG, Staib L, Glatting G et al. FDG PET: elevated plasma glucose reduces both uptake and detection rate of pancreatic malignancies. J Nucl Med 1998;39(6):1030-1033
11. Sperti C, Pasquali C, Decet G et al. F-18-fluorodeoxyglucose positron emission tomography in differentiating malignant from benign pancreatic cysts: a prospective study. J Gastrointest Surg 2005;9(1):22-29
12. Tann M, Sandrasegaran K, Jennings SG, Skandarajah A, McHenry L, Schmidt CM. Positron-emission tomography and computed tomography of cystic pancreatic masses. Clin Radiol 2007;62(8):745-751
13. Yoshioka M, Sato T, Furuya T et al. Positron emission tomography with 2-deoxy-2-[(18)F] fluoro-Dglucose for diagnosis of intraductal papillary mucinous tumor of the pancreas with parenchymal invasion. J Gastroenterol 2003;38(12):1189-1193
14. Nakamoto Y, Higashi T, Sakahara H et al. Evaluation of pancreatic islet cell tumors by fluorine-18 fluorodeoxyglucose positron emission tomography: comparison with other modalities. Clin Nucl Med 2000;25(2):115-119
15. Sato M, Takasaka I, Okumura T et al. High F-18 fluorodeoxyglucose accumulation in solid pseudo-papillary tumors of the pancreas. Ann Nucl Med 2006;20(6):431-436
16. Heinrich S, Goerres GW, Schafer M et al. Positron emission tomography/computed tomography influences on the management of resectable pancreatic cancer and its cost-effectiveness. Ann Surg 2005;242(2):235-243
17. Kalra MK, Maher MM, Boland GW et al. Correlation of positron emission tomography and CT in evaluating pancreatic tumors: technical and clinical implications. AJR Am J Roentgenol 2003;181(2):387-393
18. Hustinx R. PET imaging in assessing gastrointestinal tumors. Radiol Clin North Am 2004:42(6):1123-1139
19. Mertz HR, Sechopoulos P, Delbeke D, Leach SD. EUS, PET, and CT scanning for evaluation of pancreatic adenocarcinoma. Gastrointest Endosc 2000;52(3):367-371
20. Gambhir SS, Czernin J, Schwimmer J et al. A tabulated summary of the FDG PET literature. J Nucl Med 2001;42(5 Supp1)1S-93S
21. Frohlich A, Diederichs CG, Staib L et al. Detection of liver metastases from pancreatic cancer using FDG PET. J Nucl Med 1999;40(2):250-255

22. Diederichs CG, Staib L, Vogel J *et al.* Values and limitations of 18F-fluorodeoxyglucose-positron-emission tomography with preoperative evaluation of patients with pancreatic masses. Pancreas 2000;20(2):109-116
23. Nishiyama Y, Yamamoto Y, Yokoe K *et al.* Contribution of whole body FDG-PET to the detection of distant metastasis in pancreatic cancer. Ann Nucl Med 2005;19(6):491-497
24. Franke C, Klapdor R, Meyerhoff K, Schauman M. 18FDG positron emission tomography of the pancreas: diagnostic benefit in the follow-up of pancreatic carcinoma. Anticancer Res 1999;19(4A):2437-2442
25. Ruf J, Lopez HE, Oettle H *et al.* Detection of recurrent pancreatic cancer: comparison of FDG-PET with CT/MRI. Pancreatology 2005;5(2-3):266-272
26. Nakata B, Chung YS, Nishimura S *et al.* 18F-fluorodeoxyglucose positron emission tomography and the prognosis of patients with pancreatic adenocarcinoma. Cancer 1997;79(4):695-699
27. Sperti C, Pasquali C, Chierichetti F *et al.* 18-Fluorodeoxyglucose positron emission tomography in predicting survival of patients with pancreatic carcinoma. J Gastrointest Surg 2003;7(8):953-959
28. Zimny M, Fass J, Bares R *et al.* Fluorodeoxyglucose positron emission tomography and the prognosis of pancreatic carcinoma. Scand J Gastroenterol 2000;35(8):883-888
29. Maisey NR, Webb A, Flux GD *et al.* FDG-PET in the prediction of survival of patients with cancer of the pancreas: a pilot study. Br J Cancer 2000;83(3):287-293

22

Tumores Ginecológicos

Eugene C. Lin e Abass Alavi

■ Câncer de Cérvice[1,2]

A principal importância da tomografia por emissão de pósitron (PET) no câncer da cérvice é no diagnóstico de doença extrapélvica, no estágio inicial e na detecção de recidiva.

Tumor Primário

Indicação Clínica: D

O PET detectará a maioria dos tumores primários (**Figs. 22.1 e 22.2**), porém não é tão exata quanto as imagens obtidas pela RM na avaliação de envolvimento regional.[3] A intensidade de captação pelo tumor primário na fase diagnóstica correlaciona-se de forma negativa com a resposta terapêutica e o prognóstico.[4]

Estadiamento

Indicação Clínica: B

O PET é útil no estadiamento do carcinoma da cérvice avançada, não tratada. Existem dados conflitantes quanto ao valor do PET no estágio inicial do câncer de cérvice ressecável.[5]

1. O PET é mais exato que as técnicas convencionais de imagem na avaliação de linfonodos metastáticos (**Figs. 22.1 e 22.2**).[6]
2. O PET é especialmente útil para investigar lesões em nódulos para-aórticos quando a TC e a RM não revelam adenopatia.[7]
3. *Prognóstico.* A leitura de índice de captação padronizado (SUV) ≥ 3,3 nos linfonodos para-aórticos é um fator de prognóstico negativo.[8]

4. *Planejamento de radioterapia.* Quando se planeja radioterapia dos nódulos, o campo da irradiação pode ser definido com base nos resultados obtidos pelo PET.[9] Existem, ainda, aplicações em potencial para o PET no planejamento de braquiterapia intracavitária.
   - O PET é particularmente útil na detecção de nódulos para-aórticos, quando se observa apenas o aumento de volume de nódulos pélvicos na TC e na RM. Isto leva a modificar o campo de tratamento apropriado conforme os achados pelo PET.

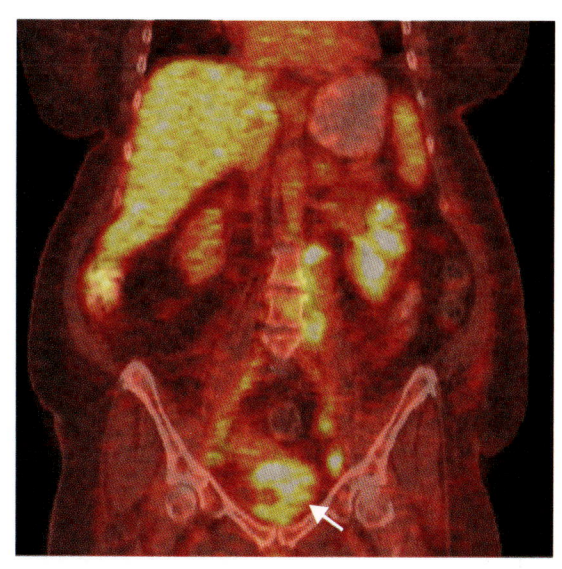

Fig. 22.1 Câncer metastático de cérvice. Imagem em plano coronal obtida mediante tomografia por emissão de pósitron/tomografia computadorizada revela a presença de captação num carcinoma de cérvice primário *(seta)* acompanhado de múltiplas metástases nodulares pélvicas e retroperitoneais.

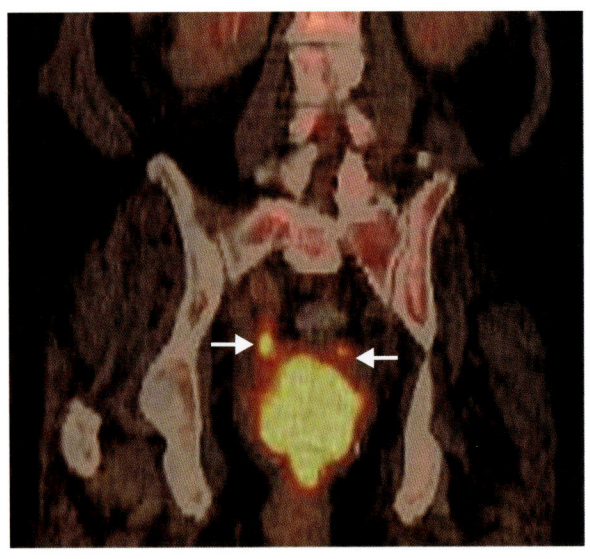

Fig. 22.2 Câncer de cérvice primário com metástase nodular pélvica. Imagem em plano coronal obtida mediante tomografia por emissão de pósitron/tomografia computadorizada revela intensa captação em um câncer de cérvice primário com metástases nodulares pélvicas *(setas)*. Considerando a localização dessas metástases nodulares, caso haja atividade ureteral, poderia potencialmente diminuir a sensibilidade. (Cortesia de Bruce Higginbotham, Little Rock, AR.)

5. *PET positivo.* O valor preditivo positivo do PET para nódulos pélvicos e para-aórticos é alto (90%+), e um estudo positivo com PET é o bastante para justificar o tratamento com radiação ou cirurgia.[10]
6. *PET negativo.* Todavia, um PET negativo não descarta a retirada de uma amostra de um linfonodo para exame histológico, uma vez que a presença de doença microscópica não pode ser excluída.

Acurácia e Comparação com Outras Técnicas

1. *Regiões do corpo (PET).* **Tabela 22.1.**[11]
2. *RM.* O PET é mais acurado que a RM na detecção de metástases nodulares pélvicas, mas não é diferente no que diz respeito à especificidade (**Tabela 22.2**).[12]
3. *TC.* O PET detecta maior número de linfonodos abdominais anormais que a TC (79% *vs.* 47%).[11] A presença de elevada captação por linfonodos, observada em imagens de PET, mesmo quando a TC é negativa, associa-se a prognóstico reservado.[13]
4. *Câncer de cérvice em estágio inicial.* No estágio inicial do câncer de cérvice o PET e o PET/TC apresentam baixa a moderada sensibilidade, para a detecção de linfonodos metastáticos, embora a especificidade seja elevada. No estágio inicial do câncer de cérvice (IA a IIA), o PET apresenta sensibilidade de 53% e especificidade de 90%, na detecção de linfonodos metastáticos. A sensibilidade na detecção de nódulos para-aórticos é ainda mais baixa (25%).[14] Portanto, o PET pode apresentar valor limitado no câncer de cérvice no estágio inicial, caso a RM seja negativa.[15] O PET/TC comporta-se consideravelmente melhor no estadiamento do câncer de cérvice inicial, apresentado sensibilidade de 73% e especificidade de 97%.[16]

Destaques

1. *Atividade urinária.* No câncer de cérvice, é importante a minimização dos efeitos acarretados pela presença de radioatividade na urina, na bexiga e nos ureteres, uma vez que as áreas específicas de análise são os nódulos pélvicos e para-aórticos (**Fig. 22.2**).
2. *Tomada de imagem em dois tempos.* A tomada de imagens em 2 tempos (um documento adicional obtido pós-intervalo de 3 horas) aumenta a acurácia para a detecção de nódulos para-aórticos, sobretudo dos localizados no segmento para-aórtico inferior.[17]

Armadilhas

1. Nos pacientes que se encontram no estágio inicial de doença, a maioria dos resultados falso-negativos será observada na região pélvica.
2. Nos pacientes que se encontram no estágio avançado de doença, maior número de resultados falso-negativos será observado nos nódulos para-aórticos.
3. A linfoangiografia pode levar os nódulos a apresentarem captação falso-positiva.[18]

Tabela 22.1 Sensibilidade e Especificidade da Tomografia por Emissão por Pósitron na Detecção de Metástases Nodulares

Região do corpo	Sensibilidade %	Especificidade %
Nódulos aórticos	84	95
Nódulos pélvicos	79	99

Tabela 22.2 Sensibilidade e Especificidade de Imagens Obtidas pela Tomografia por Emissão de Pósitron (PET) *versus* Ressonância Magnética (RM) para a Detecção de Metástases Nodulares Pélvicas

	Sensibilidade %	Especificidade %
PET	79	99
MRI	72	96

4. Um diâmetro de eixo curto > 0,5 cm é o limite do tamanho que permite a identificação exata de linfonodos metastáticos de câncer de cérvice pelo PET/TC.[16]

Recidiva

Indicação Clínica: C

Existem dados limitados sugerindo que o PET apresente maior sensibilidade que as técnicas de imagem convencionais, na recidiva de câncer de cérvice. O PET pode ser aproveitado mais em pacientes com um prognóstico melhor (p. ex., definido pelos níveis de antígenos para carcinoma de células escamosas, assim como pelos sintomas) e com possibilidades de tratamento, que podem levar a resgate. Nesses pacientes, a determinação exata do local de recidiva pode auxiliar a decidir entre terapia de resgate e quimioterapia.[19,20]

Acurácia e Comparação com Outras Técnicas

1. *PET.* Sensibilidade, 96%, especificidade, 81%[11]
2. *Regiões do corpo.* É baixa a sensibilidade para verificar a recidiva nos pulmões, na região retrovesical e nos linfonodos para-aórticos.[21]
3. *TC/RM.* O PET possui maior sensibilidade que TC/RM, porém não apresenta diferença quanto à especificidade
   - O PET possui maior sensibilidade que TC/RM na detecção de metástase (89% *vs.* 39%), porém não revela diferença na detecção de lesões locais.[20]

Destaques

1. *Sintomas.* O PET é útil tanto nas mulheres sintomáticas quanto assintomáticas.[22]
2. *Antígeno de carcinoma escamoso.* O PET é útil na detecção de recidiva, caso o antígeno sérico de carcinoma escamoso fique elevado.[23]

Armadilhas

A presença de atividade focal no reto é possível causa de resultados falso-positivos para a recidiva de doença local.

Resposta Terapêutica e Prognóstico

Indicação Clínica: C

1. *Resposta terapêutica.* Existem poucas informações no que diz respeito à utilidade do PET na investigação de resposta terapêutica do carcinoma de cérvice.
   a. *Efeito da radioterapia.*[24] Após a aplicação de radiação é comum o aumento de captação do fluorodesoxiglicose (FDG) decorrente da presença de inflamação; portanto a observação de elevada atividade de FDG é sensível, mas não específica para atividade tumoral.
   b. *Quimioterapia neoadjuvante.*[25] A queda no valor de SUV correlaciona-se melhor com a resposta histológica que a imagem de RM, nos pacientes que são submetidos à terapia neoadjuvante, antes de sofrerem histerectomia radical.
2. *Prognóstico*
   a. *Pré-terapia.* O prognóstico pode ser estimado pela gradação visual da imagem do PET, considerando o tamanho do tumor primário, sua forma, o grau de captação heterogênea do FDG e a intensidade de envolvimento de nódulos pélvicos ou para-aórticos.[26]
   b. *Pós-terapia.* A persistência de captação de FDG observada após a aplicação de terapia, sobretudo em nódulos para-aórticos, é um importante preditor de prognóstico reservado.[27]

■ Câncer de Ovário: Massas de origem Ovariana[1,2]

Indicação Clínica: C

O PET possui papel pouco significativo como principal modalidade para a avaliação de massas primárias de origem ovariana.

1. O PET quando empregado isoladamente pode levar a substancial número de resultados falso-positivos e falso-negativos.
2. Todavia, O PET pode complementar os resultados da ultrassonografia e/ou dos achados da MRI e melhorar a acurácia global de imagens diagnóstica obtidas de pacientes portadores de massas de origem ovariana (como se observa na **Fig. 6.38**)[28]

Acurácia e Comparação com Outras Técnicas

1. *PET.* Sensibilidade de 58 a 86%, especificidade de 54 a 86%.[28]
2. *Comparação:* Tabela 22.3.[28]

Destaques

1. *Índice de captação padronizado.* Não existe limiar de SUV estabelecido para diferenciar entre lesões malignas e benignas de ovário: os valores publicados oscilam numa faixa de 3,25 a 7,9.[29,30]

Tabela 22.3 Sensibilidade e Especificidade de Imagens Obtidas pela Tomografia por Emissão de Pósitron (PET) *versus* Outras Técnicas de Imagem, na Avaliação de Massas Ovarianas Primárias

	Sensibilidade %	Especificidade %
PET	58	76
US	92	60
RM	83	84
Combinadas	92	85

2. *Limiar visual.* Um dos limiares visuais arbitrários para a definição de malignidade inclui qualquer captação igual ou maior que a verificada no fígado.[28]
3. *Captação pós-menopausa.* A captação pelo ovário de mulheres na pós-menopausa é muito mais inquietante que quando elas se encontram na fase pré-menopausa, sendo que nesses casos há forte suspeita de malignidade.[30]

Armadilhas

1. *Falso-negativos.* Tumores de grau baixo, carcinomas de ovário no estágio inicial.
2. *Falso-positivos*
   a. Processos inflamatórios, endometriomas, lesões císticas benignas (cisto de *corpus luteum*, cisto dermoide, cisto seroso), tecoma, captação fisiológica.
   b. Nas mulheres na fase pré-menopausa, a captação fisiológica pelo ovário é mais comumente verificada na proximidade da fase de ovulação e durante a fase lútea inicial do ciclo menstrual.[31] Pode-se diminuir a captação fisiológica pelo ovário, programando a obtenção de imagens pelo PET logo depois de a menstruação ocorrer.
   c. Nas imagens obtidas pelo PET, torna-se difícil distinguir entre a atividade intestinal ou a de nódulos ilíacos e a atividade apresentada pelo ovário (como se observa na **Fig. 10.13**, p. 111).

Recidiva

Indicação Clínica: B

1. O PET é muito útil quando as imagens obtidas por técnicas convencionais são inconclusivas, e o antígeno de câncer (CA-) 125 está alto.
2. *Segunda investigação por laparotomia.* Apesar de o PET ser exato no diagnóstico de recidiva de câncer de ovário (sobretudo quando empregado em conjunto com técnicas de imagem convencionais), ainda é limitado, pois uma 2ª investigação por laparotomia ainda é necessária, caso exista forte suspeita de recidiva. A sensibilidade do PET para as lesões de pequeno volume (< 1 cm) é baixa quando comparada com uma 2ª investigação por laparotomia.[32] Apesar disso, o PET pode mudar a conduta terapêutica, pelo seu elevado valor preditivo positivo.[33,34]

   a. Uma imagem de PET positiva pode descartar a necessidade de uma avaliação cirúrgica invasiva.
   b. Depósitos de tumores bastante extensos para que sejam identificados pelo PET podem ser destinados à ressecção cirúrgica, pois essas lesões podem não responder à quimioterapia.
   c. As lesões pequenas não detectadas pelo PET podem ser responsivas à quimioterapia.

3. *Suspeita clínica.* A sensibilidade do PET depende do nível da suspeita clínica.
   a. A sensibilidade do PET é alta quando há suspeita clínica de recidiva, sobretudo se essa suspeita alicerça-se sobre níveis de CA-125 em elevação.

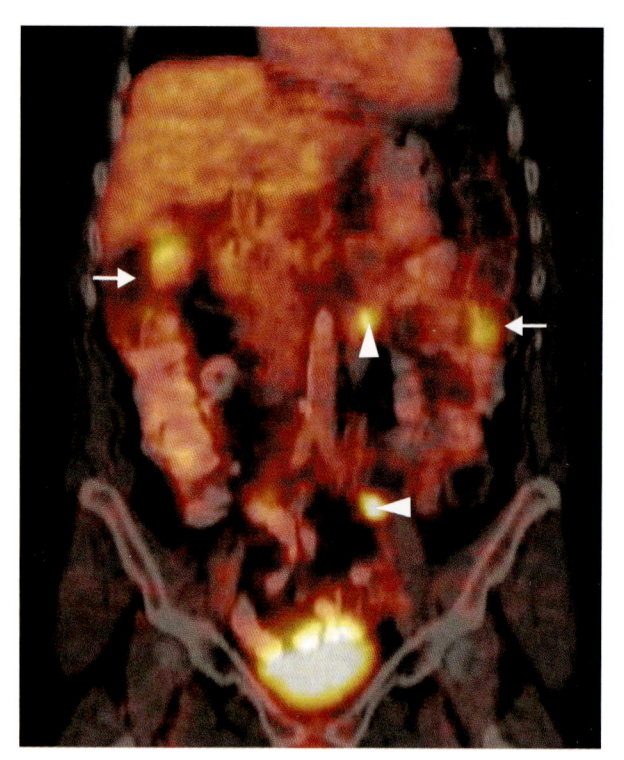

Fig. 22.3 Câncer metastático de ovário. Imagem em plano coronal obtida mediante tomografia por emissão de pósitron/tomografia computadorizada (PET/TC) revela tanto metástases nodulares *(pontas de setas)* quanto metástases peritoneais *(setas)*, originadas de câncer de ovário. No câncer de ovário, o PET apresenta maior sensibilidade na detecção de metástase nodular que peritoneal. (Cortesia de Carolyn Meltzer, MD, Atlanta, GA.)

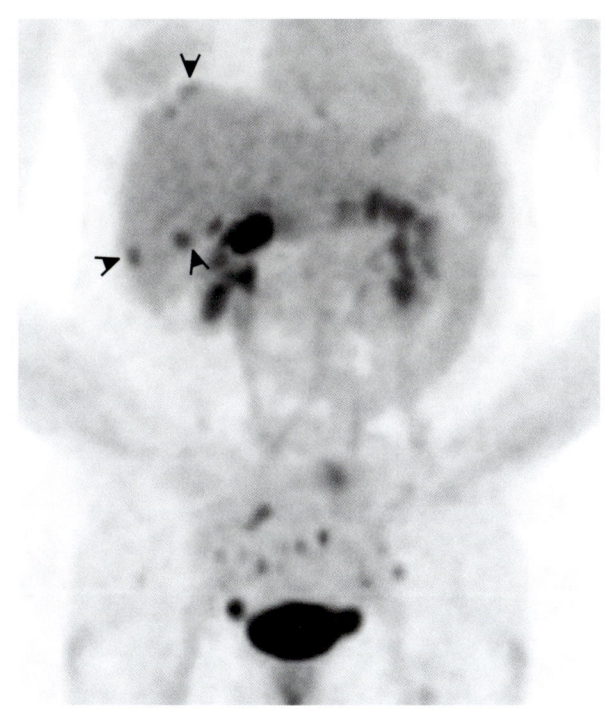

Fig. 22.4 Câncer metastático de ovário. Imagem em plano coronal obtida mediante tomografia por emissão de pósitron em um paciente portador de câncer de ovário revela a presença de múltiplas metástases serosas, localizadas em torno do fígado *(pontas de setas)* assim como a presença de múltiplas metástase pélvicas peritoneais. (Cortesia de Ronald Korn, MD, PhD, Scottsdale, AZ.)

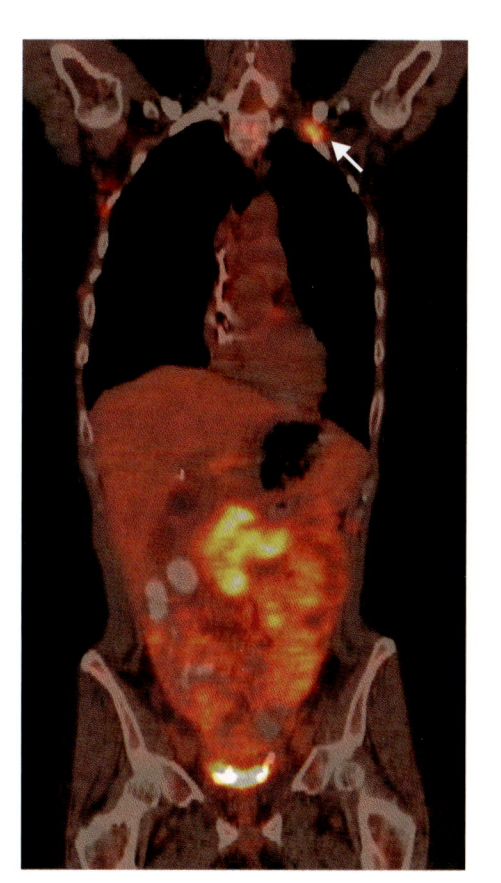

Fig. 22.5 Câncer metastático de ovário. Imagem em plano coronal obtida mediante tomografia por emissão de pósitron/tomografia computadorizada revela presença de extensa carcinomatose peritoneal, secundário a câncer de ovário. Essa carcinomatose apresenta tanto a presença de componente focal de tecido mole, no omento central, como um componente líquido difuso (observe a fraca visualização da borda inferior do fígado). Existe também um nódulo metastático localizado na região supraclavicular *(seta)*.

- O PET propicia os melhores resultados quando aplicado na presença de níveis de CA-125 de 30 U/mL ou mais.[35]
  b. A sensibilidade é menor quando o PET é empregado em pacientes que são considerados livres de doença, com base na avaliação clínica. No entanto, numa minoria de pacientes com CA-125 normal, a recidiva será detectada somente pelo emprego do PET.[36]
  c. A sensibilidade de PET e CA-125 combinados é alta (98%).[36]
4. *Prognóstico.* Existem poucas evidências quanto ao valor prognóstico do PET quando existe suspeita de recidiva de câncer de ovário. Pacientes que revelam doença localizada ou nenhuma doença, nas imagens obtidas pelo PET, podem ter sobrevida melhor,[37,38] porém o nível de CA-125 pode ser mais útil para fins prognósticos que o PET.[37]

Acurácia e Comparação com Outras Técnicas

1. *Quadro clínico.* A acurácia do PET depende do quadro clínico.[11]
   a. *Suspeita clínica de recidiva.* Sensibilidade, 90%, especificidade, 86%.
   b. *Nível de CA-125 em ascensão, imagem convencional negativa.* Sensibilidade, 96%, especificidade, 80%.
   c. *Imagem convencional negativa e CA-125.* Sensibilidade, 54%, especificidade, 73%.
2. O PET é mais útil quando interpretado junto com técnicas de imagem convencionais (TC, RM).[33]
   a. A acurácia eleva-se de 79 para 94% quando o PET é interpretado junto com técnicas de imagem convencionais.[33]
   b. O PET é mais específico que a TC (94% *vs.* 77%).[39]
3. *PET/TC.* Sensibilidade, 93%, especificidade de 97%.[40]
   - O PET/TC detecta mais lesões que o PET ou a TC aplicados isoladamente.[41]

4. *Regiões do corpo*
   a. *Nódulos da região retroperitoneal.* Nos pacientes com câncer de ovário, o PET se mostra mais sensível para a região retroperitoneal que para o peritônio.[42]

   Todavia, a sensibilidade do PET/TC para a detecção de nódulos retroperitoneais isolados é apenas de 41%, com especificidade de 94%.[43] Assim, a linfadenectomia regional ainda pode ser necessária na presença de um estudo negativo de PET, porém o PET apresenta elevado valor preditivo positivo para lesões nodulares retroperitoneais, com achados negativos ou equivocados da TC.

   b. O PET se revela mais sensível para metástases linfonodulares que metástases peritoneais (**Figs. 22.3 a 22.5**). Pequenas lesões de até 0,5 cm podem ser detectadas pelo PET/TC,[34] mas mesmo com imagens obtidas pelo PET/TC, a sensibilidade para detectar metástases peritoneais < 1 cm é baixa.[39]

   c. A sensibilidade encontra-se no seu nível mais baixo na região pélvica.[34]

Destaques

É importante conhecer os padrões clássicos de espalhamento peritoneal, quando se investigam pacientes portadores de câncer de ovário (ver Capítulo 10).

Armadilhas

A carcinomatose peritoneal difusa (**Fig. 22.5**) pode não causar lesões focais e ser interpretada como resultado falso-negativo, se for estudada por uma janela de leitura errada.

Resposta Terapêutica

Indicação Clínica: C

Dados limitados sugerem que o PET é útil para predizer precocemente a resposta à quimioterapia neoadjuvante. Estudos de sequências com PET, obtidos após o 1º ciclo de quimioterapia neoadjuvante, podem ser mais exatos que os critérios clínicos e histopatológicos, incluindo o CA-125, para predizer a resposta terapêutica e a sobrevida.[44]

■ Câncer do Endométrio

Indicação Clínica: C

Existem poucos dados sobre o papel do PET no câncer de endométrio. O tumor primário é visível nas imagens do PET na maioria dos casos (**Fig. 22.6**).[45]

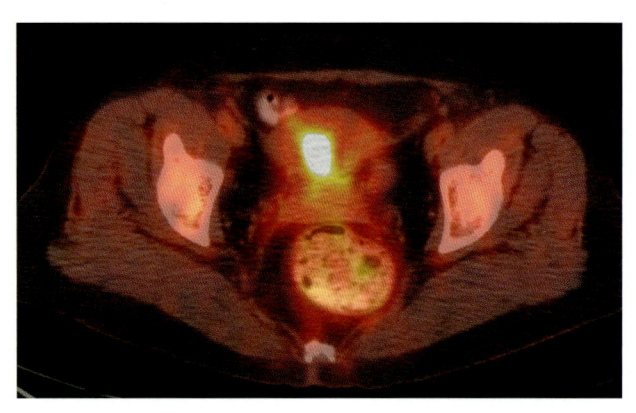

Fig. 22.6 Carcinoma de endométrio. Imagem em plano axial obtida mediante tomografia por emissão de pósitron/tomografia computadorizada revela intensa captação endometrial secundário a carcinoma de endométrio. Em uma mulher na fase pós-menopausa, isto levantaria alta suspeita para neoplasia, porém as mulheres na fase pré-menopausa podem apresentar captação endometrial fisiológica que varia conforme a fase do ciclo menstrual (ver Capítulo 6).

Na fase pré-operatória, o PET apresenta sensibilidade moderada para predizer presença de linfonodos metastáticos;[46] todavia sua sensibilidade é baixa para metástases linfonodulares < 1 cm.[45] O PET pode ser útil para investigar ainda lesões extrauterinas inconclusivas, observadas em imagens de TC ou RM. O PET pode ser mais útil no câncer primário avançado (estágio III ou IV).[47] Na monitoração pós-terapia, o PET pode ser mais exato que a TC ou a RM[47,48] e é útil tanto quando existe suspeita de recidiva quanto na detecção de doença assintomática recidivante.[49]

Referências

1. Dehdashti F, Siegel BA. Evaluation of breast and gynecologic cancers by positron emission tomography. Semin Roentgenol 2002;37(2):151-168
2. Zimny M, Siggelkow W. Positron emission tomography scanning in gynecologic and breast cancers. Curr Opin Obstet Gynecol 2003;15(1):69-75
3. Belhocine T, Thille A, Fridman V *et al*. Contribution of whole-body [18]FDG PET imaging in the management of cervical cancer. Gynecol Oncol 2002;87(1):90-97
4. Kidd EA, Siegel BA, Dehdashti F, Grigsby PW. The standardized uptake value for F-18 fluorodeoxyglucose is a sensitive predictive biomarker for cervical cancer treatment response and survival. Cancer 2007;110(8):1738-1744
5. Lai CH, Yen TC, Chang TC. Positron emission tomography imaging for gynecologic malignancy. Curr Opin Obstet Gynecol 2007;19(1):37-41
6. Rose PG, Adler LP, Rodriguez M *et al*. Positron emission tomography for evaluating para-aortic nodal metastasis in locally advanced cervical cancer before surgical staging: a surgicopathologic study. J Clin On-col 1999;17(1):41-45
7. Lin WC, Hung YC, Yeh LS *et al*. Usefulness of (18)Ffluorodeoxyglucose positron emission tomography to detect para-aortic lymph nodal metastasis in advanced cervical

cancer with negative computed tomography findings. Gynecol Oncol 2003;89(1):73-76

8. Yen TC, See LC, Lai CH et al. Standardized uptake value in para-aortic lymph nodes is a significant prognostic factor in patients with primary advanced squamous cervical cancer. Eur J Nucl Med Mol Imaging 2008;25(3):493-501

9. Tsai CS, Chang TC, Lai CH et al. Preliminary report of using FDG-PET to detect extrapelvic lesions in cervical cancer patients with enlarged pelvic lymph nodes on MRI/CT. Int J Radiat Oncol Biol Phys 2004;58(5):1506-1512

10. Narayan K, Hicks RJ, Jobling T et al. A comparison of MRI and PET scanning in surgically staged loco-regionally advanced cervical cancer: potential impact on treatment. Int J Gynecol Cancer 2001;11(4):263-271

11. Havrilesky LJ, Kulasingam SL, Matchar DB, Myers ER. FDG-PET for management of cervical and ovarian cancer. Gynecol Oncol 2005;97(1):183-191

12. Choi HJ, Roh JW, Seo SS et al. Comparison of the accuracy of magnetic resonance imaging and positron emission tomography/computed tomography in the presurgical detection of lymph node metastases in patients with uterine cervical carcinoma: a prospective study. Cancer 2006;106(4):914-922

13. Grigsby PW, Siegel BA, Dehdashti F. Lymph node staging by positron emission tomography in patients with carcinoma of the cervix. J Clin Oncol 2001;19(17):3745-3749

14. Wright JD, Dehdashti F, Herzog TJ et al. Preoperative lymph node staging of early-stage cervical carcinoma by [18F]-fluoro-2-deoxy-D-glucose-positron emission tomography. Cancer 2005;104(11):2484-2491

15. Chou HH, Chang TC, Yen TC et al. Low value of [18F]-fluoro-2-deoxy-D-glucose positron emission tomography in primary staging of early-stage cervical cancer before radical hysterectomy. J Clin Oncol 2006;24(1):123-128

16. Sironi S, Buda A, Picchio M et al. Lymph node metastasis in patients with clinical early-stage cervical cancer: detection with integrated FDG PET/CT. Radiology 2006;238(1):272-279

17. Ma SY, See LC, Lai CH et al. Delayed (18)F-FDG PET for detection of paraaortic lymph node metastases in cervical cancer patients. J Nucl Med 2003;44(11):1775-1783

18. Reinhardt MJ, Ehritt-Braun C, Vogelgesang D et al. Metastatic lymph nodes in patients with cervical cancer: detection with MR imaging and FDG PET. Radiology 2001;218(3):776-782

19. Belhocine TZ. 18F-FDG PET imaging in posttherapy monitoring of cervical cancers: from diagnosis to prognosis. J Nucl Med 2004;45(10):1602-1604

20. Yen TC, See LC, Chang TC et al. Defining the priority of using ^{18}F-FDG PET for recurrent cervical cancer. J Nucl Med 2004;45(10):1632-1639

21. Ryu SY, Kim MH, Choi SC et al. Detection of early recurrence with ^{18}F-FDG PET in patients with cervical cancer. J Nucl Med 2003;44(3):347-352

22. Chung HH, Kim SK, Kim TH et al. Clinical impact of FDG-PET imaging in post-therapy surveillance of uterine cervical cancer: from diagnosis to prognosis. Gynecol Oncol 2006;103(1):165-170

23. Chang TC, Law KS, Hong JH et al. Positron emission tomography for unexplained elevation of serum squamous cell carcinoma antigen levels during follow-up for patients with cervical malignancies: a phase II study. Cancer 2004;101(1):164-171

24. Nakamoto Y, Eisbruch A, Achtyes ED et al. Prognostic value of positron emission tomography using F-18-fluorodeoxyglucose in patients with cervical cancer undergoing radiotherapy. Gynecol Oncol 2002;84(2):289-295

25. Yoshida Y, Kurokawa T, Kawahara K et al. Metabolic monitoring of advanced uterine cervical cancer neoadjuvant chemotherapy by using [F-18]-fluorodeoxyglucose positron emission tomography: preliminary results in three patients. Gynecol Oncol 2004;95(3):597-602

26. Miller TR, Pinkus E, Dehdashti F, Grigsby PW. Improved prognostic value of ^{18}F-FDG PET using a simple visual analysis of tumor characteristics in patients with cervical cancer. J Nucl Med 2003;44(2):192-197

27. Grigsby PW, Siegel BA, Dehdashti F, Mutch DG. Post-therapy surveillance monitoring of cervical cancer by FDG-PET. Int J Radiat Oncol Biol Phys 2003;55(4):907-913

28. Fenchel S, Grab D, Nuessle K et al. Asymptomatic adnexal masses: correlation of FDG PET and histopathologic findings. Radiology 2002;223(3):780-788

29. Hubner KF, McDonald TW, Niethammer JG et al. Assessment of primary and metastatic ovarian cancer by positron emission tomography (PET) using 2-[^{18}F]deoxyglucose (2-[18F]FDG). Gynecol Oncol 1993;51(2):197-204

30. Lerman H, Metser U, Grisaru D et al. Normal and abnormal ^{18}F-FDG endometrial and ovarian uptake in pre- and postmenopausal patients: assessment by PET/CT. J Nucl Med 2004;45(2):266-271

31. Kim SK, Kang KW, Roh JW et al. Incidental ovarian ^{18}F-FDG accumulation on PET: correlation with the menstrual cycle. Eur J Nucl Med Mol Imaging 2005;32(7):757-763

32. Rose PG, Faulhaber P, Miraldi F, Abdul-Karim FW. Positive emission tomography for evaluating a complete clinical response in patients with ovarian or peritoneal carcinoma: correlation with second-look laparotomy. Gynecol Oncol 2001;82(1):17-21

33. Nakamoto Y, Saga T, Ishimori T et al. Clinical value of positron emission tomography with FDG for recurrent ovarian cancer. AJR Am J Roentgenol 2001;176(6):1449-1454

34. Sironi S, Messa C, Mangili G et al. Integrated FDG PET/CT in patients with persistent ovarian cancer: correlation with histologic findings. Radiology 2004;233(2):433-440

35. Menzel C, Dobert N, Hamscho N et al. The influence of CA 125 and CEA levels on the results of (18)F-deoxyglucose positron emission tomography in suspected recurrence of epithelial ovarian cancer. Strahlenther Onkol 2004;180(8):497-501

36. Murakami M, Miyamoto T, Iida T et al. Whole-body positron emission tomography and tumor marker CA125 for detection of recurrence in epithelial ovarian cancer. Int J Gynecol Cancer 2006;16(Suppl 1):99-107

37. Kurosaki H, Oriuchi N, Okazaki A et al. Prognostic value of FDG-PET in patients with ovarian carcinoma following surgical treatment. Ann Nucl Med 2006;20(3):171-174

38. Simcock B, Neesham D, Quinn M et al. The impact of PET/CT in the management of recurrent ovarian cancer. Gynecol Oncol 2006;103(1):271-276

39. Pannu HK, Cohade C, Bristow RE *et al.* PET-CT detection of abdominal recurrence of ovarian cancer: radiologic-surgical correlation. Abdom Imaging 2004;29(3):398-403
40. Chung HH, Kang WJ, Kim JW *et al.* Role of [(18)F]FDG PET/CT in the assessment of suspected recurrent ovarian cancer: correlation with clinical or histological findings. Eur J Nucl Med Mol Imaging 2007;34(4):480-486
41. Hauth EA, Antoch G, Stattaus J *et al.* Evaluation of integrated whole-body PET/CT in the detection of recurrent ovarian cancer. Eur J Radiol 2005;56(2):263-268
42. Drieskens 0, Stroobants S, Gysen M *et al.* Positron emission tomography with FDG in the detection of peritoneal and retroperitoneal metastases of ovarian cancer. Gynecol Obstet Invest 2003;55(3):130-134
43. Bristow RE, Giuntoli RL, Pannu HK *et al.* Combined PET/CT for detecting recurrent ovarian cancer limited to retroperitoneal lymph nodes. Gynecol Oncol 2005; 99(2):294-300
44. Avril N, Sassen S, Schmalfeldt B *et al.* Prediction of response to neoadjuvant chemotherapy by sequential F-18-fluorodeoxyglucose positron emission tomography in patients with advanced-stage ovarian cancer. J Clin Oncol 2005;23(30):7445-7453
45. Suzuki R, Miyagi E, Takahashi N *et al.* Validity of positron emission tomography using fluoro-2-deoxyglucose for the preoperative evaluation of endometrial cancer. Int J Gynecol Cancer 2007;17(4):890-896
46. Horowitz NS, Dehdashti F, Herzog TJ *et al.* Prospective evaluation of FDG-PET for detecting pelvic and para-aortic lymph node metastasis in uterine corpus cancer. Gynecol Oncol 2004;95(3):546-551
47. Chao A, Chang TC, Ng KK *et al.* ^{18}F-FDG PET in the management of endometrial cancer. Eur J Nucl Med Mol Imaging 2006;33(1):36-44
48. Saga T, Higashi T, Ishimori T *et al.* Clinical value of FDG-PET in the follow up of post-operative patients with endometrial cancer. Ann Nucl Med 2003;17(3):197-203
49. Belhocine T, De BC, Hustinx R, Willems-Foidart J. Usefulness of (18)F-FDG PET in the post-therapy surveillance of endometrial carcinoma. Eur J Nucl Med Mol Imaging 2002;29(9)1132-1139

23
Tumores de Origem Urológica

Eugene C. Lin e Abass Alavi

■ Carcinoma de Células Renais:[1] Massas Renais

Indicação Clínica: C

O papel da tomografia por emissão de pósitron (PET), na investigação de massas renais, é algo limitado; tanto as massas renais sólidas, quanto as císticas podem ser investigadas. As massas renais, às vezes, são detectadas incidentalmente durante a geração de imagens pelo PET.

1. *Lesões sólidas.* A obtenção de imagens pelo PET de lesões sólidas detectadas pelos métodos convencionais de imagem apresenta valor limitado, pois, geralmente, torna-se necessária a ressecção das mesmas.
2. *Cistos renais inconclusivos*
   a. Uma imagem de PET positiva para cisto renal indeterminado (**Fig. 23.1**) é muito específica para malignidade, sendo que a aplicação de outros testes diagnósticos, como a aspiração do cisto, pode ser evitada antes da ressecção do mesmo.[2]
   b. Por outro lado, uma imagem negativa de PET não descarta totalmente a possibilidade de malignidade.
3. *Metástases renais.* Existem informações limitadas, sugerindo que o PET pode detectar metástases renais.[3] Os tumores renais primitivos e os metastáticos apresentam intensidade semelhante de captação do fluorodesoxiglicose (FDG).[4]

Acurácia e Comparação com outras Técnicas[5]

O FDG PET é específico para definir a malignidade de massas renais, porém sua sensibilidade varia conforme o tamanho da lesão e sua localização (**Tabela 23.1**).

Destaques e Armadilhas

1. *Necessidade de diurese.* Nos estudos com o PET, a diurese é extremamente importante quando se deseja avaliar uma massa renal.
   a. Resultados falso-negativos podem advir da presença de atividade urinária adjacente, mascarando a lesão (**Fig. 23.2**).

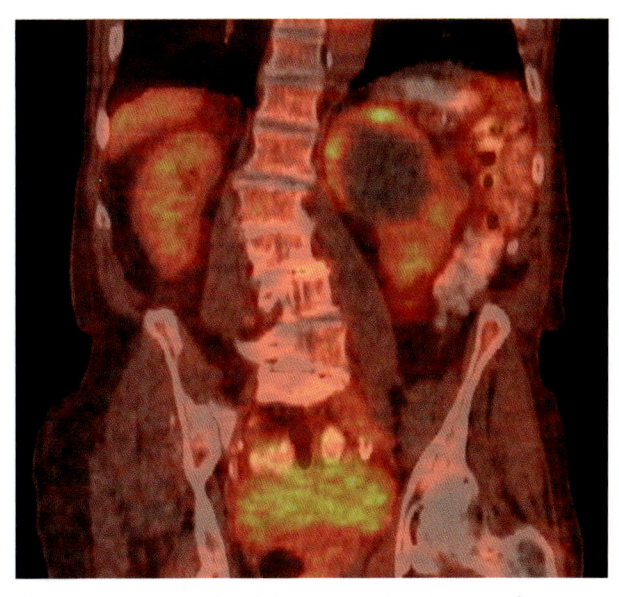

Fig. 23.1 Carcinoma de células renais cístico. Tomografia por emissão de pósitron/tomografia computadorizada, em plano coronal, revelando áreas focais de captação periférica em um volumoso cisto renal localizado no seu polo superior, compatível com carcinoma de células renais cístico. Todavia, a ausência de fluorodesoxiglicose num cisto renal complexo não deve excluir a presença de carcinoma de células renais.

Tabela 23.1 Sensibilidade e Especificidade da Tomografia por Emissão de Pósitron (PET) *versus* Tomografia Computadorizada (TC) na Detecção de Tumores Renais

	Sensibilidade %	Especificidade %
PET	60	100
TC	92	100

   b. Resultados falso-positivos podem advir da presença de coleções focais de urina que simulam uma lesão.
2. *Lesões adjacentes.* Lesões que se encontram fora do rim, porém adjacentes a ele, nas imagens do PET, às vezes, podem aparentar massas renais exofíticas (ver **Fig. 7.5**, p. 83).
   - Antes de diagnosticar a presença de uma massa renal exofítica, torna-se necessária a correlação com uma técnica de imagem anatômica.
3. *Intensidade de captação.* Na maioria dos carcinomas de células renais, observa-se maior captação do FDG com relação ao parênquima renal, porém, às vezes, a intensidade de captação é apenas discretamente maior que o tecido que o circunda e pode tornar-se difícil diferenciá-lo do parênquima renal (**Fig. 23.3**).
4. *Oncocitoma.* Os oncocitomas geralmente são isointensos com relação ao parênquima renal adjacente, embora ocasionalmente a captação possa ser semelhante à que se observa no carcinoma.

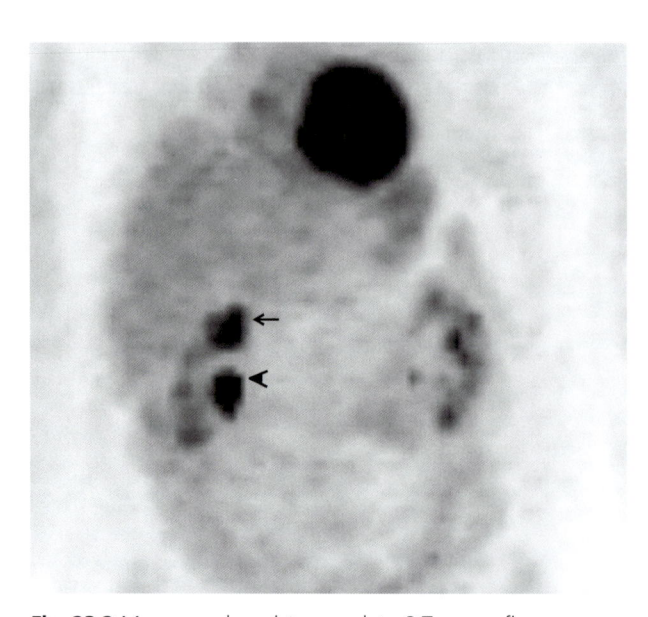

Fig. 23.2 Massa renal ou sistema coletor? Tomografia por emissão de pósitron obtida em plano coronal revela atividade focal no polo superior do rim direito *(seta)*. Notar a semelhança com a atividade do sistema coletor do rim *(ponta de seta)*. Nesse caso, torna-se difícil definir se essa imagem representa captação por uma massa renal ou estase no polo superior do sistema coletor. A captação era devida a um carcinoma de células renais.

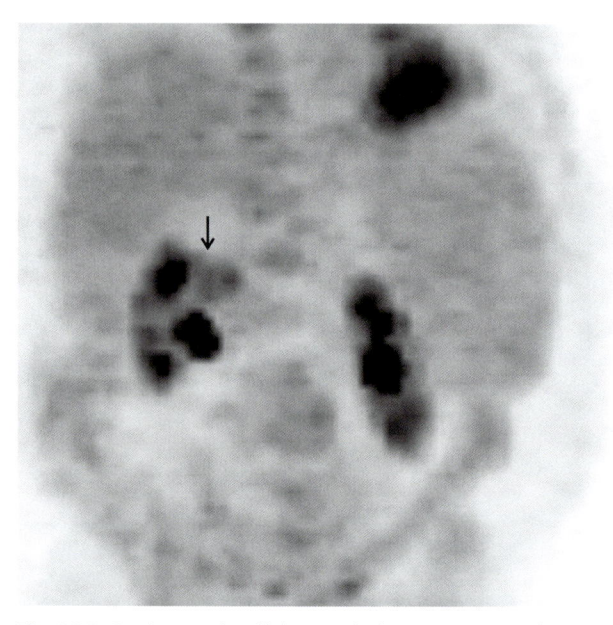

Fig. 23.3 Carcinoma de células renais de apresentação discreta. Tomografia por emissão de pósitron, obtida em plano coronal, revela massa de apresentação discreta, localizada medialmente nos polos superior do rim direito *(seta)*. Observar que esta massa apresenta atividade ligeiramente mais intensa que o parênquima renal normal e pode ser diagnosticada pela deformidade do seu contorno. A maioria dos carcinomas de células renais revela maior intensidade que a observada neste caso.

5. *Angiomiolipomas.* A análise da captação pelos angiolipomas não tem sido comentada, porém existe relato de um caso de captação falso-positiva por um angiolipoma.[8]
6. *Lesões inflamatórias.* As lesões inflamatórias, como a pielonefrite xantogranulomatosa, podem revelar elevada captação falso-positiva.[9]

Estadiando e Reestadiando

Indicação Clínica: C

1. O PET é principalmente útil para:
   a. Identificar metástases a distância (**Fig. 23.4**).
   b. Avaliar lesões inconclusivas observadas em técnicas de imagem anatômicas.
   c. Lesões solitárias em avaliação para sofrerem ressecção.
2. É improvável que o PET seja útil em tumores com baixo grau histológico e estadiamento local limitado (≤ T2).[6]
3. *Reestadiamento.* O PET é muito útil no prosseguimento da avaliação de pacientes portadores de lesões inconclusivas, observadas em métodos de imagem anatômicos.

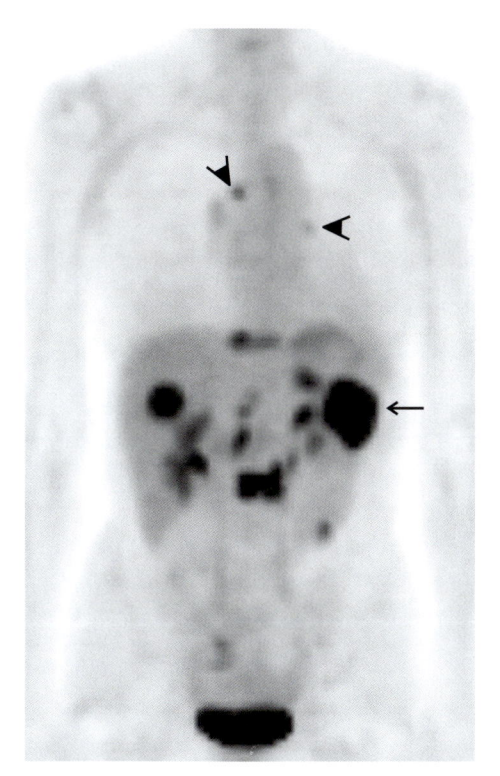

Fig. 23.4 Carcinoma de células renais metastático. Tomografia por emissão de pósitron, obtida em plano coronal, revela carcinoma de células renais, à esquerda *(seta)*, com metástases para osso, fígado, nódulos abdominais e mediastino *(pontas de setas)*.

Acurácia e Comparação com Outros Métodos

1. *Estadiamento e o PET.* Sensibilidade, 64%, especificidade, 100%.[10]

   a. O PET não apresenta sensibilidade, mas é específico.

   b. O PET é menos sensível que a tomografia computadorizada (TC) em todas as regiões anatômicas, porém é mais específico nos pulmões e na medula óssea.[5]

   c. Às vezes o PET pode detectar metástases da medula óssea, oriundas do carcinoma de células renais, que não são observadas em uma cintilografia óssea.

2. *Reestadiamento e o PET.* Sensibilidade, 71% e especificidade, 75%.[11]

Armadilhas

Considerando a sensibilidade relativamente baixa, imagens obtidas pelo PET não devem descartar a presença de doença tanto para fins de estadiamento quanto de reestadiamento.

■ Câncer de Testículo

Estadiamento

Indicação Clínica: C

Desconhece-se a acurácia do PET nas neoplasias de testículo detectadas, porém às vezes o PET pode detectar neoplasias de testículo não suspeitas (**Fig. 23.5**). O PET é útil no estadiamento de tumores de células germinativas de testículos em estádio II (**Fig. 23.6**), porém não pode propiciar utilidade suplementar nos tumores em estádio I.[12]

Acurácia e Comparação com Outras Técnicas

1. *PET.* Sensibilidade, 82%, especificidade, 94%.[13]
2. A principal utilidade do PET, quando comparado com a TC, reside na redução de resultados falso-positivos.

Armadilhas

1. Tanto o PET como a TC não detectarão presença de doença em pequenos nódulos localizados na região retroperitoneal (≤ 1 cm).
2. O PET não pode detectar teratomas maduros.

Recidiva

Indicação Clínica: B

O PET é útil na avaliação de recidiva tumoral tanto de seminomas, quanto de tumores de células germinativas não seminomatosas (NSGCT: *nonseminomatous germ cell tumors*), embora seja mais útil na detecção de seminomas.

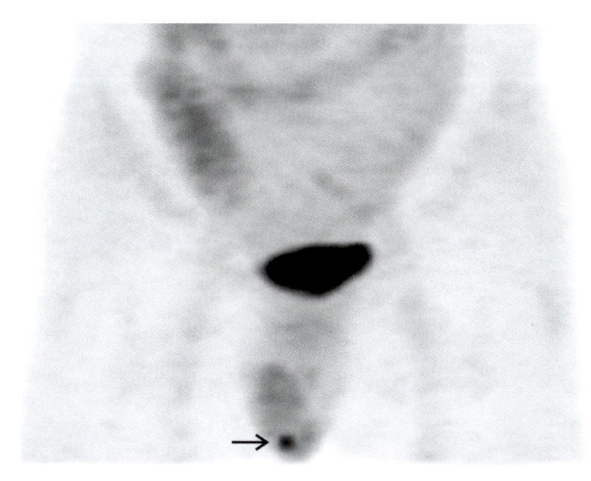

Fig. 23.5 Tumor de testículo. Observa-se a captação focal testicular *(seta)* em uma imagem obtida por tomografia por emissão de pósitron, em plano coronal. Este foi um achado de um seminoma de testículo direito, incidentalmente detectado.

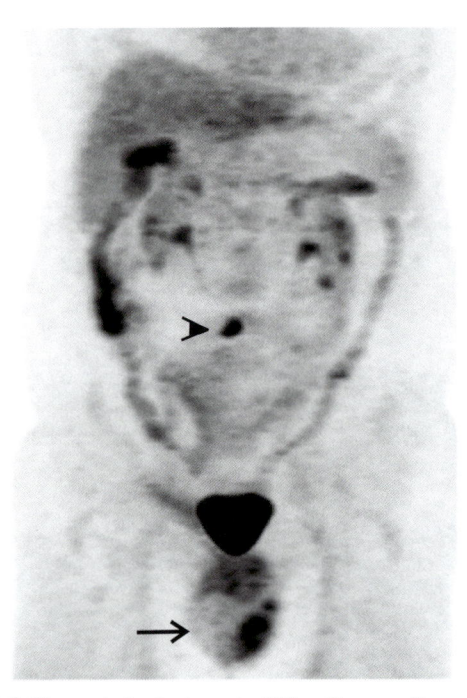

Fig. 23.6 Câncer de testículo metastático. Tomografia por emissão de pósitron, obtida em plano coronal, revela a concentração do traçador em um nódulo metastático na região retroperitoneal *(ponta de seta)*. O paciente apresenta-se em pós-orquiectomia *(seta)*, em razão de câncer testicular.

Tabela 23.2 Sensibilidade e Especificidade da Tomografia por Emissão de Pósitron (PET) *versus* Tomografia Computadorizada (TC) na Detecção de Seminomas Recidivantes

	Sensibilidade %	Especificidade %
PET	80	100
TC	70	74

1. *Histologia.* É importante saber se o tumor primário era um seminoma ou uma NSGCT. O teratoma maduro não revela elevada captação e como ele está presente em mais de 40% das massas NSGCT ressecadas, torna-se importante fonte de resultados falso-negativos (o teratoma maduro é benigno, porém sofre remoção cirúrgica por causa do risco de malignização). Nos seminomas, somente 4% das lesões residuais são teratomas maduros. Assim, o FDG PET apresenta o papel mais importante na avaliação de recidiva tumoral em seminomas do que nas NSGCT (**Tabela 23.2**).[14,15]

2. *Tamanho da lesão.* A conduta pós-quimioterapia, aplicada em massas apresentadas por pacientes portadores de seminomas, é controversa. Lesões < 3 cm geralmente são acompanhadas com a obtenção de imagens. Leões > 3 cm são mais propensas a conter tumor residual, sendo que a conduta pode variar desde a observação até a ressecção.

   - Nas lesões de ≥ 3 cm, o PET é muito eficaz para diferenciar entre tumor residual e fibrose (**Fig. 23.7**).[14-16]

3. *Elevados níveis de marcadores tumorais*
   a. O PET auxilia nos casos de pacientes apresentando elevados níveis de marcadores tumorais, independente da observação ou não de massa residual através da TC.
   b. Nos pacientes com elevados níveis de marcadores tumorais, apresentando massa residual, o valor preditivo negativo é baixo (50%), porém frequentemente o PET é a 1ª técnica a se lançar mão para identificar a recidiva em estudos de acompanhamento.[17]

Acurácia e Comparação com Outras Técnicas

1. *Seminomas*[15]
   a. O PET é mais exato que a TC, principalmente por sua maior especificidade.
   b. Todavia, têm sido relatados casos de massas residuais, algumas > 3 cm, revelando a captação falso-positiva, decorrente de necrose ou inflamação.[18]
2. *NSGCT (estádio I).* Sensibilidade, 70% e especificidade, 100%.[19]
   - Todavia, num determinado estudo, pacientes com alto risco (positivos para invasão linfovascular) e com estágio clínico I de NSGCTs e PET negativo demonstraram elevado risco para recidiva.[20] Por isso, nesse contexto, o PET pode não ser sensível o bastante.

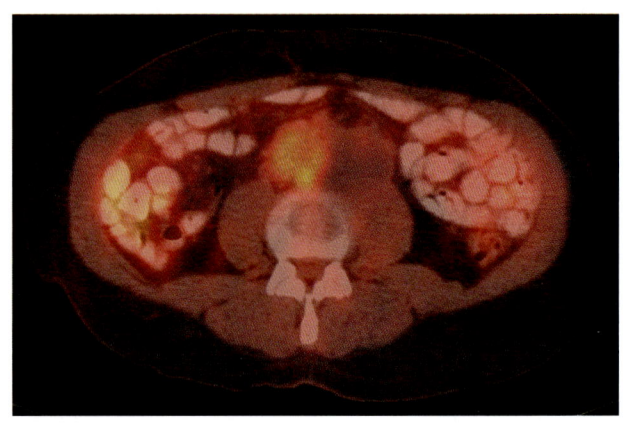

Fig. 23.7 Seminoma com massa retroperitoneal. Imagem de tomografia por emissão de pósitron/tomografia computadorizada, obtida em plano axial, em um paciente portador de seminoma, revela a presença de volumosa massa retroperitoneal. O lado direito mostra a captação do fluorodesoxiglicose (FDG), compatível com tumor; o lado esquerdo tem aparência cística, sem mostrar a captação do FDG.

Destaques

1. *Índice de captação padronizado (SUV)*
   a. As lesões seminomatosas geralmente revelam maior SUV que as não seminomatosas.[21]
   b. Se uma lesão revelar SUV > 5, é mais provável que se trate de um tumor viável do que teratoma maduro ou necrose/fibrose.[22]
2. *Definição do momento.* O PET deve ser realizado entre 4 e 12 semanas após a quimioterapia.[14,15]
   - A obtenção de imagens mais cedo leva a resultados falso-positivos decorrentes da presença de inflamação seguindo a terapia.

Armadilhas

1. O PET não detecta teratomas maduros.
2. Podem-se obter resultados falso-positivos decorrentes de necrose ou inflamação, em massas residuais, alguns com tamanho > 3 cm.[23]

■ Câncer de Bexiga

Indicação Clínica: C

O PET pode tanto detectar doença linfonodal regional (**Fig. 23.8**) quanto metástases a distância originadas de câncer de bexiga. A presença de atividade na bexiga é o principal obstáculo na detecção de doença linfonodal regional; portanto, frequentemente, torna-se necessário cateterizar a bexiga. Existem escassas informações avaliando a importância do PET no câncer da bexiga. As aplicações em potencial são o estadiamento pré-operatório, a detecção de recidiva pélvica, a diferenciação entre fibrose e tumor e a detecção de metástases a distância.[8] O PET pode apresentar valor prognóstico, uma vez que pacientes com imagens positivas de PET para a presença de doenças verificadas durante o estadiamento pré-operatório, possuem em média menor tempo de sobrevida.[23]

Acurácia

1. *Estadiamento pré-operatório*
   a. PET: sensibilidade, 60% e especificidade, 88%.[23]
   b. A correlação do PET com TC melhora a acurácia.

■ Câncer de Próstata

Indicação Clínica: D

O PET revela utilidade limitada no câncer de próstata por causa da baixa avidez para o FDG pela maioria das células do câncer de próstata. Além disso, a atividade da urina limita a investigação da pelve, a não ser que se cateterize a bexiga e se provoque diurese. Os traçadores marcados com C-11 (acetato, colina e metionina) têm-se revelado mais promissores que o FDG. O principal emprego do FDG PET é na recidiva da doença, acompanhado pela ascensão dos valores do antígeno prostático específico (PSA: *prostate-specific antigen*).

1. *Tumor primário*
   a. A maioria (81%) dos tumores primários de próstata (**Fig. 23.9**) revela baixa captação do FDG.[24]
   b. A intensidade de captação sobrepõe-se à verificada na hiperplasia de próstata e não se correlaciona nem com o estágio nem com o grau.
2. *Estadiamento pré-operatório*
   a. O PET não apresenta sensibilidade no estadiamento de nódulos linfáticos pélvicos, na fase pré-cirúrgica.
   b. O PET não é útil na detecção do câncer de próstata localizado no próprio órgão, definido pelos métodos de investigação convencional.
3. *Recidiva*
   a. *Fatores clínicos/e de imagem.* O PET tem valor potencial nas seguintes aplicações:[25-27]

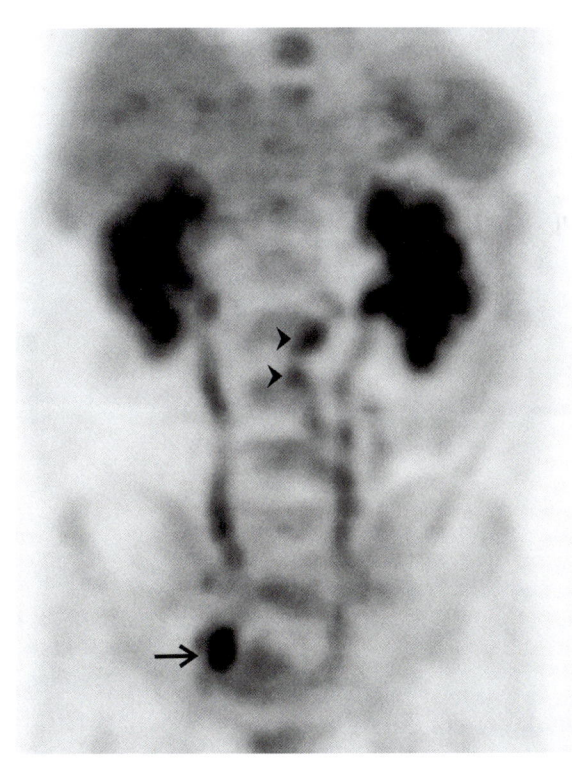

Fig. 23.8 Câncer de bexiga metastático. Imagem obtida por tomografia por emissão de pósitron, em plano coronal, revela câncer de bexiga, à direita *(seta)*, com metástases para nódulos retroperitoneais *(pontas de setas)*. O câncer da bexiga é visualizado somente porque a bexiga se encontra vazia em razão da colocação de um cateter de Foley.

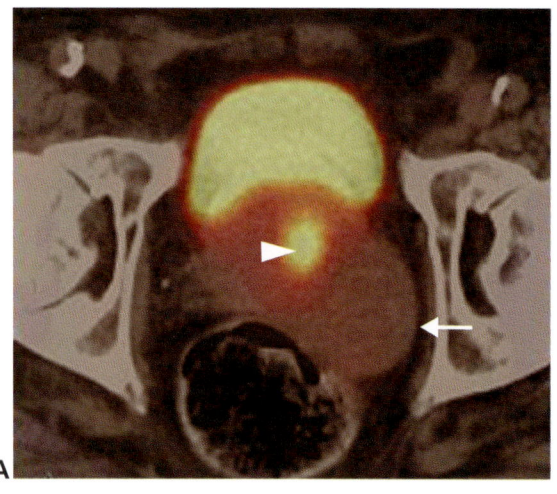

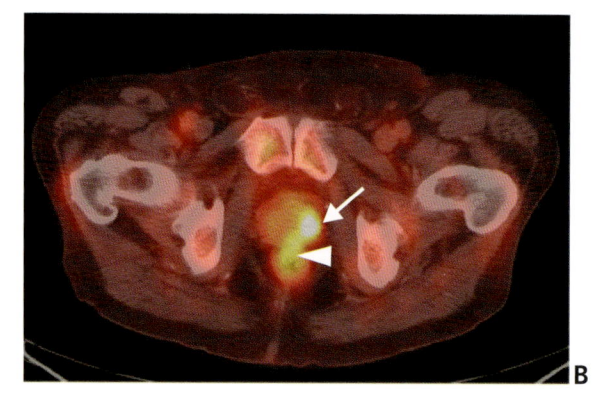

Fig. 23.9 Captações variadas no câncer de próstata. **(A)** Imagem obtida mediante tomografia por emissão de pósitron/tomografia computadorizada (PET/TC), em plano axial, revela volumoso carcinoma exofítico na próstata, à esquerda *(seta)*, sem acúmulo de fluorodesoxiglicose. A atividade prostática central *(ponta de seta)* encontra-se na uretra. **(B)** O PET/TC em plano axial mostra a captação focal que se encontra em um câncer de próstata, à esquerda *(seta)*. Muitos carcinomas da próstata não revelam essa intensidade de captação. Observe a proximidade da próstata à atividade retal *(ponta de seta)*, que é causa comum para resultados falso-positivos, quando se pesquisa recidiva. (**[A]** Cortesia de Bruce Higginbotham, MD, Seattle, WA.)

- PSA > 4 ng/mL ou aumento mensal de > 0,2 ng/mL.
- Câncer avançado.
- Paciente não tratado.
- Resposta incompleta ou falta de resposta ao tratamento.
- Cintilografia óssea negativa.
- Achados pélvicos equivocados na TC.

b. *Recidiva local*
- O PET possui baixa acurácia na diferenciação entre recidiva local e presença de cicatriz.[28]

c. *Doença metastática*
- O PET apresenta sensibilidade limitada na detecção de metástases.
- No entanto, o PET é mais capaz para detectar metástases do que na recidiva local.[8]

4. *Resposta terapêutica*
   a. O PET pode apresentar algum papel como marcador substituto de resposta à quimioterapia na lesão hormônio-resistente.[29]
   b. *Tratamento antiandrogênico.* O PET pode apresentar algum valor na monitoração de tratamento antiandrogênico.[8]
   - Pacientes que revelam o fenômeno de labareda na cintilografia óssea podem ser analisados de forma mais exata com o PET.

Acurácia e Comparação com Outras Técnicas

1. *Recidiva*
   a. PET. Sensibilidade, 79% e especificidade, 66%.[8]
   b. Esses valores foram obtidos na vigência de níveis de PSA > 2,4 ng/mL.
   c. A aplicação global do FDG PET detecta doença local ou sistêmica em 38% dos pacientes com recaída do PSA.[30]
   d. O PET é superior à TC, mas inferior à RM na detecção de recidiva no leito prostático.
   e. O PET pode substituir a TC num quadro de suspeita de recidiva, porém outras técnicas, como a RM endorretal, para recidiva local, e a cintilografia óssea, para detectar metástases ósseas, ainda serão necessárias.

2. *Regiões do corpo.* O PET é mais útil na detecção de metástases em tecido mole ou nodulares (**Figs. 23.10 e 23.11**) que para a detecção de metástases ósseas.

3. *Metástases ósseas*
   a. O PET significativamente é menos sensível, porém mais específico que a cintilografia óssea para metástases escleróticas de câncer de próstata.
   b. A sensibilidade atribuída ao PET é bem baixa, chegando a 18% (doenças androgênio-independentes) comparada com a cintilografia óssea.[31]
   c. As lesões observadas somente em cintilografia óssea geralmente são quiescentes (estáveis comparadas com as cintilografias anteriores).[5]
   d. As lesões observadas somente em imagens obtidas pelo PET geralmente são ativas (e transformam-se em lesões positivas nas cintilografias subsequentes).

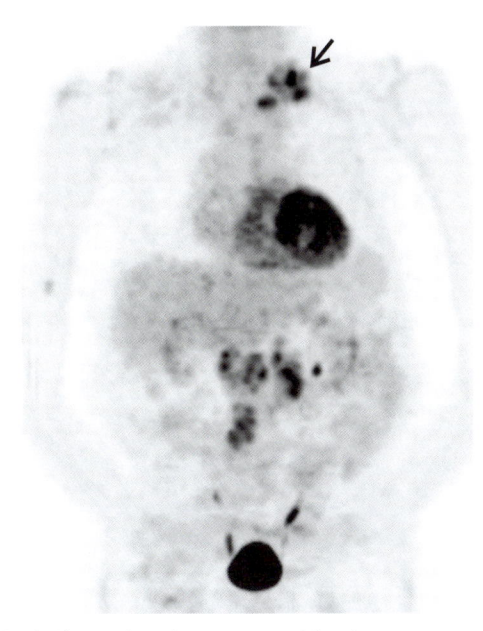

Fig. 23.10 Câncer de próstata metastático. Imagem em plano coronal, obtida mediante tomografia por emissão de pósitron (PET), revela a presença de metástase para nódulos de localização retroperitoneal e supraclavicular esquerda *(seta)*, originada de câncer de próstata. Os nódulos localizados em região supraclavicular esquerda encontram-se em uma zona de disseminação não regional de nódulos (via o ducto torácico), originados de câncer de próstata. (Cortesia de Ronald Korn, MD, PhD, Scottsdale, AZ.)

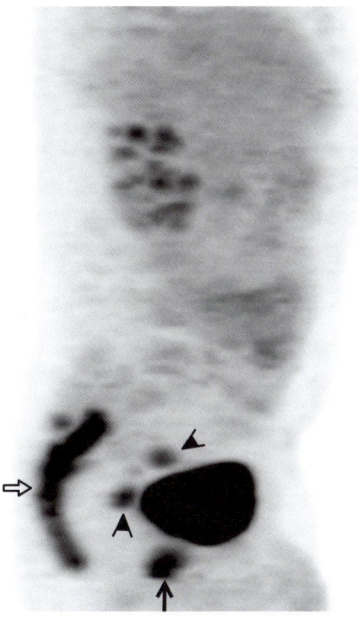

Fig. 23.11 Câncer de próstata metastático. Imagem em plano sagital, obtida mediante tomografia por emissão de pósitron (PET), revela a captação num carcinoma de próstata primário *(seta)* com metástases para a região sacra *(seta clara)* e nódulos pélvicos.

4. *Comparação com a TC.* O PET é tão sensitivo quanto ou até mais que a TC na detecção global de doença metastática (todavia, a TC revela baixa sensibilidade no câncer de próstata).

Armadilhas

1. *Tratamento antiandrogênico.* A ablação androgênica reduz o emprego da glicose pelo tumor.[32] O PET é menos sensível em pacientes em tratamento com hormônios antiandrogênicos. Todavia, o PET pode ser útil ao predizer a resposta ao tratamento antiandrogênico.

Referências

1. Mathews D, Oz OK. Positron emission tomography in prostate and renal cell carcinoma. Curr Opin Urol 2002;12(5):381-385
2. Goldberg MA, Mayo-Smith WW, Papanicolaou N et al. FDG PET characterization of renal masses: preliminary experience. Clin Radiol 1997;52(7):510-515
3. Kaneta T, Hakamatsuka T, Yamada T et al. FDG PET in solitary metastatic/secondary tumor of the kidney: a report of three cases and a review of the relevant literature. Ann Nucl Med 2006;20(1):79-82
4. Kumar R, Chauhan A, Lakhani P et al. 2-deoxy-2-[F-18]fluoro-D-glucose-positron emission tomography in characterization of solid renal masses. Mol Imaging Biol 2005;7(6):431-439
5. Kang DE, White RL Jr, Zuger JH et al. Clinical use of fluorodeoxyglucose F 18 positron emission tomography for detection of renal cell carcinoma. J Urol 2004;171(5)1806-1809
6. Aide N, Cappele O, Bottet P et al. Efficiency of [(18)F]FDG PET in characterising renal cancer and detecting distant metastases: a comparison with CT. Eur J Nucl Med Mol Imaging 2003;30(9):1236-1245
7. Ramdave S, Thomas GW, Berlangieri SU et al. Clinical role of F-18 fluorodeoxyglucose positron emission tomography for detection and management of renal cell carcinoma. J Urol 2001;166(3):825-830
8. Schoder H, Larson SM. Positron emission tomography for prostate, bladder, and renal cancer. Semin Nucl Med 2004;34(4):274-292
9. Ak I, Can C. F-18 FDG PET in detecting renal cell carcinoma. Acta Radiol 2005;46(8):895-899
10. Majhail NS, Urbain JL, Albani JM et al. F-18 fluorodeoxyglucose positron emission tomography in the evaluation of distant metastases from renal cell carcinoma. J Clin Oncol 2003;21(21):3995-4000
11. Jadvar H, Kherbache HM, Pinski JK, Conti PS. Diagnostic role of [F-18]-FDG positron emission tomography in restaging renal cell carcinoma. Clin Nephrol 2003;60(6):395-400
12. Albers P, Bender H, Yilmaz H et al. Positron emission tomography in the clinical staging of patients with stage I and II testicular germ cell tumors. Urology 1999;53(4):808-811
13. Gambhir SS, Czernin J, Schwimmer J et al. A tabulated summary of the FDG PET literature. J Nucl Med 2001;42(5 Suppl):1S-93S

14. De Santis M, Bokemeyer C, Becherer A *et al*. Predictive impact of 2-18fluoro-2-deoxy-D-glucose positron emission tomography for residual postchemotherapy masses in patients with bulky seminoma. J Clin Oncol 2001;19(17):3740-3744
15. De Santis M, Becherer A, Bokemeyer C *et al*. 2-18fluorodeoxy-D-glucose positron emission tomography is a reliable predictor for viable tumor in postchemotherapy seminoma: an update of the prospective multicentric SEMPET trial. J Clin Oncol 2004;22(6):1034-1039
16. Becherer A, De Santis M, Karanikas G *et al*. FDG PET is superior to CT in the prediction of viable tumour in post-chemotherapy seminoma residuals. Eur J Radiol 2005;54(2):284-288
17. Hain SF, O'Doherty MJ, Timothy AR *et al*. Fluorodeoxyglucose positron emission tomography in the evaluation of germ cell tumours at relapse. Br J Cancer 2000;83(7):863-869
18. Lewis DA, Tann M, Kesler K *et al*. Positron emission tomography scans in postchemotherapy seminoma patients with residual masses: a retrospective review from Indiana University Hospital. J Clin Oncol 2006;24(34):e54-e55
19. Lassen U, Daugaard G, Eigtved A *et al*. Whole-body FDG-PET in patients with stage I non-seminomatous germ cell tumours. Eur J Nucl Med Mol Imaging 2003;30(3):396-402
20. Huddart RA, O'Doherty MJ, Padhani A *et al*. 18fluorodeoxyglucose positron emission tomography in the prediction of relapse in patients with high-risk, clinical stage I nonseminomatous germ cell tumors: preliminary report of MRC Trial TE22–the NCRI Testis Tumour Clinical Study Group. J Clin Oncol 2007;25(21):3090-3095
21. Cremerius U, Effert PJ, Adam G *et al*. FDG PET for detection and therapy control of metastatic germ cell tumor. J Nucl Med 1998;39(5):815-822
22. Stephens AW, Gonin R, Hutchins GD, Einhorn LH. Positron emission tomography evaluation of residual radiographic abnormalities in postchemotherapy germ cell tumor patients. J Clin Oncol 1996;14(5):1637-1641
23. Drieskens O, Oyen R, Van Poppel H *et al*. FDG-PET for preoperative staging of bladder cancer. Eur J Nucl Med Mol Imaging 2005;32(12):1412-1417
24. Effert PJ, Bares R, Handt S *et al*. Metabolic imaging of untreated prostate cancer by positron emission tomography with 18fluorine-labeled deoxyglucose. J Urol 1996;155(3):994-998
25. Sung J, Espiritu JI, Segall GM, Terris MK. Fluorodeoxyglucose positron emission tomography studies in the diagnosis and staging of clinically advanced prostate cancer. BJU Int 2003;92(1):24-27
26. Seltzer MA, Barbaric Z, Belldegrun A *et al*. Comparison of helical computerized tomography, positron emission tomography and monoclonal antibody scans for evaluation of lymph node metastases in patients with prostate specific antigen relapse after treatment for localized prostate cancer. J Urol 1999:162(4):1322-1328
27. Chang CH, Wu HC, Tsai JJ *et al*. Detecting metastatic pelvic lymph nodes by ^{18}F-2-deoxyglucose positron emission tomography in patients with prostate-specific antigen relapse after treatment for localized prostate cancer. Urol Int 2003;70(4):311-315
28. Hofer C, Laubenbacher C, Block T *et al*. Fluorine18-fluorodeoxyglucose positron emission tomography is useless for the detection of local recurrence after radical prostatectomy. Eur Urol 1999;36(1):31-35
29. Powles T, Murray I, Brock C, Oliver T, Avril N. Molecular positron emission tomography and PET/CT imaging in urological malignancies. Eur Urol 2007;51(6):1511-1520
30. Schoder H, Herrmann K, Gonen M *et al*. 2-[^{18}F]fluoro-2-deoxyglucose positron emission tomography for the detection of disease in patients with prostate-specific antigen relapse after radical prostatectomy. Clin Cancer Res 2005;11(13):4761-4769
31. Morris MJ, Akhurst T, Osman I *et al*. Fluorinated deoxyglucose positron emission tomography imaging in progressive metastatic prostate cancer. Urology 2002;59(6):913-918
32. Oyama N, Akino H, Suzuki Y *et al*. FDG PET for evaluating the change of glucose metabolism in prostate cancer after androgen ablation. Nucl Med Commun 2001;22(9):963-969

24
Câncer de Cólon

Eugene C. Lin e Abass Alavi

■ Neoplasias Primárias do Cólon

Indicação Clínica: C

A tomografia por emissão de pósitron (PET) não possui papel na triagem de neoplasias de cólon, porém lesões do cólon podem ser detectadas incidentalmente através de imagens do PET durante sua aplicação em outras indicações clínicas (**Fig. 24.1**).

Acurácia e Comparação com Outras Técnicas

1. *PET.* Sensibilidade, 74% e especificidade, 84% para neoplasias de cólon (adenomas e carcinomas) quando comparadas, com a colonoscopia.[1]
   - Caso se conheça a presença de câncer de cólon, geralmente o mesmo será detectado pelo PET. O tamanho do tumor e a profundidade da sua invasão são correlacionados com os valores de índice de captação padronizado (SUVs).[2] Determinado estudo sugere que é pouco provável que o PET deixe escapar um câncer de cólon,[3] no entanto um outro estudo sugere que a sensibilidade do PET, para a detecção de cânceres de cólon < 2 cm, é limitada.[4]
2. *Tamanho da lesão.* A possibilidade de detecção de adenomas do cólon depende do seu tamanho. Outros fatores, como sua forma (sensibilidade menor para morfologia plana) e o grau de displasia, podem influenciar sua detecção.[3,4]
   - Setenta e dois por cento de adenomas com tamanho > 11 mm são detectados pelo PET.[3]

Destaques e Armadilhas

1. Adenomas (**Fig. 24.1**) e carcinomas (**Fig. 24.2**) podem revelar elevada captação no PET. Determinado estudo sugere que os carcinomas geralmente mostram maior captação que os adenomas,[5] por outro lado, outros estudos sugerem que não há diferença na intensidade de captação.[3,6]
2. *Causas não malignas de captação*[7]
   a. A captação focal, não fisiológica, pode levar a achados falso-positivos.
      - Nos estudos com PET/TC, a captação focal observada no intestino, aproximadamente, em 1/3 das vezes, é falso-positiva.[6,8] A taxa de resultados falso-positivos é maior, quando o PET é aplicado isoladamente.

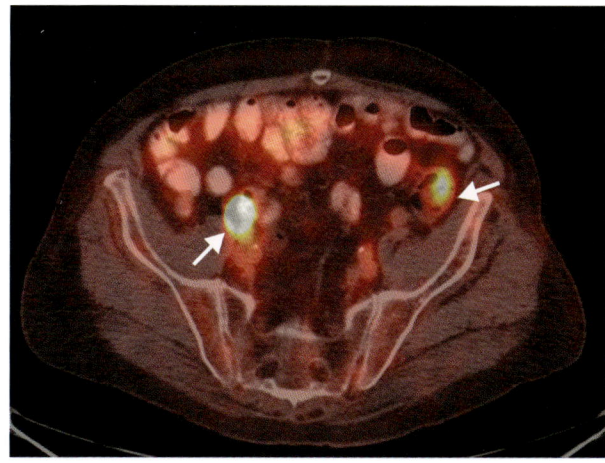

Fig. 24.1 Pólipos de cólon. Tomografia por emissão de pósitron/tomografia computadorizada (PET/TC), obtida em plano axial, revela a presença de 2 pólipos de cólon *(setas)*. A verificação de captação focal no cólon, geralmente, deve ter a investigação prosseguida. No entanto, a presença de captação focal no cólon, em imagens de PET/TC, será falso-positiva em ~ 30% dos casos. O índice de captação padronizado não é útil para distinguir entre captações patológica e fisiológica.
A presença de captação focal no cólon ascendente ou no ceco tem mais probabilidade de ser fisiológica do que em qualquer outro segmento do cólon.

- Os valores de SUV não podem diferenciar entre captação focal fisiológica de neoplasia.[6,8]
    b. Tem sido descrita a captação por pólipos hiperplásicos, embora não seja frequente.
    c. As hemorroidas podem apresentar a captação aumentada, provavelmente decorrente da presença de inflamação.
3. *Padrão de captação.* O padrão de captação é útil no diagnóstico diferencial.
    a. A captação nodular pelo cólon é geralmente por causa da presença de lesão focal.
    b. A captação segmentar geralmente é secundária à inflamação.
    c. A captação difusa frequentemente é normal. Geralmente ocorre maior captação no cólon direito, sobretudo no ceco.[9]

■ Estadiamento Inicial

Indicação Clínica: B

1. O estadiamento pré-operatório do câncer colorretal com o PET não é realizado de forma frequente, pois os pacientes geralmente serão submetidos à colectomia para aliviar a obstrução, sendo possível o estadiamento intraoperatório durante a cirurgia. O PET é útil em pacientes que apresentam estudo normal pela tomografia computadorizada (TC) e elevado nível de antígeno carcinoembrionário (CEA: *carcinoembryonic antigen*), quando a demonstração da presença de metástases pode evitar a cirurgia. Em pacientes com doença avançada (**Fig. 24.2**), o PET pode permitir ótimo estadiamento, comparado com os achados durante a cirurgia.
    - A colonografia por PET/TC é mais exata na definição do estágio TNM (tumor-nódulo-metástases) que a TC isoladamente, principalmente pela sua definição mais exata do estágio T. A distensão intestinal durante a colonografia por PET/TC é útil na avaliação da parede intestinal e do tecido circunjacente. Todavia, a definição do estágio T é de importância clínica menor no câncer de cólon (a definição exata do estágio T na fase pré-cirúrgica é mais importante no câncer de reto). Assim, a mudança de conduta no câncer colorretal em razão dos resultados do PET/TC geralmente se deve à detecção de tumores sincrônicos.[10]
2. *Câncer do reto.* O PET pode ter importância no câncer de reto primário avançado, especialmente quando se cogita a aplicação de quimiorradiação neoadjuvante. Nesses pacientes, podem-se detectar metástases distantes ou doença sincrônica e superestadiar *(upstage)* em 8 a 24% dos pacientes.[11-13]
    - Achados discordantes (geralmente metástases de nódulos linfáticos) entre o PET/TC e a TC são mais comuns nos cânceres de localização baixa no reto que nos localizados no reto médio ou alto: portanto, o PET/TC mais frequentemente acrescentará dados de estadiamento nos cânceres do reto baixo.[14]

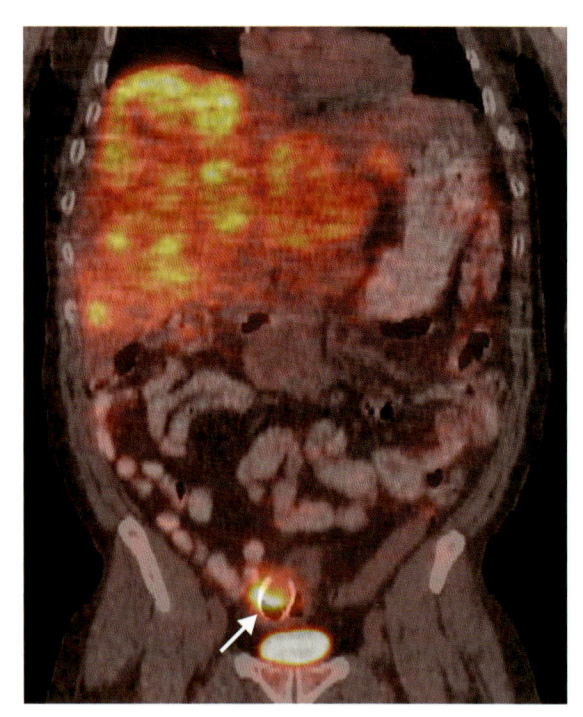

Fig. 24.2 Câncer metastático de tumor de cólon primário. Tomografia por emissão de pósitron/tomografia computadorizada, obtida em plano coronal, revela câncer de cólon primário localizado no sigmoide *(seta)* com extensas metástases hepáticas. Colocou-se um *stent* na região do tumor para aliviar a obstrução.

■ Recidiva e Reestadiamento[15,16]

Indicação Clínica: A

O PET é uma técnica-padrão na avaliação de recidiva do câncer de cólon. As principais aplicações são:

1. Pesquisar no caso de suspeita de recidiva (CEA em elevação), quando a imagem anatômica é equivocada ou negativa (**Figs. 24.3 a 24.5**).
    - A utilidade exata do PET depende do nível da elevação do CEA, pois se o CEA for < 25 ng/mL, ele é útil, na triagem de pacientes para a aplicação da conduta certa. Caso o CEA seja > 25 ng/mL, o PET é útil para confirmar a presença de doença avançada e, ocasionalmente, para identificar as lesões potencialmente ressecáveis.[17] Para investigar a elevação inexplicável

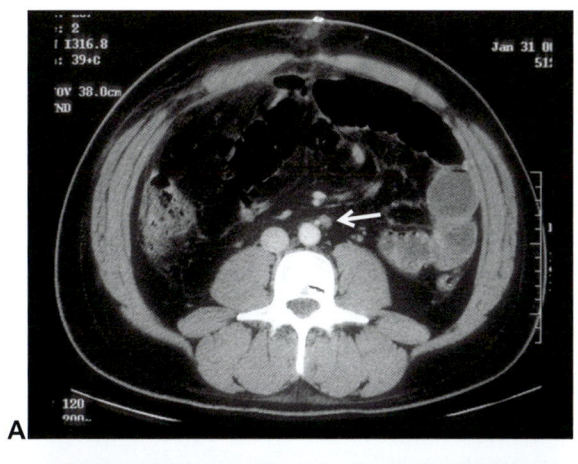

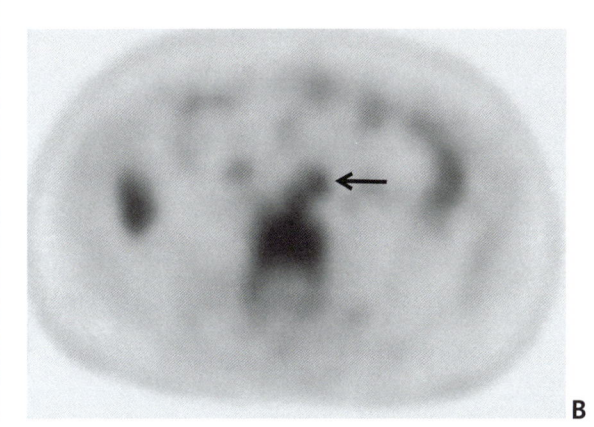

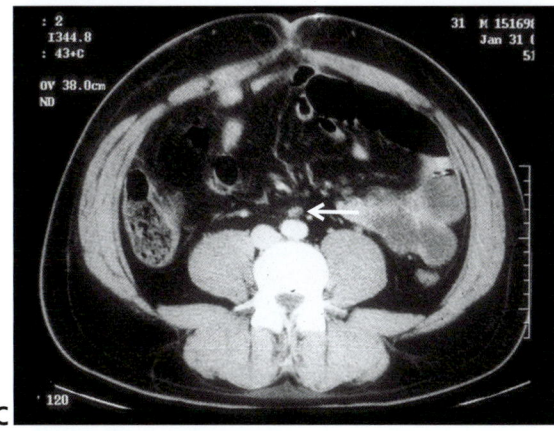

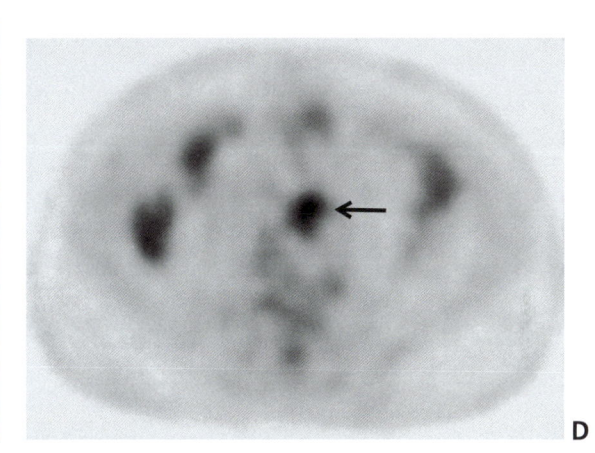

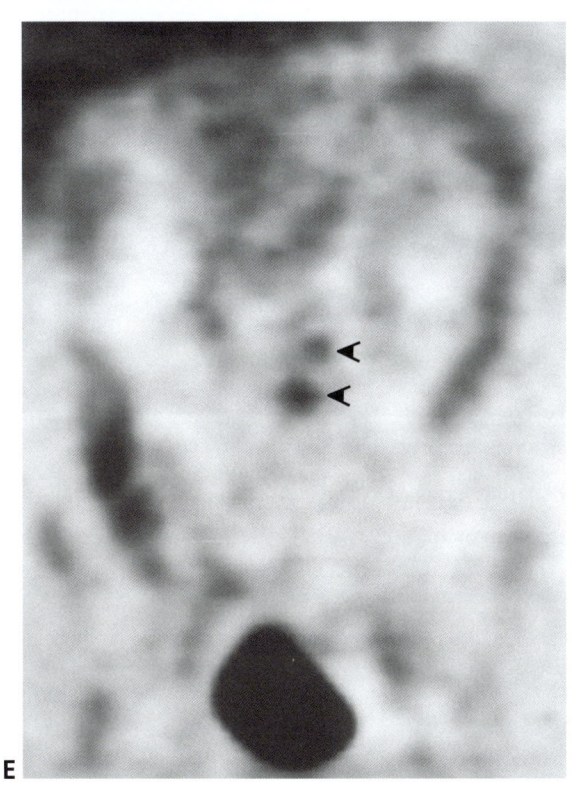

Fig. 24.3 Pequenos nódulos metastáticos originados de câncer de cólon. **(A, C)** Imagens em plano axial obtidas de um paciente com câncer de cólon, mediante tomografia computadorizada (TC), revelam pequenos nódulos retroperitoneais *(setas)*, que medem ~ 5 mm no seu eixo curto e podem ser considerados normais pela TC. **(B, D)** Imagens em plano axial, obtidas mediante tomografia por emissão de pósitron (PET), revelam áreas de captação focal aumentadas *(setas)* que correspondem a esses nódulos. Essa intensidade de captação por nódulos tão pequenos é altamente sugestiva de malignidade. Um índice de captação padronizado (SUV) de baixo valor não deve modificar o diagnóstico de malignidade, uma vez que o efeito de volume parcial pode baixar substancialmente o SUV. **(E)** Imagem em plano coronal, obtida através do PET, revela a captação nos 2 nódulos *(pontas de setas)*. Notar que embora nas imagens obtidas pela TC, os nódulos são < 1 cm, o quociente contraste/ruído é maior nas imagens do PET, sendo que os nódulos são visualizados de forma muito clara. A detecção de lesões em imagens obtidas pelo PET é melhor nas regiões que apresentam pouca mobilidade e atividade fisiológica na vizinhança (p. ex., o retroperitônio). Embora o nódulo de localização superior, à esquerda da linha média, seja comparável quanto ao tamanho ao nódulo localizado inferiormente na linha média, observada na TC, o nódulo inferior é mais intenso e parece ser "maior" nas imagens obtidas pelo PET. O PET não é exato na definição de tamanhos.

24 Câncer de Cólon

217

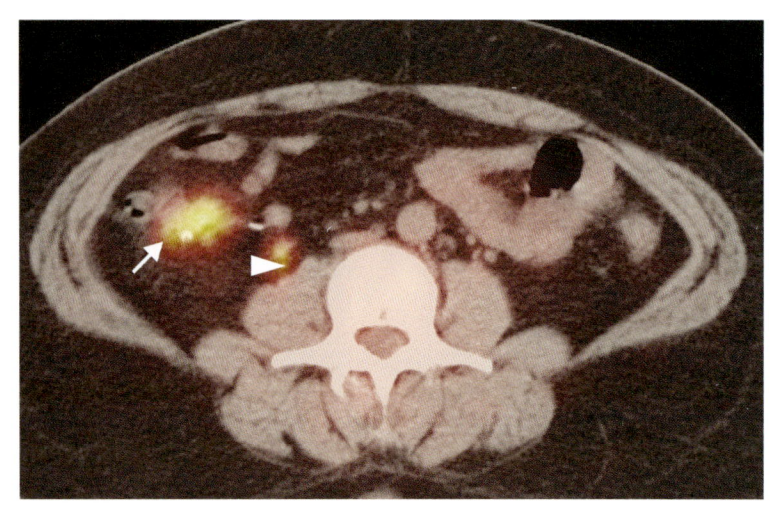

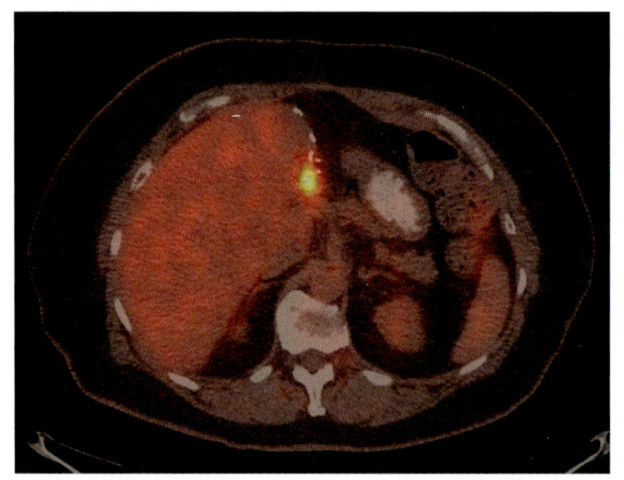

Fig. 24.4 Recidiva de câncer de cólon. Imagem em plano axial de um paciente portador de câncer de cólon, obtida mediante tomografia computadorizada por emissão de pósitron/tomografia computadorizada, revela recidiva da doença *(seta)* próxima à anastomose. Verifica-se no ureter um pequeno foco de atividade, de localização medial *(ponta de seta)*.

dos níveis de CEA, o valor de 10 ng/mL pode ser aceito como o ponto de corte custo-efetivo para o uso do PET.

2. Reestadiamento de recidiva sabida quando se planeja cirurgia
   - Nos pacientes submetidos à triagem com PET na fase pré-cirúrgica, antes da ressecção hepática, o PET detecta tumores insuspeitos em 25% dos casos e reduz o número de laparotomias desnecessárias.[18] A taxa global de 5 anos de sobrevida após a ressecção hepática é de 58% nos pacientes portadores de câncer de cólon, que tenham sido estudados com o PET (comparada com os 30% de pacientes que tenham sido investigados com técnicas convencionais).[19]

3. Diferenciação entre modificações pós-terapia e recidiva
   - Este é um problema comum no câncer de reto, pois tanto a recidiva quanto as cicatrizes pós-irradiação podem resultar em massas de tecido mole anormais no espaço pré-sacro (**Fig. 24.6**).

Acurácia

1. *PET, hepático*. Sensibilidade, 80%, e especificidade de 92%.[21]
   PET, extra, hepático. Sensibilidade, 91%, especificidade de 98%.
   a. *Tamanho da lesão*. A sensibilidade do PET é bem baixa para lesões do fígado < 1 cm de diâmetro.

Fig. 24.5 Recidiva de câncer de cólon. Imagem em plano axial de um paciente portador de câncer de cólon, obtida mediante tomografia computadorizada por emissão de pósitron/tomografia computadorizada, revela recidiva na margem de uma ressecção hepática realizada anteriormente.

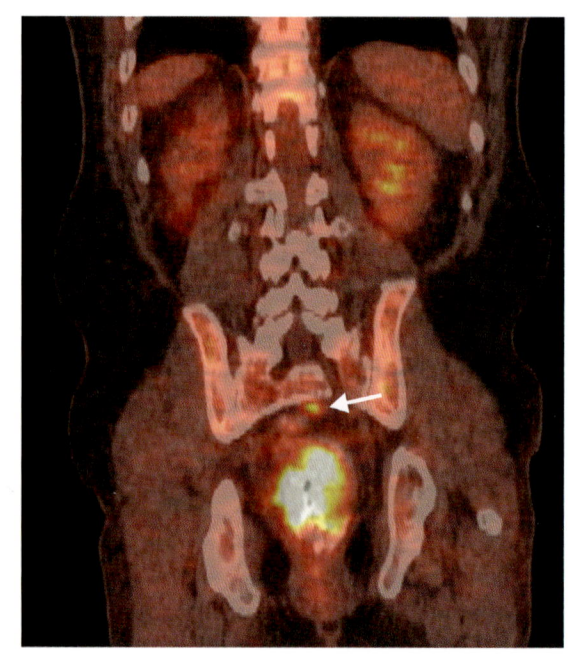

Fig. 24.6 Recidiva de câncer de cólon. Imagem em plano coronal, obtida mediante tomografia computadorizada por emissão de pósitron/tomografia computadorizada (PET/TC), revela volumosa recidiva de câncer retal, na região pré-sacra. Verifica-se um pequeno nódulo metastático regional *(seta)*.

b. *Tumores mucinosos.* A sensibilidade é baixa para tumores mucinosos (58%), provavelmente pela hipercelularidade da massa maligna.[22]
c. *Regiões do corpo.* A especificidade é muito elevada no fígado e nos casos de recidiva pélvica local e é menor para outras regiões do corpo.
2. *PET/TC*
   a. O PET/TC, comparado com o PET aplicado isoladamente, eleva a acurácia de 75% para 90%.[23]
   b. A principal vantagem do PET/TC com relação ao PET é sua elevada especificidade para recidivas extra-abdominais e hepáticas.

Recidiva Local

1. *PET.* Sensibilidade, 84%, especificidade, 88%[24]
   a. Os melhores resultados obtêm-se quando o PET é realizado mais de 12 meses após a irradiação.
   b. O PET é mais exato que a imunocintilografia, com sensibilidade igual ou mais que a RM.
2. *PET/TC.* O PET/TC quando comparado com o PET isolado aumenta a acurácia na diferenciação entre captação pélvica benigna ou maligna e em massas localizadas na região pré-sacra (**Fig. 24.6**).[25]
   a. Captação pélvica: Sensibilidade, 100%, especificidade, 96%.
   b. Massa na região pré-sacra: Sensibilidade, 100%, especificidade, 96%.

Comparação com Outras Técnicas

Metástases Hepáticas

1. *PET.* Sensibilidade, 80%, especificidade, 92%.[21]
   TC. Sensibilidade, 83%, especificidade, 84%.
   a. O PET é a técnica de maior sensibilidade para a detecção de metástases hepáticas com grau equivalente de especificidade.[27]
   b. A portografia com TC, na identificação de metástases hepáticas, quando comparada com o PET, apresenta maior grau de sensibilidade, porém grau bem baixo de especificidade.[27]
2. *PET/TC.* O PET/TC e a TC apresentam sensibilidades comparáveis na detecção de metástases hepáticas, porém o PET/TC possui sensibilidade superior na detecção de recidiva intra-hepática pós-hepatectomia (100% *vs.* 50%).[28]
3. *RM.* O PET revela maior sensibilidade que a apresentada pela imagens por ressonância magnética (RM) na detecção de metástases hepáticas por paciente, porém não por lesão.[29] Todavia, a RM quando se obtém por realce através de contraste próprio para o fígado, como o mangafodipir trissódico e partículas de óxido de ferro superparamagnéticas, pode detectar maior número de lesões do fígado que o PET.[30,31]

Metástases Extra-Hepáticas

1. *PET.* Sensibilidade, 91%, especificidade, 98%.[21]
2. *TC.* Sensibilidade, 61%, especificidade, 91%.
   a. *Recidiva peritoneal.* Sensibilidade do PET 88%, da TC, 38%.
   b. *Regiões do corpo.* O PET apresenta maior sensibilidade que a TC para as regiões abdominal, pélvica e de retroperitônio, sendo comparável à TC para a região pulmonar.[33]
   c. *Imunocintilografia.* O PET quando é comparado com a imunocintilografia (^{99m}Tc anticorpo anti-CEA) apresenta superioridade significativa na detecção de metástases a distância.[34]
3. *PET/TC.*[28] O PET/TC é superior à TC tanto na detecção de metástases extra-hepáticas quanto na de recidiva local.
   a. *Metástases extra-hepáticas (sensibilidade).* PET/TC, 89%, TC, 64%.
   b. *Recidiva local no sítio de ressecção da lesão colorretal primária (sensibilidade).* PET/TC, 93%, TC, 53%.
   c. O PET/TC muda a conduta em 21% dos pacientes.

Destaques

1. Nos pacientes sabidamente portadores de metástases hepáticas, verificadas pelas técnicas de imagem anatômicas, o PET pode detectar metástases adicionais, porém é mais útil na localização de metástases extra-hepáticas, evitando, dessa forma, a ressecção hepática.
2. Caso se planeje a ressecção hepática, torna-se difícil atribuir a localização de lesões hepáticas a segmentos específicos do fígado mediante o PET, já que as referências anatômicas, como as veias hepáticas, não são visualizadas. Assim, a correlação com as imagens anatômicas torna-se necessária antes da cirurgia, sendo que o PET/TC se presta de forma ideal para esta finalidade.
3. *Prognóstico.* O grau do tumor primário e o SUV das metástases hepáticas são variáveis prognósticas em pacientes que serão submetidos à ressecção do fígado, após a obtenção de imagens com o PET.

a. Variáveis prognósticas padrões para a avaliação de resultados pós-ressecção de metástases hepáticas, como o número das lesões, seu tamanho e seu sincronismo, podem ser menos importantes, caso se realize estudo com o PET. Essas variáveis prognósticas servem de indício para a presença de lesões extra-hepáticas, porém o PET geralmente consegue detectá-las. No entanto, o grau do tumor primário pode ser mais importante como variável prognóstica, caso se realize estudo com o PET, pois uma diferenciação pouco significativa pode sugerir maior verossimilhança para uma lesão de pequeno volume sem possibilidade de detecção pelo PET. Dessa forma, pacientes portadores de tumores primários com diferenciação pouco significativa podem possuir ainda elevada chance para apresentar recidiva e desfecho reservado, mesmo que o PET seja negativo para lesões extra-hepáticas.[19]
b. A sobrevida é significativamente maior em pacientes com baixo valor de SUV para metástases hepáticas, quando comparada com a sobrevida de pacientes que apresentam elevado SUV.[20]

Armadilhas

1. *CEA normal.* Achados positivos pelo PET em pacientes com CEA normal, mesmo que os sintomas sugiram recidiva, devem ser interpretados com cautela, pois mais frequentemente não se verifica a presença de lesões, nos estudos de acompanhamento.
2. *Pós-cirurgia.* Uma das causas mais comuns de resultados falso-positivos ao avaliar recidiva pélvica de câncer retal decorre do deslocamento em direção posterior dos conteúdos pélvicos, após a cirurgia. O PET/TC é muito útil para reduzir achados falso-positivos consequentes a esse tipo de intervenção.[25] A minimização da atividade vesical através do esvaziamento/cateterização é também útil.
3. *Quimioterapia neoadjuvante.* A sensibilidade do PET na detecção de metástases hepáticas de origem colorretal diminui após a quimioterapia neoadjuvante.[26] Isto é válido mesmo que o estudo com o PET seja realizado pós-intervalo mínimo de 2 semanas após a quimioterapia e pode ser atribuído ao pequeno volume das metástases.

■ Resposta Terapêutica[35]

Indicação Clínica: C

O PET apresenta vários usos na investigação da resposta terapêutica em carcinomas colorretais.[36]

1. *Resposta à quimioterapia no câncer colorretal avançado.* O PET é útil para predizer a resposta à quimioterapia aplicada em pacientes portadores de metástases hepáticas de câncer colorretal não ressecáveis.
   a. *Previsão inicial.* Nas metástases hepáticas, o PET pode diferenciar, desde a fase inicial da quimioterapia, entre aquelas que responderão à mesma, e aquelas que não responderão. O PET deve ser realizado pelo menos 4 semanas após o início da terapia, já que resultados falso-positivos, pela presença de inflamação, podem ser observados nas primeiras 2 semanas de tratamento.[37]
   b. *Previsão tardia.* Após a complementação da terapia, os achados pelo PET correlacionam-se melhor com a resposta patológica quando comparados com os verificados pela TC. No entanto, determinado estudo sugere que metástases hepáticas, que tenham revelado resposta metabólica completa nos estudos com o PET e que desapareçam nas imagens obtidas pela TC e pela RM, podem ainda estar abrigando tumor viável.[38] Assim, caso pacientes com metástases hepáticas não ressecáveis são tratados para torná-las ressecáveis, os achados negativos pelo PET não devem descartar a ressecção curativa.
   c. *Prognóstico.* Existe benefício significativo para a sobrevida nos pacientes com baixa captação do FDG nas metástases originadas pelo câncer colorretal.[39] Isso é verdadeiro para ambos os tipos de pacientes: tanto para aqueles que são submetidos à ressecção quanto para aqueles tratados com quimioterapia.
2. *Monitorando a resposta à terapia ablativa local de metástases hepáticas.* O PET pode ser empregado para monitorar os resultados de terapias minimamente invasivas, como a ablação mediante radiofrequência (RF) e a radioembolização intra-arterial por meio de microsferas de ítrio-90 (90Y).
   a. *Ablação com RF.* O PET/TC é mais sensível (65%) que a TC (44%) na detecção de tumor residual após a ablação com RF.[40]
      - Nos estudos com TC ou RM imediatamente após a ablação com RF, observa-se um realce circular, por meio de contraste, que geralmente não pode ser distinguido de tumor residual.[41] O PET pode ser útil nesses quadros, uma vez que se tem relatado que a área de realce pelo meio de contraste não revela aumento da captação.[41] Todavia, existe evidência conflitante, pois um outro estu-

do sobre metástases hepáticas relata que tem sido observado um contorno periférico de FDG circundando tecido normal, após a ablação com RF,[42] fenômeno também observado em tumores pulmonares.[43] O tumor residual macroscópico geralmente aparece apresentando captação focal em vez de mostrar uma forma circular de concentração; todavia, a captação por inflamação pode mascarar a presença de tumor residual. As opções possíveis para evitar o potencial da captação por inflamação são a obtenção de imagens precoces (dentro de 2 dias pós-ablação) ou tardias (4 semanas depois).[42]

- Lesões PET negativas pós-ablação têm pouca probabilidade de evoluir para recidiva local.

b. *Radioembolização com 90Y*. O PET quando comparado com a TC propicia avaliação mais exata e mais precoce da resposta terapêutica à radioembolização com 90Y.[44]

3. *Avaliação da resposta à quimioterapia pré-cirurgia do câncer de reto primário*
  a. *Predição inicial*. O PET quando realizado num período tão adiantado como de 12 dias, após a quimioterapia pré-cirúrgica, prediz a resposta patológica.[45]
  b. *Previsão tardia*. O PET realizado após quimioterapia pré-cirúrgica prediz a resposta[46] e o prognóstico.[47]

Referências

1. Drenth JP, Nagengast FM, Oyen WJ. Evaluation of (pre-)malignant colonic abnormalities: endoscopic validation of FDG-PET findings. Eur J Nucl Med 2001;28(12):1766-1769
2. Gu J, Yamamoto H, Fukunaga H et al. Correlation of GLUT-1 overexpression, tumor size, and depth of invasion with ^{18}F-2-fluoro-2-deoxy-o-glucose uptake by positron emission tomography in colorectal cancer. Dig Dis Sci 2006;51(12):2198-2205
3. van Kouwen MC, Nagengast FM, Jansen JB et al. 2-(^{18}F)-fluoro-2-deoxy-D-glucose positron emission tomography detects clinical relevant adenomas of the colon: a prospective study. J Clin Oncol 2005;23(16):3713-3717
4. Friedland S, Soetikno R, Carlisle M et al. 18-fluorodeoxyglucose positron emission tomography has limited sensitivity for colonic adenoma and early stage colon cancer. Gastrointest Endosc 2005;61(3):395-400
5. Chen YK, Kao CH, Liao AC et al. Colorectal cancer screening in asymptomatic adults: the role of FDG PET scan. Anticancer Res 2003;23(5b):4357-4361
6. Israel O, Yefremov N, Bar-Shalom R et al. PET/CT detection of unexpected gastrointestinal foci of 18F-FDG uptake: incidence, localization patterns, and clinical significance. J Nucl Med 2005;46(5):758-762
7. Kamel EM, Thumshirn M, Truninger K et al. Significance of incidental ^{18}F-FDG accumulations in the gastrointestinal tract in PET/CT: correlation with endoscopic and histopathologic results. J Nucl Med 2004;45(11):1804-1810
8. Gutman F, Alberini JL, Wartski M et al. Incidental colonic focal lesions detected by FDG PET/CT. AJR Am J Roentgenol 2005;185(2):495-500
9. Tatlidil R, Jadvar H, Bading JR, Conti PS. Incidental colonic fluorodeoxyglucose uptake: correlation with colonoscopic and histopathologic findings. Radiology 2002;224(3):783-787
10. Veit-Haibach P, Kuehle CA, Beyer T et al. Diagnostic accuracy of colorectal cancer staging with whole-body PET/CT colonography. JAMA 2006;296(21):2590-2600
11. Heriot AG, Hicks RJ, Drummond EG et al. Does positron emission tomography change management in primary rectal cancer? A prospective assessment. Dis Colon Rectum 2004;47(4):451-458
12. Nahas CS, Akhurst T, Yeung H et al. Positron emission tomography detection of distant metastatic or synchronous disease in patients with locally advanced rectal cancer receiving preoperative chemoradiation. Ann Surg Oncol 2008;15(3):704-711
13. Muthusamy VR, Chang KJ. Optimal methods for staging rectal cancer. Clin Cancer Res 2007;13(22 Pt 2):6877s-6884s
14. Gearhart SL, Frassica D, Rosen R et al. Improved staging with pretreatment positron emission tomography/computed tomography in low rectal cancer. Ann Surg Oncol 2006;13(3):397-404
15. Vitola J, Delbeke D. Positron emission tomography for evaluation of colorectal carcinoma. Semin Roentgenol 2002;37(2):118-128
16. Chin BB, Wahl RL. 18F-fluoro-2-deoxyglucose positron emission tomography in the evaluation of gastrointestinal malignancies. Gut 2003;52(Suppl 4): iv23-iv29
17. Liu FY, Chen JS, Changchien CR et al. Utility of 2-fluoro-2-deoxy-D-glucose positron emission tomography in managing patients of colorectal cancer with unexplained carcinoembryonic antigen elevation at different levels. Dis Colon Rectum 2005;48(10):1900-1912
18. Wiering B, Krabbe PF, Dekker HM et al. The role of FDG-PET in the selection of patients with colorectal liver metastases. Ann Surg Oncol 2007;14(2):771-779
19. Fernandez FG, Drebin JA, Linehan DC et al. Five-year survival after resection of hepatic metastases from colorectal cancer in patients screened by positron emission tomography with F-18 fluorodeoxyglucose (FDG-PET). Ann Surg 2004;240(3):438-447
20. Riedl CC, Akhurst T, Larson S et al. ^{18}F-FDG PET scanning correlates with tissue markers of poor prognosis and predicts mortality for patients after liver resection for colorectal metastases. J Nucl Med 2007;48(5):771-775
21. Wiering B, Krabbe PF, Jager GJ et al. The impact of fluor-18-deoxyglucose-positron emission tomography in the management of colorectal liver metastases. Cancer 2005;104(12):2658-2670
22. Whiteford MH, Whiteford HM, Yee LF et al. Usefulness of FDG-PET scan in the assessment of suspected metastatic or recurrent adenocarcinoma of the colon and rectum. Dis Colon Rectum 2000;43(6):759-767

23. Votrubova J, Belohlavek 0, Jaruskova M *et al.* The role of FDG-PET/CT in the detection of recurrent colorectal cancer. Eur J Nucl Med Mol Imaging 2006;33(7):779-784
24. Moore HG, Akhurst T, Larson SM *et al.* A case-controlled study of 18-fluorodeoxyglucose positron emission tomography in the detection of pelvic recurrence in previously irradiated rectal cancer patients. J Am Coll Surg 2003;197(1):22-28
25. Even-Sapir E, Parag Y, Lerman H *et al.* Detection of recurrence in patients with rectal cancer: PET/CT after abdominoperineal or anterior resection. Radiology 2004;232(3):815-822
26. Lubezky N, Metser U, Geva R *et al.* The role and limitations of 18-fluoro-2-deoxy-D-glucose positron emission tomography (FDG-PET) scan and computerized tomography (CT) in restaging patients with hepatic colorectal metastases following neoadjuvant chemotherapy: comparison with operative and pathological findings. J Gastrointest Surg 2007;11(4):472-478
27. Delbeke D, Vitola JV, Sandler MP *et al.* Staging recurrent metastatic colorectal carcinoma with PET. J Nucl Med 1997;38(8):1196-1201
28. Selzner M, Hany TF, Wildbrett P *et al.* Does the novel PET/CT imaging modality impact on the treatment of patients with metastatic colorectal cancer of the liver? Ann Surg 2004;240(6):1027-1034
29. Bipat S, van Leeuwen MS, Comans EF *et al.* Colorectal liver metastases: CT, MR imaging, and PET for diagnosis—meta-analysis. Radiology 2005;237(1):123-131
30. Sahani DV, Kalva SP, Fischman AJ *et al.* Detection of liver metastases from adenocarcinoma of the colon and pancreas: comparison of mangafodipir trisodium-enhanced liver MRI and whole-body FDG PET. AJR Am J Roentgenol 2005;185(1):239-246
31. Rappeport ED, Loft A, Berthelsen AK *et al.* Contrast-enhanced FDG-PET/CT vs. SPIO-enhanced MRI vs. FDG-PET vs. CT in patients with liver metastases from colorectal cancer: a prospective study with intraoperative confirmation. Acta Radiol 2007;48(4):369-378
32. Tanaka T, Kawai Y, Kanai M *et al.* Usefulness of FDGpositron emission tomography in diagnosing peritoneal recurrence of colorectal cancer. Am J Surg 2002;184(5):433-436
33. Valk PE, Abella-Columna E, Haseman MK *et al.* Whole-body PET imaging with [18F]fluorodeoxyglucose in management of recurrent colorectal cancer. Arch Surg 1999;134(5):503-511
34. Willkomm P, Bender H, Bangard M *et al.* FDG PET and immunoscintigraphy with 99 mTc-labeled antibody fragments for detection of the recurrence of colorectal carcinoma. J Nucl Med 2000;41(10):1657-1663
35. Kostakoglu L, Goldsmith SJ. ^{18}F-FDG PET evaluation of the response to therapy for lymphoma and for breast, lung, and colorectal carcinoma. J Nucl Med 2003;44(2):224-239
36. de Geus-Oei LF, Ruers TJ, Punt CJ *et al.* FDG-PET in colorectal cancer. Cancer Imaging 2006;6:S71-S81
37. Findlay M, Young H, Cunningham D *et al.* Noninvasive monitoring of tumor metabolism using fluorodeoxyglucose and positron emission tomography in colorectal cancer liver metastases: correlation with tumor response to fluorouracil. J Clin Oncol 1996;14(3):700-708
38. Tan MC, Linehan DC, Hawkins WG, Siegel BA, Strasberg SM. Chemotherapy-induced normalization of FDG uptake by colorectal liver metastases does not usually indicate complete pathologic response. J Gastrointest Surg 2007;11(9):1112-1119
39. de Geus-Oei LF, Wiering B, Krabbe PF *et al.* FDG-PET for prediction of survival of patients with metastatic colorectal carcinoma. Ann Oncol 2006;17(11):1650-1655
40. Veit P, Antoch G, Stergar H *et al.* Detection of residual tumor after radiofrequency ablation of liver metastasis with dual-modality PET/CT: initial results. Eur Radiol 2006;16(1):80-87
41. Antoch G, Vogt FM, Veit P *et al.* Assessment of liver tissue after radiofrequency ablation: findings with different imaging procedures. J Nucl Med 2005;46(3):520-525
42. Khandani AH, Calvo BF, O'Neil BH, Jorgenson J, Mauro MA. A pilot study of early 18F-FDG PET to evaluate the effectiveness of radiofrequency ablation of liver metastases. AJR Am J Roentgenol 2007;189(5):1199-1202
43. Okuma T, Matsuoka T, Okamura T *et al.* ^{18}F-FDG small-animal PET for monitoring the therapeutic effect of CT-guided radiofrequency ablation on implanted VX2 lung tumors in rabbits. J Nucl Med 2006;47(8):1351-1358
44. Bienert M, McCook B, Carr BI *et al.* 90Y microsphere treatment of unresectable liver metastases: changes in ^{18}F-FDG uptake and tumour size on PET/CT. Eur J Nucl Med Mol Imaging 2005:32(7):778-787
45. Cascini GL, Avallone A, Delrio P *et al.* 18F-FDG PET is an early predictor of pathologic tumor response to preoperative radiochemotherapy in locally advanced rectal cancer. J Nucl Med 2006;47(8):1241-1248
46. Denecke T, Rau B, Hoffmann KT *et al.* Comparison of CT, MRI and FDG-PET in response prediction of patients with locally advanced rectal cancer after multimodal preoperative therapy: is there a benefit in using functional imaging? Eur Radiol 2005;15(8):1658-1666
47. Capirci C, Rubello D, Chierichetti F *et al.* Long-term prognostic value of ^{18}F-FDG PET in patients with locally advanced rectal cancer previously treated with neoadjuvant radiochemotherapy. AJR Am J Roentgenol 2006;187(2):W202-W208

25

Tumores do Sistema Musculoesquelético

Eugene C. Lin e Abass Alavi

■ Diferenciando entre Tumores Benignos e Malignos do Sistema Musculoesquelético

Nas lesões ósseas ou de tecido mole já definidas, a tomografia por emissão de pósitron (PET) tem alguma utilidade por determinar se a lesão é benigna ou maligna e por definir o grau de lesões malignas. Além disso, lesões ósseas ou de tecido mole podem ser detectadas incidentalmente durante estudos com o PET, realizados para atender outras indicações. A intensidade de captação do fluorodesoxiglicose (FDG) pelas lesões pode auxiliar no diagnóstico diferencial quando correlacionada com técnicas de imagem convencionais.

Tumores Malignos versus Tumores Benignos

Indicação Clínica: C

1. *Captação de intensidade baixa.* A presença de captação de intensidade baixa sugere que a lesão óssea provavelmente é benigna (embora possam ocorrer resultados falso-negativos no caso de plasmocitomas e condrossarcomas de grau baixo).
2. *Captação de intensidade elevada.* A presença de captação de intensidade elevada é menos específica. Apesar de as lesões que mostram captação elevada serem mais propensas para representar malignidade (primária ou metastática), a presença de captação elevada pode ser observada em um grande número de lesões benignas (ver seção de Armadilhas).
3. *Condrossarcoma* versus *econdroma*[1]
   a. O condrossarcoma (**Fig. 25.1**) geralmente revela menor captação com relação a outros sarcomas, porém a captação é mais intensa que a verificada no econdroma.
   b. O PET não consegue distinguir entre tumores benignos e condrossarcomas de grau I.
   c. Os condrossarcomas de graus II e III revelam metabolismo da glicose mais intensa que os tumores cartilaginosos de baixo grau.
      • Um corte *(cutoff)* de 2,3 no valor do índice padronizado de captação (SUV) auxilia na diferenciação entre condrossarcomas de graus II e III e tumores de baixo grau.
4. *Condrossarcoma* versus *osteocondroma.* Alguns poucos estudos sugerem que a aplicação de um corte *(cutoff)* de 2,0 ao SUV possa diferenciar entre osteocondromas benignos e malignos.[2]

Acurácia

1. *PET.* Sensibilidade, 93%, especificidade, 67%.[3]
   • Esses resultados foram obtidos considerando o quociente tumor/atividade de fundo de 3,0 como resultado positivo.

Destaques

1. De modo geral, lesões ósseas malignas revelam maior captação que a verificada nas lesões benignas.
2. As metástases mostram a mais elevada captação, geralmente mais que a observada nos tumores ósseos malignos primários.[4]

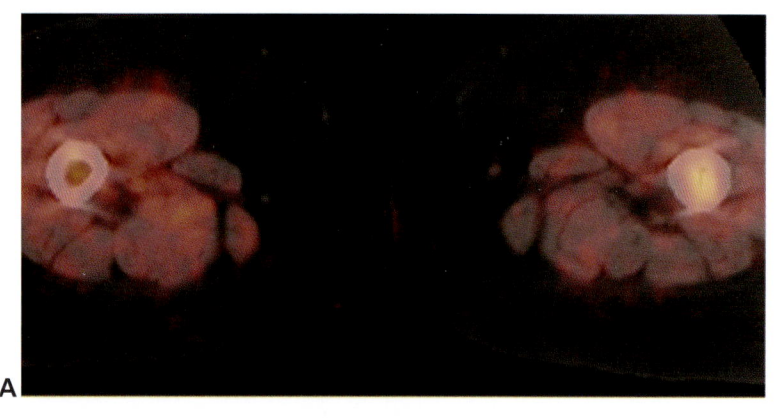

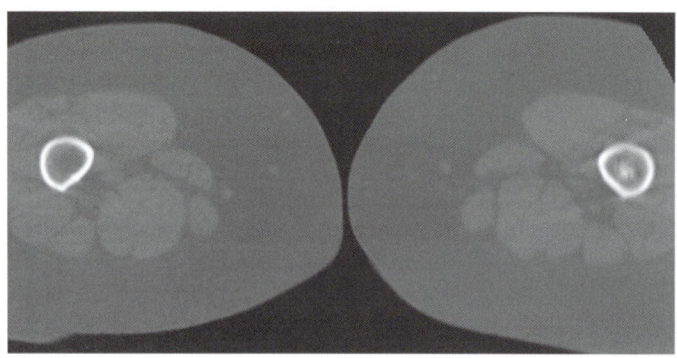

Fig. 25.1 Condrossarcoma. **(A)** Tomografia por emissão de pósitron/tomografia computadorizada (PET/TC), em incidência axial, revela a presença de captação em um condrossarcoma de baixo grau localizado no fêmur esquerdo. **(B)** Assim como a TC que mostra a presença de uma densa matriz condroide nesta região. **(C)** É preciso rever a imagem não atenuação-corrigida, para definir se esta atividade visualizada não é artefato. Todavia, é pouco provável que a elevada intensidade de atenuação provocada por uma matriz condroide seja o suficiente para causar aumento artificial de atividade.

3. Todavia, tumores ósseos benignos podem revelar considerável acúmulo do FDG (> 2,0 de SUV).
   - Especialmente verdadeira para o caso de lesões histiocíticas ou lesões que abrigam células gigantes.

Armadilhas

1. *Falso-negativos.*[3,5] Condrossarcoma de baixo grau, plasmocitoma e tumores mixoides.
2. *Falso-positivos.*[6,7] Tumores de células gigantes, condroblastomas, displasia fibrosa, sarcoidose, *histiocitose* de células de Langerhans, fibroma não ossificante, osteoblastoma, cisto ósseo aneurismático, doença de Paget (em atividade). Encondroma, fibroma condromixoide, fibroma desmoplásico, tumor marrom, defeitos fibro-ósseos osteomielite, infarto ósseo, fratura aguda ou subaguda.

Tumores de Tecido Mole Benignos *versus* Malignos

Indicação Clínica: C

1. *Baixa captação.* A baixa captação do FDG limita sua capacidade em diferenciar entre tumores de tecido mole benignos e malignos, uma que vez que pode estar representando tanto uma lesão não maligna ou um sarcoma de baixo grau.
2. *Captação intensa.* A presença de intensa captação do FDG é mais útil, pois geralmente indica malignidade de grau intermediário ou alto. Embora algumas lesões benignas possam apresentar

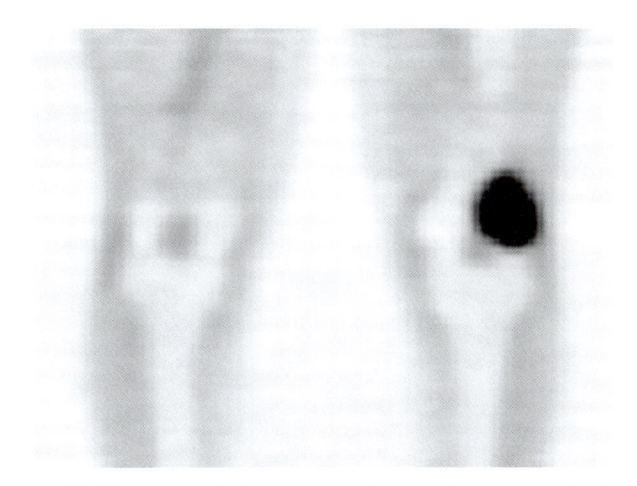

Fig. 25.2 Tumor de células gigantes. Tomografia por emissão de pósitron (PET) em incidência coronal revela intensa captação (índice de captação padronizado [SUV] ~10,8), em um tumor de células gigantes localizado no joelho esquerdo. Esta é uma localização clássica de tumores de células gigantes, envolvendo a metáfise com extensão subarticular. Muitos tumores ósseos benignos podem apresentar elevadas intensidades de captação do fluorodesoxiglicose (FDG). (Cortesia de Janet Eary, MD, Seattle, WA.)

captação intensa; a correlação radiológica pode distinguir entre essas lesões e os sarcomas.

3. *Lipossarcomas* versus *lipomas*. Alguns poucos dados sugerem que um corte *(cutoff)* de 0,81 do SUV possa diferenciar lipossarcomas (**Fig. 25.3**) de lipomas.[6]

Acurácia

1. *PET.* Sensibilidade, 92%, especificidade, 73%[9]
   - Estes resultados foram obtidos mediante interpretação qualitativa.

Destaques e Armadilhas

1. **Grau do tumor.** A captação do FDG correlaciona-se com o grau do tumor.[10]
   a. Lesões com SUV ≥ 1,6 geralmente são de alto grau.
   b. Lesões com SUV < 1,6 geralmente são de baixo grau ou benignas.
2. **Lesões benignas.** As lesões benignas de tecido mole geralmente não apresentam captação substancial do FDG.[11]
   a. Os lipomas e os hemangiomas revelam a menor captação.
   b. *Falsos-positivos.* Pode-se observar captação elevada nos tumores de células gigantes da bainha do tendão, no sarcoide, desmoide e schwamomas. A presença de captação por um hibernoma pode simular lipossarcoma.[12]
3. **Imagem tardia.** A obtenção de imagens tardias pode auxiliar na diferenciação entre tumores benignos e malignos, uma vez que as lesões malignas revelam o aumento da captação nas imagens tardias.

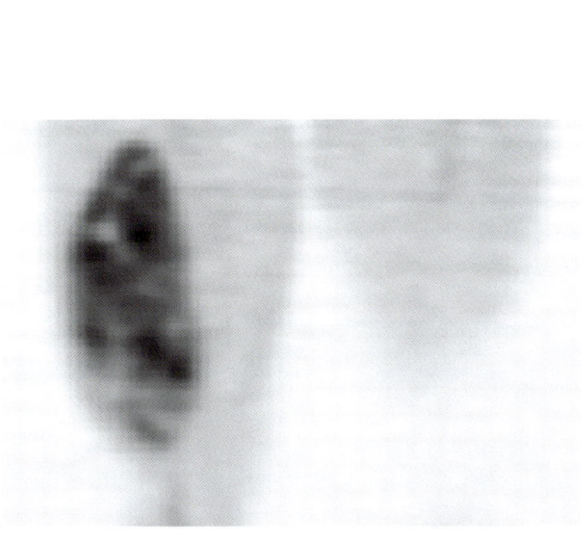

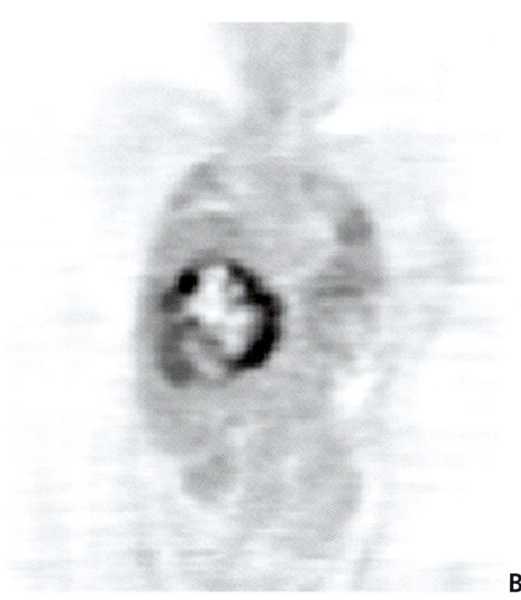

Fig. 25.3 Lipossarcomas. Tomografia por emissão de pósitron (PET) em incidência coronal revela a captação do fluorodesoxiglicose por lipossarcomas **(A)** na coxa e **(B)** no abdome. O lipossarcoma abdominal é heterogêneo, apresentando índice de captação padronizado (SUV) de 11,7, compatível com prognóstico reservado para o tumor. Considerando a heterogeneidade de captação, o PET pode ser útil para a biópsia dirigida. O lipossarcoma localizado na coxa revela um SUV bem menor de 2,7, favorecendo um prognóstico melhor para o tumor. Todavia, verifica-se certo grau de heterogeneidade, sugerindo degeneração mixoide e um prognóstico mais reservado que aquele que pode ser predito levando em consideração apenas o SUV. (Cortesia de Janet Eary, MD, Seattle, WA.)

- As lesões benignas atingem intensidade máxima de captação precocemente (30 minutos), ao passo que as lesões malignas atingem intensidade máxima de captação tardiamente (4 horas).[13]

Avaliação de Tumores Musculoesqueléticos Definidos

O PET é útil na avaliação de lesões malignas tanto de origem óssea quanto de tecido mole. As principais aplicações são o estadiamento, a biópsia guiada, a detecção de recidiva, da resposta terapêutica e a gradação do tumor.

Osteossarcomas e Sarcomas de Tecido Mole[14,15]

Indicação Clínica: B

As principais aplicações do PET são: na biópsia guiada, na monitoração da terapia e no diagnóstico de recidiva no local.

1. *Estadiamento.* O PET apresenta valor limitado no estadiamento do osteossarcoma (**Fig. 25.4**).
   a. O PET revela sensibilidade menor que a cintilografia óssea na detecção de metástases ósseas originadas do osteossarcoma.[16]
   b. O PET não consegue substituir a TC na detecção de metástases pulmonares originadas do osteossarcoma.[17]
2. *Gradação do tumor*
   a. Nos sarcomas conhecidos, a leitura de SUV elevado corresponde aos tumores de elevado grau histológico (**Fig. 25.3**). No que diz respeito aos sarcomas com elevado grau, a intensidade de captação do FDG, no momento do diagnóstico, propicia informações adicionais quanto ao prognóstico.[18]
   b. As lesões benignas eventualmente podem apresentar níveis de captação comparáveis com as verificadas nos sarcomas.
3. *Biópsia guiada dos tumores heterogêneos* (**Fig. 25.3**). A fusão com imagens obtidas pela tomografia computadorizada (TC) ou pela imagem por ressonância magnética (RM) é útil.
4. *Monitoração terapêutica*
   a. O PET prediz a resposta do tumor à quimioterapia neoadjuvante aplicada na fase pré-cirúrgica, assim como prediz o resultado eventualmente obtido (**Fig. 25.5**).[14]
   b. O PET pode ser superior à cintilografia óssea na monitoração dos resultados da terapia aplicada ao osteossarcoma.[19]
5. *Diagnóstico da recidiva no local (**Fig. 25.6**).*
6. *Prognóstico.* A captação do FDG pelos sarcomas correlaciona-se de forma negativa com a sobrevida e de forma positiva com a evolução da doença.[20]

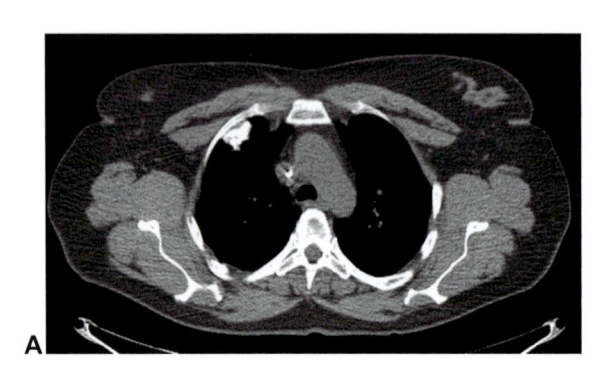

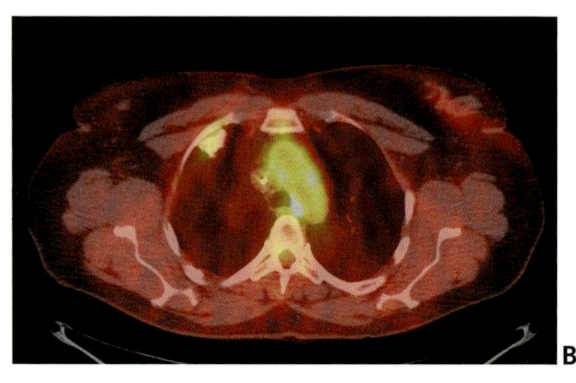

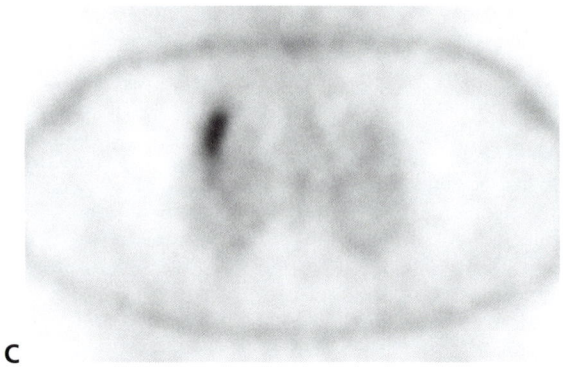

Fig. 25.4 Metástases pulmonares de osteossarcomas. **(A)** Tomografia computadorizada (TC) de um paciente com osteossarcoma revela lesão calcificada localizada no lobo superior direito. **(B)** Tomografia por emissão de pósitron(PET)/TC, obtida em incidência axial, mostra a presença de captação nesta lesão, compatível com metástase. **(C)** Nesse caso, torna-se importante rever a imagem não atenuação-corrigida, para definir se a captação não é um artefato decorrente da elevada densidade da lesão. Embora o PET possa detectar metástases pulmonares originadas do osteossarcoma, a TC é mais sensível para este propósito.

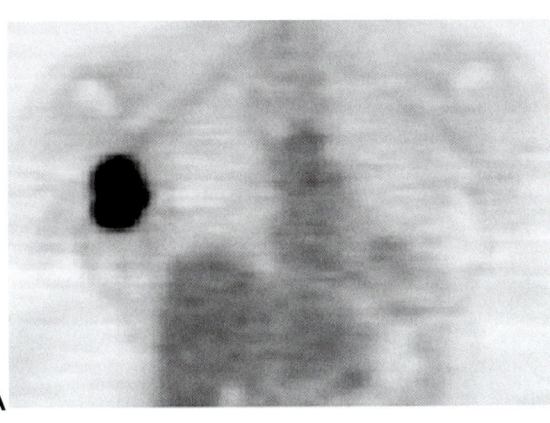

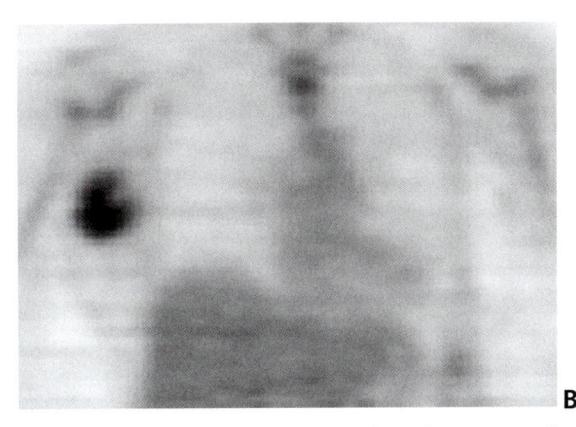

Fig. 25.5 Resposta do sarcoma à terapia. Tomografia por emissão de pósitron, obtida em incidência coronal, revela a resposta à terapia por um sarcoma de tecido mole, localizado na região axilar direita. **(A)** Pré-terapia. **(B)** Pós-terapia. (Cortesia de Janet Eary, MD, Seattle, WA.)

Acurácia e Comparação com Outras Técnicas

1. *Estadiamento.* A combinação das imagens do PET/TC com as obtidas pelas técnicas convencionais leva ao estadiamento N correto em 97% dos pacientes e estadiamento M correto em 93% dos pacientes.[21] A acurácia é significativamente maior que a obtida aplicando apenas o PET.
2. *Recidiva do tumor*
   a. *Obtenção de imagens pelas técnicas convencionais.* Na detecção de metástases de tecido mole e metástases ósseas, o PET apresenta uma pequena vantagem quando comparada com as técnicas convencionais de imagem.
   b. *RM.* O PET é útil para avaliar o potencial de recidiva, quando a RM propicia resultados inconclusivos.[23]
      i. Uma das situações específicas em que o PET é útil ocorre quando a RM sofre limitações pela presença de artefatos metálicos acarretados por próteses.
      ii. O PET apresenta vantagem adicional sobre a RM por ser capaz de pesquisar o corpo inteiro em busca de metástases a distância.
   c. *Sestamibi.* O PET revela maior acurácia que o sestamibi (**Tabela 25.2**).[24]

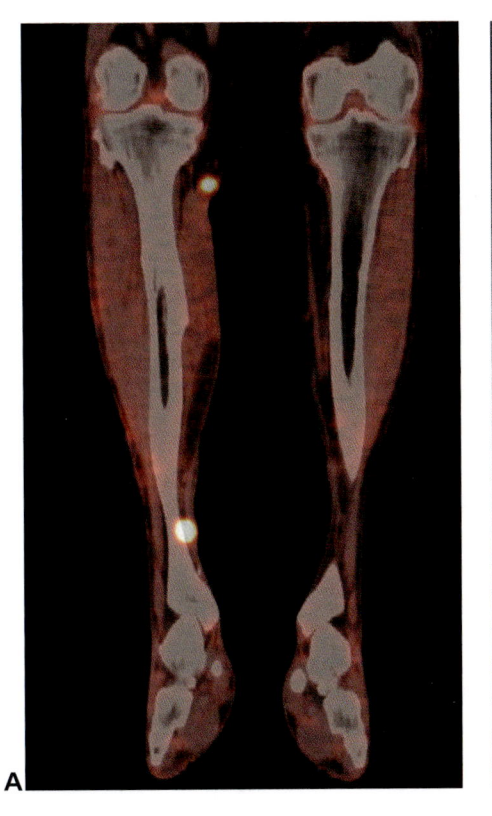

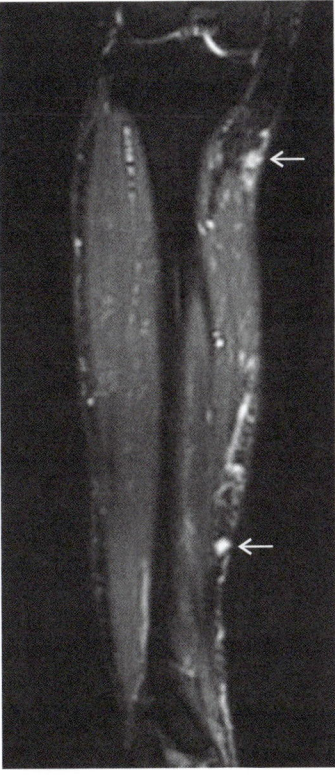

Fig. 25.6 Recidiva de sarcoma. **(A)** Tomografia por emissão de pósitron/tomografia computadorizada (PET/TC), obtida em incidência coronal, revela a presença de 2 focos de captação no tecido mole da panturrilha medial direita, consequente a um sarcoma recidivante. **(B)** Imagem por ressonância magnética (STIR RM) no mesmo paciente revela 2 focos hiperintensos *(setas),* correspondendo à captação do fluorodesoxiglicose (FDG).

Tabela 25.1 Sensibilidade e Especificidade da Tomografia por Emissão de Pósitron (PET) *versus* Mapeamento Convencional (MP) na Detecção de Metástases de Tecido Mole e Ósseas na Recidiva de Sarcomas

Técnica	Sensibilidade %	Especificidade %
PET	96	81
TC	100	56

Armadilhas

1. *Estadiamento*
   - *Pulmão.* Um estudo negativo do PET na presença de achados suspeitos pela TC não exclui a possibilidade de metástases, uma vez que uma porcentagem significativa de metástases pulmonares < 1 cm é negativa nos estudos com PET.[25]
2. *Avaliação pós-amputação*[26]
   a. *Captação difusa.* A presença de captação difusamente aumentada pode ser observada no coto cirúrgico até 18 meses após a amputação.
   b. *Captação focal.* Áreas focais de captação podem ser observadas nas regiões da pele que tenham rompido consequentes à pressão. Torna-se necessária a correlação clínica, já que as áreas focais de captação sem lesão de pele correspondente geralmente representam recidiva.
3. *Resposta à terapia*[11]
   - Lesões que respondem completamente às vezes revelam um contorno periférico de captação do FDG correspondente a uma cápsula pseudofibrosa que contém tecido inflamatório.

Sarcoma de Ewing

Indicação Clínica: C

O PET é mais acurado que a cintilografia óssea na detecção de metástases ósseas (**Tabela 25.3**).[16]

Mieloma Múltiplo

Indicação Clínica: C

O PET é útil na avaliação inicial da extensão da doença e da sua resposta terapêutica. O PET pode ser mais

Tabela 25.2 Sensibilidade e Especificidade da Tomografia por Emissão de Pósitron (PET) *versus* Cintilografia com Sestamibi na Recidiva de Sarcomas

Técnica	Sensibilidade %	Especificidade %
PET	98	90
Sestamibi	82	80

Tabela 25.3 Sensibilidade e Especificidade da Tomografia por Emissão de Pósitron (PET) *versus* Cintilografia Óssea na Detecção de Metástases Ósseas no Sarcoma de Ewing

Técnica	Sensibilidade %	Especificidade %
PET	100	96
Cintilografia óssea	68	87

útil nas lesões não secretoras, plasmocitomas ósseos solitários e plasmocitomas extramedulares. O PET é útil também na fase pós-transplante, em que os pacientes apresentam lesões não secretoras, porém as lesões continuam revelando captação do FDG.[27]

Acurácia e Comparação com Outras Técnicas

1. *PET.* Sensibilidade, 84 a 92%, especificidade, 83 a 100%.[28]
2. *Radiografia simples.* O PET mostra maior número de lesões que a radiografia simples em mais de 60% dos pacientes (**Fig. 25.7**).[28]
   - Além disso, o PET pode identificar lesões extramedulares.
3. *Sestamibi.* Existem informações conflitantes quanto à possibilidade de o sestamibi ou de o PET identificarem maior número de lesões.[29,39]
   - A captação do sestamibi correlaciona-se melhor com a extensão de infiltração de medula do que o PET.
   - A captação do FDG correlaciona-se com a progressão de lesões ativas.
4. *Acompanhamento da terapia.* O PET pode ser mais exato que a cintilografia óssea ou a radiografia simples no acompanhamento de tratamento.[31]
   a. O PET é útil na avaliação de recidiva focal para a aplicação de radioterapia em lesões não secretoras.
   b. A presença de lesões residuais após a terapia, sobretudo no espaço extramedular, é fator de prognóstico reservado.[31]

Armadilhas

1. No mieloma, caso o PET/TC seja utilizado como a única técnica de imagem, o mesmo deixa escapar a presença de algumas pequenas lesões osteolíticas e pode não detectar também o envolvimento difuso da coluna.[33]
2. O PET apresenta limitações quando existe atividade difusa da medula óssea, já que é difícil diferenciar entre presença de lesões extensas e atividade medular normal.

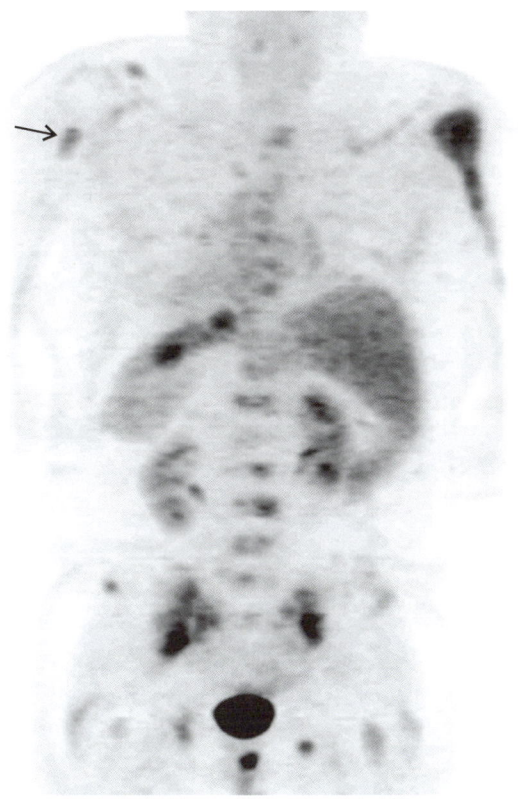

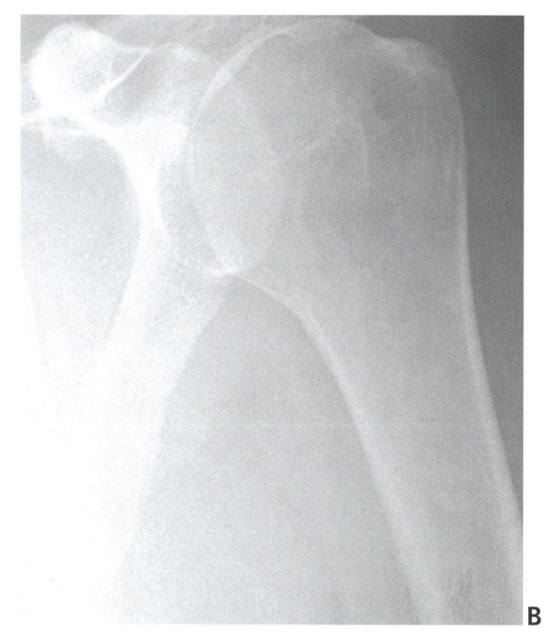

Fig. 25.7 Mieloma múltiplo: tomografia por emissão de pósitron (PET) *versus* radiografia simples. **(A)** Imagem obtida pelo PET, em plano coronal (em incidência posterior), em um paciente portador de mieloma múltiplo, revela a presença de múltiplas lesões ósseas. Embora na imagem obtida pelo PET (*seta*), possa-se observar a presença de uma lesão no segmento proximal da diáfise umeral esquerda, a radiografia correspondente **(B)** é negativa.

Referências

1. Lee FY, Yu J, Chang SS *et al*. Diagnostic value and limitations of fluorine-18 fluorodeoxyglucose positron emission tomography for cartilaginous tumors of bone. J Bone Joint Surg Am 2004;86-A(12):2677-2685
2. Feldman F, Vanheertum R, Saxena C. 18fluorodeoxyglucose positron emission tomography evaluation of benign versus malignant osteochondromas: preliminary observations. J Comput Assist Tomogr 2006;30(5):858-864
3. Schulte M, Brecht-Krauss D, Heymer B *et al*. Grading of tumors and tumorlike lesions of bone: evaluation by FDG PET. J Nucl Med 2000;41(10):1695-1701
4. Watanabe H, Shinozaki T, Yanagawa T *et al*. Glucose metabolic analysis of musculoskeletal tumours using 18fluorine-FDG PET as an aid to preoperative planning. J Bone Joint Surg Br 2000;82(5):760-767
5. Hicks RJ, Toner GC, Choong PF. Clinical applications of molecular imaging in sarcoma evaluation. Cancer Imaging 2005;5(1):66-72
6. Aoki J, Watanabe H, Shinozaki T *et al*. FDG PET of primary benign and malignant bone tumors: standardized uptake value in 52 lesions. Radiology 2001; 219(3):774-777
7. Goodin GS, Shulkin BL, Kaufman RA, McCarville MB. PET/CT characterization of fibroosseous defects in children: 18F-FDG uptake can mimic metastatic disease. AJR Am J Roentgenol 2006;187(4):1124-1128
8. Suzuki R, Watanabe H, Yanagawa T *et al*. PET evaluation of fatty tumors in the extremity: possibility of using the standardized uptake value (SUV) to differentiate benign tumors from liposarcoma. Ann Nucl Med 2005;19(8):661-670
9. Ioannidis JP, Lau J. 18F-FDG PET for the diagnosis and grading of soft-tissue sarcoma: a meta-analysis. J Nucl Med 2003;44(5):717-724
10. Adler LP, Blair HF, Makley JT *et al*. Noninvasive grading of musculoskeletal tumors using PET. J Nucl Med 1991;32(8):1508-1512
11. Aoki J, Endo K, Watanabe H *et al*. FDG-PET for evaluating musculoskeletal tumors: a review. J Orthop Sci 2003;8(3):435-441
12. Lin D, Jacobs M, Percy T *et al*. High 2-deoxy-2[F-18]fluoro-D-glucose uptake on positron emission tomography in hibernoma originally thought to be myxoid liposarcoma. Mol Imaging Biol 2005;7(3):201-212
13. Lodge MA, Lucas JD, Marsden PK *et al*. A PET study of 18FDG uptake in soft tissue masses. Eur J Nucl Med 1999;26(1):22-30
14. Brenner W, Bohuslavizki KH, Eary JF. PET imaging of osteosarcoma. J Nucl Med 2003;44(6):930-942
15. Jadvar H, Gamie S, Ramanna L, Conti PS. Musculoskeletal system. Semin Nucl Med 2004;34(4):254-261
16. Franzius C, Sciuk J, Daldrup-Link HE *et al*. FDG-PET for detection of osseous metastases from malignant, primary bone tumours: comparison with bone scintigraphy. Eur J Nucl Med 2000;27(9):1305-1311
17. Franzius C, Daldrup-Link HE, Sciuk J *et al*. FDG-PET for detection of pulmonary metastases from malignant primary

bone tumors: comparison with spiral CT. Ann Oncol 2001;12(4):479-486
18. Schuetze SM. Utility of positron emission tomography in sarcomas. Curr Opin Oncol 2006;18(4):369-373
19. Franzius C, Sciuk J, Brinkschmidt C et al. Evaluation of chemotherapy response in primary bone tumors with F-18 FDG positron emission tomography compared with histologically assessed tumor necrosis. Clin Nucl Med 2000;25(11):874-881
20. Eary JF, O'Sullivan F, Powitan Y et al. Sarcoma tumor FDG uptake measured by PET and patient outcome: a retrospective analysis. Eur J Nucl Med Mol Imaging 2002;29(9):1149-1154
21. Tateishi U, Yamaguchi U, Seki K, Terauchi T, Arai Y, Kim EE. Bone and soft-tissue sarcoma: preoperative staging with fluorine 18 fluorodeoxyglucose PET/CT and conventional imaging. Radiology 2007;245(3):839-847
22. Franzius C, Daldrup-Link HE, Wagner-Bohn A et al. FDG-PET for detection of recurrences from malignant primary bone tumors: comparison with conventional imaging. Ann Oncol 2002;13(1):157-160
23. Bredella MA, Caputo GR, Steinbach LS. Value of FDG positron emission tomography in conjunction with MR imaging for evaluating therapy response in patients with musculoskeletal sarcomas. AJR Am J Roentgenol 2002;179(5):1145-1150
24. Garcia R, Kim EE, Wong FC et al. Comparison of fluorine-18-FDG PET and technetium-99 m-MIBI SPECT in evaluation of musculoskeletal sarcomas. J Nucl Med 1996;37(9):1476-1479
25. Iagaru A, Chawla S, Menendez L, Conti PS. 18F-FDG PET and PET/CT for detection of pulmonary metastases from musculoskeletal sarcomas. Nucl Med Commun 2006;27(10):795-802
26. Mulligan ME, Badros AZ. PET/CT and MR imaging in myeloma. Skeletal Radiol 2007;36(1):5-16
27. Hain SF, O'Doherty MJ, Lucas JD, Smith MA. Fluorodeoxyglucose PET in the evaluation of amputations for soft tissue sarcoma. Nucl Med Commun 1999;20(9):845-848
28. Schirrmeister H, Bommer M, Buck AK et al. Initial results in the assessment of multiple myeloma using 18F-FDG PET. Eur J Nucl Med Mol Imaging 2002;29(3):361-366
29. Hung GU, Tsai CC, Tsai SC, Lin WY. Comparison of Tc-99 m sestamibi and F-18 FDG-PET in the assessment of multiple myeloma. Anticancer Res 2005;25(6C):4737-4741
30. Mileshkin L, Blum R, Seymour JF et al. A comparison of fluorine-18 fluoro-deoxyglucose PET and technetium-99 m sestamibi in assessing patients with multiple myeloma. Eur J Haematol 2004;72(1):32-37
31. Durie BG, Waxman AD, D'Agnolo A, Williams CM. Whole-body (18)F-FDG PET identifies high-risk myeloma. J Nucl Med 2002;43(11):1457-1463
32. Breyer RJ III, Mulligan ME, Smith SE et al. Comparison of imaging with FDG PET/CT with other imaging modalities in myeloma. Skeletal Radiol 2006;35(9):632-640
33. Nanni C, Zamagni E, Farsad M et al. Role of ^{18}F-FDG PET/CT in the assessment of bone involvement in newly diagnosed multiple myeloma: preliminary results. Eur J Nucl Med Mol Imaging 2006;33(5):525-531

IV
Aplicações Não Oncológicas

26
PET/TC em Pediatria

M. Beth McCarville

O emprego da tomografia por emissão de pósitron/tomografia computadorizada (PET/TC) em crianças exige considerações de vários aspectos técnicos e logísticos específicos. As crianças jovens frequentemente exigem sedação, sendo vital para sua segurança o emprego de pessoal treinado no trato das mesmas. Acompanhantes grávidas dos pacientes jovens não devem ter permissão para permanecer na sala da aplicação do fluordesoxiglicose (FDG), e devem ser organizadas condições para a supervisão dessas pacientes. Antes da administração do radioisótopo, as pacientes jovens devem ser indagadas quanto à possibilidade de gravidez. Esse assunto delicado é mais bem conduzido por uma tecnologista experiente no trato de moças jovens. Além disso, em pediatria, a interpretação de imagens obtidas pelo PET/TC exige familiaridade com a anatomia e a fisiologia pediátricas, pois se comparadas com os adultos, as crianças apresentam maior quantidade de gordura marrom metabolicamente ativa e menor quantidade de gordura retroperitoneal (**Fig. 26.1**).[1] O PET/TC está se tornando um importante adjuvante no trato de pacientes pediátricos em oncologia. Discutem-se nesse texto várias indicações do seu uso.

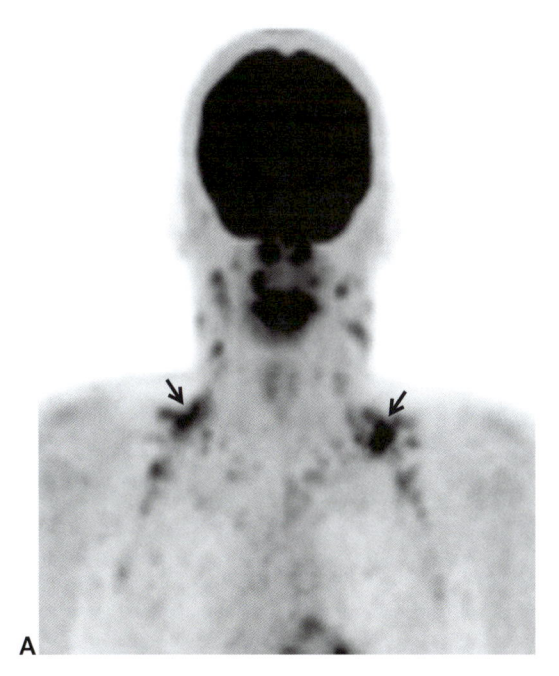

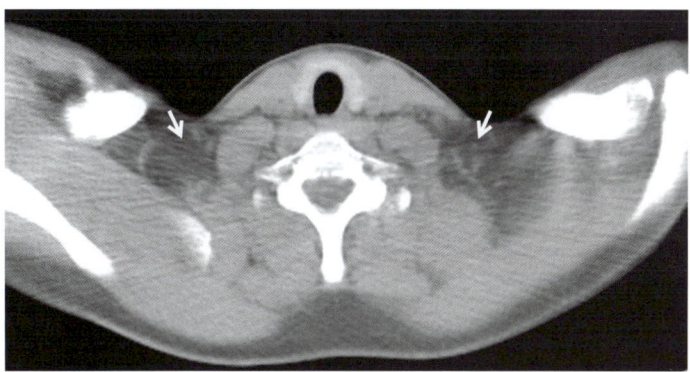

Fig. 26.1 Um menino de 16 anos inicialmente tratado como portador de linfoma de Hodgkin. **(A)** Imagens obtidas mediante tomografia por emissão de pósitron, pela técnica de projeção com intensidade máxima *(maximum intensity projection:* MIP PET), revelam intensa atividade do fluorodesoxiglicose (FDG) nas regiões supraclaviculares *(setas)* que são difíceis de serem localizadas de forma acurada apenas pela tomografia por emissão de pósitron (PET). **(B)** Esta figura representa imagem corregistrada obtida pela tomografia computadorizada (TC), em corte axial. *(Continua.)*

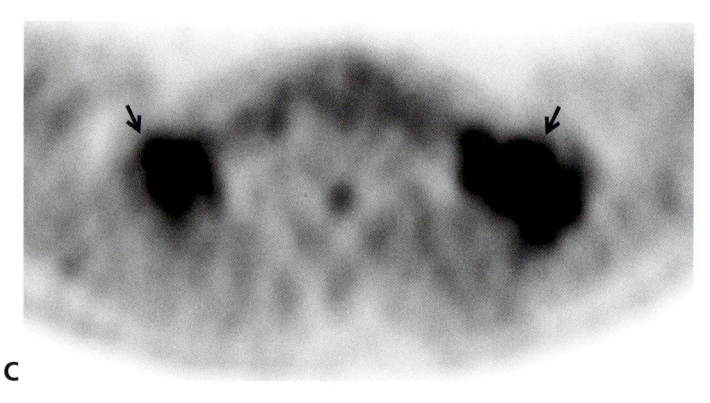

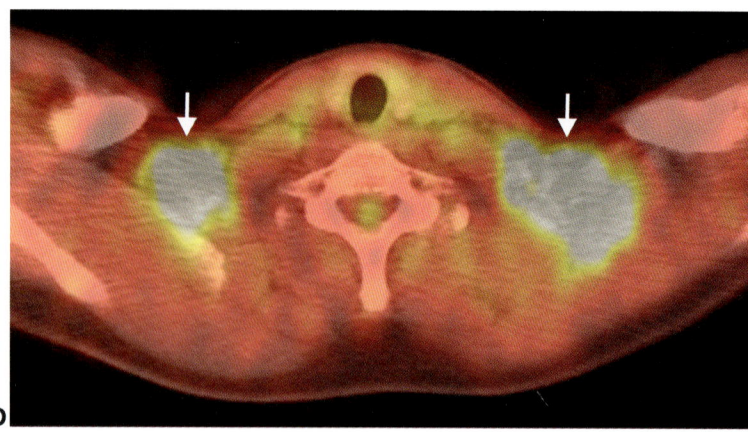

Fig. 26.1 *(Continuação)* Imagens corregistradas, obtidas em plano axial **(B)** pela tomografia computadorizada (TC), **(C)** pelo PET e **(D)** mediante imagens fusionadas PET/TC, permitem localizar com segurança a atividade do FDG presente na gordura marrom *(setas)*. As crianças frequentemente apresentam abundante gordura marrom, metabolicamente ativa, tal como se mostra nesta figura.

■ TUMORES ÓSSEOS

Indicação Clínica

O PET/TC tem demonstrado ser útil na detecção de metástases ósseas, originadas do sarcoma ósseo de Ewing primário, assim como na avaliação da resposta terapêutica do sarcoma de Ewing primário e do osteossarcoma.

Acurácia

1. Num determinado estudo, com base na análise do exame, a sensibilidade, a especificidade e a acurácia do PET na detecção de metástases ósseas originadas do sarcoma ósseo de Ewing eram respectivamente 1,00, 0,96 e 0,97.[2]
2. Certo estudo avaliando o índice de captação padronizado (SUV) de tumores primários, antes do início (SUV1) e após (SUV2) da aplicação de quimioterapia neoadjuvante, em pacientes portadores de osteosarcoma (n = 18) ou sarcoma ósseo de Ewing (n = 15), eles verificaram que o valor preditivo positivo (PPV: *positive predictive value*) para uma resposta terapêutica favorável (≥ 90% de necrose tumoral) com um SUV < 2 era de 93%, e o valor preditivo negativo (NPV: *negative predicitive value*) para uma resposta desfavorável (< 90% de necrose tumoral) era de 75%. Os PPV e NPV para uma resposta favorável e desfavorável, recorrendo ao ponto de corte SUV2: SUV1 de 0,5, eram respectivamente de 78 e 63%.[3]

Destaques

1. Admite-se que metástases da medula óssea, como as frequentemente observadas no sarcoma de Ewing, são ávidas por FDG, mas geralmente falta-lhes afinidade para traçadores ósseos, como o tecnécio-99m-metileno difosfonato (^{99m}Tc MDP). O PET possui vantagem potencial adicional para demonstrar a presença de metástases extraósseas.[2]

Armadilhas

1. As metástases do crânio, quando investigados apenas pelo PET, podem ser mascaradas pela intensa atividade do FDG que se encontra no cérebro. A investigação do crânio através da janela da leitura de estruturas ósseas, mediante imagem correlativa obtida pela TC, obtida durante estudo pelo PET/TC, pode aumentar a sensibilidade para a detecção de metástases do crânio.[2,4]
2. Nos estudos de crianças, lesões fibro-ósseas benignas podem simular metástases ósseas nas imagens geradas pelo PET. Além disso, os SUVs máximos dessas lesões benignas sobrepõem-se aos SUVs de

lesões malignas. As informações acrescidas através de imagens correlatas, obtidas pela TC ou RM, são úteis para a determinação da natureza benigna desse tipo de lesão (**Fig. 26.2**).

3. Os SUVs máximos do sarcoma de Ewing primário e de osteossarcoma podem não refletir de forma exata a necrose total do tumor, por causa da presença, no tumor, que apresenta > 90% de área de necrose, de pequenos focos metabolicamente ativos.[3,7]

4. Após a aplicação de quimioterapia ou radioterapia, os SUVs dos tumores ósseos primários podem continuar elevados em razão da presença de inflamação ou fibrose reativa no tumor, em maior proporção que a presença de tumor viável.[3,7]

Tumores de Tecido Mole

Indicação Clínica

Nas crianças portadoras de lesões malignas do tecido mole, o PET/TC tem sido importante na identificação do sítio de um tumor primário desconhecido, no estadiamento, na monitoração da resposta terapêutica e na detecção de recidiva.

Acurácia

1. Como nas crianças as lesões malignas de tecido mole são raras, não se têm estudos formais sobre a acurácia do PET ou do PET/TC no diagnóstico ou no acompanhamento desses tumores.

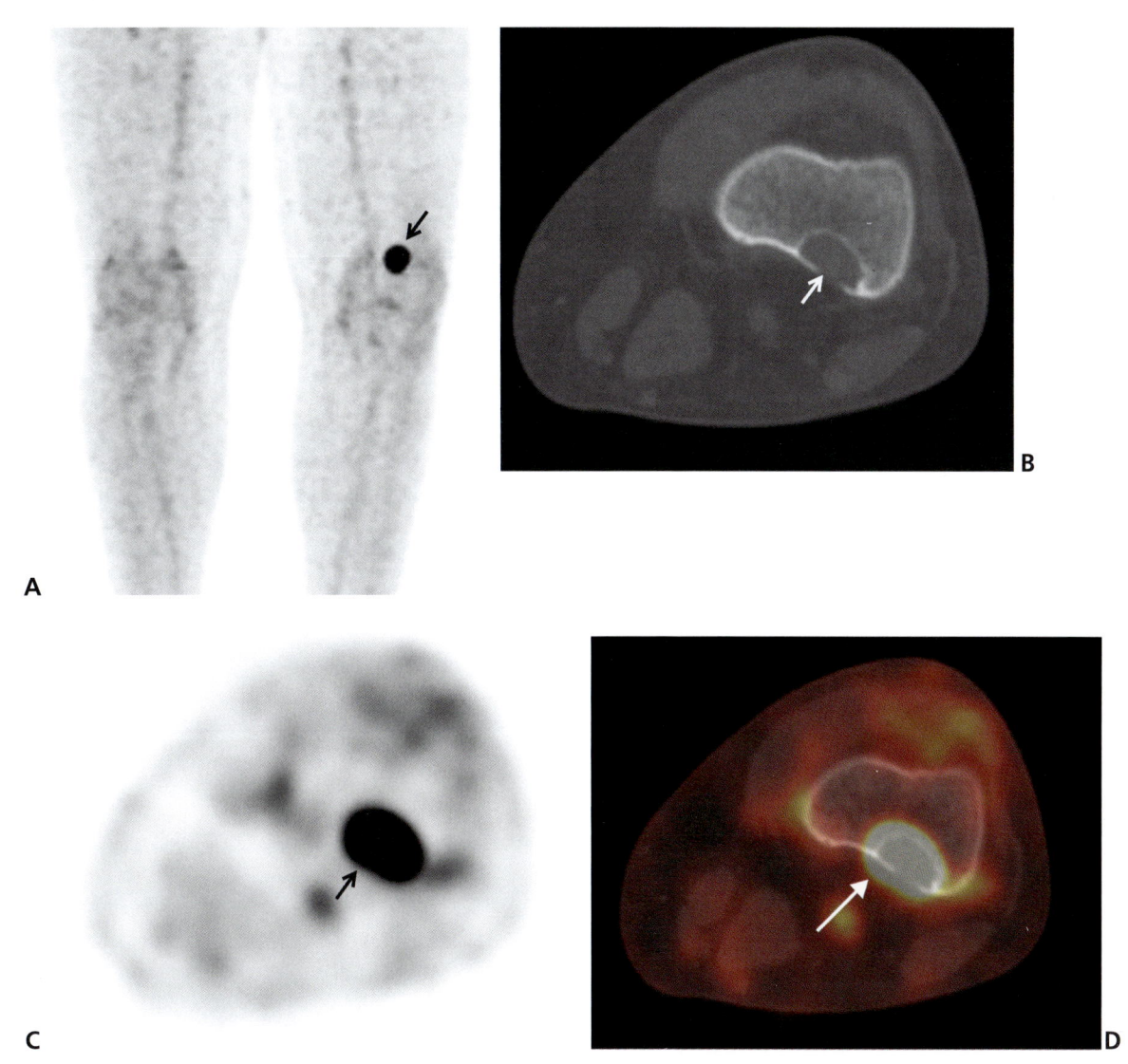

Fig. 26.2 Um rapaz de 19 anos sob tratamento de paranganglioma metastático. **(A)** Imagem dos joelhos, obtida pela técnica de projeção com intensidade máxima *(maximum intensity projection:* MIP PET), revela intensa atividade de fluorodesoxiglicose (FDG) no segmento distal do fêmur esquerdo *(seta)*, local preocupante pela possibilidade de abrigar metástases. Imagens corregistradas, obtidas em plano axial **(B)** pela tomografia computadorizada (TC), **(C)** pelo PET e **(D)** mediante imagens fusionadas PET/TC, observadas através da janela para osso, permitem a identificação de um fibroma não ossificante benigno *(setas)*. Lesões fibro-ósseas benignas semelhantes a esta são relativamente comuns em crianças e podem revelar desde atividade mínima até intensa do FDG.

Destaques

1. Em torno de 4% dos rabdomiossarcomas (RMS) vão apresentar-se associados a lesões metastáticas disseminadas e com sítio desconhecido do tumor primário.[8] O PET/TC possibilita o exame do corpo inteiro numa varredura única e pode revelar o RMS primário, assim como os focos metastáticos.[9]

2. Certo estudo de revisão retrospectiva mostrou que nas crianças que podem apresentar vários tipos de lesões malignas do tecido mole, o PET/TC detectou os sítios da doença metastática que o exame físico e imagens obtidas por técnicas convencionais, incluindo a cintilografia óssea com ^{99m}Tc MDP e a TC, falharam em achar. O PET/TC parece ser especialmente útil na avaliação de crianças com RMS alveolar, que é propenso para metastatizar para regiões incomuns de tecido mole (**Fig. 26.3**).[9]

3. Após a aplicação da quimioterapia, a avidez por FDG, apresentada pelos focos primários e metastáticos, originados de lesões malignas do tecido mole, próprias de crianças, parece refletir a viabilidade tumoral (**Fig. 26.4**).[9]

4. Em torno de 25 a 35% das crianças portadoras de sarcoma apresentam recidiva após a terapia.[10] O PET/TC é sensível para a detecção de recidivas em crianças, em vários tipos de sarcomas do tecido mole, especialmente naquelas que apresentam RMS alveolar.[9]

Armadilhas

1. Em crianças portadoras de lesões malignas do tecido mole, o PET/TC não pode distinguir com segurança entre linfonodos benignos de malig-

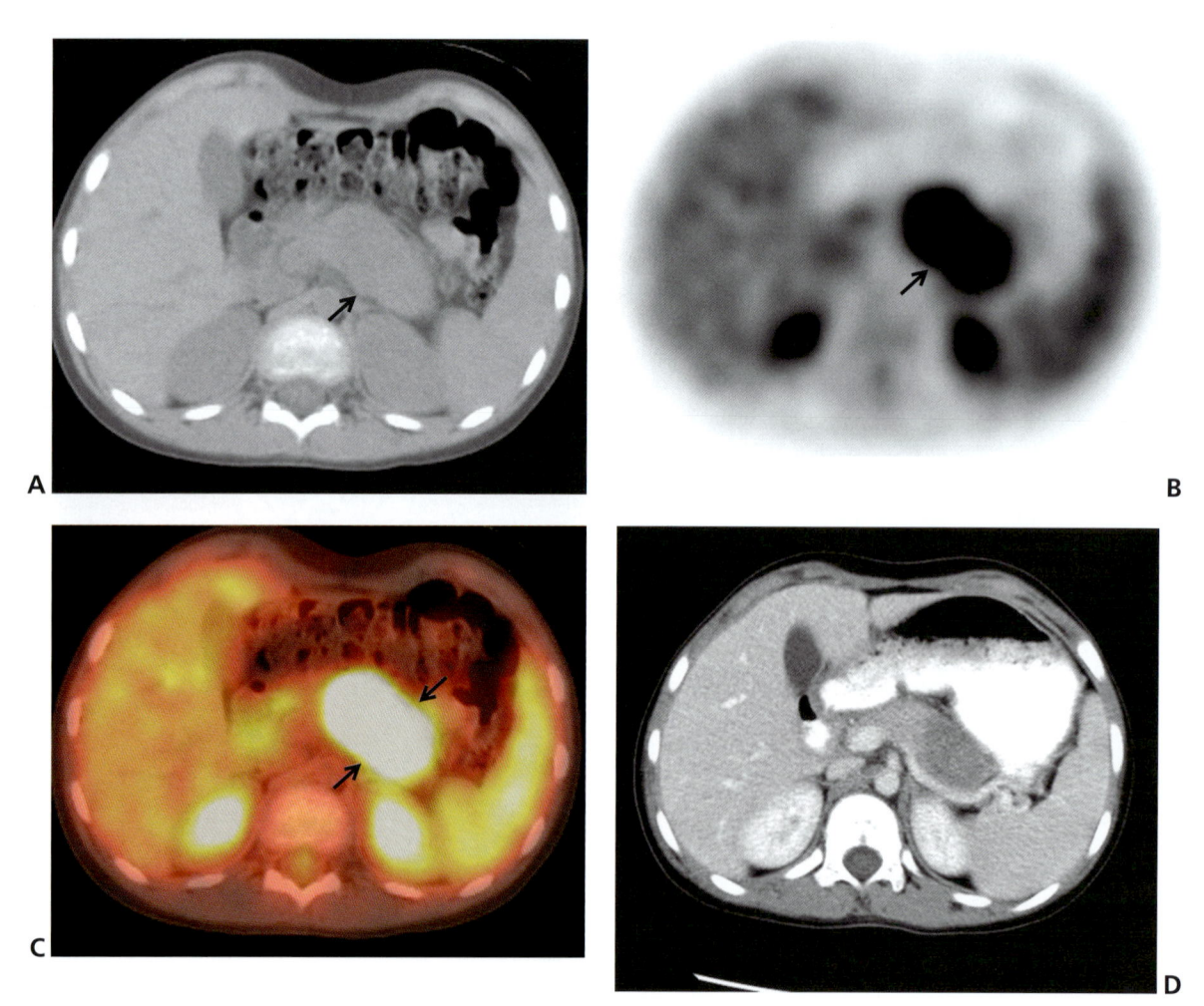

Fig. 26.3 Uma menina de 10 anos de idade, portadora de rabdomiossarcoma alveolar metastático. Imagens corregistradas, obtidas em plano axial **(A)** pela tomografia computadorizada (TC), **(B)** pela tomografia por emissão de pósitron (PET) e **(C)** mediante imagens fusionadas PET/TC, revelam metástase pancreática intensamente ávida por fluorodesoxiglicose *(setas)* que não tinha levantada suspeita clínica. **(D)** Esta TC diagnóstica, obtida pela administração oral e intravenosa de contraste, confirma a localização pancreática da massa *(setas)*. O PET/TC é útil na detecção de sítios clinicamente ocultos de doenças metastáticas em crianças, para uma variedade de tipos de sarcomas de tecido mole ou ósseo.

nos. Nódulos aumentados, decorrentes de hiperplasia folicular e histiocitose sinusal, podem revelar-se intensivamente ávidos por FDG FDG (**Fig. 26.5**).[9] Inversamente, linfonodos malignos aumentados podem revelar o mínimo de avidez por FDG.[11]

Histiocitose de Células de Langerhans

Indicações Clínicas

O PET/TC pode ser útil na avaliação inicial da resposta terapêutica e na detecção da reativação da histiocitose de células de Langerhans (LCH: *Langerhans cell histiocytosis*).[12]

Acurácia

1. Pelo fato de a LCH ser uma doença rara, não existem investigações sistematizadas para definir a acurácia do PET/TC no diagnóstico e na conduta da mesma.

Destaques

1. Na fase inicial, o PET/TC pode detectar sítios da doença não evidentes no exame físico ou mediante estudos por imagem convencionais (**Fig. 26.6**).[12]
2. Durante a aplicação de terapia, o FDG PET/TC pode ser mais sensível para detectar a doença de LHC em atividade, comparado com a radiografia simples e a cintilografia óssea com ^{99m}Tc MDP.[12]

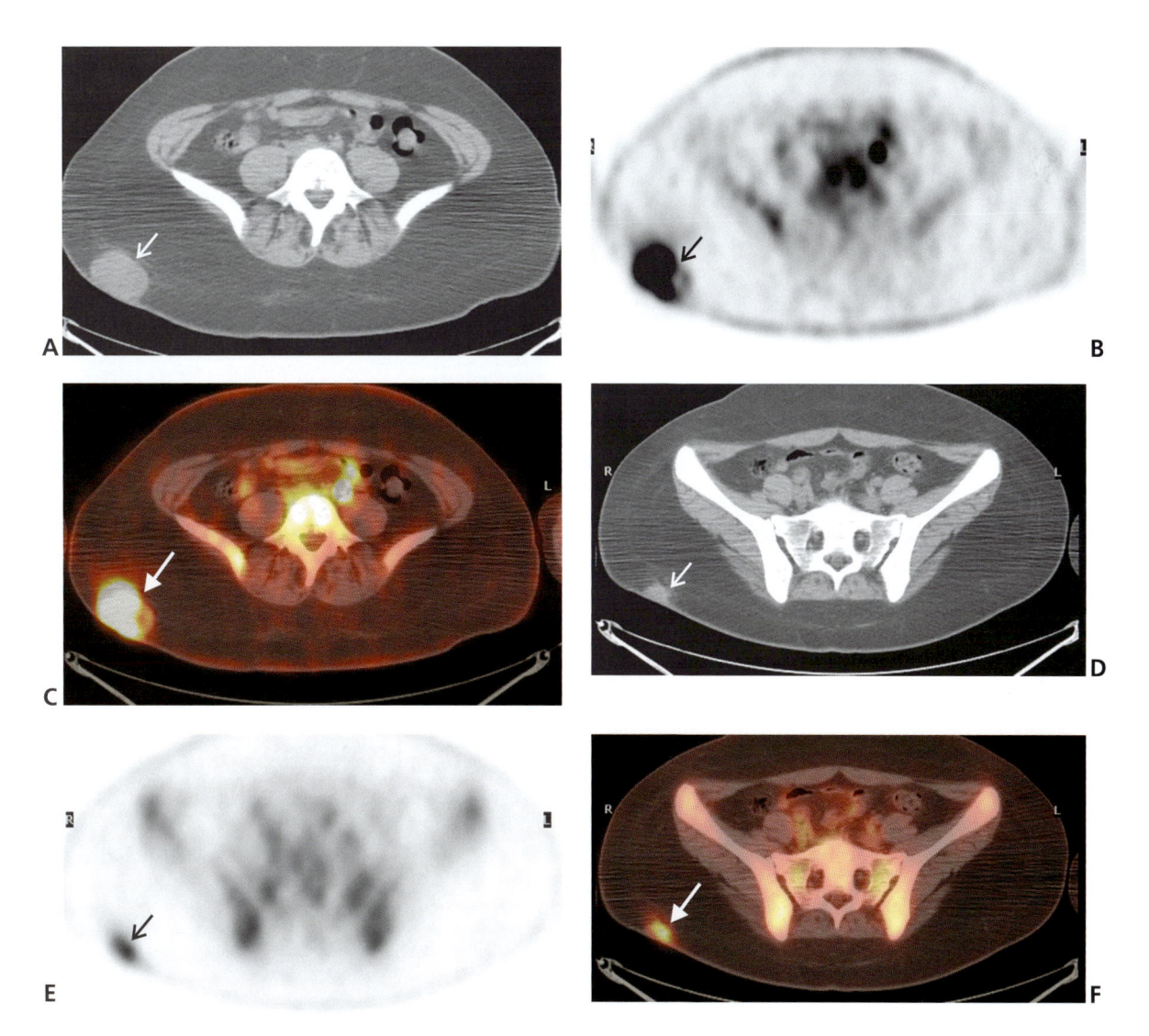

Fig. 26.4 Uma jovem de 18 anos, portadora de um tumor pertencente à família de sarcomas de Ewing extraósseos. Imagens iniciais em plano axial, obtidas **(A)** pela tomografia computadorizada (TC), **(B)** pela tomografia por emissão de pósitron (PET) e **(C)** mediante imagens fusionadas PET/TC, revelam presença de um tumor primário intensamente ávido por fluorodesoxiglicose, localizado na nádega direita. **(D-F)** No término da quimioterapia, o tumor reduziu-se, porém permaneceu intensamente ávido por FDG *(setas)*. A histologia confirmou que grande parte desse tumor residual era viável.

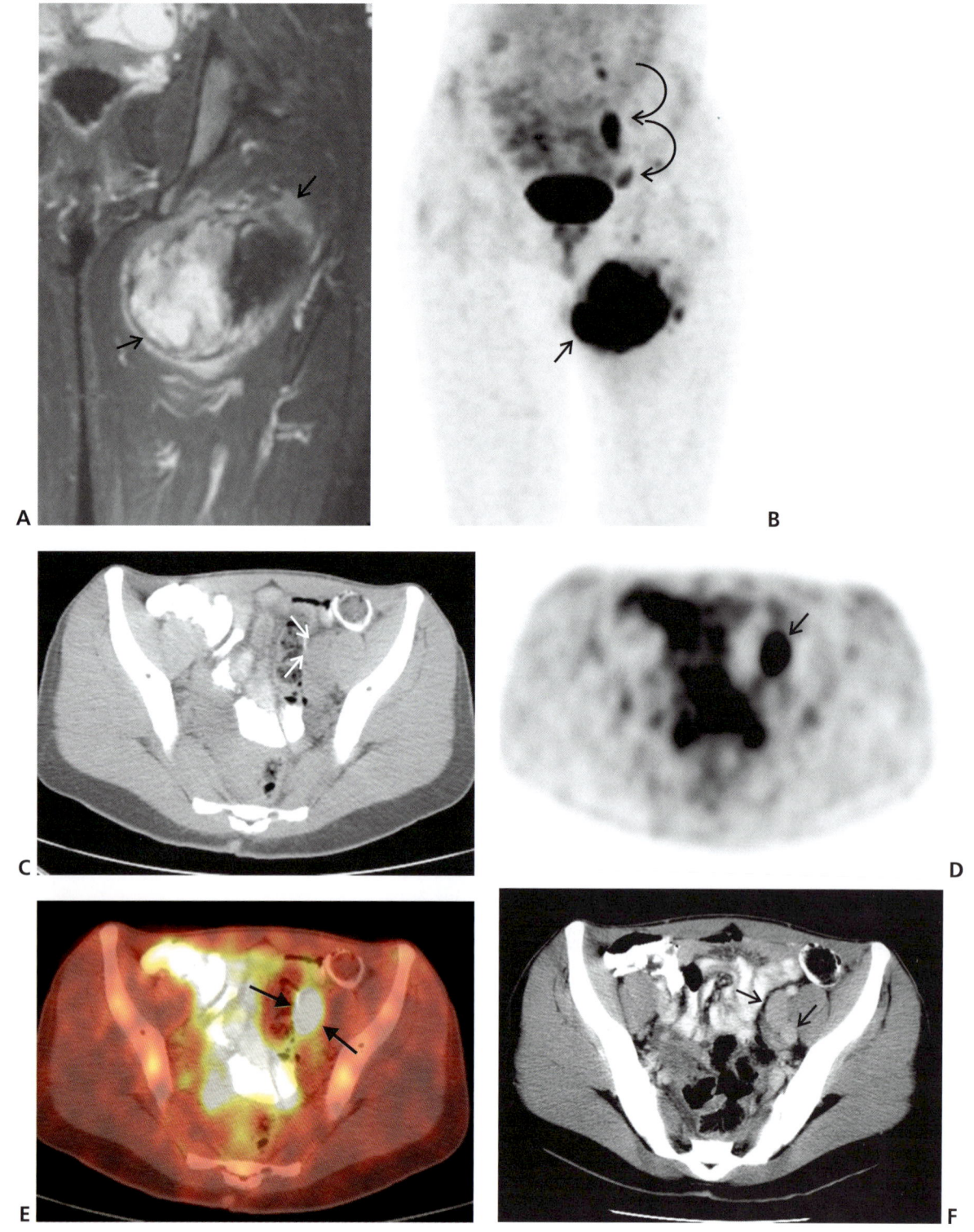

Fig. 26.5 Uma jovem de 19 anos portadora de tumor maligno de bainha de nervo periférico. **(A)** Imagem por ressonância magnética, em plano coronal, obtida pela técnica de recuperação de inversão com T1 curto, (STIR MRI: *short tau inversion recovery magnetic resonance*), revela a presença do tumor primário na coxa esquerda *(setas)* na fase diagnóstica. **(B)** Esta imagem inicial, obtida mediante tomografia por emissão de pósitron, pela técnica de projeção com intensidade máxima (*maximum intensity projection*: MIP PET), revela a presença de intensa atividade de fluorodesoxiglicose (FDG) no tumor primário *(seta retificada)* e de vários focos de intensa atividade de FDG na pelve esquerda *(setas curvas)*. Imagens corregistradas, obtidas em plano axial **(C)** pela tomografia computadorizada (TC), **(D)** pelo PET e **(E)** mediante imagens fusionadas PET/TC, localizam na pelve esquerda a presença de nódulos ilíacos aumentados *(setas)*. **(F)** Esta TC diagnóstica, obtida pela administração de contraste oral e intravenosa, confirma a presença de nódulos aumentados, em ilíaco esquerdo *(setas)*. Esses nódulos causaram preocupação quanto à possibilidade do seu espalhamento a partir da lesão maligna da coxa, porém na investigação patológica, revelaram conter somente hiperplasia folicular e histiocitose sinusal.

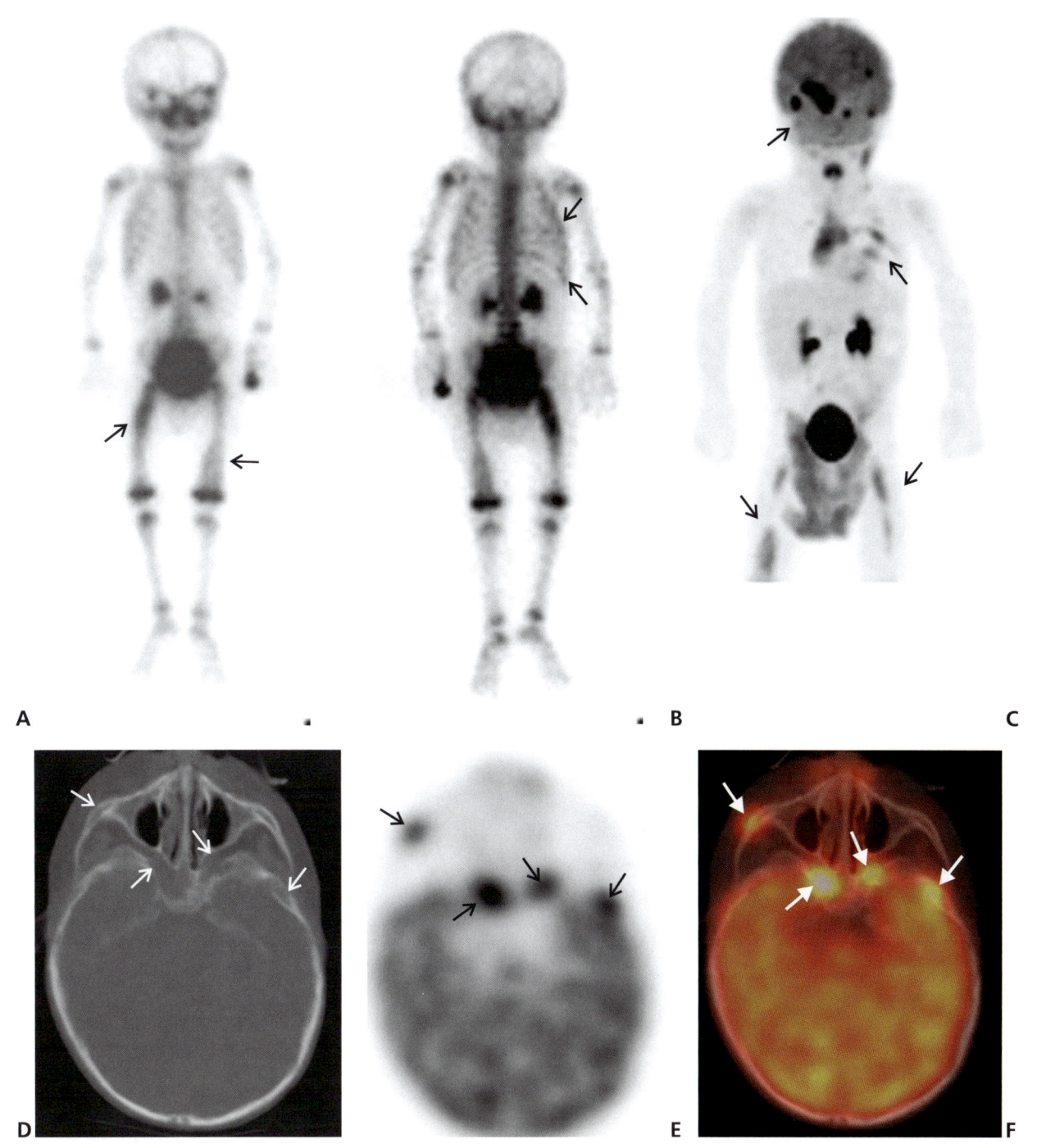

Fig. 26.6 Menino de 17 meses de idade apresentou proptose direita, levantando a suspeita de ser portador de neuroblastoma. **(A)** Esta cintilografia óssea inicial, em incidência anterior, obtida por tecnécio-99m (^{99m}Tc), revela a presença de atividade anormal em ambos os fêmures *(setas)*. **(B)** Esta cintilografia óssea, em incidência posterior, revela discreta atividade em vários segmentos posteriores de arcos costais direitos*(setas)*. **(C)** Esta imagem inicial, obtida mediante tomografia por emissão de pósitron, pela técnica de projeção com intensidade máxima (*maximum intensity projection:* MIP PET), revela a presença de atividade anormal de flurodesoxiglicose (FDG) em ambos os fêmures, em vários arcos costais esquerdos e na cabeça *(setas)*. Os focos de atividade anormal, observados na cabeça, foram localizados no crânio por meio de imagens corregistradas, obtidas em plano axial **(D)** pela tomografia computadorizada (TC), **(E)** pelo PET e **(F)** mediante imagens fusionadas PET/TC *(setas)*. As lesões do crânio e as anomalias dos arcos costais esquerdos não eram bem observadas na cintilografia óssea com ^{99m}Tc.

3. Após a aplicação de terapia, pacientes portadores de lesão óssea solitária apresentam 10% de risco para a reativação da doença, enquanto os portadores de lesões ósseas múltiplas apresentam possibilidade de recidiva 7 vezes maior. O risco de reativação depende também do sítio da lesão óssea; 39% dos pacientes com múltiplas lesões que incluem o crânio apresentarão reativação da doença comparados com os 18% dos pacientes sem lesão no crânio.[12] O PET/TC pode ser mais sensível na detecção dos processo de reativação da lesão que a demonstrada pela radiografia simples.

Referências

1. Kaste SC. Issues specific to implementing PET-CT for pediatric oncology: what we have learned along the way. Pediatr Radiol 2004;34(3):205-213
2. Franzius C, Sciuk J. drup-Link HE, Jurgens H, Schober 0. FDG-PET for detection of osseous metastases from malignant primary bone tumours: comparison with bone scintigraphy. Eur J Nucl Med 2000;27(9):1305-1311
3. Hawkins DS, Rajendran JG, Conrad EU III, Bruckner JD, Eary JF. Evaluation of chemotherapy response in pediatric bone sarcomas by [F-18]-fluorodeoxy-D-glucose positron emission tomography. Cancer 2002;94(12):3277-3284
4. Kushner BH, Yeung HW, Larson SM, Kramer K, Cheung NK. Extending positron emission tomography scan utility to high-risk neuroblastoma: fluorine-18 fluorodeoxyglucose positron emission tomography as sole imaging modality in follow-up of patients. J Clin Oncol 2001;19(14):3397-3405
5. Aoki J, Watanabe H, Shinozaki T et al. FDG PET of primary benign and malignant bone tumors: standardized uptake value in 52 lesions. Radiology 2001;219(3):774-777
6. Goodin GS, Shulkin BL, Kaufman RA, McCarville MB. PET/CT characterization of fibroosseous defects in children: 18F-FDG uptake can mimic metastatic disease. AJR Am J Roentgenol 2006;187(4):1124-1128
7. Hawkins DS, Schuetze SM, Butrynski JE et al. [18F]Fluorodeoxyglucose positron emission tomography predicts outcome for Ewing sarcoma family of tumors. J Clin Oncol 2005;23(34):8828-8834
8. Etcubanas E, Peiper S, Stass S, Green A. Rhabdomyosarcoma, presenting as disseminated malignancy from an unknown primary site: a retrospective study of ten pediatric cases. Med Pediatr Oncol 1989;17(1):39-44
9. McCarville MB, Christie R, Daw NC, Spunt SL, Kaste SC. PET/CT in the evaluation of childhood sarcomas. AJR Am J Roentgenol 2005;184(4):1293-1304
10. Pizzo PA, Poplack DG. Section IV: Management of common cancers of childhood. In: Principles and Practice of Pediatric Oncology. Philadelphia, PA: Lippincott, Williams and Wilkins; 2002:489-1176
11. Ben Arush MW, Bar SR, Postovsky S et al. Assessing the use of FDG-PET in the detection of regional and metastatic nodes in alveolar rhabdomyosarcoma of extremities. J Pediatr Hematol Oncol 2006;28(7):440-445
12. Kaste SC, Rodriguez-Galindo C, McCarville ME, Shulkin BL. PET-CT in pediatric Langerhans cell histiocytosis. Pediatr Radiol 2007;37(7):615-62

27

PET e PET/TC no Planejamento de Radioterapia

Sandip Basu, Guobin Song, Abass Alavi e Eugene C. Lin

A introdução de imagens metabólicas no processo de planejamento de radioterapia (RTP: *radiation therapy planning*) representa um grande avanço no tratamento de pacientes portadores de câncer. Seu impacto pode ser verificado através:

- Do estadiamento mais exato.
- Da delimitação do volume exato e da extensão da doença.
- Da definição relativa da dose, isto é, a definição da distribuição não homogênea da dose, adaptada à heterogenidade do tumor *(dose painting)* e da obtenção de imagens teradiagnósticas (que propiciam informações para a terapia e o diagnóstico).

■ Estadiamento mais Exato

As técnicas de imagem convencionais permitem o super ou subestadiamento dos pacientes, em vários tipos de câncer (superestadiamento *[upstaging]*: definir o estadiamento dos pacientes com base no tumor com maior estágio da doença e subestadiamento *[downstaging]*: definir o estadiamento dos pacientes com base no tumor com menor estágio da doença). Quando se aplica a radioterapia, para obter um tratamento ideal dos sítios da doença, o subestadiamento pode levar a um tratamento parcial, enquanto o superestadiamento pode causar radiotoxicidade das regiões não afetadas pela doença. A tomografia por emissão de pósitron (PET) permite o estadiamento exato não só da região primária do tumor, mas também de toda a região onde se encontra o mesmo, assim como de regiões afastadas. O estadiamento com o fluorodesoxiglicose (FDG) pode modificar os objetivos de tratamento de curativo para paliativo, em 10 a 26% dos casos, quando se detecta uma nova metástase a distância. Vários artigos têm registrado que o estadiamento, aperfeiçoado, conseguido com FDG PET, pode ser usado para melhorar o tratamento do paciente, repercutindo de forma significativa sobre a RTP (planejamento de radioterapia) (**Tabela 27.1**) e, portanto, otimizar os resultados e minimizar a toxicidade.[1-4]

■ Delimitação do Volume Tumoral

1. Dentro do sistema RTP, a informação funcional obtida das imagens geradas pelo PET pode ser fusionada com os dados anatômicos, levantados através da tomografia computadorizada (TC) e/ou da imagem por ressonância magnética (RM), para auxiliar na detecção do tumor e na delimitação do volume-alvo para o RTP. Existe grande interesse quanto ao impacto causado pela combinação dessas informações para o planejamento de tratamento, uma vez que a variabilidade entre diferentes observadores fica substancialmente reduzida quando comparada com a que se verifica quando essas técnicas são empregadas individualmente.

2. O estabelecimento de limiares é o método mais comumente adotado para definir automaticamente volumes através de imagens do PET. Muitos algoritmos foram deduzidos mediante o estudo de esferas de vários tamanhos com diferentes intensidades de sinais, oriundos do ruído de fundo. Alguns autores têm escolhido o uso de um limiar calculado, tendo como base um percentual

Tabela 27.1 Impacto do (Estadiamento) PET scan sobre o Tratamento Radioterápico

	Mudanças no Estadiamento	Repercussão sobre a Radioterapia
Estágio T	Grande extensão do tumor primitivo (estadiando por cima)	Alargamento dos campos da radioterapia para evitar desencontro geográfico
		Modificação da indicação da radioterapia de curativa para paliativa
	Menor extensão do tumor primitivo (estadiando por baixo)	Diminuição dos campos de radioterapia e, consequentemente, queda na exposição à irradiação pelo tecido normal, permitindo dessa forma aumento da dose
		Modificação da indicação da radioterapia de curativa para paliativa
Estágio N	Detecção de novo sítio de envolvimento linfonodal (estadiando por cima)	Alargamento do campo da radioterapia para evitar desencontro geográfico
		Modificação da indicação da radioterapia de curativa para paliativa
	Omissão de linfonodos como malignos pela TC ou RM (estadiando por baixo)	Modificação da indicação de volumosos, diagnosticados, radioterapia de curativa para paliativa
		Diminuição dos campos da radioterapia e consequentemente queda na exposição à irradiação pelo tecido normal, permitindo dessa forma aumento da dose
Estágio M	Detecção de metástases a distância	Modificação da indicação da radioterapia de curativa para paliativa

Fonte: de van Baardwijk A et al. The current status of FDG-PET in tumor volume definition in radiotherapy treatment planning. Cancer Treat Rev 2006;32(4):245-260. Reimpressa com autorização.
TC, tomografia computadorizada; RM, imagem por ressonância magnética; PET, tomografia por emissão de pósitron.

do valor máximo do índice de captação padronizado (SUV máx); outros têm escolhido um limiar com base sobre o valor absoluto do SUV máx.[6] Os contornos são levantados por intermédio do valor máximo das lesões de interesse, oscilando entre 30 e 50% do SUV máx. utilizado por vários pesquisadores.

3. No câncer do pulmão, a incorporação dos dados obtidos pelo PET melhora a segurança da definição do volume tumoral e da dose e poupa o tecido normal, levando à menor toxicidade com a importante opção de poder escalonar a dose aplicada conforme o tecido tumoral. No câncer do esôfago e no linfoma, o PET scan pode ser usado para incluir, no volume-alvo, linfonodos PET positivos.

4. Em muitos outros sítios que abrigam tumores atualmente não se dispõe de suficientes dados para chegar a conclusões definitivas, embora alguns estudos demonstrem ser promissores.

5. Daisne et al.[7] compararam a TC, a RM e o PET com achados patológicos encontrados em pacientes portadores de tumores de cabeça e pescoço. Em tumores da orofaringe, da laringe e da hipofaringe foram observados através do FDG PET, menores volumes tumorais demonstráveis (GTV: gross tumor volume).

6. Os 3 principais questionamentos a serem analisados (a maioria dos estudos atualmente analisa também esses temas) são: (a) permite-se delimitação precisa do tumor? (b) sua adoção influencia a GTV, o volume-alvo clínico (CTV: clinical target volume) e o volume-alvo de planejamento (PTV: planning volume target) e (c) ocorre melhora dos resultados propiciados pelo tratamento.[7-9]

Volumes-Alvo no Planejamento de Radioterapia

1. *Volume tumoral demonstrável (GTV)*. É deduzido da extensão total demonstrável, assim como da localização do tumor identificado mediante imagens obtidas pela TC ou de simuladores de imagens.

2. *Volume-alvo clínico (CTV)*. GTV ampliado para incluir doenças subclínicas com base em informações clínicas adicionais.

3. *Volume-alvo de planejamento (PTV)*. CTV ampliado mediante o acréscimo de uma margem variável, para levar em consideração o movimento interno do organismo, assim como a movimentação do paciente, para configurar as incertezas.[10,11]

4. *Volumes-alvo biológicos (BTV: biological target volumes)*. São deduzidos pelas informações biológicas acerca dos tumores e do tecido normal que os cerca, obtidas do componente PET que faz parte do sistema PET/TC.[12] Os BTV podem apresentar diferentes implicações conforme o radiotraçador empregado na obtenção de imagens pelo PET; por exemplo, o BTV derivado do FDG pode ser considerado representando as células viáveis do tumor e pode servir para definir uma dose mínima para o tumor inteiro. Por outro lado, um BTV deduzido do fluoromisonidazol, (FMISO; um traçador de PET para estudar hipóxia), representará um subvolume tumoral menor, em que a dose máxima para o tumor exige a irradiação das células hipóxicas, considerando a radiorresistência.

Aplicações Clínicas

Incorporação de imagens do PET no planejamento de radioterapia tem sido estudada principalmente no câncer de pulmão de células não pequenas (NSCLC: *non-small cell lung cancer*),[13-15] além de alguns estudos publicados sobre carcinoma do esôfago, câncer de cabeça e pescoço (HNC: *head and neck cancer*)[17] e carcinoma do reto.[18]

Resultados nos Estudos do Câncer de Pulmão

1. Uma revisão dos dados já publicados mostra que os volumes tratados são significativamente modificados entre 30 a 60% dos pacientes com NSCLC ao acrescentar o alvejamento biológico, definido através do FDG PET.[19]
2. Numa série de 44 pacientes portadores de NSCLC, o FDG PET modificou o estágio da doença em 25% dos casos, subestadiando a doença na maioria dos mesmos.[20] O GTV levantado através do FDG PET em média era menor que o GTV definido pela TC. Em um outro estudo, verificou-se também que para o mesmo grau de radiotoxicidade sofrida pelos pulmões, pela corda espinhal e pelo esôfago, a dose aplicada ao tumor pode ser elevada em 25%; isto favorece potencialmente maior probabilidade para o controle do tumor (24% para o planejamento mediante o PET/TC contra 6,3% no planejamento apenas com a TC).[21]
3. O FDG PET modifica também a delimitação do GTV, diferenciando o tecido tumoral de atelectasia ou necrose.[19,22,23] As modificações na delimitação do volume-alvo permitem aplicar uma dose tumoricida ao alvo, enquanto minimiza-se a dose de radiação sofrida pelo tecido não envolvido.

Resultados das Investigações no Carcinoma de Cabeça e Pescoço

As investigações têm demonstrado excelentes resultados em pacientes com HNC tratados com radioterapia intensidade-modulada (IMRT *intensity-modulated radiation therapy*),[24,25] na qual se aplicam muitos pequenos feixes em forma de lápis para ajustar o volume irradiado para qualquer forma irregular. O IMRT tem a capacidade de liberar com alta precisão elevadas doses de radiação ao tumor-alvo: por isso, exigem-se, mais do que nunca, alvejamento e delineação exatos do tumor.

Estudos efetuados em pacientes com carcinoma de células escamosas da cabeça e do pescoço, localmente avançados, têm revelado que a radioterapia com base no PET/TC modificará significativamente a distribuição de dose.[26,27]

O PET/TC tem sido considerado útil também no tratamento de tumores primários ocultos da cabeça e do pescoço, definindo o sítio de origem do tumor primário em 60% dos casos.[28] Isto se traduz em distribuição reduzida da dose nas regiões mucosas não envolvidas, quando comparada com os resultados obtidos de planos com base apenas na TC.

■ *Dose Painting* e Mapeamento Teradiagnóstico

Definição da distribuição não homogênea da dose, adaptada à heterogeneidade do tumor e obtenção de imagens teradiagnósticas, isto é, que propiciam informações para a terapia e o diagnóstico.

Esses conceitos novos são principalmente com base sobre os resultados de mapeamento com novos traçadores de imagens para estudar hipóxia ou proliferação tumoral e variações no volume tumoral, assim como a viabilidade durante a radioterapia, que poderá modificar a delimitação dos volumes-alvo.

Dose Painting

Os dados obtidos por meio de outros traçadores recentes, como aqueles que permitem o estudo da hipóxia, da proliferação, da apoptose e da expressão de receptores, podem ser integrados às imagens obtidas pelo FDG PET, que propicia uma visão geral mais extensa das vias biológicas envolvidas na resposta à irradiação.[29-34] Reunindo tudo, esses dados podem ser empregados pelo novo *software* sofisticado de planejamento de algoritmos para aplicar tratamentos IMRT,[35-39] em que a intensidade durante a aplicação do feixe terapêutico é variada. Combinando várias linhas de condutas de tratamento com IMRT, pode-se chegar a uma complexa distribuição de dose num plano transaxial, inclusive a aplicação de elevadas doses de radiação em áreas localizadas no alvo, uma técnica que tem sido denominada como *dose painting*.[12]

Esse conceito depende da habilidade em visualizar subvolumes de tumores, que potencialmente são resistentes à radiação e, então, aplicar *(paint)* alguma dose adicional restrita a esses subvolumes.

PET/TC para a Adaptação da Radioterapia no Curso de Tratamento: Imagem Teradiagnóstica

Essa técnica toma como base cálculos da dose média aplicada durante a fase inicial do tratamento e a resposta do tumor durante a fase terapêutica precoce, com a revisão do plano subsequente do tratamento.[40-43] Esse replanejamento da radioterapia durante o curso do tratamento pode auxiliar, poupando consideravelmente os tecidos não alvos ao redor do tumor, sendo a principal vantagem da geração de imagens "teradiagnóstica", termo cunhado por Bentzen.[43]

■ Sincronização *(Gating)* Respiratória do PET

1. O objetivo é alvejar com precisão a dose de radiação ao volume de tecido "afetado", poupando relativamente o tecido normal que o cerca.
2. Sistemas de sincronização que podem ser associados à evolução de planos de tratamento e volumes-alvo em estados fisiológicos equivalentes são pesquisados de forma intensa. Essa técnica vai permitir a aplicação de radiação em sincronia com os movimentos fisiológicos, como a respiração.[44-47]
3. Essas técnicas são especialmente relevantes no tratamento de neoplasias torácicas.

■ Evoluções Futuras para a Incorporação do PET no Planejamento da Radioterapia de Rotina

1. Interpretação de imagens do PET a fim de traçar o contorno dos volumes-alvo.
2. Corregistro apropriado de imagens de PET com TC.
3. *Softwares* de computadores para facilitar a transferência de imagens de PET para sistemas de planejamento terapêutico e sua aceitação pelos mesmos.
4. Mecanismos que levem em consideração a movimentação do tumor.

■ Abordagens Promissoras

1. O emprego de PET/TC tetradimensional pode corrigir os artefatos, gerados pelo movimento respiratório, observados nas imagens convencionais obtidas do PET/TC. Esse recurso possui a capacidade de reduzir os borrões e melhorar a acurácia quando existe corregistro em PET/TC.
2. Empregar o PET/TC no planejamento terapêutica com radiocirurgia a fim de melhorar as taxas de controle locais após a radiocirurgia e reduzir as subsequentes taxas de recidiva tumoral

Resumo

Atualmente a literatura no que diz respeito ao impacto clínico e aos resultados obtidos em pacientes, pela modificação das doses aplicadas aos tumores, mediante o emprego do PET/TC está em evolução, sendo necessário o prosseguimento dos estudos clínicos. A obtenção de informações estruturais e funcionais através das imagens, potencialmente, melhora a aplicação da radioterapia, minimizando a irradiação desnecessária ao tecido normal e reduzindo o risco de omissão geográfica. O potencial apresentado pelo PET na quantificação do metabolismo e na identificação, por meio de imagens, de novos alvos dentro do tecido tumoral, como a proliferação celular, a hipóxia, os receptores tumorais e a expressão genética, e, portanto, auxiliando a otimização biológica da aplicação de dose, tornou-se uma área excitante de pesquisa.[45-49] Todavia, o impacto do PET/TC com base na radioterapia por *dose painting* IMRT, no controle dos tumores e nos resultados clínicos, só pode ser definido mediante estudos de pesquisas retrospectivos dos pacientes.

Referências

1. Mah K, Caldwell CB, Ung YC *et al.* The impact of (18)FDG-PET on target and critical organs in CT-based treatment planning of patients with poorly defined non-small-cell lung carcinoma: a prospective study. Int J Radiat Oncol Biol Phys 2002;52:339-350
2. Ciernik IF, Dizendorf E, Baumert BG *et al.* Radiation treatment planning with an integrated positron emission and computer tomography (PET/CT): a feasibility study. Int J Radiat Oncol Biol Phys 2003;57:853-863
3. Dizendorf EV, Baumert BG, von Schulthess GK *et al.* Impact of whole-body ^{18}F-FDG PET on staging and managing patients for radiation therapy. J Nucl Med 2003;44:24-29
4. Kalff V, Hicks RJ, MacManus MP *et al.* Clinical impact of (18)F fluorodeoxyglucose positron emission tomography in patients with non-small-cell lung cancer: a prospective study. J Clin Oncol 2001;19:111-118

5. van Baardwijk A, Baumert BG, Bosmans G *et al.* The current status of FDG-PET in tumour volume definition in radiotherapy treatment planning. Cancer Treat Rev 2006;32(4):245-260
6. Black QC, Grills IS, Kestin LL *et al.* Defining a radiotherapy target with positron emission tomography. Int J Radiat Oncol Biol Phys 2004;60:1272-1282
7. Daisne J-F, Sibomana M, Bol A, Doumont T, Lonneux M, Gregoire V. Tri-dimensional automatic segmentation of PET volumes based on measured sourceto-background ratios: influence of reconstruction algorithms. Radiother Oncol 2003;69:247-250
8. Erdi YE, Mawlawi O, Larson SM *et al.* Segmentation of lung lesion volume by adaptive positron emission tomography image thresholding. Cancer 1997; 80(12 Suppl)2505-2509
9. Yaremko B, Riauka T, Robinson D, Murray B, Mc Ewan A, Roa W. Threshold modification for tumour imaging in non-small cell lung cancer using positron emission tomography. Nucl Med Commun 2005;26:433-440
10. International Commission on Radiation Units and Measurements. Prescribing, recording and reporting photon beam therapy, ICRU Report 50. Bethesda, MD: International Commission on Radiation Units and Measurements; 1993
11. International Commission on Radiation Units and Measurements. Prescribing, recording and reporting photon beam therapy (Supplement to ICRU Report 50), ICRU Report 62. Bethesda, MD: International Commission on Radiation Units and Measurements; 1999
12. Ling CC, Humm J, Larson S *et al.* Towards multidimensional radiotherapy (MD-CRT): biological imaging and biological conformality. Int J Radiat Oncol Biol Phys 2000;47:551-560
13. Caldwell CB, Mah K, Ung YC *et al.* Observer variation in contouring gross tumour volume in patients with poorly defined non-small-cell lung tumours on CT: the impact of 18FDG-hybrid PET fusion. Int J Radiat Oncol Biol Phys 2001;51:923-931
14. Erdi YE, Rosenzweig K, Erdi AK *et al.* Radiotherapy treatment planning for patients with non-small cell lung cancer using positron emission tomography (PET). Radiother Oncol 2002;62:51-60
15. Fox JL, Ramesh R, O'Meara W *et al.* Does registration of PET and planning CT images decrease interobserver and intraobserver variation in delineating tumour volumes for non-small cell lung cancer? Int J Radiat Oncol Biol Phys 2005;62:70-75
16. Moureau-Zabotto L, Touboul E, Lerouge D *et al.* Impact of CT and 18F-deoxyglucose positron emission tomography image fusion for conformal radiotherapy in esophageal carcinoma. Int J Radiat Oncol Biol Phys 2005;63:340-345
17. Scarfone C, Lavely WC, Cmelak AJ *et al.* Prospective feasibility trial of radiotherapy target definition for head and neck cancer using 3 dimensional PET and CT imaging. J Nucl Med 2004;45:543-552
18. Roels S, Duthoy W, Haustermans K *et al.* Definition and delineation of the clinical target volume for rectal cancer. Int. J Radiat Oncol Biol Phys 2006;65:1129-1142
19. Bradley JD, Perez CA, Dehdashti F *et al.* Implementing biologic target volumes in radiation treatment planning for non-small cell lung cancer. J Nucl Med 2004;45(Suppl 11):596-S101
20. De Ruysscher D, Wanders S, van Haren E *et al.* Selective mediastinal node irradiation based on FDG-PET scan data in patients with non-small-cell lung cancer: a prospective clinical study. Int J Radiat Oncol Biol Phys 2005;62:988-994
21. De Ruysscher D, Wanders S, Minken A *et al.* Effects of radiotherapy planning with a dedicated combined PET-CT-simulator of patients with non-small cell lung cancer on dose limiting normal tissues and radiation dose-escalation: a planning study. Radiother Oncol 2005;77:5-10
22. Nestle U, Walter K, Schmidt S *et al.* ^{18}F-deoxyglucose positron emission tomography (FDG-PET) for the planning of radiotherapy in lung cancer: high impact in patients with atelectasis. Int J Radiat Oncol Biol Phys 1999;44:593-597
23. Bradley J, Thorstad WL, Mutic S *et al.* Impact of FDGPET on radiation therapy volume delineation in nonsmall-cell lung cancer. Int J Radiat Oncol Biol Phys 2004;59:78-86
24. Chao KS, Deasy JO, Markman J *et al.* A prospective study of salivary function sparing in patients with head-and-neck cancers receiving intensity-modulated or three-dimensional radiation therapy: Initial results. Int J Radiat Oncol Biol Phys 2001;49:907-916
25. Lee N, Xia P, Quivey JM *et al.* Intensity-modulated radiotherapy in the treatment of nasopharyngeal carcinoma: an update of the UCSF experience. Int J Radiat Oncol Biol Phys 2002;53:12-22
26. Schwartz DL, Ford E, Rajendran J *et al.* FDG-PET/CT imaging for preradiotherapy staging of head-andneck squamous cell carcinoma. Int. J' Radiat Oncol Biol Phys 2005;61:129-136 [Medline]
27. Schwartz DL, Ford EC, Rajendran J *et al.* FDG-PET/CT-guided intensity modulated head and neck radiotherapy: a pilot investigation. Head Neck 2005;27: 478-487
28. Wong WL, Saunders M. The impact of FDG PET on the management of occult primary head and neck tumors. Clin Oncol (R Coll Radiol) 2003;15:461-466
29. Fujibayashi Y, Taniuchi H, Yonekura Y, Ohtani H, Konishi J, Yokoyama A. Copper-62-ATSM: a new hypoxia imaging agent with high membrane permeability and low redox potential. J Nucl Med 1997;38:1155-1160
30. Shields AF, Grierson JR, Dohmen BM *et al.* Imaging proliferation in vivo with [F-18]FLT and positron emission tomography. Nat Med 1998;4:1334-1336
31. Borbath I, Gregoire V, Bergstrom M, Laryea D, Langstrom B, Pauwels S. Use of 5-[(76) Br]bromo-2-fluoro-2'-deoxyuridine as a ligand for tumour proliferation: validation in an animal tumour model. Eur J Nucl Med Mol Imaging 2002;29:19-27
32. Gronroos T, Bentzen L, Marjamaki P *et al.* Comparison of the biodistribution of two hypoxia markers [18F]FETNIM and [18F]FMISO in an experimental mammary carcinoma. Eur J Nucl Med Mol Imaging 2004;31:513-520
33. Mahy P, De Bast M, Leveque PH *et al.* Preclinical validation of the hypoxia tracer 2-(2-nitroimidazol-1-yl)-N-(3,3,3-[(18)F]trifluoropropyl)acetamide, [(18)F]EF3. Eur J Nucl Med Mol Imaging 2004;31:1263-1272
34. Mishani E, Abourbeh G, Jacobson 0 *et al.* High-affinity epidermal growth factor receptor (EGFR) irreversible inhibitors with diminished chemical reactivities as positron emission tomography (PET)-imaging agent candidates of EGFR overexpressing tumors. J Med Chem 2005;48:5337-5348

35. Chao KS, Bosch WR, Mutic S et al. A novel approach to overcome hypoxic tumor resistance: Cu-ATSMguided intensity-modulated radiation therapy. Int J Radiat Oncol Biol Phys 2001;49:1171-1182
36. Douglas JG, Stelzer KJ, Mankoff DA et al. [F-18]-fluorodeoxyglucose positron emission tomography for targeting radiation dose escalation for patients with glioblastoma multiforme: clinical outcomes and patterns of failure. Int J Radiat Oncol Biol Phys 2006;64:886-891
37. Mutic S, Malyapa RS, Grigsby PW et al. PET-guided IMRT for cervical carcinoma with positive para-aortic lymph nodes: a dose-escalation treatment planning study. Int J Radiat Oncol Biol Phys 2003;55:28-35
38. Vanuytsel LJ, Vansteenkiste JF, Stroobants SG et al. The impact of (18)F-fluoro-2-deoxy-D-glucose positron emission tomography (FDG-PET) lymph node staging on the radiation treatment volumes in patients with non-small cell lung cancer. Radiother On-col 2000;55:317-324
39. Lee NY, Mechalakos JG, Nehmeh S et al. Fluorine-18-labeled fluoromisonidazole positron emission and computed tomography-guided intensity-modulated radiotherapy for head and neck cancer: a feasibility study. Int J Radiat Oncol Biol Phys 2008;70:2-13
40. Geets X, Lee L, Lonneux M, Coche E, Cosnard G, Gregoire V. Re-assessment of HNSCC tumor volume during radiotherapy with anatomic and functional imaging. [abstract] Radiother Oncol 2006;78(Suppl 1):S59
41. Humm JL, Lee J, O'Donoghue JA et al. Changes in FDG tumor uptake during and after fractionated radiation therapy in a rodent tumor xenograft. Clin Positron Imaging 1999;2:289-296
42. Brahme A. Biologically optimized 3-dimensional in vivo predictive assay-based radiation therapy using positron emission tomography-computerized tomography imaging. Acta Oncol 2003;42:123-136
43. Bentzen SM. Theragnostic imaging for radiation oncology: dose-painting by numbers. Lancet Oncol 2005;6:112-117
44. Livieratos L, Stegger L, Bloomfield PM et al. Rigid body transformation of list mode projection data for respiratory motion correction in cardiac PET. IEEE Medical Imaging Conference records. Piscataway, NJ: IEEE; 2003
45. Wang Y, Baghaei H, Li H et al. A simple respiration gating technique and its application in high resolution PET. IEEE Medical Imaging Conference records. Piscataway, NJ: IEEE; 2003
46. Guivarc'h O, Turzo A, Visvikis D et al. Synchronisation of pulmonary scintigraphy by respiratory flow and by impedance plethysmography. Proc SPIE Medical Imaging #5370. Bellingham, WA: SPIE;2004:1166-1175
47. Erdi YE, Nehmeh SA, Pan T et al. The CT motion quantitation of lung lesions and its impact on PET measured SUV's. J Nucl Med 2004;45:1287-1292
48. Gregoire V, Haustermans K, Geets X, Roels S, Lonneux M. PET-based treatment planning in radiotherapy: a new standard? J Nucl Med 2007;48(Suppl 1):68S-77S
49. Senan S, De Ruysscher D. Critical review of PET-CT for radiotherapy planning in lung cancer. Crit Rev Oncol Hematol 2005;56(3):345-351

28

O FDG PET na Avaliação de Infecção e Inflamação

Sandip Basu, Abass Alavi e Eugene C. Lin

Embora vários mecanismos moleculares tenham sido propostos como base da captação do fluorodesoxiglicose (FDG) pelas células, a presença acentuada do subtipo da proteína de transporte de glicose 1 (GLUT 1), nos macrófagos estimulados, neutrófilos e linfócitos, é considerada o fenômeno básico mais provável, responsável por esta observação. Os dados sobre o papel da combinação de tomografia por emissão de pósitron/tomografia computadorizada (PET/TC), na investigação de inflamação e infecção atualmente são escassos, porém sem sombra de dúvida, esta modalidade poderá revelar-se mais efetiva que o PET isolado na investigação de certos quadros clínicos, em que a possibilidade de intervenções cirúrgicas é considerada.

■ Comparação do FDG PET com Outras Técnicas de Imagem na Investigação de Infecção e Inflamação

Técnicas Convencionais de Medicina Nuclear

1. *Vantagens do FDG PET*
   - Assegurando resultados dentro de um prazo de tempo curto (1,5 a 2 horas).
   - Imagens tomográficas de alta resolução.
   - Elevado quociente de contraste-alvo fundo.
   - Sensível para infecções crônicas.
   - Tecnicamente sem exigências ou menos laborioso.
   - Elevada concordância interobservador.
   - Dose de irradiação de 2 a 3 vezes menor que a das técnicas convencionais da medicina nuclear.
   - Útil para detectar presença de infecção no esqueleto axial, onde a cintilografia com leucócitos marcados (WBC: *white blood cell*) é de valor limitado.
2. *Desvantagens do FDG PET*
   - Não é largamente disponível em grande parte do mundo.
   - Relativamente de custo elevado.
   - A diferenciação entre tumor e infecção ou inflamação não é possível, porém a obtenção de imagens tardias e a realização de exames de PET em 2 tempos auxiliam.

Técnicas de Imagem Anatômica (Tomografia Computadorizada/Ressonância magnética [TC/RM])

1. *Vantagens do FDG PET*
   - Técnica que analisa o corpo inteiro.
   - Não é afetado por implantes metálicos.
   - A avaliação da atividade metabólica de processos inflamatórios é mais específica no quadro típico que aqueles considerados pela presença de hiperperfusão ou edema (TC/RM).
2. *Desvantagens do FDG PET*
   - Não é largamente disponível em grande parte do mundo.
   - Resolução espacial relativamente baixa quando comparada com a das técnicas estruturais.

Aplicações Clínicas Potenciais

Osteomielite Crônica

Visão Geral

1. Valor adicional limitado no diagnóstico de casos não complicados de osteomielite aguda, quando comparado com as combinações de exame fisiológico e da presença de alterações bioquímicas, associadas à cintilografia trifásica ou à imagem por ressonância magnética RM.
2. Vários artigos têm relatado o importante papel do FDG PET no diagnóstico de pacientes com osteomielite crônica (**Figs. 28.1 a 28.3**).
3. Contrastando com outras técnicas de medicina nuclear, como as cintilografias com gálio e com leucócitos marcados, o FDG apresenta elevada resolução e consegue distinguir entre infecção de tecido mole e osteomielite.
4. Espera-se que as imagens obtidas pelo FDG PET, num futuro próximo, serão empregadas rotineiramente para definir a presença ou a ausência de um foco de infecção, para monitorar a resposta ao tratamento antimicrobiano e estabelecer critérios para decidir qual o momento exato para interromper o tratamento.

Acurácia

1. Guhlman et al.[1,2] têm relatado maior acurácia das imagens do esqueleto central, obtidas pelo FDG PET com relação às cintilografias com anticorpos antigranulocíticos, na investigação de infecções de pacientes com suspeita de osteomielite crônica.
2. De Winter et al.[3] relataram sensibilidade de 100%, especificidade de 86% e acurácia de 93% em 60 pacientes com suspeita de infecção crônica do sistema musculoesquelético.
3. Outro estudo prospectivo, realizado por Meller et al.[4] em 30 pacientes com suspeita de osteomielite crônica em atividade, concluiu que o FDG PET é superior às cintilografia obtidas com leucócitos marcados com Índio-111, no diagnóstico de osteomielite crônica no esqueleto central.
4. O FDG PET detecta com acurácia osteomielite da coluna vertebral (**Fig. 28.2**) e potencialmente poderia substituir os estudos com gálio-67 (^{67}Ga) neste objetivo.[5-7]
5. Uma metanálise recente revelou que o FDG PET não é somente a técnica de imagem mais sensível para a detecção de osteomielite crônica, mas também apresenta maior especificidade que a cintilografia com leucócitos marcados (WBC), a cintilografia óssea ou a imagem por ressonância magnética (RM).[8-10]

Pé Diabético Complicado

Visão Geral

A detecção de infecção e seu diagnóstico diferencial com osteoartropatia neuropática aguda, em um quadro de pé diabético complicado, são desafios clínico e radiológico. A presença de ulcerações também com-

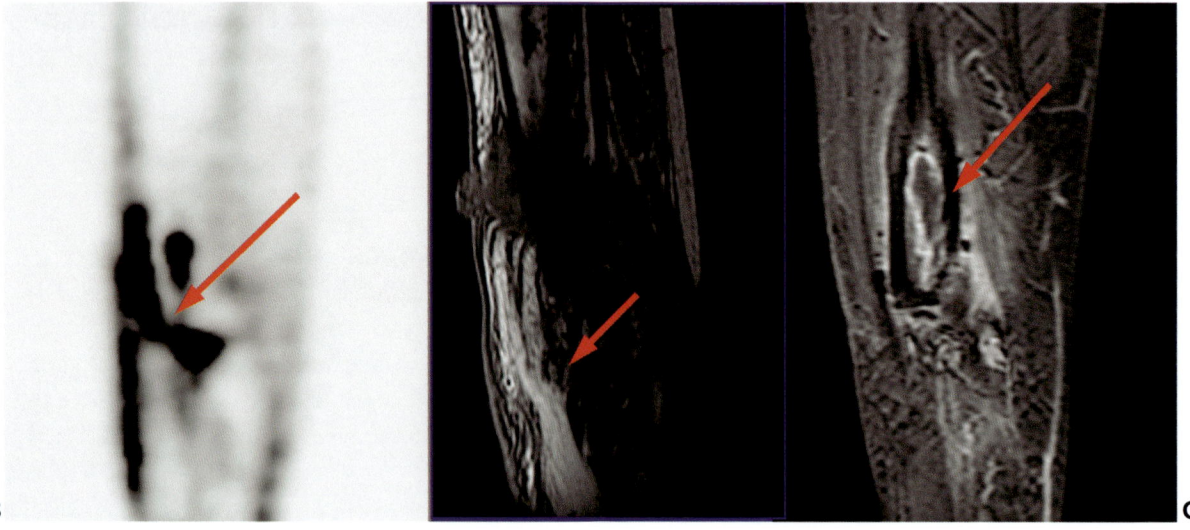

Fig. 28.1 (A) Tomografia por emissão de pósitron com fluorodesoxiglicose (FDG PET), em corte sagital. **(B)** Aquisição rápida na fase pré-contraste, conhecida por *spoiled gradient* (SPGR). **(C)** Aquisição em SPGR pós-contraste. Captação ávida do FDG no seio do canal *(seta)*, conectando o abscesso de tecido mole ao canal medular do fêmur, em um paciente comprovadamente portador de osteomielite crônica. Nesta figura, mostram-se também imagens de anomalias correspondentes, obtidas pela imagem por ressonância magnética. (De: Kumar R. Basu S, Torigian D, Anand V, Zhuang H, Alavi A. Role of modern imaging techniques for diagnosis of infection in the era of 18F-fluorodeoxyglucose positron emission tomography. Clin Microbiol Rev 2008;21(1):209-224. Reproduzida com autorização.)

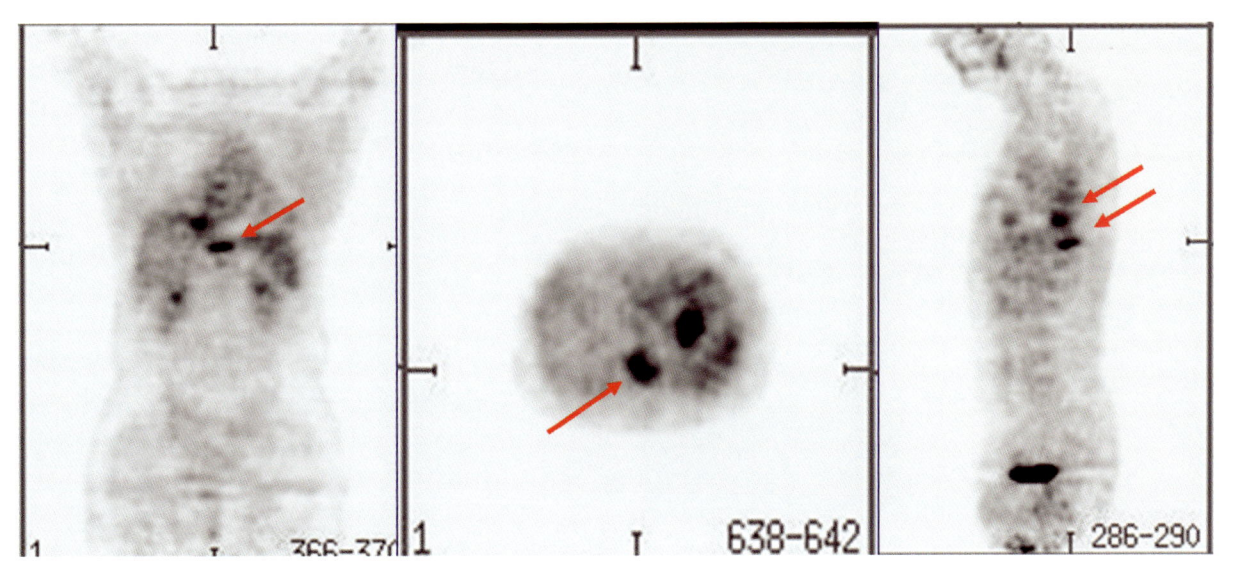

Fig. 28.2 Focos de captação do fluorodesoxiglicose em osteomielite crônica na coluna torácica, localizados em 2 corpos de vértebras adjacentes. Nesse quadro, a cintilografia com leucócitos marcados revela resultados fracos. (De: Zhuang H, Alavi A. 18-fluorodeoxyglucose positron emission tomographic imaging in the detection and monitoring of infection and inflammation. Semin Nucl Med 2002;32:47-59. Reproduzida com autorização.)

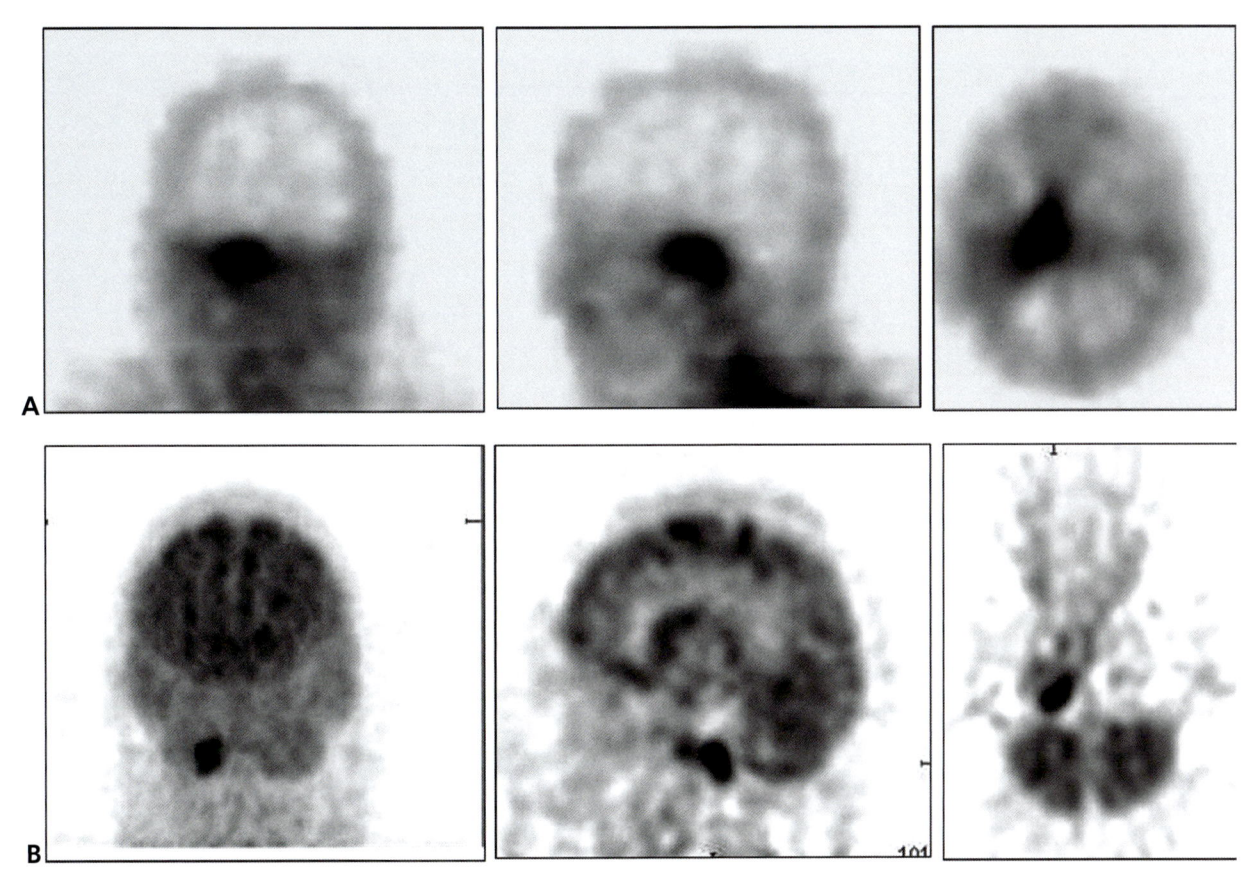

Fig. 28.3 (A) Cintilografia com gálio obtida mediante tomografia por emissão de fóton único (SPECT: *single photon emission computed tomography*). **(B)** Tomografia por emissão de pósitron com fluorodesoxiglicose (FDG PET). Intensa captação no foco de infecção em um paciente sabidamente portador de otite maligna, com imagens correspondentes, obtidas com citrato de gálio 67, mediante por SPECT. Observar que as imagens obtidas pelo PET revelam o local da doença com maior precisão que a verificada nas imagens obtidas mediante por SPECT. (De: Zhuang H, Alavi A. 18-fluorodeoxyglucose positron emission tomographic imaging in the detection and monitoring of infection and inflammation. Semin Nucl Med 2002;32:47-59. Reproduzida com autorização.)

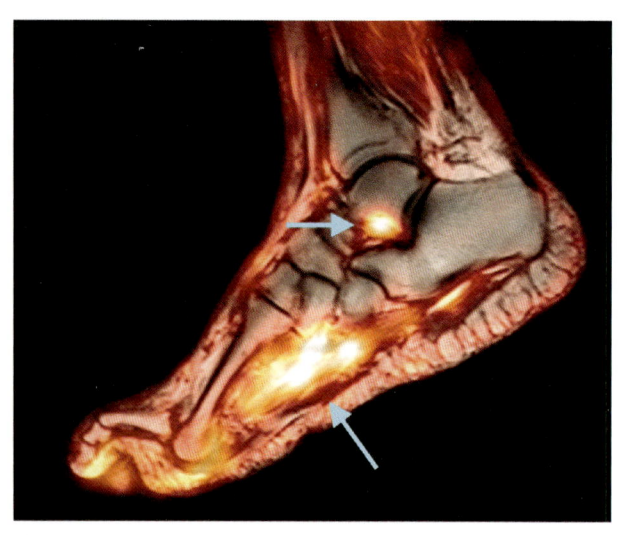

Fig. 28.4 Imagem do pé diabético de um paciente, com suspeita de infecção óssea, obtida pela fusão das imagens geradas pela tomografia por emissão de pósitron (FDG PET) e a ressonância magnética (RM). A imagem com FDG PET mostra considerável captação no tecido mole da face plantar do pé (sugestivo de celulite); além de revelar o foco de atividade anormal no calcâneo (compatível com osteomielite do osso do talo). (De: Basu S, Alavi A. FDG-PET takes lead role in suspected or proven infection. Diagnostic Imaging San Francisco 2007;29(11):59-64. Reproduzida com autorização.)

plica o quadro, pois nesse contexto, a presença de infecção é uma forte suspeita, até prova em contrário. A diferenciação entre osteomielite e osteoartropatia de Charcot, através da imagem por ressonância magnética (RM), é uma tarefa difícil.

Acurácia

1. Dados preliminares evidenciam um importante papel para as imagens obtidas pelo FDG PET nos quadros de osteoartropatia diabética complicada e não complicada.[10-11]

2. O FDG PET pode diferenciar entre neuroartropatia de Charcot, osteomielite e infecção de tecido mole.[12,13]

3. Keider et al.[11] observaram que o FDG PET/TC era muito exato na detecção de osteomielite (**Fig. 28.4**).

Próteses Infectadas

Visão Geral

1. Um dos desafios particulares para o cirurgião ortopédico tem sido o diagnóstico diferencial entre afrouxamento mecânico de uma prótese e a presença de infecção sobreposta, tendo sido objeto de múltiplas pesquisas durante vários anos passados.

2. O FDG PET possui elevado potencial para a detecção de infecções em próteses do quadril (**Figs. 28.5 a 28.7**) e em menor extensão em próteses do joelho.

3. O FDG PET apresenta vantagens quanto às técnicas anatômicas de imagem por não ser afetado pela presença de implantes metálicos e por propiciar imagens de resolução e sensibilidade total melhores que as fornecidas pelas técnicas convencionais da medicina nuclear.

4. Reações não infecciosas são comuns, meses e mesmo anos após a cirurgia, sendo que o reconhecimento de tais reações é importante no tratamento desses pacientes. A presença de elevada captação do FDG ao redor do colo e/ou da cabeça da prótese é muito comum e não deve ser interpretada como um achado sugestivo de infecção. A maioria das infecções é observada na interface osso-prótese e a maioria das reações inflama-

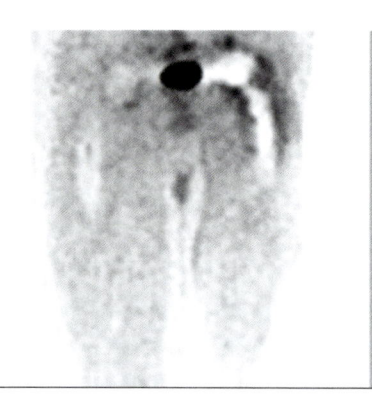

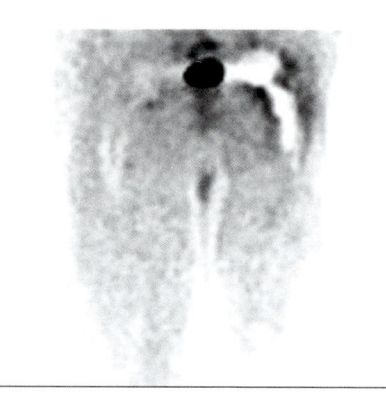

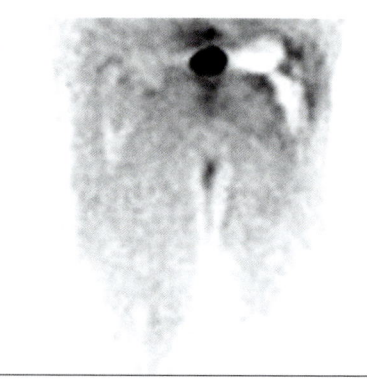

Fig. 28.5 As imagens em incidência coronal apresentadas acima são de um paciente queixando-se de dor no quadril esquerdo, pós-artroplastia. Embora se observe certa reação inflamatória em torno do colo da prótese e do fêmur proximal, é uma reação considerada comum em pacientes que sofreram inserção de prótese em quadril. As imagens revelam a evidência clara da presença de infecção pela ausência de captação do fluorodesoxiglicose na interface osso-prótese; esse diagnóstico de processo asséptico foi confirmado pela intervenção cirúrgica nesse paciente.

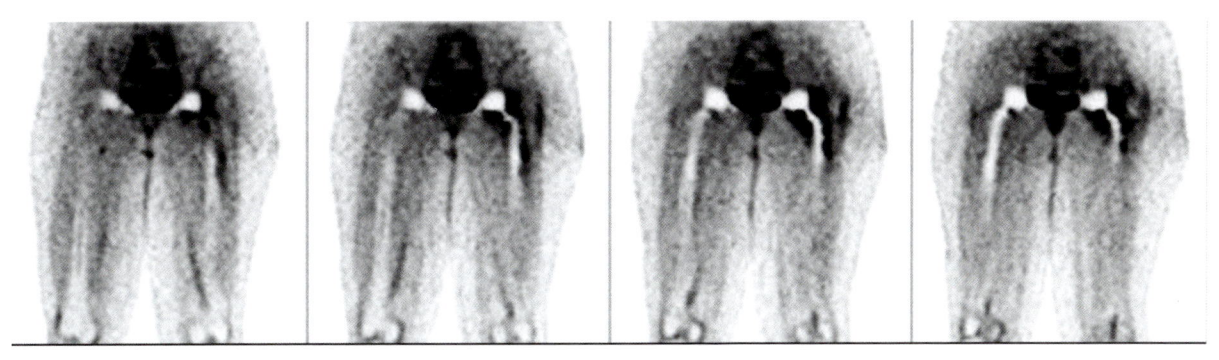

Fig. 28.6 Imagens obtidas em plano coronal da pelve e da região das coxas revelam ausência de evidência de infecção na prótese do quadril direito. Por outro lado, no lado esquerdo, verifica-se captação significativa do fluorodesoxiglicose no nível da interface osso-prótese, contornando o acetábulo e ocupando a metade proximal da diáfise femoral. Existem também evidências que mostram a extensão da infecção para o tecido mole proximal. A prótese localizada à direita parece estar asséptica e a localizada à esquerda parece infectada, imagens confirmadas mediante a exploração cirúrgica.

tórias, não infecciosas, é observada fora da junção ossoprótese.

5. Atualmente, o potencial do FDG PET na avaliação de próteses está relativamente bem definido. Maior número de pesquisas pode realçar ainda mais o papel do FDG PET na investigação de próteses.

Acurácia

1. Num estudo prospectivo, envolvendo 89 pacientes com 92 próteses doloridas do quadril, nosso grupo verificou[14] que a relativa sensibilidade, especificidade, valor preditivo positivo (PPV: *positive predictive value*) e valor preditivo negativo (NPV: *negative predictive value*) do FDG PET na detecção de infecção, respectivamente, eram de: 95,2, 93, 80 e 98,5%. Na cintilografia com tecnécio-99m-enxofre coloidal associada a imagens obtidas com leucócitos marcados com índio-111 (Tc-SC – Ind BM/WBC), realizadas para o diagnóstico de infecção periprostética de próteses do quadril, os dados similares à análise anterior eram, respectivamente, de: 50, 95,1, 41 e, 88,6%.

Febre de Origem Obscura

Visão Geral

A febre de origem obscura (FOOb = FOOB: *fever of unknown origin*) é um desafio clínico, sobretudo em se tratando de idosos, e parece ser uma indicação aprovada para o emprego do FDG PET na prática clínica. A não especificidade do FDG passa a ser de grande valor clínico na investigação de pacientes com FOOB, por se acumular nas infecções, nas lesões malignas e nas doenças inflamatórias, que representam as 3 principais causas de FOOB. O FDG, sendo um traçador "pega tudo", nesse contexto, tem o potencial de substituir as cintilografias com o ^{67}Ga e com os leucócitos marcados. Todavia, de modo geral, o FDG PET tem valor

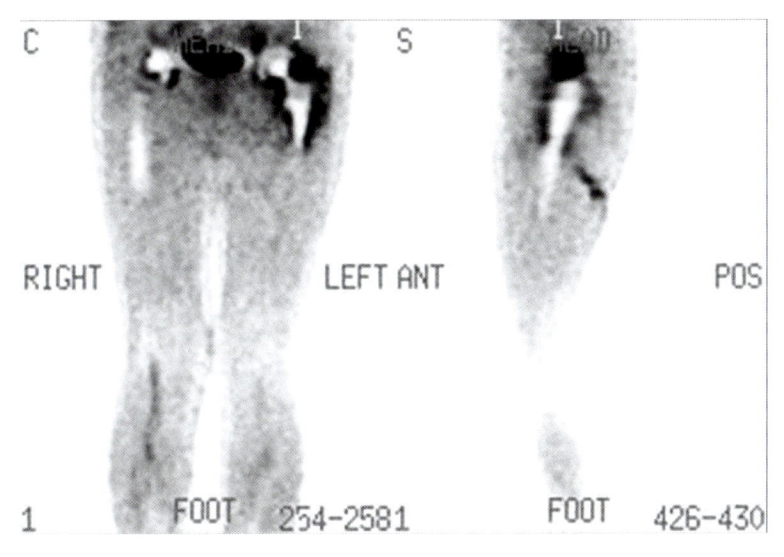

Fig. 28.7 As imagens apresentadas anteriormente representam documentos obtidos por tomografia computadorizada por emissão de pósitron da pelve e das coxas de um paciente portador de próteses bilaterais, queixando-se de dor no quadril esquerdo. Nas imagens em plano sagital, observa-se, de forma clara, a presença de um canal de fístula, com trajeto em direção à face posterior da coxa. Enquanto isso, a prótese à direita parece não apresentar complicações e estar livre de infecção. A infecção do quadril esquerdo foi confirmada por meio de intervenção cirúrgica.

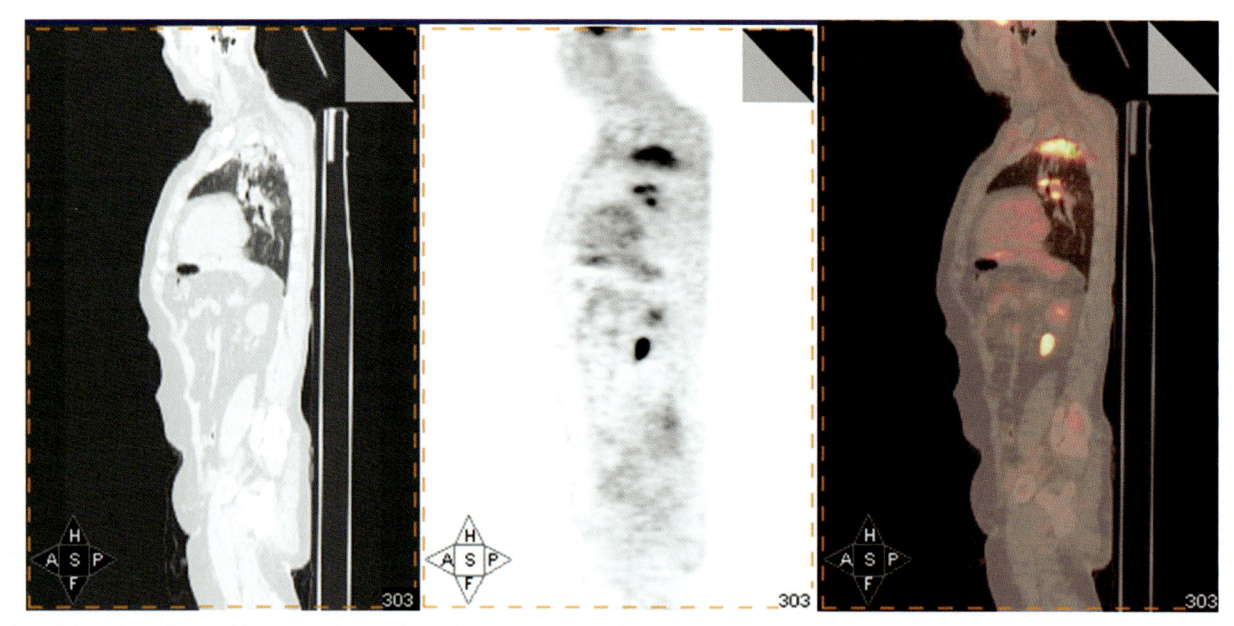

Fig. 28.8 Lesão inflamatória tubercular no ápice do pulmão esquerdo que revela intensa captação do fluorodesoxiglicose, fusionada com a imagem correspondente, obtida pela tomografia computadorizada. (De: Kumar R, Basu S, Torigian D, Anand V, Zhuang H, Alavi A. Role of modern imaging techniques for diagnosis of infection in the era of ^{18}F-fluorodeoxyglucose positron emission tomography. Clin Microbiol Rev 2008;21(1):209-224. Reproduzida com autorização.)

acrescido quando comparado com as técnicas convencionais em 40 a 70% dos pacientes.

Acurácia

1. Num subgrupo de 40 pacientes que foram estudados por ambas as modalidades: PET e ^{67}Ga, Blockmans et al.[15] verificaram que o FDG PET revelou maior número de anomalias que a cintilografia com gálio (77% *vs.* 67%, respectivamente).
2. Stumpe et al.[16] relataram para o FDG PET sensibilidade de 98%, especificidade de 75% e acurácia de 91%, em 39 pacientes com suspeita de infecção.
3. Meller et al.[17] compararam as imagens obtidas com FDG com as de gálio em pacientes encaminhados para a investigação de FOOB, tendo relatado sensibilidade de 81% e especificidade de 86% para o FDG na detecção das causas de febre de origem obscura, e para a cintilografia com gálio sensibilidade e especificidade de 67 e 78% respectivamente.
4. Bleeker-Rovers et al.[18] estudaram 35 pacientes com FOOB e informaram que o FDG PET foi clinicamente útil em 37% dos casos com FOOB, revelando sensibilidade e especificidade de 93 e 90%, respectivamente, PPV de 87% e NPV de 95%.
5. Um estudo piloto sugere que, apesar da captação miocárdica normal do FDG, o FDG PET auxilia com acurácia a identificação de sítios de endocardite infecciosa, tornando-se um estudo suplementar promissor para complementar a ecocardiografia convencional.[19]

Pacientes com AIDS

Visão Geral

O PET possui papel importante no tratamento dos pacientes infectados pelo vírus da imunodeficiência humana (HIV: *human immunodeficiency virus*), e é de especial importância na avaliação da doença quando o sistema nervoso central (SNC = CNS: *central nervous system*) é afetado. A avaliação quantitativa tem revelado que os índices de captação padronizados (SUVs), relativos à toxoplasmose, são significativamente menores que os de linfoma e praticamente quase sem nenhuma sobreposição aos dos índices das 2 condições.

Acurácia

1. Hoffman et al.[20] estudaram 11 indivíduos portadores da síndrome de imunodeficiência adquirida (AIDS), com lesões do SNC e verificaram que as imagens obtidas pelo FDG PET eram mais exatas que as obtidas pela TC e pela RM, na diferenciação entre etiologias malignas e não malignas para o caso das lesões do SNC.

2. O'Doherty et al.[21] mostraram que o PET apresenta sensibilidade e especificidade globais de 92 e 94%, respectivamente, na detecção de infecções (**Fig. 28.8**) ou de lesões malignas, em pacientes com SIDA.
3. Santiago et al.[22] empregaram o FDG PET em 47 pacientes com SIDA e encontraram sensibilidade de 82,5% na detecção de lesões, através de imagens obtidas pelo PET.

Sarcoidose

Visão Geral

A definição da atividade da doença na sarcoidose determina largamente o tipo de terapia que deve ser adotado. O FDG PET auxilia na definição correta da atividade da doença na sarcoidose, o que é crítico para iniciar uma conduta ideal, uma vez que a maioria dos pacientes apresenta curso autolimitado da doença, enquanto um percentual menor pode morrer sem tratamento logo após o diagnóstico da doença. Os padrões de captação do FDG na sarcoidose (**Fig. 28.9**) podem ser mal interpretados na presença de malignidade; dessa forma, esse teste não é útil no diagnóstico inicial.

Acurácia

1. Vários grupos têm relatado a captação do FDG pelos granulomas sarcoides,[23-25] que se parecem com linfonodos topicamente ativos, nas regiões mediastínica e hilar.
2. Ao quantificar o metabolismo da glicose no sarcoidose, Brudin et al.[23] têm sugerido que a captação do FDG provavelmente reflete a doença em atividade, e sua extensão em diferentes estágios deste distúrbio não é preditível.

Aterosclerose

Visão Geral

O FDG PET possui potencial para avaliar a aterosclerose como processo inflamatório, na fase inicial da doença, durante seu curso natural, assim como após a intervenção terapêutica. O mecanismo da captação do FDG não é claro e dentro das possíveis explicações, incluem-se: elevado metabolismo da glicose pelos macrófagos localizados na placa aterosclerótica, pelo músculo liso que se encontra na média ou pelos músculos subendoteliais em proliferação.

Acurácia

1. Nosso grupo investigou a frequência da captação do FDG em grandes artérias com relação aos fatores de risco aterogênicos.[26] A correlação positiva entre a captação arterial do FDG e os fatores de risco aterogênicos sugeriu um papel promissor para a geração de imagem pelo FDG PET, no diagnóstico da aterosclerose e do seu acompanhamento após a intervenção terapêutica.[27,28] Numa população de 149 indivíduos, os valores médios dos SUVs da aorta ascendente, do arco aórtico, da aorta torácica descendente, das artérias ilíacas e femorais aumentaram com a idade ($p < 0,1$).[29]
2. Existem referências quanto à elevada correlação entre a captação do FDG na aorta e a presença de macrófagos nas lesões ateroscleróticas.[30]
3. A elevada concentração local do FDG é facilmente demonstrada em lesões experimentais, através da autorradiografia *ex-vivo*. A exequibilidade da detecção do ateroma vulnerável mediante a inserção de cateter intravascular e o emprego associado de um pequeno detector *(probe)* sensível a emissões de pósitrons tem sido explorada por vários pesquisadores.[31,32]
4. Em estudos realizados em animais, tem sido demonstrada a aplicação promissora do FDG PET para a monitoração dos efeitos terapêuticos de drogas anti-inflamatórias sobre a estabilização das placas ateroscleróticas vulneráveis, sendo que o FDG PET foi capaz de mapear a redução da inflamação pelo probucol.[33] O FDG PET, pela sua habilidade em mapear a redução da infiltração de macrófagos, pode tornar-se clinicamente útil na avaliação dos efeitos terapêuticos de novas drogas que conseguem estabilizar placas vulneráveis.

Vasculites

Visão Geral

A histologia tem sido considerada o padrão-ouro para o diagnóstico de vasculites, porém a confirmação histopatológica do diagnóstico de vasculite nem sempre é possível. O FDG PET possui o potencial de ser adicionado ao arsenal das técnicas de imagem como uma modalidade funcional para o mapeamento e a detecção de processos metabolicamente ativos ao longo das grandes artérias, assim como de calibre médio. Existem relatos de vários pesquisadores, confirmando sua utilidade no diagnóstico e no tratamento de pacientes com vasculites. Parece possuir grande potencial no diagnóstico e no tratamento de pacientes portadores de aortites.

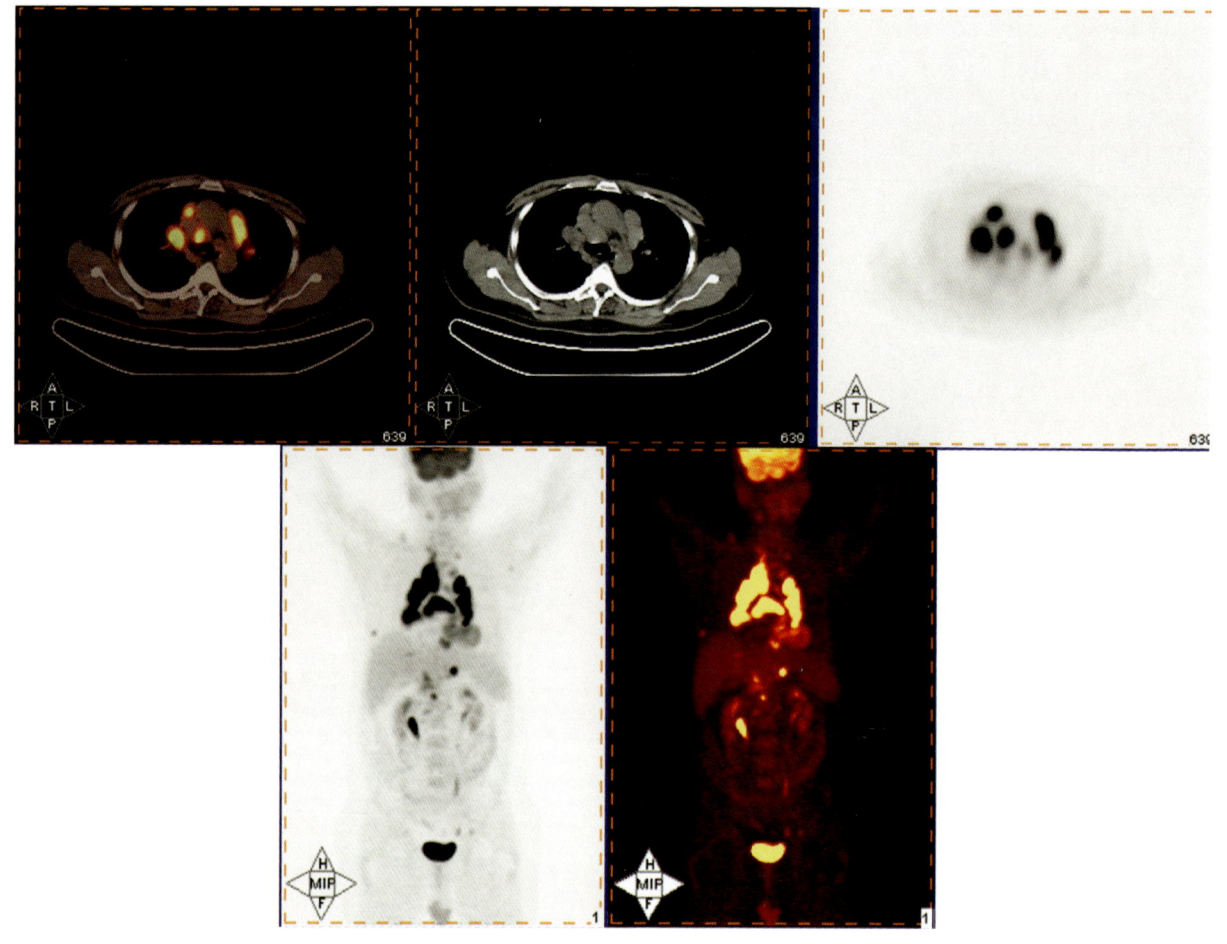

Fig. 28.9 Imagens geradas por tomografia por emissão de pósitron com o emprego de fluordesoxiglicose em um caso de sarcoidose onde se observa a captação típica no tórax. Em pacientes com sarcoidose em atividade, observa-se a captação significativa nos sítios acometidos pela doença e pode ser confundida com linfoma ou outros distúrbios linfoproliferativos. (De: Kumar R, Basu S, Torigian D, Anand V, Zhuang H, Alavi A. Role of modern imaging techniques for diagnosis of infection in the era of 18F-fluorodeoxyglucose positron emission tomography. Clin Microbiol Rev 2008;21(1):209-224. Reproduzida com autorização.)

Acurácia

1. Numa série de estudo com 15 pacientes portadores de aortite em fase inicial, Meller et al.[34] compararam o FDG PET com a RM para o diagnóstico inicial e após a terapia com imunossupressores. Os resultados obtidos pelo FDG PET e pela RM no diagnóstico inicial eram comparáveis, porém o FDG PET detectou maior número de regiões acometidas de inflamação vascular e era mais confiável na detecção de atividade da doença após a terapia, quando comparado com a RM.
2. Webb et al.[35] observaram que o FDG PET apresentava sensibilidade de 92%, especificidade de 100% e NPV e PPV de 85 e 100%, respectivamente, na determinação inicial de vasculite em atividade na arterite de Takayasu. Eles concluíram que o FDG PET poderia ser empregado para avaliar a atividade da doença e monitorar a efetividade do tratamento.
3. Nos primeiros estudos do FDG PET, examinando o envolvimento do SNC em pacientes com lúpus eritematoso sistêmico (LES = SLE: *systemic lupus erythematosus*), verificou-se que o fluxo sanguíneo cerebral e a captação de glicose eram reduzidos na presença de lúpus do SNC em atividades focal e difusa.[36] Nesses estudos, assim como nos subsequentes, o FDG PET era considerado o método mais sensível para revelar déficits reversíveis e para correlacionar as imagens funcionais com os achados neurológicos.[37-39]

Doença Inflamatória Intestinal

Foi relatado que o FDG PET é útil na detecção de doença em atividade em pacientes portadores de doença inflamatória intestinal (IBD: *inflamatory bowel disease*). A captação intestinal normal do FDG varia quanto à distribuição e à intensidade em razão de

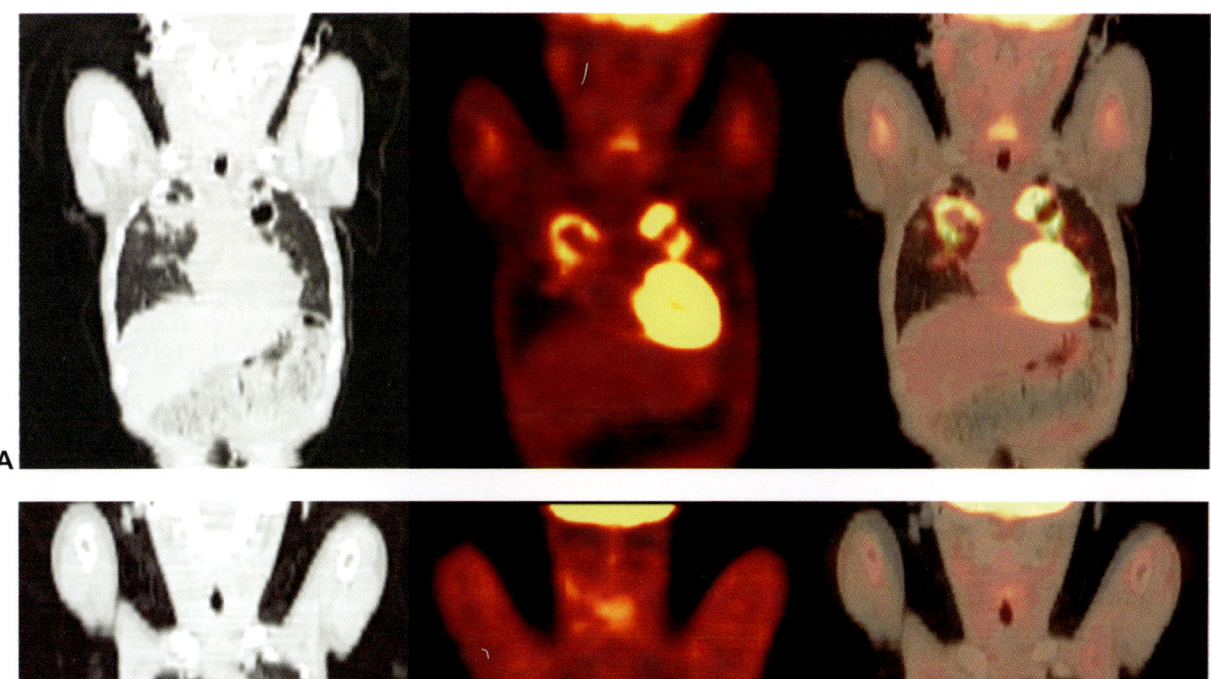

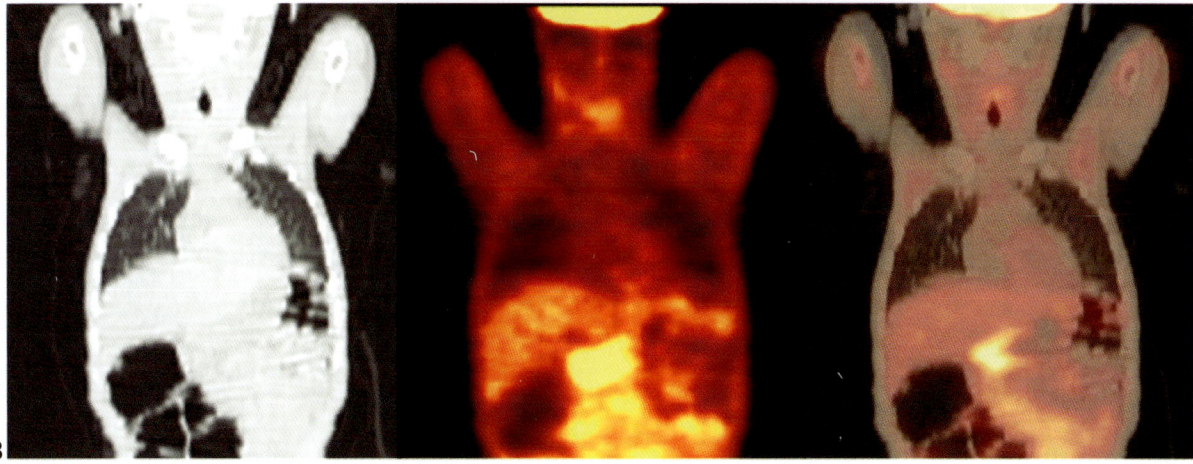

Fig. 28.10 Imagens com o emprego de fluorodesoxiglicose **(A)** pré- e **(B)** pós-tratamento, obtidas por tomografia por emissão de pósitron, em um caso comprovado de pneumonia, revelam a resposta terapêutica. Nessa figura mostram-se a tomografia computadorizada correspondente e as imagens fusionadas. (De: Kumar R, Basu S, Torigian D, Anand V, Zhuang H, Alavi A. Role of modern imaging techniques for diagnosis of infection in the era of ^{18}F-fluorodeoxyglucose positron emission tomography. Clin Microbiol Rev 2008;21(1):209-224. Reproduzida com autorização.)

vários fatores[40-42] que, nesse distúrbio, podem afetar a sensibilidade e a especificidade desta técnica. O FDG PET pode representar um papel maior na avaliação de IBD em grupos pediátricos, porque essa população apresenta menor atividade do FDG no intestino.

Acompanhamento através do FDG PET

Uma aplicação futura em potencial do FDG PET inclui o acompanhamento da atividade da doença após as intervenções terapêuticas.[43] Exige-se maior número de estudos bem elaborados para verificar se o FDG PET apresenta valor incremental nesses quadros, quando comparado com as outras técnicas. Teoricamente, pode-se argumentar que o mapeamento de células em atividade inflamatória (**Fig. 28.10**) com FDG PET, provavelmente, é mais sensível e específico que as alterações de perfusão ou de edema detectados pela TC/RM ou técnicas cintilográficas (**Fig. 28.11**).

Captação não Específica nas Articulações: Definição em Potencial de Artrite

1. O acúmulo de FDG frequentemente é observado em várias articulações (especialmente na articulação glenoumeral, na parte inferior do ombro); isto provavelmente representa uma reação inflamatória.[44,45]
2. A localização exata do acúmulo do FDG nessas regiões não está muito clara, porém provavelmente encontra-se no tecido sinovial que cerca a articulação. Esses processos geralmente são de

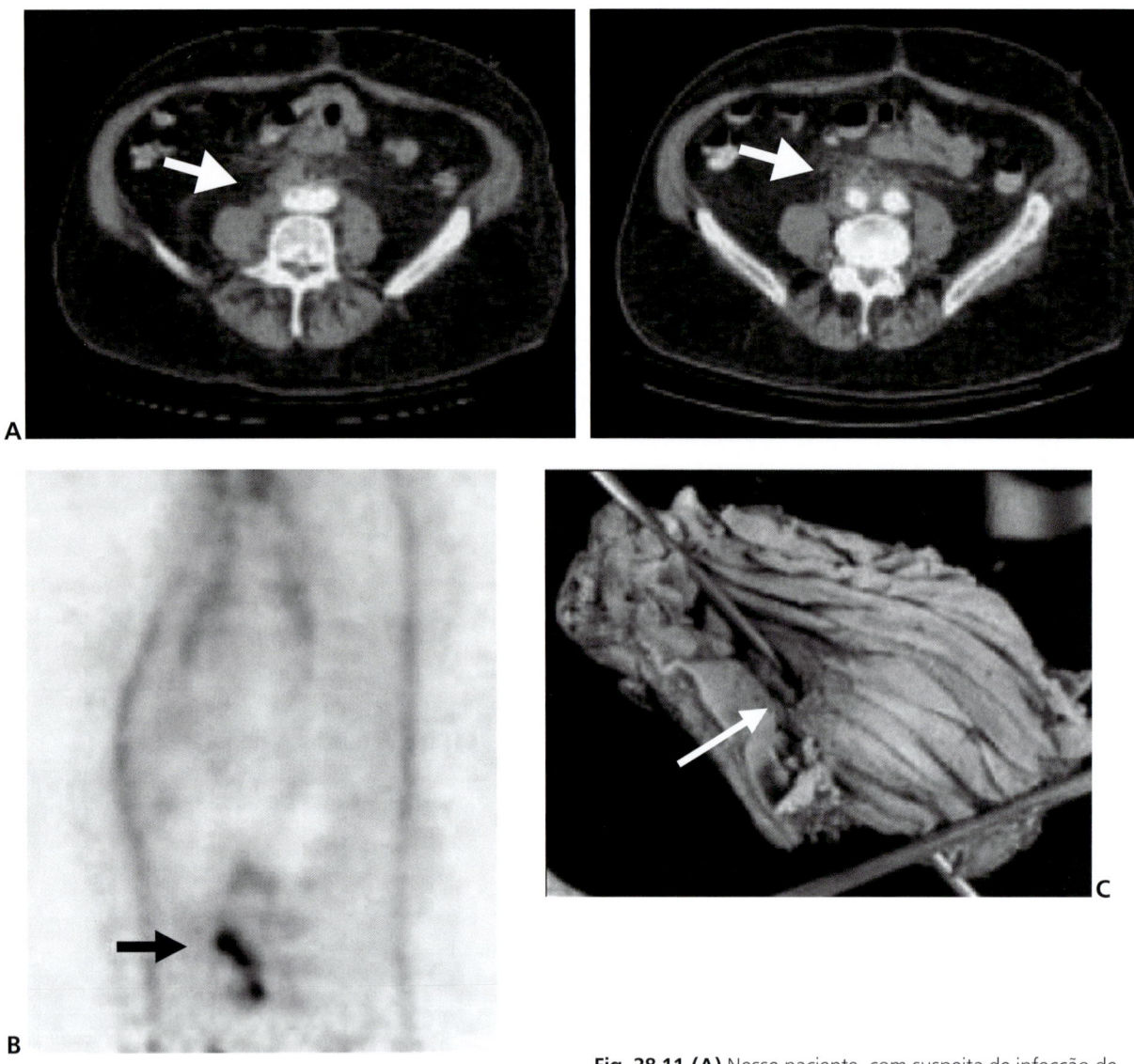

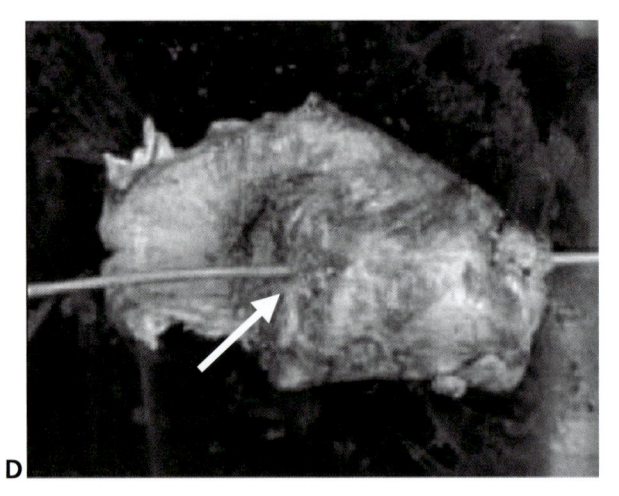

Fig. 28.11 (A) Nesse paciente, com suspeita de infecção de enxerto, apesar de a tomografia computadorizada evidenciar de fato, na região retroperitoneal, a presença de estrutura de espessamento filiforme *(setas)*, não foram observadas nas respectivas imagens evidências definitivas de infecção de enxerto aórtico, como a presença de ar, de abscesso perienxerto ou de pseudoaneurisma. **(B)** O mapeamento com a tomografia por emissão de pósitron revelou sítio anormal de captação do fluorodesoxiglicose na região da aorta, correspondendo ao enxerto *(seta)*. Uma conexão fistulosa entre o jejuno e o enxerto da aorta foi evidenciada na laparotomia. Verificam-se *setas* que apontam para um *probe* alojado na fístula, como se observa do lado **(C)** luminal e **(D)** do lado seroso. (De: Krupnick AS, Lombardi JV, Engels FH *et al.* 18-fluorodeoxyglucose positron emission tomography as a novel imaging tool for the diagnosis of aortoenteric fistula and aortic graft infection–a case report. Vasc Endovascular Surg 2003;37(5):363-366. Reproduzida com autorização.)

natureza crônica e representam um processo de longa duração, que é detectado como um achado incidental, na imagem do FDG PET.

3. O grau de captação do FDG como indicador da gravidade do processo inflamatório pode tornar-se uma importante fonte de informação em quadros reumatológicos, como na osteoartrite e na artrite reumatoide.[46]

Referências

1. Guhlmann A. Brecht-Krauss D, Suger G et al. Chronic osteomyelitis Detection with FDG PET and correlation with histopathologic findings. Radiology 1998;206:749-754
2. Guhlmann A, Brecht-Krauss D, Suger G et al. Fluorine-18-FDG PET and technetium-99 m antigranulocyte antibody scintigraphy in chronic osteomyelitis. J Nucl Med 1998;39:2145-2152
3. De Winter F, Van de Wiele C, Vogelaers D et al. Fluorine-18 fluorodeoxyglucose-positron emission tomography: a highly accurate imaging modality for the diagnosis of chronic musculoskeletal infections. J Bone Joint Surg Am 2001;83-A:651-666
4. Metter J, Koster G, Liersch T et al. Chronic bacterial osteomyelitis prospective comparison of F-18-FDG imaging with a dual-head coincidence camera and In111-labelled autologous leucocyte scintigraphy. Eur J Nucl Med 2002;29:53-60
5. Gratz S, Dorner J, Fischer U et al. 18F-FDG hybrid PET in patients with suspected spondylitis. Eur J Nucl Med Mol Imaging 2002;29:516-524
6. Stumpe KD, Zanetti M, Wei shaupt D, Hodler J, Boos N, Von Schulthess GK. FDG positron emission tomography for differentiation of degenerative and infectious endplate abnormalities in the lumbar spine detected on MR imaging. AJR Am J Roentgenol 2002;179:1151-1157
7. Love C, Palestro CJ. 18F-FDG and 67Ga-SPECT imaging in suspected vertebral osteomyelitis: an intraindividual comparison. [abstract] J Nucl Med 2003;45(Suppl):148P
8. Crymes WB Jr, Demos H, Gordon L Detection of musculoskeletal infection with 18F-FDG PET: review of the current literature. J Nucl Med Technol 2004;32(1):12-15
9. Zhuang H, Alavi A. 18-fluorodeoxyglucose positron emission tomographic imaging in the detection and monitoring of infection and inflammation. Semin Nucl Med 2002;32(1):47-59
10. Alnafisi N, Yun M, Alavi A. F-18 FDG positron emission tomography to differentiate diabetic osteoarthropathy from septic arthritis. Clin Nucl Med 2001;26(7):638-639
11. Keidar Z, Militianu D, Melamed E, Bar-Shalom R, Israel O. The diabetic foot: initial experience with 18F-FDG PET/CT. J Nucl Med 2005;46(3):444-449
12. Basu S, Chryssikos T, Houseni M et al. Potential role of FDG PET in the setting of diabetic neuroosteoarthropathy: can it differentiate uncomplicated Charcot's neuroarthropathy from osteomyelitis and soft-tissue infection? Nucl Med Commun 2007;28(6):465-472
13. Hopfner S, Krolak C, Kessler S, Tiling R. Preoperative imaging of Charcot neuroarthropathy: does the additional application of (18)F-FDG-PET make sense? Nucl Med (Stuttg) 2006;45(1):15-20
14. Pill SG, Parvizi J, Tang PH et al. Comparison of fluorodeoxyglucose positron emission tomography and (111)indium-white blood cell imaging in the diagnosis of periprosthetic infection of the hip. J Arthroplasty 2006; 21(6 Suppl 2)91-97
15. Blockmans D, Knockaert D, Maes A et al. Clinical value of [F-18]fluoro-deoxyglucose positron emission tomography for patients with fever of unknown origin. Clin Infect Dis 2001;32:191-196
16. Stumpe KDM, Dazzi H, Schaffner A et al. Infection imaging using whole-body FDG-PET. Eur J Nucl Med 2000;27:822-832
17. Meller J, Altenvoerde G, Munzel U et al. Fever of unknown origin Prospective comparison of [F-18]FDG imaging with a double-head coincidence camera and gallium-67 citrate SPECT. Eur J Nucl Med 2000;27:1617-1625
18. Bleeker-Rovers CP, de Kleijn EM, Corstens FH, van der Meer JW, Oyen WJ. Clinical value of FDG PET in patients with fever of unknown origin and patients suspected of focal infection or inflammation. Eur J Nucl Med Mol Imaging 2004;31:29-37
19. Yen RF, Chen YC, Wu YW, Pan MH, Chang SC. Using 18-fluoro-2-deoxyglucose positron emission tomography in detecting infectious endocarditis/endoarteritis: a preliminary report. Acad Radiol 2004;11:316-321
20. Hoffman JM. A. WH and T. Schifter, FDG-PET in differentiating lymphoma from nonmalignant central nervous system lesions in patients with AIDS. J Nucl Med 1993;34:567-575
21. O'Doherty MJ, Barrington SF, Campbell M et al. PET scanning and the human immunodeficiency virus-positive patient. J Nucl Med 1997;38:1575-1583
22. Santiago JF, Jana S, Gilbert HM, Salem S, Bellman PC, Hsu RKS. Naddaf Sleiman, Abdel-Dayem H: Role of fluorine-18-fluorodeoxyglucose in the work-up of febrile AIDS patients: experience with dual head coincidence imaging. Clin Positron Imaging 1999;2:301-309
23. Brudin LH, Valind SO, Rhodes CG et al. Fluorine-18 deoxyglucose uptake in sarcoidosis measured with positron emission tomography. Eur J Nucl Med 1994;21:297-305
24. Lewis PJ, Salama A. Uptake of fluorine-18-fluorodeoxyglucose in sarcoidosis. J Nucl Med 1994;35:16471649
25. Yasuda S, Shohtsu A, 'de M et al. High fluorine-18 labeled deoxyglucose uptake in sarcoidosis. Clin Nucl Med 1996;21:983-984
26. Yun M, Jang S, Cucchiara A et al. F-18 FDG uptake in the large arteries: a correlation study with the atherogenic risk factors. Semin Nucl Med 2002;32:70-76
27. Zhang Z, Machac J, Helft G et al. Noninvasive serial monitoring of atherosclerotic progression and regression with FDG-PET in a rabbit model. J Nucl Med 2000;41:7P
28. Lin EC, Quaife R. FDG uptake in chronic superior vena cava thrombus on positron emission tomographic imaging. Clin Nucl Med 2001;26:241-242
29. Bural GG, Torigian DA, Chamroonrat W et al. FDG-PET is an effective imaging modality to detect and quantify age-related atherosclerosis in large arteries. Eur J Nucl Med Mol Imaging 2008; 35(3):562-569

30. Vallabhajosula S, Machac J, Knesaurek KK et al. Imaging atherosclerotic macrophage density by positron emission tomography using F-18-fluorodeoxyglucose (FDG) (abstr). J Nucl Med 1996;37:144

31. Lederman RJ, Raylman R, Fisher S et al. Detection of atherosclerosis using a novel positron-sensitive probe and 18-fluorodeoxyglucose (FDG). Nucl Med Com-mun 2001;22:747-753

32. Strauss HW, Mari C, Patt BE, Ghazarossian V. Intravascular radiation detectors for the detection of vulnerable atheroma. J Am Coll Cardiol 2006; 47(8 Suppl)C97-C100

33. Ogawa M, Magata Y, Kato T et al. Application of 18FFDG PET for monitoring the therapeutic effect of antiinflammatory drugs on stabilization of vulnerable atherosclerotic plaques. J Nucl Med 2006;47(11):1845-1850

34. Meller J, Strutz F, Siefker J et al. Early diagnosis and follow-up of aortitis with F-18 FDG PET and MRI. Eur J Nucl Med Mol Imaging 2003;30:730-736

35. Webb M, Chambers A, Al-Nahhas A et al. The role of F-18-FDG PET in characterising disease activity in Takayasu arteritis. Eur J Nucl Med Mol Imaging 2004;31:627-634

36. van Dam AP. Diagnosis and pathogenesis of CNS lupus. Rheumatol Int 1991;11(1):1-11

37. Stoppe G, Wildhagen K, Seidel JW et al. Positron emission tomography in neuropsychiatric lupus erythematosus. Neurology 1990;40(2):304-308

38. Sailer M, Burchert W, Ehrenheim C et al. Positron emission tomography and magnetic resonance imaging for cerebral involvement in patients with systemic lupus erythematosus. J Neurol 1997;244(3):186-193

39. Weiner SM, Otte A, Schumacher M et al. Diagnosis and monitoring of central nervous system involvement in systemic lupus erythematosus: value of F-18 fluorodeoxyglucose PET. Ann Rheum Dis 2000;59(5):377-385

40. Shreve PD, Anzai Y, Wahl RL. Pitfalls in oncologic diagnosis with FDG PET imaging physiologic and benign variants. Radiographics 1999;19:61-77

41. Miraldi F, Vesselle H, Faulhaber PF et al. Elimination of artifactual accumulation of FDG in PET imaging of colorectal cancer. Clin Nucl Med 1998;23:3-7

42. Pio BS, Byrne F, Aranda R et al. Noninvasive quantification of bowel inflammation through positron emission tomography imaging of 2-deoxy-2-[^{18}F]fluoro-oglucose-labeled white blood cells. Mol Imaging Biol 2003;5:271-277

43. Zhuang H, Alavi A. 18-fluorodeoxyglucose positron emission tomographic imaging in the detection and monitoring of infection and inflammation. Semin Nucl Med 2002;32:47-59

44. von Schulthess G, Meier N, Stumpe K. Joint accumulations of FDG in whole body PET scans. Nucl Med (Stuttg) 2001;40:193-197

45. Wandler E, Kramer EL, Sherman O, Babb J, Scarola J, Rafii M. Diffuse FDG shoulder uptake on PET is associated with clinical findings of osteoarthritis. AJR Am J Roentgenol 2005;185(3):797-803

46. Polisson RP, Schoenberg OI, Fischman A et al. Use of magnetic resonance imaging and positron emission tomography in the assessment of synovial volume and glucose metabolism in patients with rheumatoid arthritis. Arthritis Rheum 1995;38:819-825

47. Kumar R, Basu S, Torigian D, Anand V, Zhuang H, Alavi A. Role of modern imaging techniques for diagnosis of infection in the era of 18F-fluorodeoxyglucose positron emission tomography. Clin Microbiol Rev 2008;21(1):209-224

48. Basu S, Alavi A. FDG-PET takes lead role in suspected or proven infection. Diagnostic Imaging San Francisco 2007; 29(11):59-64

49. Krupnick AS, Lombardi JV, Engels FH et al. 18-fluorodeoxyglucose positron emission tomography as a novel imaging tool for the diagnosis of aortoenteric fistula and aortic graft infection-a case report. Vasc Endovascular Surg 2003;37(5):363-366

29

Aplicações em Neurologia

Eugene C. Lin e Abass Alavi

■ Localização de Focos de Convulsão

Indicações Clínicas: B

A tomografia por emissão de pósitron (PET) é útil em localizar focos epileptogênicos em pacientes com resultados de exames clínicos duvidosos, assim como de eletroencefolagramas e imagem por ressonância magnética (MRI: *magnetic ressonance imaging*). O PET não acrescenta informações em pacientes que tenham seus focos de convulsão localizados através da eletroencefalograma ictal de escalpo ou RM.[2]

Acurácia[3,4]

1. A presença de hipometabolismo ipsolateral, na avaliação pré-cirúrgica, é um sinal para um bom desfecho pós-operatório no caso de epilepsia de lobo temporal refratária à medicação. A presença de hipometabolismo ipsolateral apresenta valor preditivo de 86% para um bom desfecho (80% em pacientes com uma RM normal e 72% em pacientes com eletroencefologrma de escalpo sem definir a localização).[2]
2. O PET é mais exato para a epilepsia temporal.
3. *PET na fase interictal*
   a. *Epilepsia de lobo temporal.* Sensibilidade de 84%, especificidade de 86%.
   b. *Epilepsia de lobo extratemporal.* Sensibilidade de 33%, especificidade de 93%.

Comparação com Outras Técnicas

1. O PET obtido na fase interictal é mais sensível que a cintilografia por emissão de fóton único (SPECT) na fase interictal, porém menos sensível que o SPECT obtido na fase ictal.
2. *SPECT.* Na epilepsia de lobo temporal:
   a. *SPECT ictal.* Sensibilidade de 90%, especificidade de 73%.
   b. *SPECT interictal.* Sensibilidade de 66%, especificidade de 68%.

Destaques[5,6]

1. Na fase interictal, a região envolvida será hipometabólica (**Fig. 29.1**). A extensão do hipometabolismo pode ser um processo dinâmico, dependendo da frequência das convulsões.[7] Na fase ictal, a região envolvida é hipermetabólica.
2. O hipometabolismo de lobo temporal geralmente o envolve por inteiro.
   a. O hipometabolismo lateral pode ser mais pronunciado.
   b. Mesmo que se observe uma lesão focal numa imagem anatômica, o hipometabolismo de lobo temporal geralmente é difuso.
3. *RM negativa.* O PET é exato mesmo quando não há evidência por RM da presença de esclerose temporal mesial.[8] Em pacientes com RM negativa, o hipometabolismo tende a envolver o lobo temporal inferolateral mais do que o lobo temporal mesial.[9]
4. *Lobo temporal contralateral.* Em ocasiões raras, o lobo temporal contralateral ao foco da convulsão pode apresentar-se moderadamente hipermetabólico.
5. *Critérios de interpretação.* Em pacientes com suspeita de epilepsia de lobo temporal, qualquer grau de hipermetabolismo verificado pela inspeção visual deve ser considerado significativo. Uma diferença quantitativa de 15% ou mais entre os lobos temporais geralmente é significativa.[10]

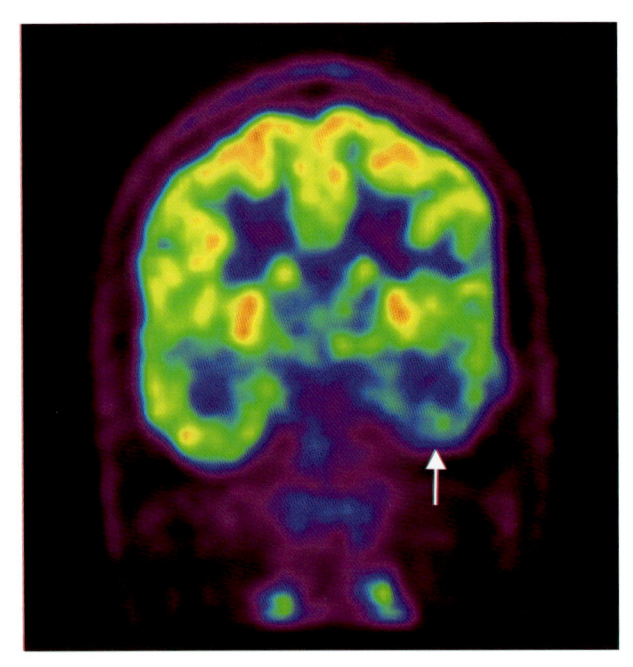

Fig. 29.1 Foco de convulsão. Imagem em incidência coronal, obtida por tomografia por emissão de pósitron, revela a atividade diminuída no lobo temporal esquerdo *(setas)* compatível com foco de convulsão na fase interictal.

6. *Hipometabolismo extratemporal.* A presença de hipometabolismo extratemporal, ipsolateral, é relativamente comum.
    a. A presença de hipometabolismo é mais comum no tálamo e muito incomum nos lobos occipitais e nos gânglios basais. O hipometabolismo de maior intensidade é observado no lobo frontal ipsolateral.[11]
    b. O hipometabolismo cerebelar bilateral é comum, o que provavelmente se correlaciona com o uso crônico de drogas antiepilépticas. Pode ser observada, também, a presença de diásquise cerebelar cruzada, contralateral ao foco da convulsão.[12]
    c. Áreas extratemporais de hipometabolismo cortical geralmente são contíguas umas às outras, sendo que o principal sítio se localiza no lobo temporal.
    d. O hipometabolismo extratemporal é menos grave que o hipometabolismo temporal.
7. *Hipometabolismo talâmico*
    a. O hipometabolismo talâmico ipsolateral é associado à epilepsia de longa data e secundário à generalização de convulsões.
    b. O hipometabolismo talâmico contralateral prediz elevado risco para convulsões na fase pós-operatória.
8. *Prognóstico.* O hipometabolismo focal temporal unilateral associa-se a bom desfecho cirúrgico. A presença de hipometabolismo temporal bilateral simétrico, extratemporal ou talâmico, associa-se à maior incidência de convulsões pós-operatórias.[13]

Armadilhas[6]

1. *Localização.* O PET é principalmente útil para definir o lado que se encontra o foco epileptogênico, mais do que para sua localização exata. Como o hipometabolismo frequentemente envolve o lobo temporal de forma difusa e estende-se para as regiões extratemporais, a verificação de zonas de hipometabolismo, observadas no PET, não deve guiar a extensão da ressecção cirúrgica sem recorrer a outras evidências que a suportam.[8]
2. *Eletrodos intracraniais.* A inserção intracranial de eletrodos pode levar ao aparecimento de áreas de hipometabolismo.
    • O PET deve ser realizado antes do eletroencefalograma intracranial.
3. *Convulsões subclínicas.* A presença de atividade convulsiva subclínica não observada durante a administração do FDG pode levar ao aparecimento de áreas de hipometabolismo falso-positivas no lobo temporal contralateral (comparativamente ao hipermetabolismo ictal, observado no lobo temporal envolvido). Portanto, o paciente deve ser monitorado, se possível, antes da injeção da dose.
4. *Crianças.* Em crianças, na fase interictal, pode ocorrer hipermetabolismo no foco da convulsão, mas raramente em adultos.
5. *Malformações corticais focais.* As malformações corticais focais podem estar associadas à captação diminuída, normal ou aumentada. Na fase interictal, em imagens obtidas pelo PET, podem ser observadas heterotopia subcortical focal e displasia lobar, associadas à elevada captação do PET.[14]

■ Demência: Doença de Alzheimer[15,16]

Indicação Clínica: B

O PET é o estudo de imagem mais importante para pacientes com suspeita de doença de Alzheimer (DA), com distúrbio cognitivo de ligeiro a moderado, que (1) corresponde aos critérios padronizados para demência, sem causa identificada, após a investigação completa ou (2) apresenta disfunção cognitiva progressiva durante o período de observação.

O PET pode ser útil:
1. *No diagnóstico diferencial.* Distinguindo entre DA e outras demências.
2. *No diagnóstico.* Auxiliando no diagnóstico precoce da DA.
3. *No prognóstico.* A intensidade do hipometabolismo, observada no PET, correlaciona-se com a velocidade do grau de declínio cognitivo após o exame.

Acurácia e Comparação com Outras Técnicas

1. *PET.* Sensibilidade de 86% e especificidade de 86%.[17]
    - O PET é sensível na diferenciação tanto entre DA *versus* quadro normal, quanto de DA *versus* distúrbios não DA.
2. *DA precoce.* A presença de metabolismo diminuído na região temporoparietal prediz declínio com uma acurácia global de 86% e sensibilidade e especificidade, oscilando entre 75 e 100%.[15,18]
3. *SPECT.* O PET apresenta acurácia de ~ 15 a 20% maior que o SPECT.[15]
    - O PET é superior ao SPECT na diferenciação entre DA e demências vasculares ou outras demências.

Destaques

1. *Critérios de interpretação para um estudo positivo*[19]
    a. Hipometabolismo temporoparietal simétrico bilateral (**Fig. 29.2**)
        - A atividade parietal geralmente é mais diminuída que a observada na região temporal.
    b. Hipometabolismo na região cingulada posterior.
    c. Na fase inicial da doença, o hipometabolismo pode ser assimétrico (**Fig. 29.3**).
    d. Na fase adiantada da doença, o hipometabolismo pode envolver os lobos frontais (**Fig. 29.4**).
        - As anomalias de lobo frontal não são observadas sem a presença de doença temporoparietal.
    e. Metabolismo preservado nas regiões sensitivas motoras e córtex visual (**Fig. 29.2**) no cerebelo, nos gânglios basais e no tálamo.
    f. A atividade cerebelar permanece constante ao longo das fases da doença; portanto, pode ser usada como ponto de referência para gerar índices semiquantitativos para os sítios afetados.
    g. O metabolismo da glicose é menor em todo o córtex nos pacientes com DA, quando comparado com o de indivíduos normais.[20]
2. *Diferenciação de outras demências.* Geralmente a DA pode ser diferenciada:
    a. *Da demência frontotemporal (doença de Pick).*[15] O hipometabolismo frontal e temporal é o padrão dominante (**Fig. 29.5**).
        - O hipometabolismo reduzido, observado no córtex cingulado posterior na DA, não é verificado na demência frontotemporal.[21] Na demência frontotemporal, frequentemente observa-se hipometabolismo na região cingulada anterior.[22]
        - A demência frototemporal afeta mais os córtices temporal anterior e medial do que o lateral.
        - A maior diminuição de intensidade geralmente é nos córtices frontais mediais.
        - Os lobos parietais são relativamente poupados na demência frontotemporal.
    b. *Da demência vascular (demência multi-infarto).* Nesse tipo de demência, observam-se múltiplos focos de defeitos corticais e subcorticais.
        - Áreas de metabolismo diminuído que diferenciam a demência vascular da DA encontram-se nos núcleos profundos cinzas, no cerebelo, nos córtices primários, no giro temporal médio e no giro cingulado anterior.[23]
        - Notar que esses defeitos devem ser correspondidos por áreas de sinal anormal nas imagens obtidas pela RM. Se esses defeitos não apresentarem correspondência na RM, esse padrão pode sugerir um distúrbio neurovegetativo mais do que demência vascular.[15]
        - No entanto, nas imagens obtidas pela RM, o metabolismo do lobo frontal geralmente se encontra diminuído em pacientes com sinais de anomalias oriundas da substância branca, consequente à doença vascular isquêmica subcortical, sem relação com a localização dos sinais de anomalias.[24]
3. *Início prematuro* versus *tardio da DA.* O metabolismo da glicose é afetado de forma grave nos córtices parietal, frontal, cingulado posterior e nas áreas subcorticais no começo da DA e no sistema límbico e lobo frontal medial na fase tardia da DA.[25,26] O hipometabolismo global, na fase prematura da DA, é de magnitude e extensão maior.[26]

Armadilhas

1. *Resultados falso-positivos.* Demência com corpúsculos de Lewy (DCL: DLB: *dementia with Lewy bodies*) e a demência de Parkinson podem mimetizar DA nas imagens de PET.

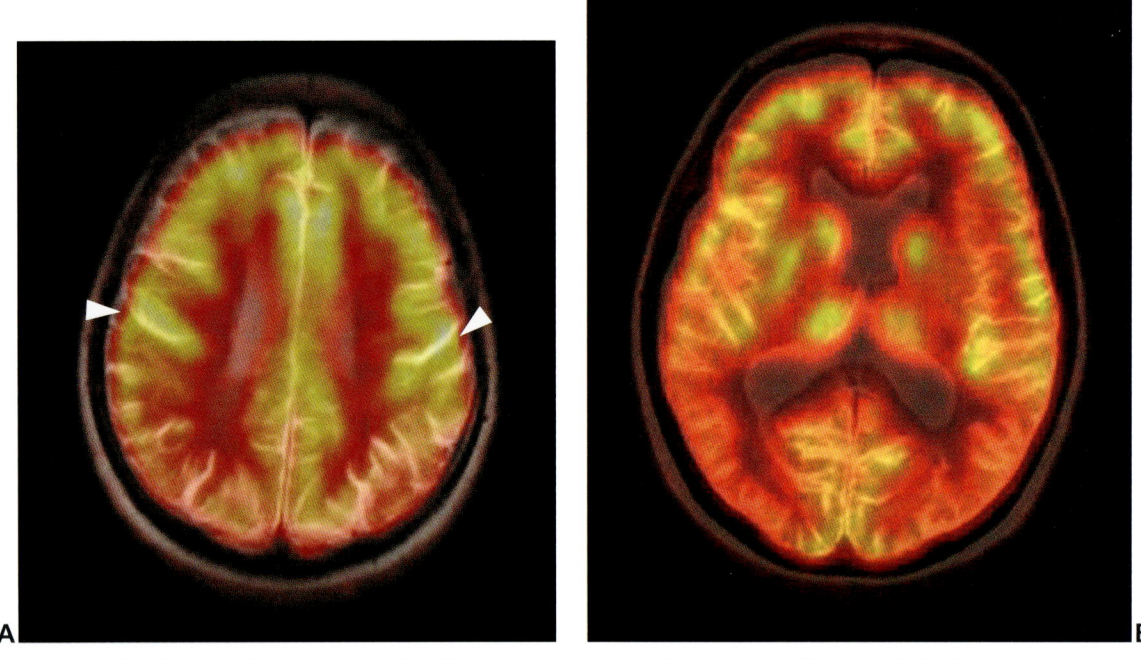

Fig. 29.2 Doença de Alzheimer. **(A)** Imagens em incidência axial, obtidas mediante tomografia por emissão de pósitron/imagem por ressonância magnética (PET/RM), fusionadas, revelam hipometabolismo parietal bilateral, compatível com doença de Alzheimer. A atividade preservada que se observa no córtex sensitivo motor *(ponta de seta)*, em torno do sulco central, é característica na doença de Alzheimer. **(B)** Imagens fusionadas, em incidência axial, de PET/RM, do mesmo paciente, revelam a atividade preservada no córtex visual.

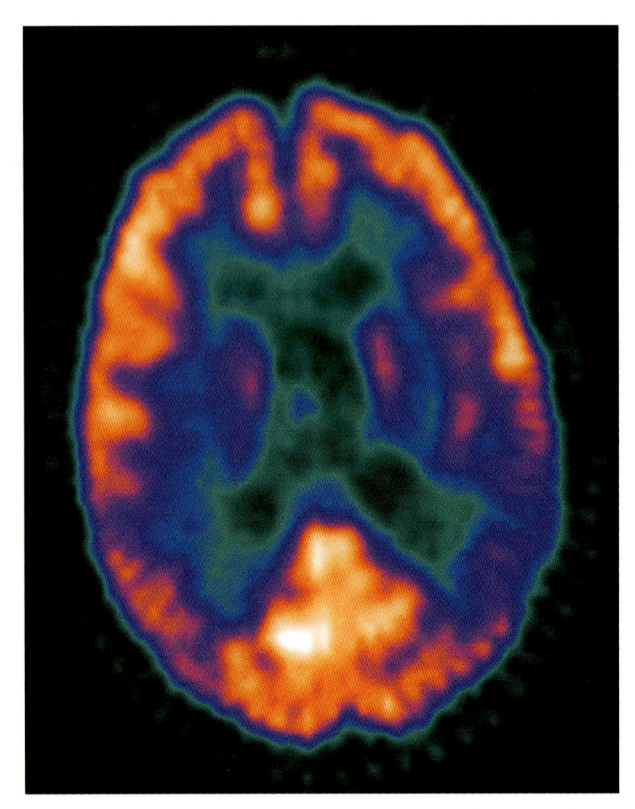

Fig. 29.3 Doença de Alzheimer. Imagem em incidência axial, obtida por tomografia por emissão de pósitron, revela hipometabolismo bilateral na região parietal, em um paciente com doença de Alzheimer. A área de hipometabolismo é mais extensa na região parietal esquerda.

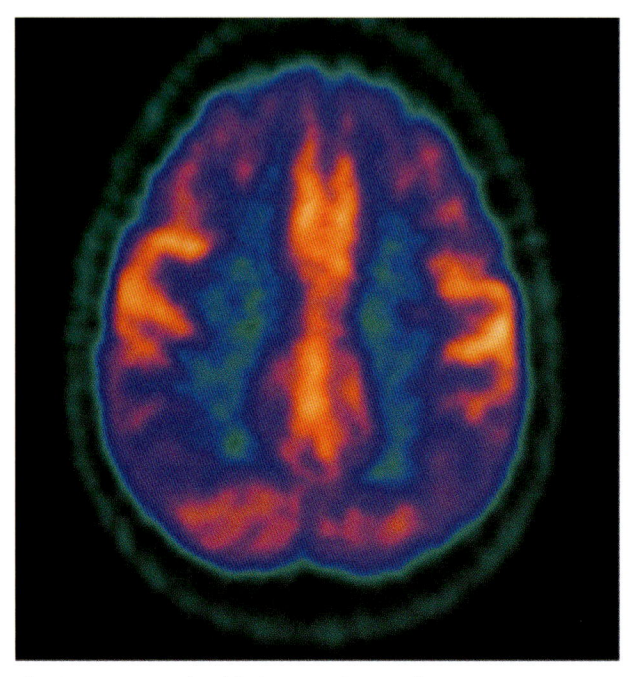

Fig. 29.4 Doença de Alzheimer em fase tardia. Imagem em incidência axial, obtida mediante tomografia por emissão de pósitron, revela a presença de hipometabolismo frontal e parietal, bilateralmente. Verifica-se a presença de hipometabolismo no lobo frontal nas fases tardias da doença de Alzheimer.

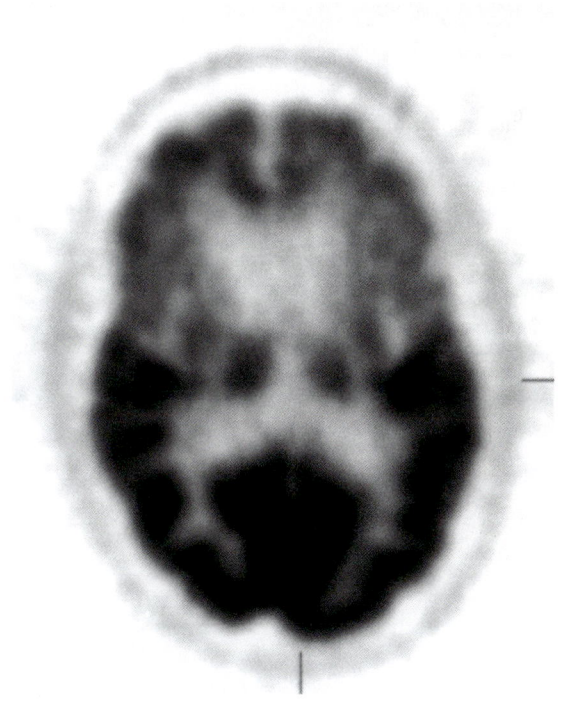

Fig. 29.5 Doença de Pick. Imagem em incidência axial, obtida mediante tomografia por emissão de pósitron, revela a presença de hipometabolismo frontal, característico da doença de Pick.

a. *Demência com corpúsculos de Lewy*
- A DCL apresenta hipometabolismo temporoparietal à semelhança da DA, porém envolve também os lobos occipitais (**Fig. 29.6**).
- A diferença mais evidente entre DCL e DA é a redução da atividade no córtex visual, observada na DCL.[27]
- Na DCL moderada, o hipometabolismo geralmente envolve grandes porções do córtex com relação ao observado na DA moderada. Na DA moderada frequentemente existe hipometabolismo no lobo temporal medial (hipocampo) que não é verificado na DCL discreta.[29]
- Na prática, a DCL pode apresentar dificuldades para ser diferenciada da DA em imagens do PET; neste caso, a acurácia fica em torno de 70%.[29]

b. *Demência de Parkinson*
- A doença de Parkinson com demência pode apresentar o mesmo padrão de hipometabolismo observado na DA e na DCL.
- Todavia, quando comparada com a DA, a demência de Parkinson tende a revelar maior redução no córtex visual e menor redução no lobo temporal medial.[30]
- A doença de Parkinson quando comparada com a DCL revela menor redução no córtex cingulado anterior.[31]

2. *Resultados falso-negativos.* A observação de hipometabolismo consequente à presença de depressão ou de hipometabolismo, causado por doença da tireoide, pode ser um fator de confusão. Parti-

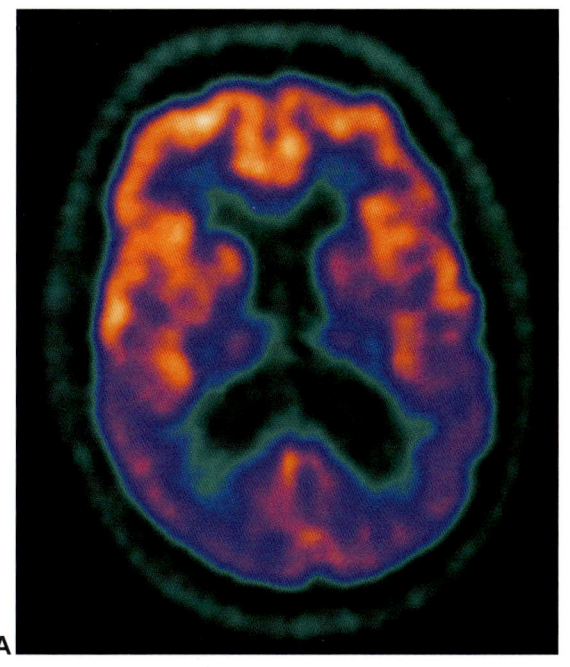

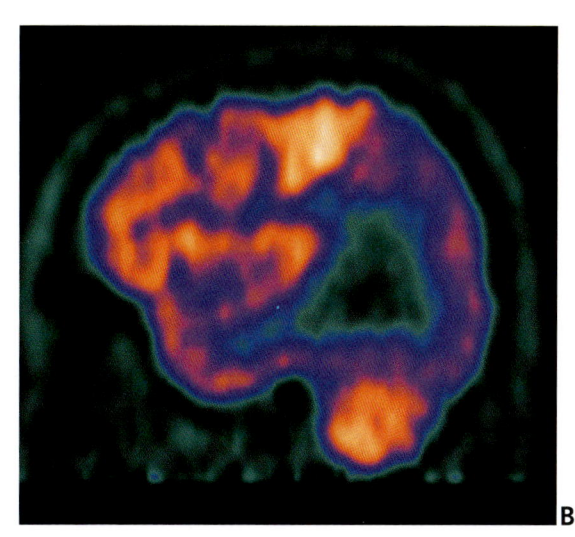

Fig. 29.6 Demência com corpúsculos de Lewy. **(A)** Imagens em planos axial **(B)** sagital, obtidas mediante tomografia por emissão de pósitron, revelam hipometabolismo envolvendo os lobos parietais, temporais e occipitais, bilateralmente. O envolvimento dos córtices occipital e visual distingue a demência com corpúsculos de Lewy da doença de Alzheimer.

cularmente, a coexistência de depressão ou doença da tireoide pode ser problemática, caso a intensidade de hipocaptação observada numa imagem inicial de PET seja usada como fator de prognóstico.

Referências

1. Newberg AB, Alavi A. PET in seizure disorders. Radiol Clin North Am 2005;43(1):79-92
2. Willmann 0, Wennberg R, May T, Woermann FG, Pohlmann-Eden B. The contribution of ^{18}F-FDG PET in preoperative epilepsy surgery evaluation for patients with temporal lobe epilepsy: A meta-analysis. Seizure 2007;16(6):509-520
3. Bernal B, Altman NR. Evidence-based medicine: neuroimaging of seizures. Neuroimaging Clin N Am 2003;13(2):211-224
4. Spencer SS. The relative contributions of MRI, SPECT, and PET imaging in epilepsy. Epilepsia 1994;35(Suppl 6):S72-S89
5. Bohnen N. Neurological applications. In: Wahl R, ed. Principles and Practice of Positron Emission Tomography. Philadelphia, PA: Lippincott Williams & Wilkins; 2002: 276-297
6. Henry TR, Van Heertum RL. Positron emission tomography and single photon emission computed tomography in epilepsy care. Semin Nucl Med 2003;33(2):88-104
7. Van Paesschen W, Dupont P, Sunaert S, Goffin K, Van Laere K. The use of SPE' and PET in routine clinical practice in epilepsy. Curr Opin Neurol 2007;20(2):194-202
8. Knowlton RC. The role of FDG-PET, ictal SPECT, and MEG in the epilepsy surgery evaluation. Epilepsy Behav 2006;8(1):91-101
9. Carne RP, Cook MJ, MacGregor LR et al. "Magnetic resonance imaging negative positron emission tomography positive" temporal lobe epilepsy: FDG-PET pattern differs from mesial temporal lobe epilepsy. Mol Imaging Biol 2007;9(1):32-42
10. Delbeke D, Lawrence SK, Abou-Khalil BW et al. Postsurgical outcome of patients with uncontrolled complex partial seizures and temporal lobe hypometabolism on 18FDG-positron emission tomography. Invest Radiol 1996;31(5):261-266
11. Nelissen N, Van Paesschen W, Baete K et al. Correlations of interictal FDG-PET metabolism and ictal SPECT perfusion changes in human temporal lobe epilepsy with hippocampal sclerosis. Neuroimage 2006;32(2):684-695
12. Kawai N, Kawanishi M, Tamiya T, Nagao S. Crossed cerebellar glucose hypermetabolism demonstrated using PET in symptomatic epilepsy-case report. Ann Nucl Med 2005;19(3):231-234
13. Salmenpera TM, Duncan JS. Imaging in epilepsy. J Neurol Neurosurg Psychiatry 2005;76(Suppl 3):iii2-iii10
14. Poduri A, Golja A, Takeoka M, Bourgeois BF, Connolly L, Riviello JJ Jr. Focal cortical malformations can show asymmetrically higher uptake on interictal fluorine-18 fluorodeoxyglucose positron emission tomography (PET). J Child Neurol 2007;22(2):232-237
15. Silverman DH. Brain 18F-FDG PET in the diagnosis of neurodegenerative dementias: comparison with perfusion SPECT and with clinical evaluations lacking nuclear imaging. J Nucl Med 2004;45(4):594-607
16. Van Heertum RL, Greenstein EA, Tikofsky RS. 2-deoxy-fluoroglucose-positron emission tomography imaging of the brain: current clinical applications with emphasis on the dementias. Semin Nucl Med 2004;34(4):300-312
17. Patwardhan MB, McCrory DC, Matchar DB et al. Alzheimer disease: operating characteristics of PET-a meta-analysis. Radiology 2004;231(1):73-80
18. Mosconi L Brain glucose metabolism in the early and specific diagnosis of Alzheimer's disease: FDG-PET studies in MCI and AD. Eur J Nucl Med Mol Imaging 2005;32(4):486-510
19. Van Heertum RL, Tikofsky RS. Positron emission tomography and single-photon emission computed tomography brain imaging in the evaluation of dementia. Semin Nucl Med 2003;33(1):77-85
20. Coleman RE. Positron emission tomography diagnosis of Alzheimer's disease. Neuroimaging Clin N Am 2005;15(4):837-846 x
21. Bonte FJ, Harris TS, Roney CA, Hynan LS. Differential diagnosis between Alzheimer's and frontotemporal disease by the posterior cingulate sign. J Nucl Med 2004;45(5):771-774
22. Foster NL, Heidebrink JL, Clark CM et al. FDG-PET improves accuracy in distinguishing frontotemporal dementia and Alzheimer's disease. Brain 2007;130(Pt 10):2616-2635
23. Kerrouche N, Herholz K, Mielke R et al. 18FDG PET in vascular dementia: differentiation from Alzheimer's disease using voxel-based multivariate analysis. J Cereb Blood Flow Metab 2006;26(9):1213-1221
24. Tullberg M, Fletcher E, DeCarli C et al. White matter lesions impair frontal lobe function regardless of their location. Neurology 2004;63(2):246-253
25. Ishii K, Minoshima S. PET is better than perfusion SPECT for early diagnosis of Alzheimer's disease. Eur J Nucl Med Mol Imaging 2005;32(12):1463-1465
26. Kim EJ, Cho SS, Jeong Y et al. Glucose metabolism in early onset versus late onset Alzheimer's disease: an SPM analysis of 120 patients. Brain 2005;128(Pt 8):1790-1801
27. Gilman S, Koeppe RA, Little R et al. Differentiation of Alzheimer's disease from dementia with Lewy bodies utilizing positron emission tomography with [(18)F] fluorodeoxyglucose and neuropsychological testing. Exp Neurol 2005;191(Suppl 1):S95-S103
28. Ishii K, Soma T, Kono AK et al. Comparison of regional brain volume and glucose metabolism between patients with mild dementia with Lewy bodies and those with mild Alzheimer's disease. J Nucl Med 2007;48(5):704-711
29. Koeppe RA, Gilman S, Joshi A et al. 11C-DTBZ and 18F-FDG PET measures in differentiating dementias. J Nucl Med 2005;46(6):936-944
30. Vander Borght T, Minoshima S, Giordani B et al. Cerebral metabolic differences in Parkinson's and Alzheimer's diseases matched for dementia severity. J Nucl Med 1997;38(5):797-802
31. Yong SW, Yoon JK, An YS, Lee PH. A comparison of cerebral glucose metabolism in Parkinson's disease, Parkinson's disease dementia and dementia with Lewy bodies. Eur J Neurol 2007;14(12):1357-1362

30

PET e PET/TC em Cardíaco

Amol Takalkar, Eugene C. Lin, Elias Botvinick, Adam M. Alessio e Luis Araujo

■ Avaliação da Perfusão Miocárdica

Indicação Clínica: A

A avaliação da perfusão miocárdica em repouso e pós-estresse (físico ou farmacológico) é importante para os pacientes sabidamente portadores ou com suspeita de doença da artéria coronária (DAC). A cintilografia de perfusão miocárdica, obtida com o emprego do tálio ou de traçadores marcados com tecnécio-99 m, através da tomografia por emissão de fóton única (SPECT) é praticada de forma rotineira. No entanto, a cintilografia com o SPECT apresenta várias limitações, e as imagens obtidas mediante a tomografia por emissão de pósitron (PET) são superiores às cintilografias geradas pelo SPECT. Na prática, a obtenção de estudos de perfusão miocárdica é restringida pela necessidade de um cíclotron no local do exame, para empregar o nitrogênio-13, marcando a amônia na obtenção de imagens. A realização de imagens com o rubídio-82 consegue-se com o uso de um gerador. Considerando o custo de um gerador e o reembolso dos exames atualmente, são precisos realizar 2 a 3 estudos por dia com o PET para que o exame se torne custo-efetivo.

Traçadores

O nitrogênio-13 (^{13}N) marcando amônia (produzido em um cíclotron) e o cloreto de rubídio-82 (^{82}Rb) (produzido em geradores) são radiofármacos para o uso em PET para a avaliação de perfusão miocárdica, aprovados pelo *Food and Drug Administration* (FDA). O oxigênio-15 (^{15}O) marcando água e o ^{62}Cu-piruvaldeído bis (N4-metiltiosemicarbazone) (Cu-PTSM) podem ser empregados também, mas são mais destinados para o uso em pesquisa.

O ^{82}Rb pode ser obtido através da eluição de um gerador de estrôncio-82, que precisa ser substituído, aproximadamente, a cada 4 semanas. A meia-vida do ^{82}Rb é de 75 segundos.

O ^{13}N amônia possui meia-vida de ~ 10 minutos.

As vantagens do uso de ^{82}Rb devem-se ao fato de que não é preciso um cíclotron e é ideal para empregar na obtenção de imagens, no pico da fase de estresse com o dipiridamol ou regadenosan, além do fato de que a obtenção de imagens pelo Rb-82 se inicia tipicamente entre 90 e 120 segundos após sua injeção, comparada com os 3 a 5 minutos quando se emprega ^{13}N amônia. As desvantagens são: a baixa resolução (pelo alcance de apenas de 2,6 mm do pósitron), menor extração e maior dificuldade na quantificação quando comparada com os resultados obtidos pelo ^{13}N amônia. Torna-se também muito difícil aplicar estresse físico com o ^{82}Rb, pela meia-vida curta deste traçador.

Protocolos

Geralmente, adotam-se os protocolos aplicados nos estudos com SPECT (exceto no que diz respeito à atividade do radiotraçador, assim como o tempo e a duração na geração de imagem); no entanto, geralmente, aplica-se o teste com estresse farmacológico. O teste com exercício físico é difícil de realizar pela meia-vida curta dos traçadores. Quando se emprega o ^{13}N marcando amônia, pode-se recorrer ao teste com exercício físico, mas ele exige coordenação e organização meticulosas. As imagens são processadas e analisadas à semelhança das imagens cardíacas, obtidas pelo SPECT (**Figs. 30.1** e **30.2**).

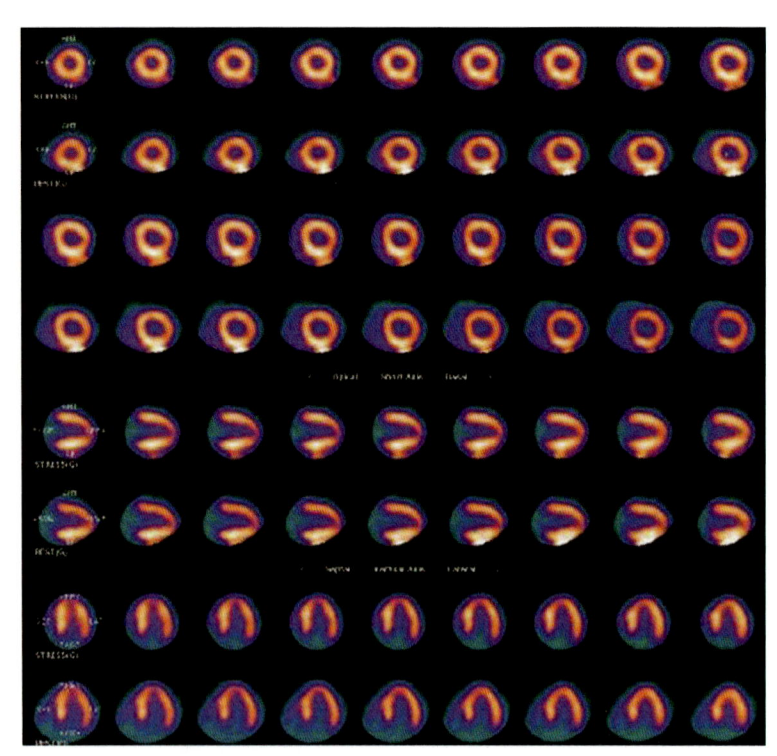

Fig. 30.1 Imagens de perfusão miocárdica, obtidas por tomografia por emissão de pósitron e apresentadas em planos convencionais de eixos curto, vertical e horizontal, fases de repouso e pós-estresse com dipiridamol, com o emprego de rubídio-82, revelam perfusão miocárdica normal em repouso e pós-estresse. (Cortesia de Elias Botvinick, MD, San Francisco, CA.)

Acurácia e Comparação com Outros Métodos

A obtenção de imagens pelo PET propicia melhores resoluções espacial e temporal e daí se torna mais adequada para estudar os pacientes de corpo avantajado/com parede torácica musculosa, mamas volumosas ou com biotipo, que, nas cintilografias de perfusão miocárdica obtidas pelo SPECT, acarreta resultados inconclusivos (**Fig. 30.3**). Pela curta meia-vida dos traçadores empregados no PET, podem-se obter imagens puramente pós-estresse; não contaminados pelo estudo anterior em repouso. Ao contrário do que ocorre com o estudo sincronizado (*gated*) no SPECT, a fração de ejeção do ventrículo esquerdo pode ser obtida no pico do estresse, já que a imagem é gerada logo após a injeção. As imagens obtidas pelo PET, com quantificação absoluta da captação do traçador por determinada região, são mais adequadas quando é preciso realizar estudos-sequências para avaliar a perfusão de um segmento miocárdico em particular. O PET permite também melhor avaliação da disfunção endotelial e da reserva de fluxo coronário, em função da estenose coronariana. Além do mais, o PET permite a aplicação de protocolos de obtenção de imagens mais eficientes, acarretando estudos mais rápidos (em torno de 45 minutos, comparados às 3 a 4 horas dos estudos com SPECT) e uma menor exposição à irradiação.

Numerosos estudos têm demonstrado que os exames de perfusão miocárdica com o PET revelam maiores acurácia,[2] sensibilidade[3] e especificidade,[4] quando comparadas com os obtidos com o SPECT.

Viabilidade Miocárdica

Indicação Clínica: A

1. A obtenção de imagens de perfusão miocárdica pelo PET com o emprego do fluorodesoxiglicose (FDG), atualmente, é o padrão-ouro para a avaliação de viabilidade miocárdica.
2. A demonstração da presença de miocárdio viável em um paciente com doença isquêmica crônica cardíaca, com disfunção do ventrículo esquerdo (VE), indica a necessidade de revascularização imediata e prediz baixa mortalidade e morbidade perioperatória, melhora significativa da fração de ejeção do ventrículo esquerdo (FEVE), dos sintomas da insuficiência cardíaca congestiva (ICC) e sobrevida preservada.
3. A ausência de viabilidade miocárdica em um paciente com isquemia cardíaca crônica, com disfunção do VE, favorece a decisão de adotar conduta clínica e/ou realizar transplante cardíaco.

Cenário Clínico

Os pacientes portadores de disfunção de VE grave e DAC continuam acarretando aos clínicos importante dilema quanto à conduta a ser adotada, pois frequentemente precisam decidir entre um tratamento clínico agressivo e a revascularização miocárdica.[5] O tratamento via revascularização propicia melhores taxas de sobrevida a longo prazo, e vários pesquisadores têm

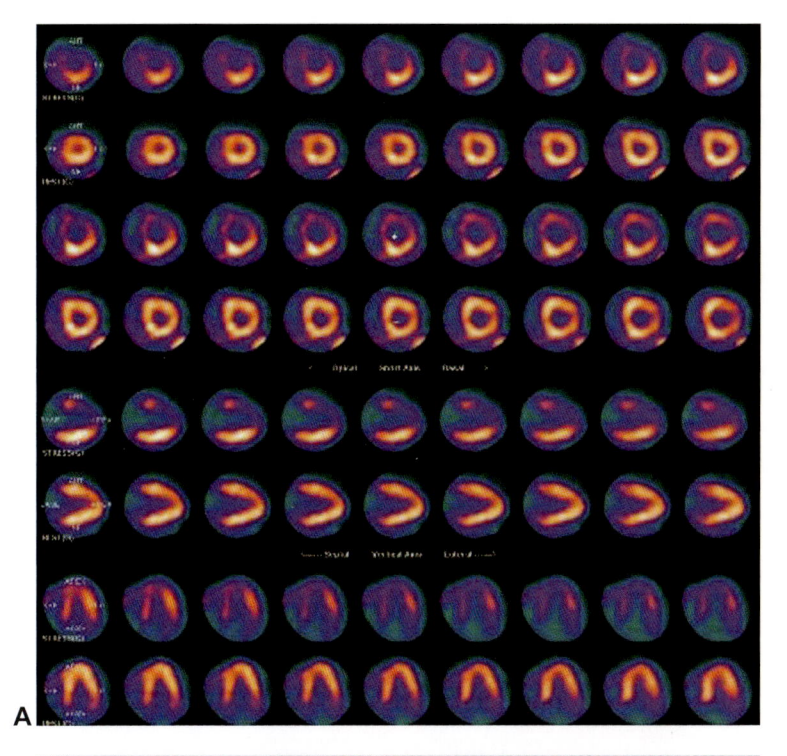

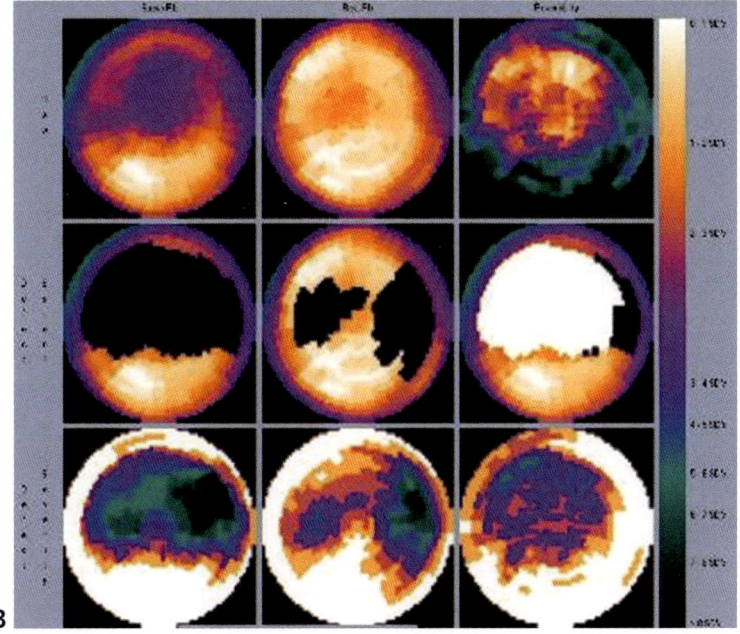

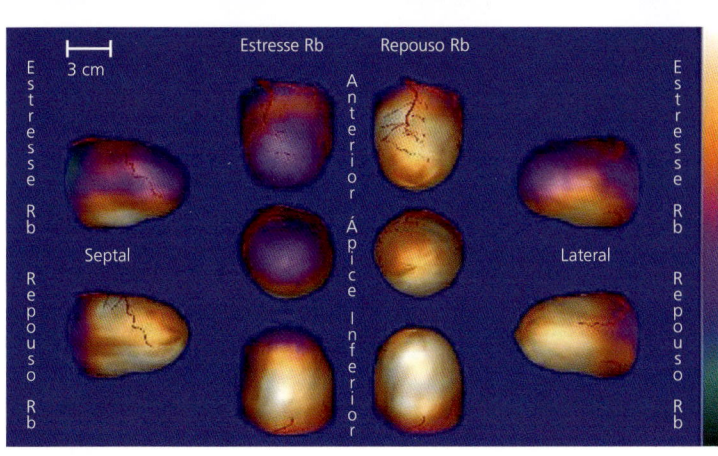

Fig. 30.2 (A) Imagens de perfusão miocárdica, obtidas por tomografia por emissão de pósitron (PET), com o emprego de rubídio-82, fases de repouso e pós-estresse com dipiridamol, revelam extensa região de isquemia na parede anterior, no septo anterior e nas paredes anterior e lateral, segmento médio e notável dilatação da cavidade ventricular esquerda na fase de estresse, mediante imagens convencionais. **(B)** O mapa polar revela a localização e a magnitude do defeito. **(C)** Um modelo representando um ventrículo em 3 dimensões, fusionado com esquema de árvore coronária (pode ser a própria árvore de vasos coronarianos do paciente, caso ele se tenha submetido a um estudo com PET junto à angiotomografia computadorizada), revelando a extensão e a densidade da intensidade da anomalia. (Cortesia de Elias Botvinick, MD, San Francisco, CA.)

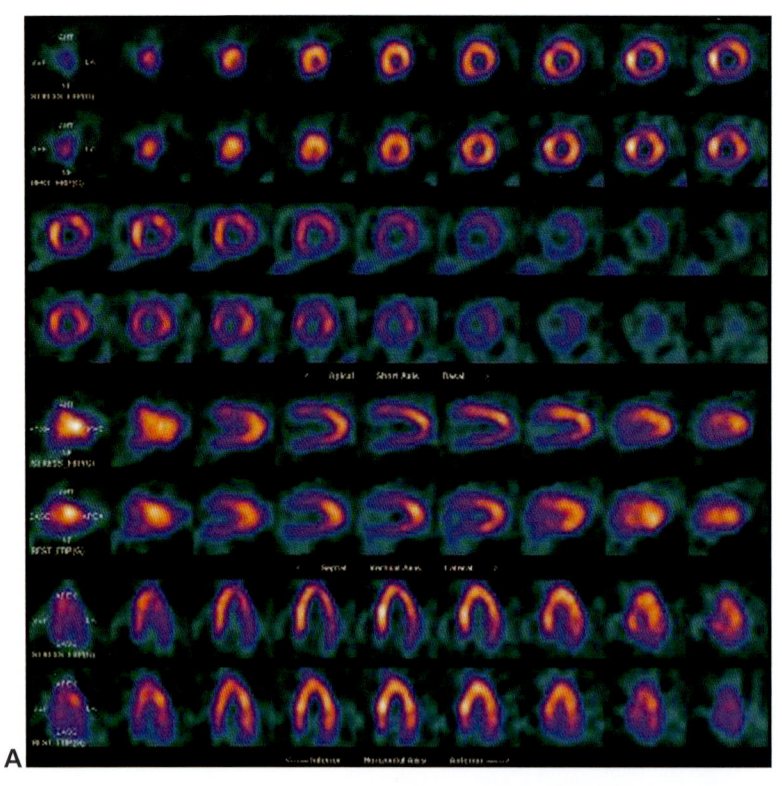

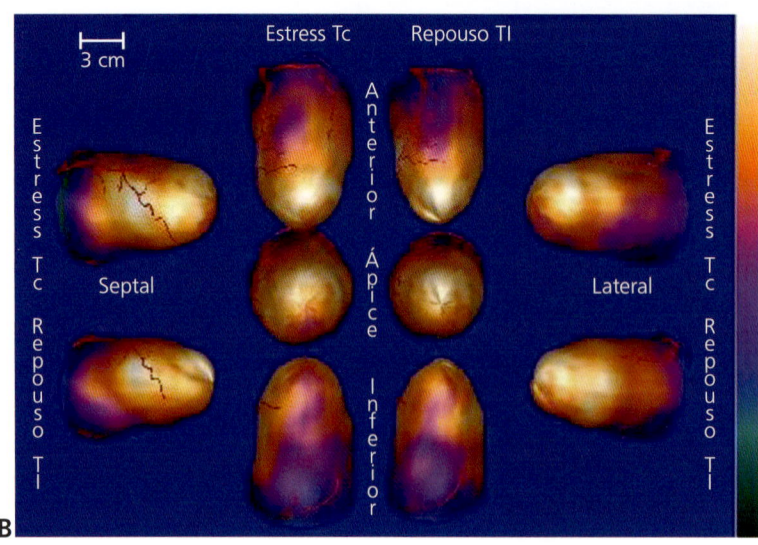

demonstrado os benefícios da revascularização em portadores de DAC, com função de VE prejudicada.[6-14] No entanto, esta conduta está associada à significativa mortalidade e morbidade periprocedimento, tornando extremamente cruciais a identificação e a seleção específica dos pacientes que se beneficiarão ao máximo da revascularização. A melhora da função do VE, após a revascularização, depende principalmente da reversibilidade da disfunção contrátil. O miocárdio, que apresenta disfunção, mas que se encontra viável, considera-se apresentando disfunção reversível, enquanto o tecido cicatricial geralmente acarreta miocárdio com disfunção não reversível. Dessa forma, a identificação exata da presença de miocárdio viável é um componente crítico na elaboração do diagnóstico desses pacientes.

Mecanismo da Isquemia Miocárdica

A isquemia miocárdica pode resultar da oclusão aguda de artéria coronária ou da hipoperfusão crônica ou de processos isquêmicos repetitivos. A gravidade e a

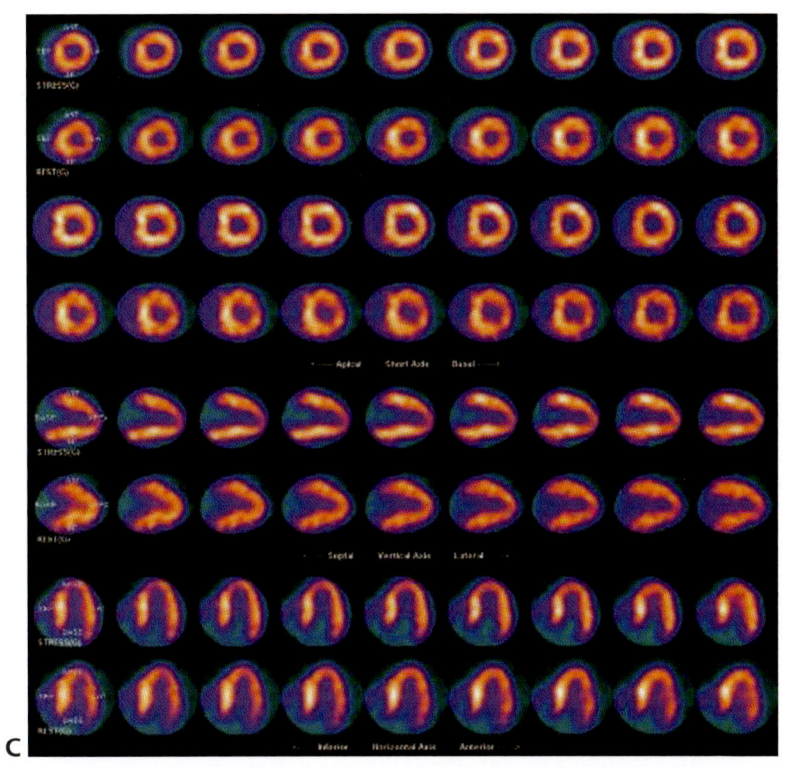

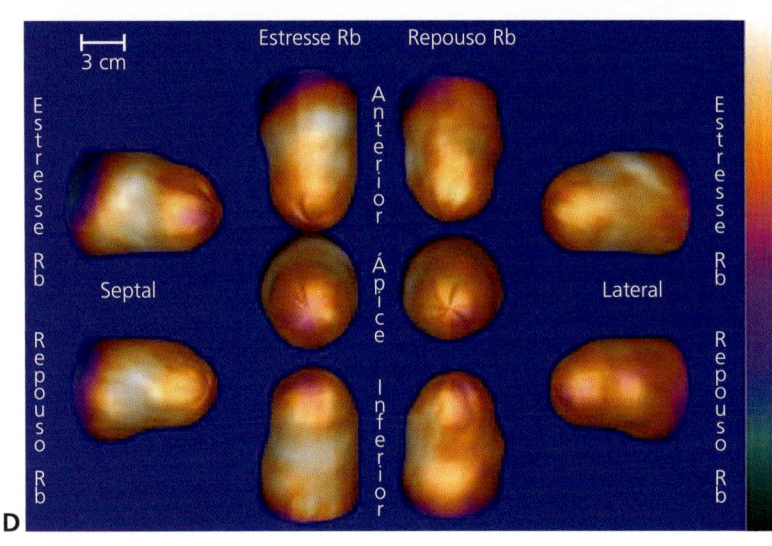

Fig. 30.3 *(Continuação)* **(A)** Cintilografias de perfusão miocárdica, obtidas por tomografia por emissão de fóton único, mediante a administração de tálio-201, fase de repouso e tecnécio-99m-sestamibi fase pós-estresse farmacológico com dipiridamol, em uma mulher obesa de 63 anos, com dor torácica atípica, revelam a captação irregular com aparente defeito fixo na parede inferior e possível anomalia na parede lateral induzida por estresse. **(B)** Imagens observadas claramente na configuração tridimensional do ventrículo esquerdo. **(C)** Uma nova imagem, pós-estresse farmacológica, obtida mediante tomografia por emissão de pósitron, revela a perfusão normal tanto na fase pós-repouso quanto na fase pós-estresse. **(D)** Com captação normal pelas imagens ventriculares de configuração tridimensional. (Cortesia de Elias Botvinick, MD, San Francisco, CA.)

duração da isquemia miocárdica determinarão a resposta do miocárdio ao processo isquêmico. Embora o miocárdio disponha de vários mecanismos de adaptação imediatos e sustentados (p. ex., hibernação, atordoamento e pré-condicionamento isquêmico[15-17]) para resistir à isquemia aguda e crônica, o resultado final da lesão isquêmica é a presença de um miocárdio com disfunção mecânica. O miocárdio com disfunção pode estar relacionado com um miocárdio isquêmico, porém viável, como o miocárdio atordoado ou hibernante ou com um miocárdio necrosado ou cicatrizado que pode ser totalmente não viável (**Fig. 30.4**).

Identificação de Miocárdio Viável com PET

O miocárdio normal, preferencialmente, emprega ácidos graxos livres (AGL), como substrato energético sob condições normais de jejum. Durante a instalação de hipóxia ou isquemia, a oxidação dos AGL diminui consideravelmente, e eleva-se a taxa de glicólise anaeróbica. Assim, o miocárdio isquêmico prefere o uso de glicose como substrato energético, em vez de os AGLs.[18-27] O FDG PET pode analisar de forma segura e exata os passos iniciais do metabolismo da glicose no miocárdio isquêmico, pela avaliação da capta-

ISQUEMIA MIOCÁRDICA

Oclusão aguda de artéria coronária
Hipoperfusão crônica
Isquemia de repetição
↓
Insulto isquêmico ao miocárdio
↓
Respostas adaptativas do miocárdio
(Hibernação, atordoamento, pré-condicionamento isquêmico)
↓

| Totalmente viável | Parcialmente viável | Não viável |

Miocárdio com disfunção
→ Necrosado e cicatrizado → Não viável
→ Atordoado ou hibernante → Viável

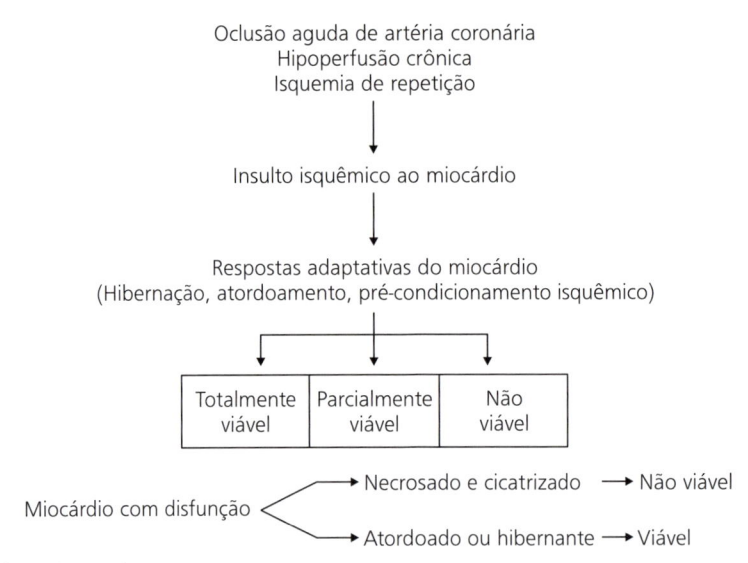

Fig. 30.4 Resposta miocárdica à isquemia.

ção de glicose pelo miocárdio. O protocolo para avaliar a viabilidade miocárdica com o emprego do PET e de ^{13}N amônia para a obtenção de imagens de perfusão miocárdica e o FDG para o mapeamento da viabilidade miocárdica está descrito na Figura 30.5.

Recorrendo ao uso combinado de fluxo sanguíneo e metabolismo miocárdico, têm sido descritos 3 possíveis padrões para o miocárdio com disfunção: (1) fluxo sanguíneo miocárdico e atividade de FDG normais, (2) menor fluxo sanguíneo miocárdico com atividade de FDG normal ou aumentada: "não correspondência fluxo-metabolismo" *(mismatch)* entre fluxo e metabolismo (**Fig. 30.6**) e (3) menores fluxo sanguíneo miocárdico e atividade de FDG – "defeitos correspondentes" *(match)* (**Fig. 30.7**).[28,29] Os 2 primeiros padrões representam miocárdio viável; o 3º padrão representa miocárdio não viável. O padrão não correspondente entre fluxo e metabolismo é considerado como a imagem cintilográfica patognomônica para o miocárdio isquêmico e com disfunção, porém viável.

GERAÇÃO DE IMAGENS COM ^{13}N AMÔNIA/^{18}F FDG

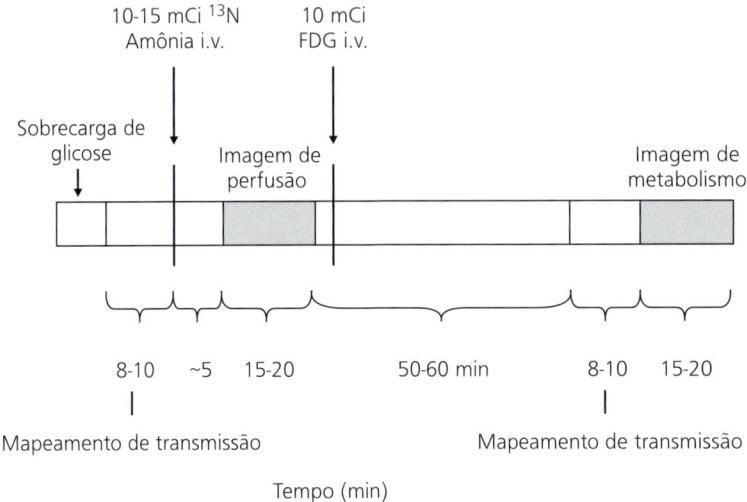

10-15 mCi ^{13}N Amônia i.v.
10 mCi FDG i.v.

Sobrecarga de glicose
Imagem de perfusão
Imagem de metabolismo

8-10 ~5 15-20   50-60 min   8-10 15-20

Mapeamento de transmissão   Mapeamento de transmissão

Tempo (min)

Fig. 30.5 Protocolo para investigar a viabilidade miocárdica mediante a tomografia por emissão de pósitron. FDG, fluorodesoxiglicose.

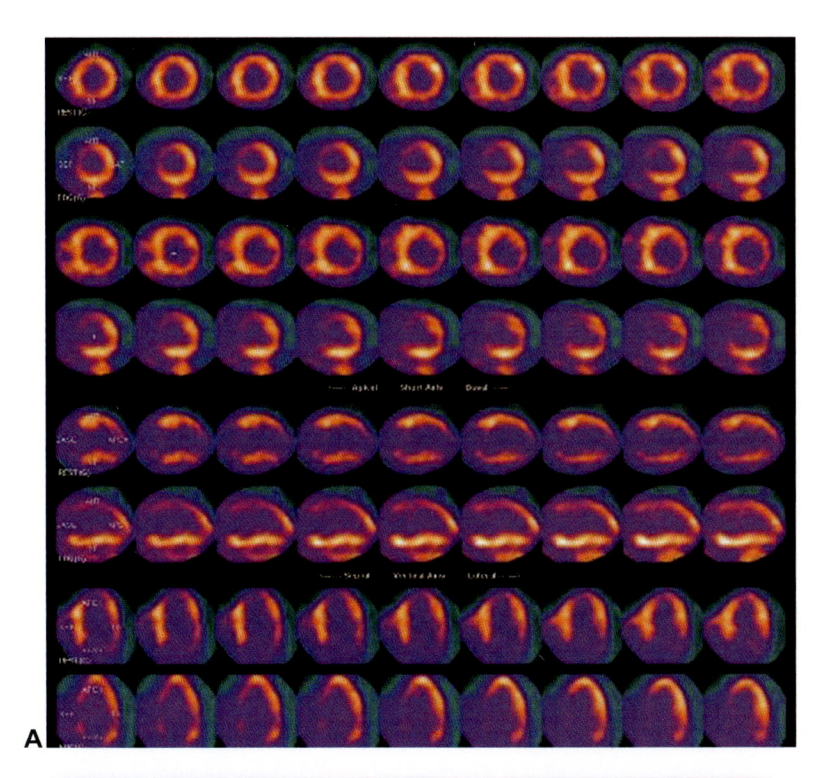

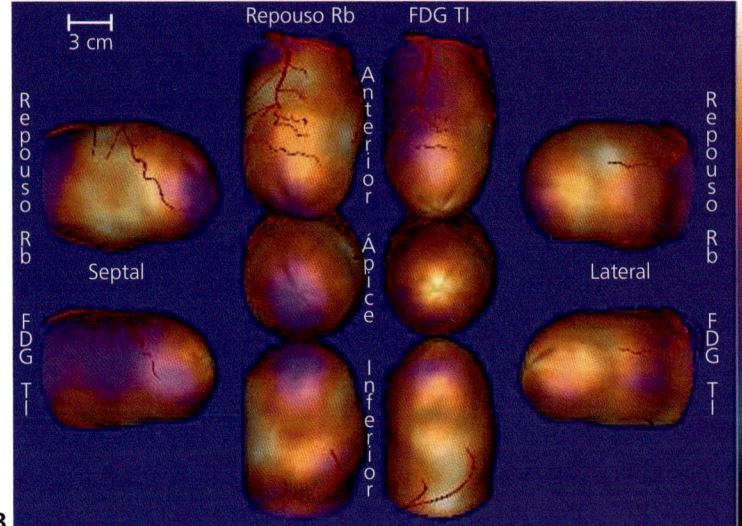

Fig. 30.6 (A) Imagem obtida com rubídio-82 em repouso e imagem obtida com 18 fluorodesoxiglicose (FDG), também em repouso, geradas por tomografia por emissão de pósitron, de um paciente sabidamente portador de doença de artéria coronária e infarto do miocárdio recente; o estudo visando à investigação de viabilidade miocárdica revela a perfusão em todas as regiões, exceto na região ântero e inferoapical do ventrículo esquerdo, que revela a captação positiva do FDG (não correspondência: *mismatch*), caracterizando viabilidade regional e alta probabilidade de recuperação funcional após a cirurgia com enxerto de ponte *(bypass)* miocárdica. **(B)** Os achados estão sobrepostos a uma configuração tridimensional do ventrículo esquerdo, onde os defeitos aparecem na cor azul. (Cortesia de Elias Botvinick, MD, San Francisco, CA.)

Acurácia e Comparação com Outras Técnicas

Técnicas para Investigar Viabilidade Miocárdica

A viabilidade miocárdica pode ser investigada por várias técnicas de imagem que avaliam diferentes características biológicas do miocárdio.

1. *Investigação da reserva contrátil.* Ecocardiografia com estresse ou obtenção de imagens por ressonância magnética (RM), com baixas ou elevadas doses de dobutamina.
2. *Investigação da integridade do sarcolema.* Estudos com tálio-201, repouso-redistribuição.

Tabela 30.1 Sensibilidade e Especificidade de Várias Técnicas de Investigação de Viabilidade Miocárdica

Técnica da Imagem	Sensibilidade %	Especificidade %
PET	93	58
Tálio repouso-redistribuição	86	59
Reinjeção de tálio	88	50
Traçadores marcados com Tecnécio-99m	81	66
Eco com dobutamina	81	80

eco, ecocardiograma; PET, tomografia por emissão de pósitron.

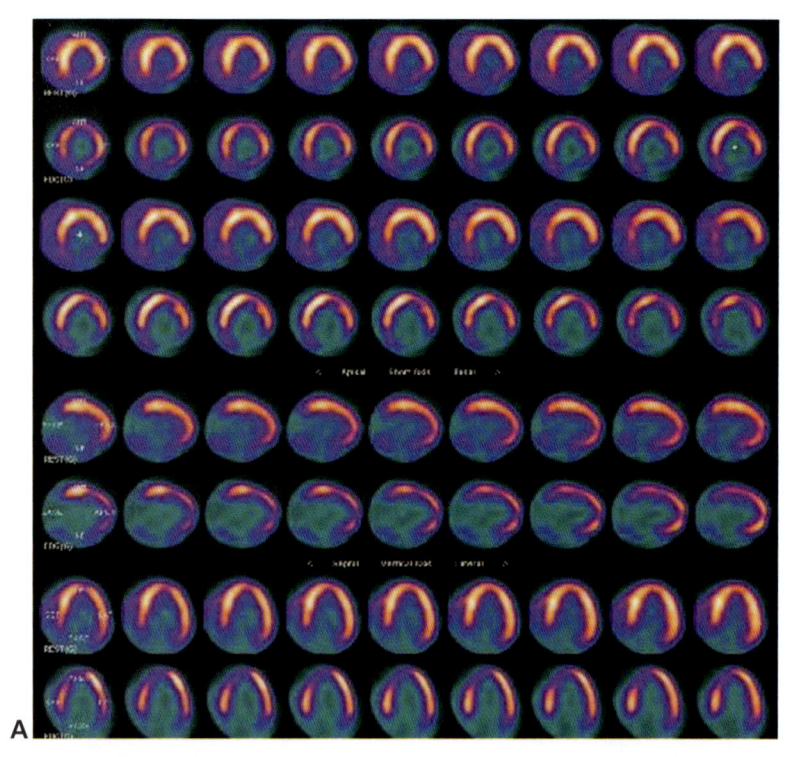

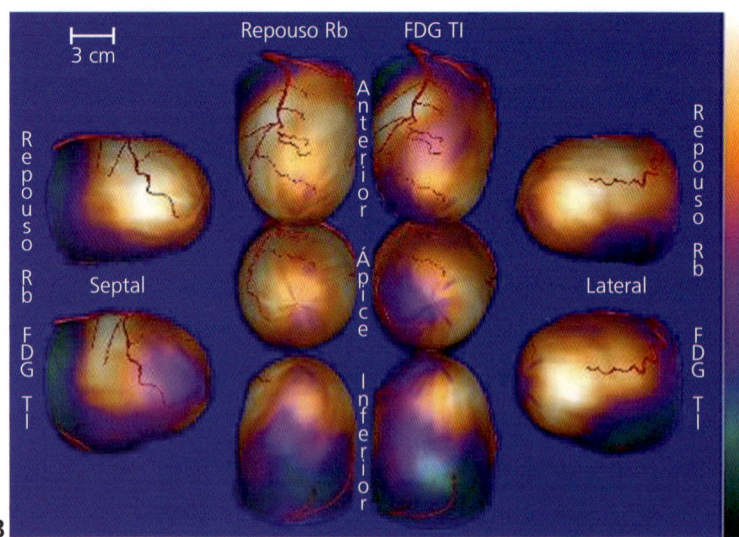

Fig. 30.7 (A) Imagens de perfusão miocárdica em repouso, obtidas com rubídio-82 (^{82}Rb) sobrepostas a imagens metabólicas obtidas com fluorodesoxiglicose, mediante tomografia por emissão de pósitron (FDG PET), revelam extenso e intenso defeito correspondente na parede inferior, estendendo-se para as regiões posterosseptal e posterolateral basal, sugerindo a presença de cicatriz nos territórios de irrigação da coronária direita e da região basal da coronária circunflexa. Verifica-se aparente paradoxo entre a captação do ^{82}Rb (indicando viabilidade) e o reduzido acúmulo do FDG no septo interventricular distal (provavelmente decorrente de variação metabólica, sem implicar em não viabilidade). **(B)** Uma configuração tridimensional do ventrículo esquerdo, codificada por meio de cores, revela também claramente a presença de defeitos. (Cortesia de Elias Botvinick, MD, San Francisco, CA.)

3. *Investigação da perfusão miocárdica e da integridade da membrana mitocondrial.* SPECT empregando traçadores marcados pelo tecnécio-99m, como a sestamibi e a tetrofosmina, com ou sem estímulo com nitrato.
4. *Investigação do metabolismo miocárdico.* Estudo da perfusão miocárdica com PET, empregando flúor 18 [^{18}F] FDG.[30]
5. *Investigação da integridade da membrana celular.* RM com realce mediante[31,32] contraste.

Acurácia das Técnicas que Investigam a Viabilidade Miocárdica[33]

Todas as técnicas apresentam maior sensibilidade que especificidade (**Tabela 30.1**). No entanto, o PET pode ser a técnica mais sensível, e a ecocardiografia com estresse com dobutamina pode ser a técnica mais específica. O PET apresenta importância maior com relação às outras técnicas em pacientes com grave disfunção do VE.

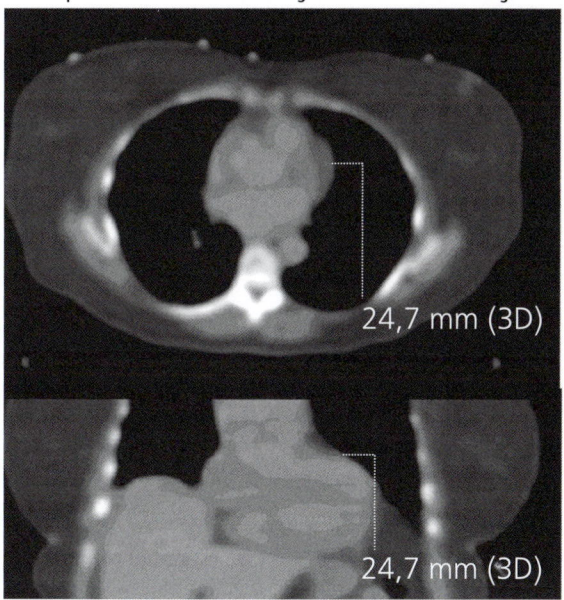

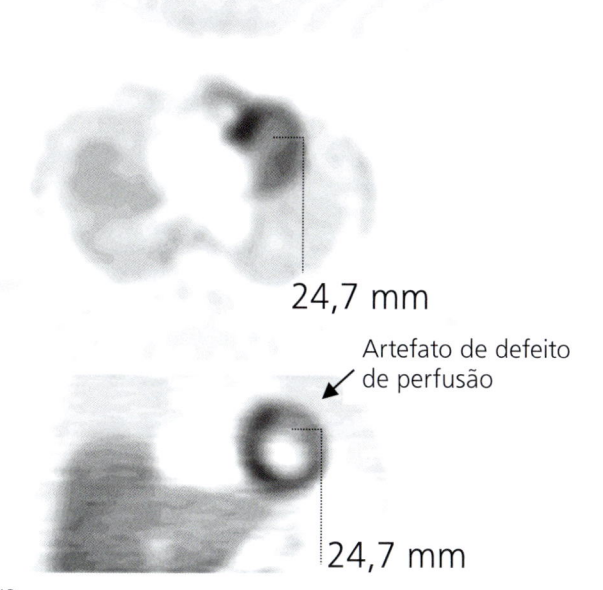

Fig. 30.8 Imagens pós-estresse em planos axial e coronal, obtidas com ^{13}NH, mediante aparelhos de tomografia por emissão de pósitron/tomografia computadorizada (PET/TC). Este é um exemplo de não correspondência entre a correção de atenuação e o mapa de transmissão na aplicação cardiológica do PET/TC, que ocorre frequentemente ao longo da parede lateral livre ou do diafragma direito. A coluna à esquerda mostra imagens obtidas de uma TC helicoidal, utilizada para a correção de atenuação das imagens obtidas pelo PET apresentadas na 2ª coluna. Traça-se a mesma linha vista no espaço tridimensional, a partir da borda da parede lateral do coração até a borda da parede observada na imagem do PET, evidenciando a não correspondência de 2,5 cm na parede lateral, entre as imagens de atenuação e emissão. Essa não correspondência acarreta o artefato de defeito destacado no mesmo corte do PET. (Cortesia de Adam Alessio, PhD, Seattle, WA.)

A RM com realce mediante contraste é uma técnica mais recente para a avaliação do miocárdio hibernante. Os primeiros resultados sugerem que os achados pela RM correlacionam bem com os do PET e apresentam elevada sensibilidade, assim como especificidade.

Destaques

Implicações Clínicas da Viabilidade Miocárdica

1. *Prognóstico da recuperação funcional após revascularização.* A capacidade do PET em predizer a recuperação funcional que se manifesta na forma da melhora das funções global e regional do VE, após a revascularização, investigando a viabilidade miocárdica, antes do tratamento, tem sido bem documentada pelos pesquisadores.[34-38]

   Os estudos têm demonstrado a existência de uma correlação linear entre o número de segmentos viáveis e as modificações da FEVE, sendo que ocorrem melhoras funcionais mais significativas em pacientes que tenham apresentado considerável não correspondência *(mismatch)* entre fluxo-metabolismo, comparadas com aqueles pacientes que tenham apresentado mínima ou nenhuma não correspondência *(mismatch)* nos estudos com PET.

2. *Prognóstico da recuperação dos sintomas de ICC, da capacidade de se exercitar e da qualidade de vida.* A extensão pré-operatória da área de viabilidade miocárdica, tal como definida pelo PET, correlaciona-se diretamente com o grau de recuperação dos sintomas de insuficiência cardíaca, após enxerto com ponte intercoronariana; dessa forma, a avaliação da viabilidade miocárdica prognostica também o grau de melhora dos sintomas de ICC após a revascularização.

3. *Prognóstico de eventos cardíacos, remodelamento e sobrevida a longo prazo.* Os pacientes com cardiopatia cardíaca isquêmica, portadores de disfunção do VE, apresentam elevado risco para eventos cardíacos futuros, sendo que a presença de miocárdio com disfunção, porém viável, parece ser um indicador de risco para eventos isquêmicos recorrentes. Nos pacientes portadores de insuficiência cardíaca, a história natural da evolução da doença fica significativamente afetada pelo remodelamento do VE, sendo que as condutas visando a interromper ou reverter o remodelamento ventricular acarretam resultados mais favorá-

veis nesses pacientes. Nos pacientes com cardiopatia isquêmica crônica, portadores de disfunção do VE, a viabilidade miocárdica é associada de forma independente a uma melhor sobrevida a longo prazo após a revascularização.

4. *Prognóstico de complicações perioperatórias e sobrevida a curto prazo.* A detecção de miocárdio viável antes da revascularização, além da avaliação clínica e angiográfica, alicerçando a tomada de decisão, resulta em baixa morbidade e mortalidade perioperatória (raras complicações perioperatórias, menor necessidade de drogas inotrópicas, menor mortalidade precoce e promissora sobrevida a curto prazo).[39,40]

Interpretação[41]

1. *Não correspondência (mismatch) parcial.* Observa-se não correspondência parcial, quando a captação do FDG é reduzida, porém não tanto quanto é o déficit de perfusão. Esta observação pode ser consequente à combinação de uma cicatriz com miocárdio hibernante.
2. *Atordoamento.* Uma área com captação normal do FDG, revelando anomalia focal de motilidade de parede, sugere atordoamento.
    - A anomalia de motilidade de parede é global, com captação normal do FDG, pode ser consequente a uma miocardiopatia ou doença trivascular.
3. *Não correspondência (mismatch) reversa*
    a. A não correspondência reversa (perfusão normal com captação do FDG reduzida), geralmente, é fruto de artefato, consequente a erros de normalização (ver Armadilhas).
    b. Pode também estar associada a infarto recente do miocárdio, doença multivascular, diabetes e bloqueio do ramo esquerdo (não correspondência reversa do septo).

Armadilhas[41]

1. *Não correspondência reversa.* Como as áreas de miocárdio viável podem revelar elevada captação do FDG decorrente da presença de miocárdio normal, torna-se importante normalizar a captação do FDG com relação à área de perfusão máxima. A falta desta medida pode levar ao aparecimento, no miocárdio normal, de artefatos de defeitos de não correspondência (perfusão normal e reduzida captação do FDG).
2. *Infarto recente do miocárdio.* No miocárdio que sofreu infarto recente, pode ser observada a captação do FDG, decorrente da presença de leucócitos na região infartada.
3. *Imagem de perfusão*
    a. Caso não se disponha de traçadores de PET para investigar a perfusão, os traçadores-padrão usados em SPECT, como o tecnécio marcando sestamibi, podem servir de substituto. Todavia, a correlação entre as imagens obtidas pelo PET e pelo SPECT será inexata pela atenuação sofrida nas imagens do SPECT. A correção de atenuação das imagens geradas pelo SPECT por meio do método com base na técnica de transmissão pode ser mais exata para a correlação com o PET.
    b. ^{13}N *amônia.* Se a ^{13}N amônia for empregada como traçador de perfusão, observa-se atividade diminuída na parede lateral em ~10% dos pacientes normais. Desconhece-se a etiologia.
4. *Artefatos.*[42-47] A geração de imagens cardíacas pelo PET, de um sistema PET/TC, pode apresentar uma limitação causada pelo mau alinhamento entre as imagens obtidas por emissão e atenuação, que pode induzir a erros de perfusão global e regional. A correção de atenuação do PET geralmente é originada da aquisição por uma TC helicoidal, representando uma tomada instantânea do ciclo respiratório, enquanto a imagem do PET representa múltiplos ciclos de respiração. O mau alinhamento dessas imagens temporariamente diferentes é comum e frequentemente ocorre na região de interesse diagnóstica (ao longo da parede lateral do miocárdio), causando defeitos de perfusão entre moderado a grave em 40% das imagens adquiridas pelo PET-TC helicoidal. Esses artefatos de mau alinhamentos são bem evidentes nos estudos com PET-TC (**Fig. 30.8**) e tem sido demonstrado que causam erros de até ± 35% nas imagens cardíacas convencionais, obtidas pelo PET, em que os mapas de atenuação são formados com base em múltiplos ciclos de respiração, com uma fonte cilíndrica de transmissão.

Várias abordagens têm sido propostas para minimizar esses artefatos. Alguns grupos têm explorado a opção de realizar a TC *scan* num momento ideal durante a respiração, como no meio do ciclo respiratório a fim de minimizar não correspondências em potencial. Nossa experiência clínica verificou que, ao pedir ao (à) paciente para interromper sua respiração num determinado ponto do ciclo respiratório, acarreta resultados muito variados. Uma outra abordagem consiste em adquirir mapas de atenuação mediante uma aquisição de TC dinâmica que registra múltiplas imagens obtidas por mapeamentos de TC com baixas doses durante o tempo de cada plano de corte do paciente. A intensidade média ou máxima dessas imagens dinâmicas pode ser empregada para reduzir o potencial de formação de artefatos de não correspondência. Quando uma não correspondência é evidente, os vendedores do equipamento oferecem ferramentas de realinhamento para que se possam corrigir manualmente os principais erros.

Referências

1. Di Carli MF, Dorbala S, Meserve J et al. Clinical myocardial perfusion PET/CT. J Nucl Med 2007;48(5): 783-793
2. Bateman TM, Heller GV, McGhie AI et al. Diagnostic accuracy of rest/stress ECG-gated Rb-82 myocardial perfusion PET: comparison with ECG-gated Tc-99 m sestamibi SPECT. J Nucl Cardiol 2006;13(1):24-33
3. Go RT, Marwick TH, MacIntyre WJ et al. A prospective comparison of rubidium-82 PET and thallium-201 SPECT myocardial perfusion imaging utilizing a single dipyridamole stress in the diagnosis of coronary artery disease. J Nucl Med 1990;31(12):1899-1905
4. Stewart RE, Schwaiger M, Molina E et al. Comparison of rubidium-82 positron emission tomography and thallium-201 SPECT imaging for detection of coronary artery disease. Am J Cardiol 1991;67(16):1303-1310
5. Schelbert HR. 18F-deoxyglucose and the assessment of myocardial viability. Semin Nucl Med 2002;32(1):60-69
6. Alderman EL, Fisher LD, Litwin P et al. Results of coronary artery surgery in patients with poor left ventricular function (CASS). Circulation 1983;68(4):785-795
7. Emond M, Mock MB, Davis KB et al. Long-term survival of medically treated patients in the Coronary Artery Surgery Study (CASS) Registry. Circulation 1994;90(6):2645-2657
8. Passamani E, Davis KB, Gillespie MJ, Killip T. A randomized trial of coronary artery bypass surgery: survival of patients with a low ejection fraction. N Engl J Med 1985;312(26):1665-1671
9. Alderman EL, Corley SD, Fisher LD et al. Five-year angiographic follow-up of factors associated with progression of coronary artery disease in the Coronary Artery Surgery Study (CASS). CASS Participating Investigators and Staff. J Am Coll Cardiol 1993;22(4):1141-1154
10. Mickleborough LL Maruyama H, Takagi Y, Mohamed S, Sun Z, Ebisuzaki L Results of revascularization in patients with severe left ventricular dysfunction. Circulation 1995;92 (9 Suppl)II73-I179
11. Kaul TK, Agnihotri AK, Fields BL, Riggins LS, Wyatt DA, Jones CR. Coronary artery bypass grafting in patients with an ejection fraction of twenty percent or less. J Thorac Cardiovasc Surg 1996;111(5)1001-1012
12. Miller DC, Stinson EB, Alderman EL. Surgical treatment of ischemic cardiomyopathy; is it ever too late? Am J Surg 1981;141(6):688-693
13. Luciani GB, Faggian G, Razzolini R, Livi U, Bortolotti U, Mazzucco A. Severe ischemic left ventricular failure: coronary operation or heart transplantation? Ann Thorac Surg 1993;55(3):719-723
14. Ellis SG, Fisher L, Dushman-Ellis S et al. Comparison of coronary angioplasty with medical treatment for single- and double-vessel coronary disease with left anterior descending coronary involvement: long-term outcome based on an Emory-CASS registry study. Am Heart J 1989;118(2): 208-220
15. Wijns W, Vatner SF, Camici PG. Hibernating myocardium. N Engl J Med 1998;339(3):173-181
16. Bengel FM, Schwaiger M. Assessment of myocardial viability by PET. In: Valk P, ed. Positron Emission Tomography: Principles and Clinical Practice. Heidelberg, Germany: Springer Verlag;2003:447-463
17. Kloner RA, Bolli R, Marban E, Reinlib L, Braunwald E. Medical and cellular implications of stunning, hibernation and preconditioning: an NHLBI workshop. Circulation 1998;97:1848-1867
18. Liedtke AJ. Alterations of carbohydrate and lipid metabolism in the acutely ischemic heart. Prog Cardiovasc Dis 1981;23(5):321-336
19. Liedtke AJ. The origins of myocardial substrate utilization from an evolutionary perspective: the enduring role of glucose in energy metabolism. J Mol Cell Cardiol 1997;29(4):1073-1086
20. Liedtke AJ, Renstrom B, Hacker TA, Nellis SH. Effects of moderate repetitive ischemia on myocardial substrate utilization. Am J Physiol 1995;269(1 Pt 2): H246-H253
21. Liedtke AJ, Renstrom B, Nellis SH, Hall JL, Stanley WC. Mechanical and metabolic functions in pig hearts after 4 days of chronic coronary stenosis. J Am Coll Cardiol 1995;26(3):815-825
22. Vanoverschelde JL, Wijns W, Depre C et al. Mechanisms of chronic regional postischemic dysfunction in humans: new insights from the study of noninfarcted collateral-dependent myocardium. Circulation 1993;87(5):1513-1523
23. Schelbert HR, Henze E, Phelps ME, Kuhl DE. Assessment of regional myocardial ischemia by positron-emission computed tomography. Am Heart J 1982;103(4 Pt 2):588-597
24. Schwaiger M, Fishbein MC, Block M et al. Metabolic and ultrastructural abnormalities during ischemia in canine myocardium: noninvasive assessment by positron emission tomography. J Mol Cell Cardiol 1987;19(3):259-269
25. Kalff V, Schwaiger M, Nguyen N, McClanahan TB, Gallagher KP. The relationship between myocardial blood flow and glucose uptake in ischemic canine myocardium determined with fluorine-18-deoxyglucose. J Nucl Med 1992;33(7):1346-1353
26. Marwick TH, Nemec JJ, Lafont A, Salcedo EE, MacIntyre WJ. Prediction by postexercise fluoro-18 deoxyglucose positron emission tomography of improvement in exercise capacity after revascularization. Am J Cardiol 1992;69(9):854-859
27. Taegtmeyer H. Myocardial Metabolism. In: Phelps M, Mazziotta J, Schelbert H, eds. Positron Emission Tomography and Autoradiography: Principles and Applications for the Brain and Heart. New York: Raven Press; 1986:149-195
28. Keng FY. Clinical applications of positron emission tomography in cardiology: a review. Ann Acad Med Singapore 2004;33(2):175-182
29. Schelbert HR. 18F-deoxyglucose and the assessment of myocardial viability. Semin Nucl Med 2002;32(1): 60-69

30. Bax JJ, Wijns W, Cornel JH, Visser FC, Boersma E, Fioretti PM. Accuracy of currently available techniques for prediction of functional recovery after revascularization in patients with left ventricular dysfunction due to chronic coronary artery disease: comparison of pooled data. J Am Coll Cardiol 1997;30(6):1451-1460

31. Shan K, Constantine G, Sivananthan M, Flamm SD. Role of cardiac magnetic resonance imaging in the assessment of myocardial viability. Circulation 2004;109(11):1328-1334

32. Lela KS, Pereira RS, Prato FS, Sykes J, Wisenberg G. Determining myocardial viability in a chronic occlusion canine model using MRI with a constant infusion of Gd-DTPA. Proceedings of the 8th Meeting of International Society for Magnetic Resonance in Medicine (ISMRM). Berkeley, CA: ISMRM; 2000:311

33. Bax JJ, Poldermans D, Elhendy A, Boersma E, Rahimtoola SH. Sensitivity, specificity, and predictive accuracies of various noninvasive techniques for detecting hibernating myocardium. Curr Probl Cardiol 2001;26(2):147-186

34. Baer FM, Voth E, Deutsch HJ et al. Predictive value of low dose dobutamine transesophageal echocardiography and fluorine-18 fluorodeoxyglucose positron emission tomography for recovery of regional left ventricular function after successful revascularization. J Am Coll Cardiol 1996;28(1):60-69

35. Bax JJ, Cornel JH, Visser FC et al. F18-fluorodeoxyglucose single-photon emission computed tomography predicts functional outcome of dyssynergic myocardium after surgical revascularization. J Nucl Cardiol 1997;4(4):302-308

36. Knuuti MJ, Saraste M, Nuutila P et al. Myocardial viability: fluorine-18-deoxyglucose positron emission tomography in prediction of wall motion recovery after revascularization. Am Heart J 1994;127(4 Pt 1):785-796

37. Schoder H, Campisi R, Ohtake T et al. Blood flow-metabolism imaging with positron emission tomography in patients with diabetes mellitus for the assessment of reversible left ventricular contractile dysfunction. J Am Coll Cardiol 1999;33(5):1328-1337

38. Tillisch J, Brunken R, Marshall R et al. Reversibility of cardiac wall-motion abnormalities predicted by positron tomography. N Engl J Med 1986;314(14):884-888

39. Haas F, Haehnel CJ, Picker W et al. Preoperative positron emission tomographic viability assessment and perioperative and postoperative risk in patients with advanced ischemic heart disease. J Am Coll Cardiol 1997;30(7):1693-1700

40. Landoni C, Lucignani G, Paolini G et al. Assessment of CABG-related risk in patients with CAD and LVD. Contribution of PET with [^{18}F]FDG to the assessment of myocardial viability. J Cardiovasc Surg (Torino) 1999;40(3):363-372

41. Beanlands RSB, Ruddy TD, Mahhadi J. Myocardial viability. In: RL Wahl, ed. Principles and Practice of Positron Emission Tomography. Philadelphia, PA: Lippincott Williams & Wilkins; 2002:334-350

42. Gould KL, Pan T, Loghin C et al. Frequent diagnostic errors in cardiac PET/CT due to misregistration of CT attenuation and emission PET images: a definitive analysis of causes, consequences, and corrections. J Nucl Med 2007;48(7):1112-1121

43. Goerres GW, Burger C, Kamel E et al. Respiration-induced attenuation artifact at PET/CT: technical considerations. Radiology 2003;226(3):906-910

44. Goerres GW, Kamel E, Heidelberg T-NH, Schwitter MR, Burger C. Schulthess GKv. PET-CT image co-registration in the thorax: influence of respiration. Eur J Nucl Med Mol Imaging 2002;29(3):351-360

45. Nakamoto Y, Osman M, Cohade C et al. PET/CT: comparison of quantitative tracer uptake between germanium and CT transmission attenuation-corrected images. J Nucl Med 2002;43(9):1137-1143

46. Pan T, Mawlawi O, Nehmeh SA et al. Attenuation correction of PET images with respiration-averaged CT images in PET/CT. J Nucl Med 2005;46(9):1481-1487

47. Alessio AM, Kohlmyer S, Branch K et al. Cine CT for attenuation correction in cardiac PET/CT. J Nucl Med 2007;48(5):794-801

Índice Remissivo

Os números em *itálico* referem-se a Figuras e Tabelas.

A

Abscesso(s)
 de localização medial ao estômago, *90*
 hepáticos, 105
 mimetizando câncer gástrico, *90*
AC
 desvantagens, 81
 imagens, 81
 vantagens, 81
Ácidos graxos
 diminuindo o metabolismo de, 37
Acipimox, 37
Adenocarcinoma mucinoso, 191, 193
 características, 193
 história clínica, 193
 imagens, 194
 indicação clínica, 193
 localização, 193
 PET, 193
 resultados, 195
 SUV, 194
 tamanho, 193
 TC, 193
Adenoma(s)
 hepáticos, 105
 hipofisário, *124*
 imagem por RM, 124
AIDS
 pacientes com, 252
 acurácia, 252
 visão geral, 252
Amamentação
 captação difusa na, 53
 dose de irradiação, 36
 interrupção, 36
Angiomiolipomas, 208
Aparelho geniturinário, 61
 excreção do FDG, 61
 resultados falso-positivos, 61
Aquisições
 bidimensional, 8
 tridimensional, 8

Artefatos, 105
 causado por bário, *95*
 causado por contraste intravenoso, *96*
 causado por material metálico, *96*
 de atenuação, 90
  secundários a material denso, 93
 de truncamento, 90
 do PET/TC, 90
 fotopênico, *91*
 por registro equivocado, 91
 que causam truncamento, 96
Articulação glenoumeral, 52
 atividade na, 52
Artrite
 captação na, 66
 potencial de, 255
  acúmulo de FDG nas articulações, 255
Ascite
 na TC, *107*
Astrocitoma pilocítico, 123
Atelectasia, 54, *56*
 arredondada, *145*
 PET nos casos de, 54
Atenuação
 artefatos de, 90
 correção de, 12
Aterosclerose, 71, 253
 acurácia, 253
 visão geral, 253
ATP, 22, 29

B

Baastrup
 doença de, *68*
Baço, 60, 107
 captação difusa aumentada, 60
  pela árvore biliar, *60*
 fator estimulante de colônias de granulócitos, 60
 obtenção de imagens por PET, 107

 presença de malignidade, 107
 desconhecendo a, 107
 SUV, 60
Bário
 artefato causado por, *95*
Bexiga
 câncer de, 211
  acurácia, 211
  estadiamento, 211
  indicação clínica, 211
 irrigação da,
  na PET oncológica, 35
Bicarbonato
 de tetrabutilamônia, 17

C

Cabeça e pescoço, 47
 câncer de, 128
  caracterização dos tumores, 134
  estadiamento, 128
  metástase cervical, 128
  PET/TC, 134
  planejamento da radioterapia, 134
  recidiva, 131
  resposta terapêutica/prognóstico, 133
 captação laríngea, 49
 captação muscular, 51
 captação na região da nasofaringe, 49
 captação normal, 47
 glândulas salivares, 48
 imagem normal, *47*
 língua, 49
 músculos milo-hióideos, 47
 palato mole, 48
 tonsilas, 48
Câncer
 da cérvice, 199
  estadiamento, 199
   acurácia, 200
   armadilhas, 200
   comparação, 200

destaques, 200
indicação clínica, 199
PET, 199
prognóstico, 199
radioterapia, 199
recidiva, 201
acurácia, 201
armadilhas, 201
comparação, 201
destaques, 201
indicação clínica, 201
resposta terapêutica e prognóstico, 201
indicação clínica, 201
tumor primário, 199, *200*
indicação clínica, 199
de bexiga, 211
acurácia, 211
indicação clínica, 211
de cabeça e pescoço, 128-136
caracterização dos tumores de, 134
estadiamento, 128
metástase cervical, tumor primário desconhecido, 128
planejamento da radioterapia, 134
recidiva, 131
resposta terapêutica/prognóstico, 133
de cólon, 215-222
estadiamento inicial, 216
imagem de, *82*
neoplasias mamárias do, 215
recidiva e reestadiamento, 216
sincrônico, *130*
de mama, 113, 157-165, *163*
detecção de massas mamárias, 157
acurácia, 157
armadilhas, 158
comparação, 157
destaques, 157
indicação clínica, 157
obtenção de imagens tardias, 158
estadiamento do, 158
acurácia, 159
armadilhas, 160
comparação, 159
destaques, 160
indicação clínica, 158
metastático, *159*
multifocal
imagens de, *159*
recidiva do, 161
acurácia, 161
armadilhas, 161
comparação, 161
destaques, 161
indicação clínica, 161
resposta terapêutica e prognóstico, 161
acurácia, 161
armadilhas, 162
comparação, 161
destaques, 162
indicação clínica, 161
de nasofaringe, 113
de ovário, 201
massas de origem ovariana, 201
acurácia, 201
armadilhas, 202
comparação, 201

destaques, 201
SUV, 201
indicação clínica, 201
recidiva, 202
acurácia, 203
armadilhas, 204
comparação, 203
PET, 203, 204
quadro clínico, 203
destaques, 204
indicação clínica, 202
prognóstico, 203
resposta terapêutica, 204
indicação clínica, 204
de próstata, 113, 211
acurácia, 212
armadilhas, 213
comparação, 212
indicação clínica, 211
de testículo, 209
estadiamento, 209
acurácia, 209
armadilhas, 209
comparação, 209
indicação clínica, 209
recidiva, 209
acurácia, 210
armadilhas, 211
comparação, 210
destaques, 211
indicação clínica, 209
de tireoide, 113, 137-142
nódulos, 137
na região medial do pescoço, *138*
recidivante, 138
indicação clínica, 138
do endométrio, 204
indicação clínica, 204
esofágico, 113
primário
detecção de, 167
estadiamento do, 168
indicação clínica, 167
recidiva, 171
resposta à terapia, 171
gástrico, 166
acurácia, 166
armadilhas, 167
comparação, 166
destaques, 167
imagem de, *166*
indicação clínica, 166
metastático, *167*
prognóstico, 166
resposta terapêutica, 166
metastático da nasofaringe, 131
pancreático, 193-198
estadiamento, 195
acurácia, 196
armadilhas, 196
comparação, 196
indicação clínica, 195
massas pancreáticas e adenocarcinoma, 193
acurácia, 193
armadilhas, 194
comparação, 193

destaques, 193
indicações clínicas, 193
recidivante, *197*
resposta terapêutica e prognósticos, 196
indicação clínica, 196
tumores císticos, 195
acurácia, 195
indicação clínica, 195
tumores das células das ilhotas, 195
indicação clínica, 195
pulmonar, 113
de células não pequenas, 147
estadiamento de, 147
acurácia, 147
a distância, 148
comparação, 147
indicação clínica, 147
nodular, 148
prognóstico e resposta terapêutica no, 151
destaques e armadilhas, 152
recidiva de, 153
indicação clínica, 153
de pequenas células, 153
indicação clínica, 153
recidiva, 152
supraglótico metastático, 131
Captação fisiológica
minimização da, 34
captação muscular, 34
captação pela gordura marrom, 34
atividade da urina, 35
atividade intestinal, 35
intervenções farmacológicas, 34
irrigação da bexiga, 35
Carcinoma
bronquioalveolar, *146*
de células de Hürtle, 140
de células renais, 207
acurácia, 207
armadilhas, 207
cístico, *207*
comparação, 207
destaques, 207
estadiando e reestadiando, 207-209
indicação clínica, 207
do endométrio, *204*
escamoso
antígeno de, 201
hepatocelular, 188, *189*
acurácia, 188
armadilhas, 190
comparação, 188
destaques, 190
indicações clínicas, 188
medular da tireoide, 140
papilífero/folicular, 140
Carcinomatose peritoneal difusa, 108, *109*
borda hepática, 108
sinal da linha reta, 108
CEA, 216
Células-tronco autólogas
pré-transplante de, 181
acurácia, 181
destaques, 181
indicação clínica, 181
Cérebro, 42, 114
alterações compatíveis com a idade no, 42

comparação com a tomografia por emissão de fóton, 43
diásquise cerebelar cruzada, 43
função renal e, 42
padrão de captação normal do, 42
simetria na captação, 42
tumores e metástases cerebrais, 114
Cintilação
  características da, 5
  cristais de, 5
  detectores de, 4
Cintilografia
  com gálio, *249*
Cistos renais
  inconclusivos, 207
Cisto subcondral, 67
  captação do FDG, 67
Clamp euglicêmico hiperinsulinêmico, 37
  desvantagens, 37
  vantagens, 37
Coincidência
  eventos de, 8
  tipos de, *8*
Colangiocarcinoma, 190
  acurácia, 190
  armadilhas, 191
  comparação, 190
  indicação clínica, 190
  metastático, *189, 190*
Colimação, 8
Cólon
  câncer de, 215-222
    estadiamento inicial, 216
    neoplasias primárias do, 215
      acurácia, 215
      armadilhas, 215
      comparação, 215
      destaques, 215
      indicação clínica, 215
    pólipos de, *215*
    recidiva e reestadiamento, 216
      acurácia, 218
      indicação clínica, 216
      local, 218
        armadilhas, 220
        metástases, 219
      resposta terapêutica, 220
Colônias granulocíticas, 36
  formação de, 36
Coluna espinhal, 43
  captação pela, 43
Compton
  espalhamento, 4
Condrossarcoma, *224*
  versus econdroma, 223
  versus osteocondroma, 223
Convulsão
  localização de focos de, 259
    acurácia, 259
    armadilhas, 260
    comparação, 259
    destaques, 259
    indicações clínicas, 259
  subclínicas, 260
Coração, 43
  captação atrial, 44
  captação ventricular, 43
  imagens de perfusão, 44
    captação difusa, *46*

Correção
  de atenuação, 8
Corticosteroides
  no tecido cerebral, 123

D
DAR, 38
Decaimento radioativo, 4
Demência: doença de Alzheimer, 260
  acurácia, 261
  armadilhas, 261
  com corpúsculos de Lewy, 263
  comparação, 261
  de Parkinson, 263
  destaques, 261
  indicação clínica, 260
Derrame maligno, 149
Detector
  em bloco, 5
    esquema de um, *6*
Diásquise cerebelar cruzada, 43
Diazepam
  na captação de gordura marrom, 34
  na PET oncológica, 34
Dieta
  preparação do paciente, 34
Doença de Alzheimer
  imagens de, *262*
Doença de Baastrup, 68
Doença de Cushing, 123
Doença de Graves, 51, 53, 69
Doença de Hodgkin, 175, 176
Doença de Pick, *263*
Doença de reflexo, 56
Doença esplênica, 177
Doença extranodular, 178
Doença inflamatória intestinal, 254
Doença nodular, 178
Dose painting, 241, 243, 244
DUR, 38

E
Econdroma
  versus condrossarcoma, 223
Edema cerebral
  e a captação de FDG, 122
Endométrio
  câncer do, 204
    carcinoma, *204*
    indicação clínica, 204
  captação pelo, 62
Eritropoetina
  captação na, 66
Esôfago, 55
  câncer primário de
    detecção de, 167, 170
      armadilhas, 167
      captação, 167
      indicação clínica, 167
    estadiamento do, 168
      acurácia, 169
      comparação, 169
      indicação clínica, 168
    metastático, 168
    recidiva de, *169*, 171
      acurácia, 171
      armadilhas, 171
      indicação clínica, 170

  resposta do, à terapia, 171
    acurácia, 171
    armadilhas, 171
    comparação, 171
    indicação clínica, 171
  mimetização por gordura marrom, 55
  normal, *57*
  padrões de captação esofágica, 55
  outras causas de, 55
Estadiamento
  a distância, 147, 159
  axilar, 159
  de câncer pulmonar de células não pequenas, 147
  mediastinal, 147
  nodular, 148
Estômago, 55
  captação anormal, 55
  hérnia hiatal, 55
  padrão de captação normal, 55
  SUV, 55
Estudos com FDG PET
  interpretação dos, 78-87
    interpretação do PET, 79
    limitações do PET, 78
    acompanhamento, 86
Ewing
  sarcomas de, *237*

F
FBP, 9
Febre de origem obscura, 251
  acurácia, 252
  visão geral, 251
Feocromocitoma, 60
Fibroma
  condromixoide, 224
  desmoplástico, 224
Fígado, 58
  artefato por ruído, 58
  e PET, 104
    metástases hepáticas, 104
  imagem do, *106*
  insulina, 58
  lesões, 58
  SUV, 58
Filtro retroprojeção
  técnica de, 12
Física
  do PET/TC *scanners*, 3-14
    aquisição de dados, 4
      bidimensional *vs.* tridimensional, 8
      correções, 7
      detecção de fótons e detectores de cintilação, 4
      efeitos provocados pela coincidência de fótons, 6
      sinogramas, 7
    componentes e funções do, 11
      básicos, 12
      correção de atenuação com base na TC, 13
    decaimento radioativo, 4
      emissão e aniquilação do pósitron, 4
      interação de fótons com a matéria, 4
      princípios gerais, 4

reconstrução de imagem, 9
  ruído/contrapartida da resolução e qualidade de imagem, 10
  utilidade do, 3
Flip-Flop, 65
Fluorodesoxiglicose, 103
  administração do
    crise convulsiva na, 126
  atividades em diferentes células, tecidos, órgãos e corpos, 25
    glicólise aeróbica, 28
    meio hipóxico, 27
    nível celular, 25
    nível de corpo inteiro, 26
    nível orgânico, 25
    nível tecidual, 25
  bases radioquímicas e biológicas do, 15-21
    bases biológicas do emprego de FDG na obtenção de imagens, 19
    síntese do, 16
      controle de qualidade da, 18
      método inicial da, 16
      método posterior, 16
        via método eletrofílico, 16
        via método nucleofílico, 17
  captação do, 20
    por nódulo, *104*
  excreção do, 61
  lesões metastáticas levantadas pelo, 104
  papel do metabolismo da glicose e da, 22
    na interpretação de estudos com PET, 22-30
  PET
    desvantagens do, 247
    na avaliação de infecção e inflamação, 247-258
      aplicações clínicas e potenciais, 248-256
      técnicas convencionais de medicina nuclear, 247
      técnicas de imagem anatômica, 247
      níveis de evidência para indicações clínicas de, 99
        emprego de, 99
        utilização, 99
        valor do, 99
  semelhanças com a glicose, 23
  via de administração do, 36
Foley
  cateter de, 35
    para drenagem, 35
Fotodetectores
  no PET, 5
Fótons
  coincidência de, 6
  detecção de, 4
    objetivo da, 4
  interação com o material, 4
FOV, 8
  diferenças no, 40
Fratura(s)
  crônica, *64*
  de insuficiência, 64
  não patológicas, 64
  por insuficiência do sacro, *65*

G

Gating, 93, 244
Glândulas salivares, 48
Glândulas sublinguais, 47
Glândula suprarrenal, 60
  captação bilateral, 61
  captação focal, 61
  hiperplasia suprarrenal, *61*
  padrão normal, 60
Glicemia
  níveis de, 34
    aceitáveis, 34
    administração de insulina, 34
    outros medicamentos para diabetes, 34
    pacientes diabéticos, 34
Glicólise
  aeróbica, 28
Glicose
  carga oral de, 36
    desvantagens, 36
    diabéticos, 36
    nível de, 37
  estrutura química dos análogos da, 15
  papel do metabolismo da
    e do FDG na interpretação de estudos com PET, 22-30
      análise clínica, 23
        da injeção à penetração na célula, 23
        semelhanças entre glicose e FDG, 23
      atividade de FDG em diferentes células, tecidos, órgãos e corpos, 25
      novas terapias com base sobre o metabolismo glicolítico, 28
Glioma
  de alto grau, *123*
Glucagon
  administração de, 35
GLUT1
  transportador, 19, 29
GLUT4
  transportador, 19
Gordura marrom, 72
  armadilha da, *87*
  captações, *72, 73*
    pelos músculos do pescoço, 141
  destaques, 72
  diagnóstico diferencial, 74
  localizações, 72
Granulócitos
  colônias de, 60

H

HCC, 105
Hemangioma, 105
  de corpo vertebral, 66
Hemorragia suprarrenal, 60
Hérnia hiatal, 55
  captação na, 55
Hexoquinase II, 24
Hidratação
  intravenosa, 34
  oral, 34
Hidrólise
  ácida, 17
Hidróxido
  de tetrabutilamônia, 17
Hilo, 54
  captação discreta, 54
  captação por embolia pulmonar, 54
Hiperglicemia
  e PET, 194

Hiperplasia
  do timo, *52*
  suprarrenal, *61*
Hipometabolismo extratemporal, 260
Histiocitose
  de células de Langerhans, 237
    acurácia, 237
    destaques, 237
    indicações clínicas, 237
Hodgkin
  doença de, 175, 176
  linfoma de, *233*

I

Ilhotas pancreáticas
  tumores das células das, 195
Imagem
  AC, 82
  anatômica, 247
    técnicas de, 247
      TC/RM, 247
        desvantagens, 247
        vantagens, 247
  bases biológicas do emprego de FDG na obtenção de, 18
  de fusão de TC e PET, 88
  do fígado, *106*
  MIP, 79
  NAC, 80
  obtidas por PET, 103
  qualidade de, 9
  reconstrução de, 9
  ruído/contrapartida de, 9
  tardias, 193
  teradiagnóstica, 244
Implantes mamários, 53
Índice padronizado de captação, 38-41, 201
  DAR, 38
  DUR, 38
  SUR, 38
  SUV, 23, 38
    armadilhas, 38
      atenuação de correção, 39
      atividade de fundo, 39
      extravasamento de dose, 39
      medidas do paciente, 38
      momento da imagem, 38
      níveis de glicose plasmática, 39
      parâmetros de reconstrução, 39
    cálculo do, 38
      definição, 38
      fórmula, 38
    pérolas, 40
      interpretação, 40
      obtenção de imagens, 41
      relatório, 41
      resposta terapêutica, 41
      ROI do, 40
      SUV máximo *vs.* médio, 40
      valores de corte, 40
Insulina
  administração de, 59
  efeito da, 43
  e o músculo esquelético, 68

Intestinos delgado e grosso, 56
    atelectasia, *56*
    atividade no, 56
        delgado, 56
        grosso, 56
    vs. doença peritoneal, *90*
Irradiação
    necrose por, 123
        tumor *versus*, 123
            acurácia, 124
            comparação, 124
            efeitos, 124
            indicação clínica, 123
    pneumonite por, 152
Isquemia miocárdica
    mecanismo da, 268

K
Kryptofix 2.2.2, 17

L
Langerhans
    células de, 237
        histiocitose de, 237
            acurácia, 237
            destaques, 237
            indicações clínicas, 237
Laparotomia
    investigação por, 202
Laringe
    captação de FDG pela, 132
    tumores da, 131
Leiomiomas, 61
    do útero, *62*
    nas imagens do PET, 61
Lesão hepática
    registro equivocado de, *94*
Linfoma(s), 175-183
    de células T, 176
    de grau baixo, 178
    de Hodgkin, *233*
    de tecido linfoide, 176
    de zona marginal, 176
    estadiamento, 175
        acurácia, 175
        armadilhas, 178
        comparação, 177
        destaques, 178
        indicação clínica, 175
    extenso, *175-177*
    folicular, 176
    não Hodgkin, 176
    pré-transplante de células-tronco
        autólogas, 181
            acurácia, 181
            destaques, 181
            indicação clínica, 181
    recidiva, 181
        indicação clínica, 181
    resposta terapêutica, 178
        acurácia, 179
        armadilhas, 181
        destaques, 180
        indicação clínica, 178
    versus toxoplasmose, 126
        indicação clínica, 126

Linfonodos, 52, 108
    inflamatórios *vs.* malignos, 109
        correlação com a TC, 109
        SUV, 109
    metastáticos, 108
    pélvicos, *110*
    regionais, 191
    tamanho, 108
Língua
    observação da, 49
LNH
    de grau alto, 179
    e PET, 175
Lipossarcomas, *225*
    versus lipomas, 225

M
Mamas(s), 52
    amamentação, 53
    câncer de, 157, *163*
        detecção de massas mamárias, 157
        estadiamento do, 158
        metastático, *159*
        multifocal
            imagens de, *159*
        recidiva, 161
        resposta terapêutica e prognóstico, 161
    captação focal das, 53
    densas, 158
    fase pós-menopausa, 53
    fase pré-menopausa, 52
        hiperplasia, *52*
    imagens das, 157
    implantes mamários, 53
    mamilos, 53
    seroma de, *158*
Mamilos
    captação pelos, 53
Mapeamento
    do movimento respiratório, 92
    localizado, 89
    por transmissão, 8
    tempo de, 145
    teradiagnóstico, 243
Massas císticas
    do pescoço, 134
Massas de origem ovariana, 201
    acurácia, 201
    comparação, 201
    destaques, 201
    indicação clínica, 201
    recidiva, 202
Massas mamárias
    detecção de, 157
Massas pancreáticas, 193
    características, 193
    história, 193
    imagens, 194
    localização, 193
    PET, 193
    resultados, 195
    SUV, 194
    tamanho, 193
Massas renais, 207
    acurácia, 207
    armadilhas, 207
    comparação, 207

destaques, 207
indicação clínica, 207
Matéria
    interação de fótons com a, 4
Medicina nuclear
    técnicas convencionais de, 247
Medula óssea
    metástase da, 112, 148, 159
        correlação entre PET e TC, 113
        mecanismo de captação da, 112
        óssea lítica, *112*
            vs. esclerótica, 113
        PET *vs.* cintigrafia óssea, 113
        tratada, *114*
Melanoma, 184-187
    estadiamento inicial e recidiva, 184
        acurácia, 186
        armadilhas, 186
        comparação, 186
        destaques, 186
        doença recidivante, 185
        indicação clínica, 184
    intestinal, *185*
    metástases de, 185, 186
    primário e metástases, *184*
    prognóstico, 185
Meningioma
    imagem de, *123*
Mesotelioma, 153
    indicação clínica, 153
        captação de FDG, 153
        SUV, 153
            leitura de, 153
Metabolismo glicolítico
    novas terapias com base sobre o, 28
Metástase(s)
    cerebral, *115*, 148
    cervical, 128
        armadilhas, 132
        acurácia, 128
        destaques/armadilhas, 128
        estadiamento, 128
        indicação clínica, 128
        localização, *129*
        PET/TC, 134
        planejamento da radioterapia, 134
        recidiva, 131
        resposta terapêutica, 133
    da medula óssea, 159
    detecção de, a distância, 129
    extra-hepáticas, 219
    hepáticas, 104, 219
        de aparência sutil, *105*
        observadas por PET, *106*
        PET, 219
    intestinal, *185*
    invisível, *114*
    nodular, *139*
    óssea esclerótica, *113*
    ósseas, 130, 140, *148*
    óssea tratada, 114
    peritoneal, 104, 107
        de câncer de cólon, *104*
    pleurais, 149
    pulmonares, 111, 186
        de osteossarcomas, *226*

versus nódulo benigno, 147
    acurácia, 147
    indicação clínica, 147
renais, 207
suprarrenais, 148, *149*
Método(s)
  eletrofílico, 16
    desvantagens do, 16
  nucleofílico, 17
Mielolipoma suprarrenal, 60
Mieloma múltiplo, 228, *229*
  acurácia, 228
  armadilhas, 228
  comparação, 228
  indicação clínica, 228
Miocárdio
  viável, 269
    identificação de, 269
MIP
  imagens, 79
MRI
  negativa, 259
Músculo esquelético, 68
  causas de captação aumentada, 68
  músculos específicos, 70
  semelhanças, 69
Músculos milo-hióideos, 47

N

NAC, 106
  imagens, 80
  vantagens, 80
Nasofaringe
  câncer metastático da, *131*
Necrose
  por irradiação, 123
    tumor *versus*, 123
Neoplasias cerebrais, 122-127
  linfoma *versus* toxoplasmose, 126
  tumores cerebrais primários, 122
  tumores *versus* necrose por irradiação, 123
Neoplasias primárias do cólon, 215
  acurácia, 215
  armadilhas, 215
  comparação, 215
  destaques, 215
  estadiamento inicial, 216
  indicação clínica, 215
  recidiva e reestadiamento, 216
    acurácia, 218
Neoplasias sincrônicas, 170
Neoplasias torácicas, 143-156
  câncer pulmonar de pequenas células, 153
  estadiamento de câncer pulmonar de células não pequenas, 147
    prognóstico e resposta terapêutica no, 151
    recidiva de, 153
  mesotelioma, 153
  metástase pulmonar *versus* nódulo benigno, 147
  nódulos pulmonares solitários, 143
Neuroblastoma, *239*
Neurologia
  aplicações de PET em, 259-264
    demência: doença de Alzheimer, 260
      acurácia, 261
      indicação clínica, 260

    localização de focos de convulsão, 259
      acurácia, 259
      armadilhas, 260
      comparação, 259
      destaques, 259
Nicotina
  estimulante do sistema nervoso simpático, 35
Niacina, 37
Nódulo benigno
  metástase pulmonar *versus*, 147
    acurácia, 147
    indicação clínica, 147
Nódulos da tireoide, 137
Nódulos de configuração achatada, *110*
Nódulos gastro-hepáticos, 170
Nódulos pulmonares
  benignos
    metástase pulmonar *versus*, 147
  na PET, 96
  solitários, 143
    acurácia, 143
    armadilhas, 145
      ausência de correlação com a TC, 146
      lesões, 146
      nódulos na base dos pulmões, 146
      opacidades, 145
      resultados, 145
    comparação, 143
    destaques, 144
      atelectasias, 145
      histologia, 145
      interpretação, 144
      tamanho para investigação, 144
      tempo de mapeamento, 145
    indicação clínica, 143
    periférico, *144*
NSGCT, 209

O

Oligodendroglioma, 123
Omentos, 107
Oncocitoma, 208
Opacidades
  em vidro fosco, 145
OSEM, 9
  aplicação de, *11*
Osso e medula óssea, 64
  articulações específicas, 67
  artrite, 66
  captação focal, 68
  captação medular difusa, 66
  captação normal, 64
  captação por bursa intraespinhosa, 68
  efeitos da irradiação, 68
  fator estimulador de colônias de granulócitos, 64
  fraturas não patológicas, 64
  osteófitos degenerativos, *66*
Osteocondroma
  versus condrossarcoma, 223
Osteomielite crônica, 248
  acurácia, 248
  captação de FDG na, *249*
  visão geral, 248
Osteossarcoma e sarcomas de tecido mole, 226
  acurácia, 227
  armadilhas, 228
  comparação, 227

  indicação clínica, 226
    diagnóstico, 226
    estadiamento, 226
    gradação do tumor, 226
    monitoramento, 226
  metástases pulmonares de, 226
Ovários, 63
  câncer de, 201
    acurácia, 201
    armadilhas, 202
    comparação, 201
    destaques, 201
    indicação clínica, 201
    recidiva, 202
  câncer metastático de, *202, 203*
  captação de FDG na fase pós-menopausa, 64
  captação de FDG na fase pré-menopausa, 63
  captação de FDG pelos, 63, *111*
  padrão normal, 63

P

Paciente
  preparação do, 33-37, 97
    PET cardíaco, 36
      carga oral de glicose, 36
      clamp euglicêmico hiperinsulinêmico, 37
      diminuindo o metabolismo de ácidos graxos, 37
    PET oncológico, 33
      amamentação, 36
      dieta, 34
      hidratação, 34
      minimização da captação fisiológica, 34
      momento do PET *scan*, 36
      nível de glicemia, 33
      via de administração do FDG, 36
    contraste intravenoso, 97
    contraste oral, 97
    posição, 97
    respiração, 97
Palato mole, 48
  imagens do, 48
Pâncreas, 60
  câncer do, 193
    metastático, *196*
  captação difusa, 60
  captação focal, 60
  SUV, 60
Paraganglioma metastático, *235*
Paratireoide
  anomalia da, 52
Parótida
  lesões da, 134
Pé diabético complicado, 248
  acurácia, 250
  com suspeita de infecção
    imagens, *250*
  próteses infectadas, 250
    acurácia, 251
    visão geral, 250
  visão geral, 248
Perfusão miocárdica, 265
  avaliação da, 265
    acurácia, 266
    comparação, 266

indicação clínica, 265
protocolos, 265
traçadores, 265
cintilografias de, *269*
imagens de, 267
Peritônio, 107
carcinomatose peritoneal difusa, 108
diferenciando com atividade intestinal, 107
implante peritoneal, *108*
metástases, 107
padrões de disseminação, 107
omentos, 107
superfícies serosas, 107
Pérolas
interpretação, 40
obtenção de imagens, 41
relatório, 41
resposta terapêutica, 41
ROI do SUV, 40
SUV máximo *vs.* médio, 40
valores de corte de SUV, 40
Pescoço
câncer de, 128
massas císticas do, 134
nódulo localizado no, *138*
tumores de, 134
PET, 42, 122, 161, 162, 184, *193*
aplicações em oncologia, 101
por região anatômica, 103-117
baço, 107
cérebro, 114
fígado, 104
linfonodos, 108
metástase da medula óssea, 112
peritônio, 107
pulmões, 111
princípios gerais, 103
desvantagens, 103
vantagens, 103
suprarrenais, 115
cardíaco, 36
diferenças com TC, 93
estudos com, 22, 33
o papel do metabolismo da glicose e da FDG na interpretação de, 22-30
importância no câncer da cérvice, 199
interpretação dos, 79
armadilhas, 84
correlação com dados clínicos, 79
correlação com obtenção de imagem anatômica, 82
correlação entre todos os dados disponibilizados, 79
imagens AC, 81
vantagens, 81
imagens MIP, 79
imagens NAC, 80
vantagens NAC, 80
destaques, 83
limitações do, 78
dos pacientes, 79
evidência inadequada, 78
relatório, 85
acompanhamento, 86
técnicas, 78

na metástase óssea, 114
oncológico, 33
versus TC, 177
versus TC/RM, 130
PET/TC *scanners*
a importância do, 88-98
desvantagens, 90
artefatos de atenuação secundários a material denso, 93
artefatos que causam truncamento, 96
registro equivocado, 91, *93, 94*
interpretação, 96
preparação do paciente, 97
intravenoso, 97
oral, 97
posição, 97
respiração, 97
vantagens, 88
aplicações em oncologia, 101
aquisição de dados
correção na, 7
componentes e funções do, 11
construção de um, 6
cristais de cintilação usados no, *5*
em cardíaco, 265-276
avaliação da perfusão miocárdica, 265
acurácia, 266
comparação, 266
indicação clínica, 265
protocolos, 265
traçadores, 265
viabilidade miocárdica, 266
armadilhas, 274
cenário clínico, 266
identificação, 269
implicações clínicas da, 273
indicação clínica, 266
interpretação, 274
mecanismo de isquemia, 268
técnicas para identificar a, 271
acurácia das técnicas de, 272
em pediatria, 233-240
histiocitose de células de Langerhans, 237
tumores de tecido mole, 235
tumores ósseos, 234
física do, 3-14
momento do, 35
no planejamento de radioterapia, 241-246
abordagens promissoras, 244
adaptação, 244
delimitação do volume tumoral, 241
dose painting e mapeamento teradiagnóstico, 243
estadiamento mais exato, 241
impacto do, *242*
evoluções futuras, 244
sincronização respiratória, 244
volumes-alvo, 242
aplicações clínicas, 242
preparação do paciente, 33-37
Pneumonite actínica, 54
captação na, 54

Pneumonite por irradiação, 152
Pólipos
de cólon, *215*
Pósitron(s)
aniquilação do, 6
emissão e aniquilação do, 4
tomografia por emissão de, 3
Pregas vocais, 141
atividade unilateral das, 141
Propranolol
na PET oncológica, 34
Próstata
câncer de, 211
estadiamento, 211
indicação clínica, 211
metastático, *213*
recidiva, 211
tratamento, 213
Próteses metálicas, 75
pela TC, 75
pelo movimento do paciente, 75
Pseudocisto
pancreático, *194*
Pseudolinfoma, 105
Pulmões, 54, 111
atelectasia, 54
câncer de, 152
de células não pequenas, 151
armadilhas, 152
destaques, 152
indicação clínica, 151
prognóstico, 151
recidiva, 153
indicação clínica, 153
PET, 153
recidiva, *152*
captação aumentada, 54
captação focal, 54
gradiente normal de captação, 54
metástases pulmonares, 111
pequenos nódulos, 111
PET/TC *vs.* TC, 111
SUV, 112
nódulos na base dos, 146
pneumonite actínica, 54
resultados falso-positivos, 54

Q

Quimioembolização hepática, *189*
Quimioterapia
na captação medular difusa, 66

R

Rabdomiossarcoma alveolar metastático, *236*
Radioterapia
de rotina, 244
no câncer da cérvice, 199
efeito da, 201
em estágio inicial, 200
no câncer de cabeça e pescoço
planejamento, 134
PET e PET/TC no planejamento de, 241
abordagens promissoras, 244
delimitação do volume tumoral, 241
volumes-alvo, 242
dose painting, 243
estadiamento mais exato, 241

evoluções futuras, 244
sincronização respiratória, 244
Reconstrução
  de imagem, 9
Região axilar, 52
  articulação glenoumeral, 52
  extravasamento da dose, 52
Registro equivocado, *94*
  de lesão hepática, *94*
Relaxantes musculares
  na PET oncológica, 34
Resposta terapêutica
  ao PET, 118-121
    armadilhas, 120
      baixa captação, 121
      efeitos do tratamento, 120
        resultados, 120
      erros na medição do SUV, 121
      falta de estudo basal, 121
      infecção, 121
      lesões hepáticas e esplênicas, 121
    destaques, 118
      definição de resposta, 118
      medição da resposta, 119
      resposta pelo tecido normal, 119
      resultados obtidos no meio do tratamento
        vs. obtidos pós-tratamento, 119
    princípios gerais, 118
    prognóstico inicial, 118
    prognóstico tardio, 118
Ressonância magnética, 3
  técnicas de imagem, 247
    desvantagens, 247
    vantagens, 247
ROI
  de medidas fixas, 40
  volumétrico, 40

S

Sarcoidose, *111*, 253
  acurácia, 253
  visão geral, 253
Sarcoma de Ewing, 228, *237*
  indicação clínica, 228
  PET, 228
Sarcoma de tecido mole
  indicação clínica, 226
    diagnóstico, 226
    estadiamento, 226
    gradação do tumor, 226
    monitoramento, 226
    prognóstico, 226
    recidiva de, *227*
Seminoma
  com massa retroperitoneal, *210*
Seroma
  de mama, *158*
Sistema musculoesquelético
  tumores do, 223
    avaliação, 226
    diferenciação, 223
Sistema RTP, 241
Sinogramas
  configuração dos, 7, 9

Síntese
  do FDG, 16
    controle de qualidade, 18
    método inicial da, 16
    método posterior da, 16
SPECT, 43, 265
Suprarrenais e FDG, 115
  acurácia, 115
  causas não metastáticas de captação do FDG, 115
  resultados falso-negativos, 115
  tumores e metástases das glândulas suprarrenais, 115
SUR, 38
SUV, 53, 92, 109, 119, 157
  cálculo do, 38
    definição, 38
    fórmula, 38
  máximo, 40
  medições sequenciais de, 118
  médio, 40
  nos pacientes oncológicos, 86
  ROI do, 38, 40
  valores de corte de, 40

T

Tecidos moles, 72
  captação é comum, 72
Tecnécio sestamibi, 157
Testículos, 64
  câncer de, 209
    estadiamento, 209
      acurácia, 209
      indicação clínica, 209
    recidiva, 209
      acurácia, 210
      comparação, 210
      indicação clínica, 209
  captação simétrica, 64
  metastático
    câncer de, 210
  normais e SUV, 64
  tumor de, *209*
Tetrabutilamônia
  bicarbonato de, 17
  hidróxido de, 17
Timo, 53
  adultos, 53
  atividade no mediastino superior, 53
  crianças, 53
Tireoide, 51
  câncer da, 137-142
    nódulos
      acurácia, 13
      armadilhas, 138
      destaques, 137
      PET, 137
      SUV, 137
    recidivante, 138, *139*
      acurácia, 140
      armadilhas, 141
      destaques, 141
      elaboração da investigação, 139
      histologia, 139
      indicação clínica, 138
      prognóstico, 140

captação difusa, 51
captação focal, 51
  tireoidite, *51*
  similitude do nódulo da, 52
Tireoidite, *51*
Tonsilas, 48
  imagens das, 48
  tumor nas
    localização, *129*
Tomografia
  computadorizada, 247
  por emissão de pósitrons, 3, 11, 88, *144*
Toxoplasmose
  versus linfoma, 126
  indicação clínica, 126
Trato urinário
  artefatos gerados no, 95
Trombose
  captação na, 71
TSH
  recombinante, 141
Tumor(es)
  cerebrais primários, 122
    indicações clínicas, 122
    destaques, 122
    SUV, 122
  císticos, 195
    IPMT, 195
    sólidos, 195
    SUV, 195
    TC, 195
  da laringe, 131
  das células das ilhotas pancreáticas, 195
    sensibilidade, 195
    tamanho, 195
  de cabeça e pescoço
    caracterização do, 134
  de câncer de cólon sincrônico, *130*
  de origem urológica, 207-214
    câncer de bexiga, 211
    câncer de próstata, 211
    câncer de testículo, 209
    carcinoma de células renais: massas renais, 207
  de tecido mole, 235
    acurácia, 235
    armadilhas, 236
    destaques, 236
    indicação, clínica, 235
  de tecido mole, benignos *versus* malignos, 224
    acurácia, 225
    armadilhas, 225
    destaques, 225
    indicação clínica, 224
  de testículo, *209*
  do sistema musculoesquelético, 223-230
    avaliação de tumores definidos, 226
      osteossarcomas e sarcomas de tecido mole, 226
      diferenciando tumores malignos de benignos, 223
      malignos *versus* benignos, 223
      tumores de tecido mole benignos e malignos, 224
  e metástases cerebrais, 114
  e metástases das glândulas suprarrenais, 115

estromais gástricos, esofágicos e
    gastrointestinais, 166-174
        câncer gástrico, 166
        detecção de câncer primário de
            esôfago, 167
        estadiamento do câncer de esôfago, 168
        recidiva do câncer de esôfago, 171
        resposta do câncer de esôfago à
            terapia, 171
        tumores estromais
            gastrointestinais, *170*, 172
ginecológicos, 199-206
    da cérvice, 199
        estadiamento, 199
        recidiva, 201
        resposta terapêutica e prognóstico, 201
        tumor primário, 199
    de ovário: massas de origem
        ovariana, 201
        recidiva, 202
        resposta terapêutica, 204
    do endométrio, 204
        carcinoma, *204*
hepatobiliares, 188-192
    carcinoma hepatocelular, 188, *189*
        acurácia, 188
        comparações, 188
        indicações, clínicas, 188
    colangiocarcinoma, 190
        acurácia, 191
        armadilhas, 191
        comparação, 191
        indicação clínica, 190
            doenças metastáticas, 191
            tumor primitivo, 190
malignos *versus* benignos, 223
    acurácia, 223
    armadilhas, 224
    destaques, 223
    indicação clínica, 223
musculoesqueléticos definidos
    avaliação de, 226
ósseos, 234
    acurácia, 234
    armadilha, 234
    destaques, 234
    indicação clínica, 234

primário desconhecido, 128
    acurácia, 128
    destaques armadilhas, 128
    indicação clínica, 128
    localização de, *129*
    recorrência de, 125
    diferentes níveis de captação de, *126*
versus necrose por irradiação, 123
    acurácia/comparação, 124
        destaques, 124
    armadilhas, 126
    indicação clínica, 123

U
Úlcera gástrica, *58*
Ulceração esofágica, 172
USP, 18
Útero, 61
    captação pelo endométrio, 61
    leiomiomas, 61, *62*
    padrão normal, 61
    pós-parto, 62, *63*

V
Variantes normais e achados benignos, 42-78
    na cabeça e pescoço, 47
    na coluna espinhal, 43
    na glândula suprarrenal, 60
    na gordura marrom, 72
    na região axilar, 52
    na tireoide, 51
    na vesícula biliar/árvore biliar, 59
    nas mamas, 52
    nas próteses metálicas, 75
    no aparelho geniturinário, 61
    no baço, 60
    no cérebro, 42
    no coração, 43
    no esôfago, 55
    no estômago, 55
    no fígado, 58
    no hilo, 54
    no osso e medula óssea, 64
    no pâncreas, 60
    no timo, 53
    no útero, 61
    nos intestinos delgado e grosso, 56

    nos ovários, 63
    nos tecidos moles, 72
    nos testículos, 64
    princípios gerais, 42
Vascular, 71
    parede, 71
    trombose, 71
Vasculite, 71, 253
    acurácia, 254
    visão geral, 253
Vesícula biliar/árvore biliar, 59
    captação focal, 59
    captação pela árvore biliar, 59
    captação pela parede da vesícula, 59
    inflamação da parede da, *86*
    padrão normal, 59
Via(s)
    de administração do FDG, 36
    método eletrofílico, 16
    método nucleofílico, 17
Viabilidade miocárdica, 266
    cenário clínico, 266
    implicações clínicas da, 273
    indicação clínica, 266
    interpretação, 274
    técnicas para investigar a, 271
        acurácia das, 272
Volumes-alvo
    no planejamento da radioterapia, 242
        biológicos, 243
        clínico, 242
        de planejamento, 242
Volume tumoral
    delimitação do, 241
    demonstrável, 242

X
Xantoastrocitoma pleomórfico, 123

W
Warburg
    efeito, 28
    especulações de, 28
Wernicke
    região de, 42